LINCHUANG
ZHONGYAO
PAOZHIXUE

主编　胡昌江

临床中药炮制学

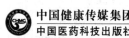

中国健康传媒集团
中国医药科技出版社

内 容 提 要

　　本书分为总论和各论。总论阐述了中药炮制入药的原因、炮制对药性及方剂疗效的影响。各论按功效进行分类，重点阐述常用中药炮制前后的不同功效，突出中药炮制前后的临床运用。本书的出版将有助于中医临床医学与中药炮制学的密切联系，有助于中医师临证辨证选用炮制品，以提高临床疗效，也有助于使精湛的中药炮制技艺得以传承。

　　本书可供高等中医药院校中医药类、中西医结合及相关专业教学使用，也可供广大中医药工作者、中医药爱好者参考。

图书在版编目（CIP）数据

临床中药炮制学 / 胡昌江主编 . — 北京：中国医药科技出版社，2021.6
ISBN 978-7-5214-2485-0

Ⅰ . ①临… Ⅱ . ①胡… Ⅲ . ①中药炮制学 Ⅳ . ① R283

中国版本图书馆 CIP 数据核字（2021）第 093333 号

美术编辑　陈君杞
版式设计　也　在

出版	**中国健康传媒集团** ｜ 中国医药科技出版社
地址	北京市海淀区文慧园北路甲 22 号
邮编	100082
电话	发行：010-62227427　邮购：010-62236938
网址	www.cmstp.com
规格	787×1092mm $\frac{1}{16}$
印张	28
字数	659 千字
版次	2021 年 6 月第 1 版
印次	2021 年 6 月第 1 次印刷
印刷	三河市万龙印装有限公司
经销	全国各地新华书店
书号	ISBN 978-7-5214-2485-0
定价	**126.00 元**

获取新书信息、投稿、为图书纠错，请扫码联系我们。

编委会

主　编　胡昌江

副主编　陈志敏　余凌英　李文兵　许润春

编　委（以姓氏笔画为序）

马　莉（首都医科大学）

王智鹏（四川省食品药品学校）

许润春（成都中医药大学）

李　芸（甘肃中医药大学）

李文兵（西南民族大学）

李兴华（中国药科大学）

李梦琪（四川护理职业学院）

吴珊珊（贵州中医药大学）

余凌英（成都中医药大学）

陈志敏（成都中医药大学）

胡　麟（成都中医药大学）

胡昌江（成都中医药大学）

徐　亮（润馨堂药业有限公司）

谢　锋（广西中医药大学）

熊　瑞（贵州中医药大学）

潘　新（中南民族大学）

前　言

　　临床中药炮制学是专门研究中药炮制前后药性变化规律，指导中医临床合理选用炮制品，增强临证用药的选择性和针对性，以充分发挥中医辨证施治的优势和特色，提高中医临床效果，并探索其发展方向的学科。中医临床疗效是中医生存和发展的基础，是中医的生命所在。中药炮制作为中医临证用药的一大特色，是保证临床用药安全、有效的重要手段，要提高中医临床疗效，必须根据辨证施治需要，选用恰当的炮制品，才能达到理想治疗效果。

　　中药炮制前后药性的变化，前人是以方剂作为载体而探讨的，是在长期辨证用药的实践中逐步总结和形成的，具有较高的临床价值和实际意义，亦是临床中药炮制学产生的基础和依据。因此，临床中药炮制学的任务是根据辨证施治的要求，在不同的方剂中，针对不同患者体质、不同季节、不同病情合理选用炮制品，提高中医临证处方用药的针对性、准确性、可靠性、安全性，以提高临床疗效。

　　近年来，中医药事业飞速发展，学科越分越细，出现医药分家，"药不知医用，医不知药情"现象日趋严重。一部分中医临床工作者，特别是一些年轻中医师，在处方时对炮制品的应用逐渐淡化。加之高等中医药院校为中医类专业学生开设"临床中药炮制学"课程甚少，学生对不同炮制品的功效和临床应用知之不多，面对千变万化的病情而不能正确地选用炮制品，导致临床治疗效果不理想，更不能充分体现中医"理、法、方、药"整体观理念。中医药如果失去了临床疗效，其生存和发展将会受到严重威胁。

　　本书重点阐述了常用中药炮制前后的不同功效和不同临床应用，注重炮制对药性及临床疗效的影响，突出中药炮制前后临床运用的区别。使中医师临证时，能根据辨证施治的要求，正确选用炮制品，更加符合立方用药的宗旨和法则，使其有的放矢，突出中药需炮制入药优势，提高治疗效果，并使精湛的中药炮制技术得以传承。

本书的面世和使用，将起到紧密联系中医临床医学和中药炮制学的桥梁作用，既可供广大中医药工作者、中医药爱好者参考，同时也弥补中医类课程设置的不足，可供高等中医药院校中医药类、中西医结合及相关专业教学使用。

本书编写过程中，非常感谢主编胡昌江的硕士研究生及博士研究生的大力支持；同时，敖明月、李星、彭颖、东宝花、蔡平君、蒋云秀、强梦琴、廖宇娇、范顺明、张春玲、赵永峰、郑凯旋、李艺丹、张婷婷、陈达等同学在相关研究资料查阅等方面给予了大力支持，在此一并表示衷心感谢。

由于我国幅员辽阔，地大物博，各地区人体禀赋不同，用药习惯不尽一致，炮制方法也有所差异。书中若存在不足和疏漏之处，敬请广大读者提出宝贵意见，以便今后进一步修改和提高。

编者
2021 年 4 月

编写说明

一、中医临床处方是以炮制后的饮片配方，而非原药材，同一种中药由于炮制方法不同，其性味功效则不同，因此临床应用也不同。为充分保持中医辨证施治、灵活用药的优势，本书紧密结合临床和中医专业学生的特点，偏重于介绍药物炮制前后的临床应用，使其能在临证处方时根据辨证用药要求，正确选择应用不同炮制品，达到辨证用药，以便遣方用药有的放矢，提高其针对性，充分体现"理、法、方、药"整体观，突出中医用药优势，提高临床疗效。因侧重临床应用，炮制方法及火候只作了简单介绍。

二、本书分为总论和各论。总论阐述了临床中药炮制学的内涵、任务、起源及发展概况，中药炮制入药的原因，中药炮制目的，中药炮制的传统制药原则、传统炮制理论、阴阳五行与炮制理论的关系，炮制对中药药性、临床疗效、方剂疗效、化学成分、中药药理、中药制剂等方面影响，临床选用炮制品的原则，炮制常用辅料，饮片的质量要求与贮藏保管，炮制常用方法及临床意义，中药饮片的调剂和中药炮制地方传统特色技术等。

各论为了突出"临床应用"的特点，编写方法按药物功效分类，收载250余种药物的炮制方法及其不同的临床应用，生饮片直接入药者原则上不予收录。为了缩小篇幅、避免重复，同类不同功效的药物不再单独分节叙述（如解表药未分发散风寒药和发散风热药），仅在概述部分作了简要说明，并阐述了炮制对该类药物药性的影响。

三、单味中药的编写，包括其来源、采收加工、药物的优劣，本身的性味功效，以及炮制方法和炮制作用、不同炮制品的不同临床应用；

并附适当的方剂和处方配给，所附方剂来源，有些原方上不一定用的该炮制品，则根据该方的功能主治并结合该炮制品的特点，还是选择了该炮制品。处方配给是让医生书写处方时，明确药剂师调配时的应配原则，避免医生所用炮制品与药房调配的炮制品不一致，而达不到预期的用药目的。

四、相关研究包括古代文献研究、化学成分研究和药理作用研究。古代文献研究只收载古书上炮制前后有不同作用的论述，单纯炮制方法则不予摘录；化学成分研究和药理作用研究，只收载炮制前后化学成分变化与临床相关的药理研究资料，为临床用药提供一定参考。因本书突出临床应用，有关炮制工艺改革等方面的研究则不予收载。

五、本书在 2008 年出版《临床中药炮制学》的基础上，根据广大读者的要求及反馈，总论增加传统炮制理论、阴阳五行与炮制理论的关系、中药饮片的调剂、中药炮制地方传统特色技术；各论增加郁金、红曲等 40 余味中药炮制前后的临床应用，并对基原和相关研究成果等资料进行更新，使本书内容更新颖、更完善、更实用。

目　录

总　论

各　论

总　论

第一章　绪　论

第一节　概　述

一、中药炮制

中药炮制是根据中医药基本理论，按照辨证施治的用药需要和药物的自身性质，以及调剂、制剂的不同要求，所采用的传统制药技术。中药炮制具有几千年的悠久历史，是历代医药学家在长期医疗实践中产生并不断积累和发展的，是中医药学的重要组成部分。

二、临床中药炮制学

临床中药炮制学是专门研究中药炮制前后药性变化的规律，指导中医临床合理选用炮制品，增强临证用药的选择性和针对性，以充分发挥中医辨证施治的优势和特色，提高中医临床效果，并探索其发展方向的学科。中药的药性以及炮制前后的药性变化，前人是以方剂作为载体来探讨的，是在长期辨证用药实践中逐步总结形成的，具有较高的临床价值和实际意义。这也是中药临床炮制学产生的基础和依据。中医临床整体观、辨证论治以及理、法、方、药的治疗体系，最终落实到"药"这个环节上，主要靠依法炮制和合理配伍这两个手段来调整药性、协同药力，从而使有限的药物适应于千变万化、错综复杂的疾病需要。因此，中医临床离不开中药炮制。在医疗实践中，使用炮制品配伍组方是中医临证用药的优势和特点。炮制是一门工艺课，具有优良的炮制方法和理论准则，是为临床服务的学科。炮制的工艺（方法）是否合理，最终判断依据是临床应用是否安全有效。

三、临床中药炮制学的任务

临床中药炮制学的任务是根据辨证施治的要求，研究在不同的方剂中根据不同患者的体质、不同的季节、不同的病情，选择恰当的炮制品，以提高临床处方用药的针对性、准确性、可靠性和突出中医治病的优势和特色，从而提高中医的临床效果，促进中医的生存和发展。

四、临床中药炮制学与其他学科的关系

临床中药炮制学是一门综合性应用学科，与其他学科的关系十分密切。它是以中医中药的基本理论为依据，并以此来解释炮制作用。例如，某方用某炮制品才能保证临床疗效、符合立方宗旨，是应用了中医基础、方剂学的知识；某味中药用何种方法炮制、药性发生了哪些变化，是应用了中药学的知识；炮制前后化学成分及药理作用发生某些改变，是应用了化学和药理学的相关知识；不同的剂型对炮制品的要求和选择也不同，是应用了中药制剂学的相关知识。因此，学习临床中药炮制学时，必须灵活地综合应用相关学科的知识和技能。

第二节　临床中药炮制学发展简史

临床中药炮制学是随着中药的发现和应用而产生的，其悠久的历史可追溯到原始社会。人类在寻找食物的过程中发现了药物，在应用药物的实践中认识到药物的性质。为了避免或减轻服食后产生毒性或副作用，就需要对其进行一定的加工处理。例如，人们利用火使食物或药物由生变熟，改变其不利的方面，利用其有利的方面，适用于医疗或饮食的需要。

我国发现的现存最早的医方书《五十二病方》，在其收录的280多个医方中，包括了净制、切制、水制、火制、水火共制等炮制内容。《黄帝内经》在《灵枢·邪客》中有用"治半夏"的记载，在《素问·缪刺论》中所说的"角发""燔治"即是最早的炭药——血余炭。"㕮咀"即是当时切制的饮片，反映当时药物炮制与制剂疗效之间即存在着十分密切的关系。

到了汉代，《神农本草经》在序录中明确概述了当时应用炮制品的基本原则，并明确药有生、熟的概念，书中指出"若有毒宜制，可用相畏相杀者，不尔勿合用也""药有……及有毒无毒，阴干曝干，采造时月，生熟，土地所出，真伪新陈，并各有法"。

张仲景在医疗实践中，极大地丰富和发展了临床中药炮制学。在《金匮玉函经》证治总例中指出："药有烧炼炮炙，生熟有定，一如后法""或须皮去肉，或须根去茎，又须花须实，依方捡采，治削，极令净洁"，明确了选择药用部位、净制、切制的基本要求。《伤寒论》载方112首，对药物提出了具体炮制方法和要求，有些药物在不同的方剂中，分别采用不同的炮制方法，充分体现了依法炮制与辨证论治的密切关系。如在《伤寒论》中83个方应用甘草，其中81方用"炙品"，仅2方生用。著名的"炙甘草汤"即是以炮制品命名，安神宁志的"甘麦大枣汤"、缓急止痛的"芍药甘草汤"均用炙甘草，唯治"少阴病二三日咽痛"的"甘草汤"（单用）和"桔梗汤"中重用生甘草，意在清热解毒、甘缓利咽。通过对甘草的生用、炙用，使生泻熟补，作用各异。为后世用液体辅料炮制药物奠定了基础。

东晋葛洪《肘后备急方》记载了80多种药物的炮制方法。其中许多药物是根据临床的不同要求，一种药物采用几种不同的炮制方法。尤其提到"诸药毒救解方"，提出生姜解半夏毒、大豆汁解附子毒，可视为后世姜汁制半夏，黑豆、豆腐制附子的依据。

梁代陶弘景《本草经集注》载有"诸虫先微炙""诸石皆细捣""细核物亦打破"等，从旧方的哎咀发展到细切之，共治同出，无生熟也。又对有些药物的炮制提出了质疑争鸣。如"众医都不识药，惟听市人，市人又不辨究，皆委采送之家。采送之家传习造作，真伪好恶莫辨，所以有钟乳醋煮令白，细辛水渍令直，黄芪蜜蒸甜，当归洒酒取润……诸有此等，皆非事实，俗用既久，转以成法，非复可改，未如之何"。

南北朝刘宋时期，我国第一部炮制专著《雷公炮炙论》的问世，对后世中药炮制学的发展有很大影响。其中许多炮制方法具有科学道理，如大黄用蒸来缓和泻下作用；对含挥发性成分的药材茵陈注明"勿令犯火"；对某些含鞣质药物，勿近铁器，如白芍等需"竹刀刮去皮"，知母、没食子"勿令犯铁器"，至今仍有指导意义。但此书散佚，幸而《证类本草》《本草纲目》有所采录，至清代张骥辑《雷公炮炙论》才免致湮没。

唐代《新修本草》收载了很多炮制方法，除了煨、煅、燔、炒、蒸、煮等外，还有作蘖、作曲、作豉、作大豆黄卷、芒硝的提净法等，如"以朴硝作芒硝者，但暖汤淋朴硝取汁，清澄者煮之减半，出着木盆中，经宿即成，状如白石英"，将炮制首次列为法定内容。

宋代炮制技术、品种、方法愈加丰富，应用更加广泛，为临床中药炮制学奠定了基础。如《太平圣惠方》中，不仅在所收众方中具体记载了大量的炮制内容，而且在"论合和篇"中强调了炮制与临床疗效的关系，指出："凡合和汤药，务必精专，甄别新陈，辨明州土，修治合度，分量无差，用得其宜，病无不愈。若真假非类，冷热相乖，草石味其甘辛，炮炙失其体性，筛罗粗恶，分剂差殊，虽有疗疾之名，永无必愈之效。是以医者必须殷勤注意，再四留心。"

《太平惠民和剂局方》是宋代颁布的第一部国家制药规范，对药物的炮制也十分重视，列专章讨论炮制，强调"凡有修合，依法炮制"，炮制前后的作用也有记载，如"蒲黄破血消肿即生使，补血止血即炒用""当归补血使头……止疼破血使尾""苍术米泔浸……不浸……但稍燥尔"。宋代极大地丰富了临床中药炮制学的内容，如《小儿药证直诀》中把天南星、巴豆这样的毒性药物炮制成胆南星、巴豆霜，用于治疗小儿疾患，并指出"药性虽冷，炒焦用之乃温也"。《洪氏集验方》中载有黄连、吴茱萸共炒，患赤痢时服黄连，白痢时则服吴茱萸等，都是很宝贵的用药经验。

在药学方面，唐慎微所著《经史证类备急本草》一书，几乎每种药物之后都附有炮制方法，为后世制药业提供了药物炮制资料，《雷公炮炙论》的主要内容全赖此书存其大概，得以流传。

中药炮制发展至宋代又有两方面的创新：一是将零星的炮制方法进行了初步归纳总结，形成了较系统的炮制通则；二是增加了一些新的炮制方法。现代使用的炮制方法和原则大多沿用于宋代。

金元时期，名医各有所长，均十分重视药物炮制前后的不同临床应用及炮制辅料的作用，开始对各类炮制作用进行归纳总结，通过进一步系统整理，逐渐形成了传统的炮制理论。如《珍珠囊》《用药心法》均载"黄芩、黄连、黄柏、知母病在头面手梢皮肤者，须用酒炒之，借酒力以上腾也。咽之下，脐之上，须酒洗之。在下生用。大凡生升熟降，大黄须煨，恐寒则损胃气，至于川乌、附子，须炮以制毒也"；《汤液本草》载："以酒将之可行至高之分""假酒力则微温大补""若至高之病以酒煮，去湿以生姜，补气以大枣，去膈上痰以蜜，方言熬者即今之炒也；甘草生用大泻热火，炙之则温，能补上焦、中焦、下焦之气"。葛可久在《十药神书》中，首次提出制炭的理论，指出"大抵血热则行，血冷则凝……见黑则止"，对后世止血药制炭的影响很大。

明代对医药比较重视，在中药炮制技术上有较大的进步，在炮制理论上也有显著的建树。如徐彦纯的《本草发挥》对炮制理论有较多阐述，如"神曲火炒以补天五之气，入足阳明胃经""用上焦药须酒浸暴干……知柏治下部之药，久弱之人，须合之者，酒浸暴干，恐伤胃气也。"还指出童便制、盐制的作用，即"用附子、乌头当以童便浸之，以杀其毒，且可助下行之力，入盐尤捷也""心虚则盐炒之""以盐炒补心肺"等。

明代《本草通玄》及《本草蒙筌》都对炮制理论作了精辟概括，如"制药贵得适中，不及则无力，太过则伤性。煅则通红，炮则烟起，炒则黄而不焦，烘则燥而不黄，酒制升提，盐制润下，姜取温散，醋取收敛，便制减其温，蜜制润其燥，壁土取其归中，麦麸资其谷气，酥炙者易脆，去瓤者宽中，抽心者除烦。"龚廷贤在《寿世保元》中述及炮制理论时曾说："炒以缓其性，泡以剖去毒，浸能滋阴，炼可助阳，但制有太过不及之弊。"陈实功在《外科正宗》中更明确指出："凡药必遵雷公炮炙，入药乃效。如未制，生药入煎，不为治病，反为无益，譬如人食肴馔，不用烹炮，生食者岂不害人。"李梴在《医学入门》中首次用歌括的形式总结炮制作用，如"芫花本利水，无醋不能通""药入肺蜜制，入脾姜制，入肾用盐，入肝用醋，入心用童便，凡药用火炮、汤泡、煨炒去其毒也"等。

明代李时珍的《本草纲目》中，既综合了古代资料，又介绍了当代经验，并提出了自己的见解，其"附方"项下，则载有不同炮制品的临床应用。如"苍术性燥，故以糯米泔浸，去其油，切片焙干用……以制其燥者""常山近世酒浸蒸熟，或瓦炒热亦不甚吐人，又有醋炙者吐人"；黄连"治本脏之火则生用之，治肝胆之实火则以猪胆汁浸炒，治肝胆之虚火则以醋浸炒，治上焦之火则以酒炒，治中焦之火则以姜汁炒，治气分湿热之火则以茱萸汤浸炒，治血分块中伏火则以干漆末调水炒，治食积之火则黄土研细调水和炒。诸法不独为之引导，盖辛热能制其寒，咸寒能制其燥性，在用者详酌之。酸咸无升，辛甘无降；寒无浮，热无沉，其性然也。而升者引之以咸寒，则沉而直达下焦；沉者引之以酒，则浮而上至巅顶。此非窃天地之奥而达造化之权者不能至此，一物之中有根升梢降，生升熟降，是升降在物，亦在人也"等。

陈嘉谟在《本草蒙筌》中对辅料作了系统总结，在其"制造资水火"中指出"凡药制造，贵在适中，不及则功效难求，太过则气味反失。火制四，有煅、有炮、有炙、有炒之不同；水制三，或渍，或泡，或洗之弗等；水火共制者，若蒸、若煮而有二焉，余外制虽多端，总不离此两者。匪故巧弄，各有意存。酒制升提，姜制发散，入盐走肾脏仍仗软坚，用醋注（入）肝经且资住（止）痛，童便制除劣性降下，米泔制去燥性和中，乳制滋润回枯助生阴血，蜜制甘缓难化增益元阳，陈壁土制窃真气骤补中焦，麦麸皮制抑酷性勿伤上膈，乌豆汤、甘草汤渍曝，并解毒致令平和，羊酥油、猪脂油涂烧，咸渗骨容易脆断，有剜去瓤免胀，有抽去心除烦。大概其陈，初学熟玩。"对后世加辅料炮制的理论影响至今。

缪希雍所著《炮炙大法》是第二部炮制专著，收载 439 种药物的炮制方法，简明叙述了各药出处、采集时节、优劣鉴别、炮制辅料、操作程序、炮制品贮藏等内容，大部分内容反映了当时实际概况，并有所发展。正如其所载"自为阐发，以益前人所未逮。"并将前人的炮制方法归纳为：炮、燂、煿、炙、煨、炒、煅、炼、制、度、飞、伏、镑、摋、晒、曝、露，即著名的"雷公炮炙十七法"。

清代张仲岩《修事指南》是第三部炮制专著，收载 232 种药物的炮制方法，较为系统地论述了各种炮制方法。其内容来源于《证类本草》和《本草纲目》，但亦作了更进一步归纳、整理，条分缕析，较为醒目。认为炮制对临床用药非常重要，书中载"炮制不明，药性不确，则汤方无准而病症无验也。"在炮制理论上也有所发挥，指出："吴茱萸汁制抑苦寒而扶胃气，猪胆汁制泻胆火而达木郁，牛胆汁制去燥烈而清润，秋石制抑阳而养阴，枸杞汤制抑阴而养阳……炙者取中和之性，炒者取芳香之性……"等炮制作用。

清代赵学敏《本草纲目拾遗》将清炒分为炒黄、炒干、炒枯、炒黑等，辅料炒又分为隔纸炒、陈土炒、黄土炒、砂炒、牡蛎粉炒、酥油炒、瓦上炒等，载炭药 70 余种，并在张仲景"烧灰存性"的基础上明确提出"炒炭存性"的要求，主要用于疮、痔、烫伤、疳疾、癣证及崩漏、出血、痢疾等的治疗，炭药的炮制与应用在清代的基础上有相当大的发展。徐大椿的《医学源流论》对炮制的理论纠偏矫弊，对炮制的意义、目的、原则作了论述。

明清时期炮制品增加较多，而有些是推理而来，与用药实际不吻合，所以认识也不甚一致，如《本草通玄》不同意豨莶草"生泻熟补"，认为"豨莶草苦寒之品，且有毒令人吐，认为生寒熟温，理或有之，以为生泻熟补，未敢尽信，岂有苦寒，搜风之剂，一经煮便有补益之功耶……古人所谓补者，亦以邪风去，则正气昌，非谓其本性能补耳"。《本草纲目拾遗》中对半夏长期浸泡也提出质疑，如"今药肆所售之半夏，惟将半夏浸泡，尽去其汁味，然后以甘草浸晒……全失体性……是无异食半夏渣滓，何益之有"。

现代炮制经验基本沿用宋、明、清代的理论和方法，由于遵循不同，经验不同，各地方法也不甚统一。但广大的医药工作者做了大量的工作，在继承整理方面，各地对散在本地区的、具有悠久历史的炮制经验进行了整理，并在此基础上制定出版了各省（市）中药炮制规范。同时，《中华人民共和国药典》（以下简称《中国药典》）中也收载了炮制内容，制定了"中药炮制通则"，并相继出版了一些炮制专著。在炮制与临床应用方面，《中药临床的生用与制用》《中药炮制与临床应用》《临床中药炮制学》《医用中药饮片学》

等，是专门阐述炮制前后不同的临床应用的书籍，将散在民间和历代医籍中的炮制方法和临床应用进行系统的整理，形成了较为完整的文献资料。

在教学方面，全国各中医院校在中药专业开设了"中药炮制学"，并列为专业课之一，但中医系学生未开设"临床中药炮制学"。如果将"临床中药炮制学"作为必修课之一，必定会给学生今后从业带来诸多益处。在教学实践中，结合地区特点编写教材，经过不断修订、完善、充实、提高，为充分发挥本学科的优势，突出中医临床治病的特点和优势，提高中药的使用价值等方面，都将奠定良好的基础。

在科研方面，建立了炮制研究机构，具备一定力量的科研队伍，对炮制前后化学成分变化、药理作用的变化等进行系统研究，使中药饮片质量标准更客观、更可控，前景非常广阔。

在生产方面，为了适应中医药事业发展的需要，各地先后建立起不同规模的符合GMP 要求的中药饮片厂，对完善饮片的管理体系、提高饮片质量都起到重大作用。

总之，临床中药炮制学在传统经验的基础上，运用现代化科学技术探明炮制原理，改革工艺设备，使炮制理论和技术日趋完善，更好为中医临床服务。

第二章　中药炮制的基础理论

第一节　传统制药原则

《医学源流论》"制药论"中明确提出："凡物气浓力大者，无有不偏，偏则有利必有害。欲取其利，而去其害，则用法以制之，则药性之偏者醇矣。其制之义又各不同，或以相反为制，或以相资为制，或以相恶为制，或以相畏为制，或以相喜为制。而制法又复不同，或制其形，或制其性，或制其味，或制其质，此皆巧于用药之法也"，亦称为传统的制药原则。

一、制则

（一）相反为制

是指用药性相对立的辅料或中药来炮制，以制约中药的偏性或改变药性。如用辛热升提的酒来炮制苦寒沉降的大黄，能够缓和苦寒之性，使药性转降为升；用辛热的吴茱萸炮制苦寒的黄连，可制其大寒之性；用咸寒润燥的盐水炮制温燥的益智仁，可缓和其温燥之性。

（二）相资为制

是指用药性相似的辅料或中药来炮制，以增强药效，相当于中药配伍中的"相须""相使"。如用咸寒的盐水炮制苦寒的知母、黄柏，可增强滋阴降火作用；用辛热的酒来炮制辛热的仙茅，可增强温肾助阳作用；百合蜜炙可增强其润肺止咳的功效。

（三）相恶为制

是指用某种辅料或中药进行炮制，减弱被炮制药物的峻烈之性，使之趋于平缓，以减弱某些中药的副作用。实际上是中药配伍中"相恶"内容在炮制中的延伸应用。《本草纲目》解释"相恶者，夺我之能也"，即指两种中药合用，一种中药能使另一种中药作用降低或功效丧失，一般属于配伍禁忌。当中药的某种功能太过或治疗时不需要这种功能的时候，可采用相恶的办法来解决。如枳实破气作用过强，可用麸炒的方法来缓和；苍术之燥性，可用米泔水制来缓和。

（四）相畏为制

是指用某种辅料或中药来炮制，以制约另一种中药的毒副作用，相当于中药配伍中的"相畏""相杀"。如用生姜炮制半夏、天南星，炮制后可降低半夏、天南星的毒性。另外一些辅料，古代医药著作在论述配伍问题时虽未言及，但在炮制有毒中药时常用到它们，因此，也应列为"相畏为制"的内容。如用白矾、石灰制半夏、天南星等。

（五）相喜为制

是指用某种辅料或中药来炮制，以改善被炮制中药的形、色、气、味，提高患者的喜好信任和接受度，便于患者服用。如僵蚕色灰白，味腥臭，采用麸炒，可起到赋色、矫臭矫味的作用，利于患者服用。

二、制法

（一）制其形

是指通过炮制改变中药的外观形态。中药因形态各异，体积较大，不利于调剂和制剂，所以，在配方前都要加工成饮片，常通过碾、捣或切制等处理方法来达到目的。如种子类中药一般需要炒黄后应用，即"逢子必炒""逢子必破""诸石必捣"；根及根茎类中药根据质地的不同切成薄片或厚片。

（二）制其性

是指通过炮制改变中药的性能。通过炮制，或抑制中药过偏之性，免伤正气；或增强中药的寒热温凉之性，或改变中药的升降浮沉等性质，满足临床灵活用药的要求。

（三）制其味

是指通过炮制调整中药的五味或矫正劣味。根据临床用药要求，用不同的方法炮制，特别是用辅料炮制，可以改变中药固有的味，使某些味得以增强或减弱，达到"制其太过，扶其不足"的目的；或通过某种辅料或方法来矫正中药本身的不良气味，增加某种香味，"炒者取芳香之性"，使患者乐于接受。

（四）制其质

是指通过炮制改变中药的质地。许多中药质地坚硬，改变中药的质地，有利于最大限度发挥疗效。如王不留行炒至爆花，穿山甲砂炒至膨胀鼓起，龟甲、鳖甲砂炒至酥脆，矿物药煅或煅淬等方法，均有利于煎出有效成分或易于粉碎。

第二节　传统炮制理论

中药炮制除了精湛的炮制技艺之外，还有丰富的传统炮制理论，是历代中医药学家在长期临床实践中逐渐归纳总结而成，其基本原则是运用中药七情和合的配伍理论，利用中药或辅料的不同特性，互相制约或相互配合，达到改变药性，消除不良反应的目的，使其符合中医辨证用药的要求。

一、中药炮制的"火候"理论

"火候"指某药炮制的程度。应用炮制技术对药物进行炮制时，药物的炮制火候不可太过或不及，必须到达合适的程度，才可获得需要的炮制作用，满足临床的需求。

炮制火候是所有的药物进行炮制时试图达到的"贵在适中"的要求。因为对于临床治疗疾病，如果应用的炮制品炮制火候不及，则可能导致毒性不降或降低幅度较小、药性过于偏盛而损伤机体，并且达不到治疗效果；如果炮制太过则可能失去药效，起不到治疗作用，即"不及则功效难求，太过则气味反失"。

因此在"火候"理论指导下，运用炮制技术炮制药物时，只有掌握炮制火候，才能最大地发挥炮制品的药效。

二、中药炮制的"净制"理论

中药绝大多数来源于自然界的植物、矿物、动物，必须经过加工炮制，才能达到入药要求。《金匮玉函经》中提出："或须皮去肉，或去皮须肉，或须根去茎，又须花须实，依方拣采，治削，极令净洁"，强调了药用部位的纯正。即通过净制去除药材中掺夹的泥土、虫蛀品、霉烂品及混入的有毒物质等杂质及非药用部位，使其达到药用净度标准，可保证用药的剂量准确。植物药分为根、茎、叶、花、果实、种子，药物的入药部位不同，疗效迥异。如麻黄茎发汗，根止汗；莲子肉补脾涩精，莲子心清心安神等；又如桑叶疏风清热，桑枝祛风通络，桑椹滋阴补血，桑白皮泻肺平喘，通过净制分离不同药用部位分别药用，才能更好地发挥药效。一些动物药或动物药的某些部位有毒，需去头、尾、足、翅以符合入药要求。

三、中药炮制的"切制"理论

将净选后的药材进行软化，切成一定规格的片、丝、段、块等的炮制工艺，称为饮片切制。饮片切制历史悠久，最早记载为"㕮咀"，是指用牙咬成小碎块。《五十二病方》中载有"细切""削""剉"等早期饮片切制用语。《本草蒙筌》提出切制理论，如："古人口咬碎，故称㕮咀，今以刀代之，惟凭剉用，犹曰咀片，不忘本源，诸药剉时，须要得法，或微水渗，或略火烘。湿者候干，坚者待润，才无碎末，片片薄匀，状与花瓣相侔，合成方剂起眼，仍忌剉多留久，恐走气味不灵，旋剉应人，速能求效。"既提出了咬咀和咀片的来历，又说明了软化切制的方法。

饮片切制便于有效成分煎出，由于饮片较于药材，与溶媒的接触面增大，可提高药效成分的煎出率，并避免药材细粉在煎煮过程中出现糊化、粘锅等现象；药材切制成饮片后，大小、厚薄均一，便于在炮炙时控制火候，使药物受热均匀，也利于药物与各辅料的均匀接触和吸收，提高炮炙效果；药材切制成饮片后还利于临床和生产中调配和制剂、利于贮存和便于鉴别等。

四、中药炮制的"生熟"理论

中药炮制生熟理论是指将中药通过炮制，使生饮片为熟饮片，其性能发生变化，功效也发生相应改变，临床应用也不同。生即生品，是指仅经过净选或切制的中药饮片。处方时常与药材名相同，如酸枣仁、甘草、生天南星、生蒲黄等；熟即经过加热或加辅料的炮制品，中医师在临证处方时，常在药材名前冠以炮制方法或以脚注的形式说明，如炒酸枣仁、炙甘草、制天南星、蒲黄炭等。

（一）生泻熟补

有些中药生品具有苦寒泻下或润下作用，通过加热或加辅料炮制成熟品后，药性偏于甘温，具有补益作用。如何首乌生用能通便解疮毒，经黑豆汁蒸或炖炮制后，则具有补肝肾，益精血，乌须发，强筋骨的作用。

（二）生峻熟缓

有些中药生品作用峻烈，制成熟品后作用缓和。如大黄生品苦寒沉降，泻下作用峻烈，具有攻积导滞，泻火解毒的功能；炮制后可缓和泻下作用，同时可缓和苦寒伤胃，避免腹痛之弊。甘遂、芫花生用苦寒有毒，作用猛烈，易伤人正气，以泻水逐饮，消肿散结为主；醋炙后降低毒性，缓和泻下作用。

（三）生毒熟减

有些中药生品毒性较大，对人体的造成伤害甚至中毒，临床使用不安全；炮制后毒性降低或缓和。如斑蝥、红娘子、马钱子、巴豆、乌头等，经炮制成熟品后毒性减低或消除，确保临床应用安全、有效。

（四）生行熟止

有些中药生品行气散结，活血化瘀作用强，炮制成熟饮片偏于收敛，可止血、止泻。如木香生能行气，止痛作用偏强；煨后行气作用减弱，而止泻作用增强，长于实肠止泻。又如蒲黄生品性滑，具活血化瘀作用，炒制成炭后，性变收涩，具有收敛止血作用。

（五）生升熟降

中药生、熟与中药的作用趋向有一定的关系，通过加辅料炮制或炒制等方法对其升降有一定影响。姜汁炒则散，醋炒则收敛，盐水炒则下行等。如莱菔子生品以升为主，长于涌吐风痰，炒后以降为主，善于降气化痰、消食除胀。

（六）生降熟升

有的中药其性苦寒，性多沉降。通常是酒炒则升，如元代王好古在《汤液本草》中引李东垣"用药心法"："黄芩、黄连、黄檗、知母，病在头面及手梢皮肤者，须用酒炒之，借酒力以上腾也。咽之下、脐之上，须酒洗之，在下生用"。如大黄经辛热升散的酒制后则减其苦寒之性，借酒引药上行，善于清上焦头面之热。

（七）生浮熟沉

有的中药生品其性辛温，性多浮，炮制后辛散作用大大降低，性沉入血分，如荆芥，生品辛、微温，祛风解表，其性生浮；炒炭后止血，其性沉，用于多种出血症。

（八）生沉熟浮

有的中药生品苦寒，其性多沉入血分，炮制后可入气分。如黄连苦寒入血分，清热解毒，经吴茱萸制后多入气分，清气分湿热，散肝胆郁火。

五、中药炮制辅料作用理论

中药炮制辅料或药汁本身具有一定性味，与药物共同炮制后，能够达到缓解偏性、引药入经、增强临床疗效或改变适应证的多方面的目的，是中医药的五味入五脏等理论与炮制技术的结合。《医学入门》载："凡药入肺蜜制，入脾姜制，入肾用盐，入肝用醋，入心用童便。凡药用火炮，汤泡煨炒者，制其毒也。醋浸姜制酥炙者，行经活血也"。《本草蒙筌》的"制造资水火"中也提出辅料炮制的相关内容，系统地概括了辅料炮制中药的主要作用，总结成为辅料作用理论。

（一）酒制升提

是酒制作用之一。酒味甘、辛，性热，主升，中药经酒制后，能使作用向上、向外，可治上焦头面病邪及皮肤手梢的疾病。如黄芩、黄连、大黄、黄柏等。

（二）醋制入肝经且资住痛

是醋制作用之一。醋味酸、苦，性温，主入肝经血分，具有收敛、散瘀、止痛等作用。味酸入肝，中药经过醋制后，能引药入肝，增强疏肝理气止痛的作用。如柴胡、香附、青皮、延胡索等。

（三）蜜制和中益元

蜂蜜生凉熟温，炮制药物一般都用炼蜜，故味甘而温，甘能缓急，温能祛寒，故能健脾和胃，益气补中，中药经蜜制之后，能调和脾胃，补中益气，缓和药物对脾胃的刺激作用。如黄芪、甘草、党参、百部、紫菀等。

（四）盐制走肾而软坚

盐味咸，咸入肾，又有软坚的作用，中药经过盐制，能引药下行而走肾经，且有软坚散结作用，还增强补肝肾、滋阴降火、清热凉血、软坚润燥的作用。如杜仲、巴戟天、知母、黄柏等。

（五）姜制发散

生姜味辛，性温。能散在表在上之邪，故能散寒解表，降逆止呕，化痰止咳。中药经姜制后具有发表，祛痰，通膈，止呕等作用。如厚朴、竹茹等。

（六）吴茱萸汁制抑苦寒而扶胃气

吴茱萸味辛，性热，用吴茱萸汁制中药可抑制其苦寒之性而能扶持胃气。如黄连味苦，性寒，以味胜，主降，吴茱萸以气胜，主升，用吴茱萸制黄连，一热一冷，一升一降，阴阳相济，气味相扶，无偏胜之害，有相助之利，故萸黄连长于泻肝以和胃气。

（七）矾汤制去辛烈而安胃

白矾味酸，性寒，具有祛痰杀虫，收敛燥湿，解毒，防腐功效。中药经白矾汤制后能去除辛烈之性，降低毒性，减轻对消化道的刺激性。又可防止腐烂，降低毒性，增强疗效。如白矾制禹白附、天南星、半夏等。

（八）猪胆汁制泻火

胆汁味苦，性大寒。具有清肝明目，利胆通肠，解毒消肿，润燥作用。胆汁与中药同制，能增强清肝火明目、利胆、润燥的作用。如胆汁制黄连、胆南星等。

（九）米泔水制去燥性和中

米泔水味甘，性凉，能益气除烦，止渴，解毒。米泔水对油脂有一定吸附性，中药经米泔水制后能降低中药辛燥之性，增强健脾和胃作用，如米泔水与苍术、白术等同制，能降低其辛燥之性，且能增强补脾和胃作用；米泔水与姜黄、仙茅等同制，能降低其温燥之性而不损人。

（十）乳制滋润回枯助生阴血

乳汁味甘，性平，具有益气补血，滋阴润燥，养血调经之效。中药用乳汁炮制可使其补血润燥之功增强，使血亏所致的形体羸瘦、燥渴枯涸之症得以恢复。如乳制白术、山药、黄芪、地黄等。

（十一）陈壁土制窃真气骤补中焦

古用灶心土或陈壁土，现用黄土或赤石脂代替，其味辛，性温，具有温中和胃，涩肠止泻，止血止呕的作用。中药经东壁土或灶心土、黄土等炮制后，能够补益中焦，降低中药对脾胃的刺激性。如白术、山药经土炒后增强补脾止泻的作用。

（十二）麦麸制抑酷性勿伤上膈

麦麸味甘，性淡，具有和中益脾作用，可缓和中药燥性，除去中药劣味，减轻对胃肠道的刺激或不良反应，增强和中益脾的功效。如麦麸制苍术、白术等。

（十三）童便制除劣性而降下

童便味咸，性寒，无毒，功能滋阴降火，止血活血，可除去中药的毒副作用，引药下行以滋阴降火。如童便制马钱子解毒；童便制香附缓其辛燥，适于阴虚气滞者。

（十四）乌豆汤、甘草汤渍曝，并解毒致令平和

指中药用乌豆汤、甘草汤浸渍，然后日晒，可减轻其毒副作用。黑豆味甘，性平，能活血，利水，祛风，解毒，滋补肝肾。药物经黑豆汁炮制后能增强药物的疗效，降低药物毒性或副作用等，如黑豆汁制何首乌能增强何首乌的补肝肾作用；甘草味甘，性平，具有补脾益气、祛痰止咳、缓急止痛作用。药物经甘草汁炮制后能缓和药性，降低毒性，如甘草汁炮制半夏可降低半夏的毒性。

（十五）羊酥油、猪脂油涂烧，咸渗骨容易脆断

指中药用羊酥油、猪脂油涂烧，容易渗入骨内，易于粉碎。如质地坚实的三七、蛤蚧，经油炸或涂酥后，质变酥脆，易于粉碎。羊脂油味甘，性温，能补阳，润燥，祛风，解毒，与药物同制后能增强补虚助阳作用。如淫羊藿用羊脂油炙后增强温肾助阳作用。

不同的方法炮制，特别是用辅料炮制，可以改变中药固有的味，使某些性味得以增强或减弱，达到"制其太过，扶其不足"的目的；或通过某种辅料或方法来矫正中药本身的不良气味，增加某种香味，使患者利于接受。

六、中药炮制的"解毒"理论

中药炮制的解毒理论是通过炮制技术可以降低有毒药物的毒性或副作用，在临床使

用时达到安全有效的目的。炮制解毒理论的形成是将中医理论中的十九畏理论、十八反理论、药性理论等与炮制技术和中药的属性相结合总结而成。

如《神农本草经》载"若有毒宜制，可用相畏相杀者，不尔勿合用也"；《刘涓子鬼遗方》载"半夏性畏生姜，用之以制其毒，功益彰"；《医学入门》载"凡药用火炮，汤泡煨炒者制其毒也"；《寿世保元》载"炒以缓其性，泡以剖其毒，浸能滋阴，炼可助阳，但制有太过不及之弊"；《本草发挥》载"用附子、乌头者当以童便浸之，以杀其毒，且可助下行之力，入盐尤捷也"。而古人对毒性药物的应用有严格的掌握，如《素问·五常政大论》中"大毒治病，十去其六；中毒治病，十去其七；小毒治病，十去其八；无毒治病，十去其九。谷肉果菜，食养尽之，无使过之，伤其正也"。

七、中药的"制炭止血"理论

中药炭药止血理论是认为中药经过炒炭之后成为炭黑色，具有止血作用。很多炭药的炮制都源于炭药止血理论的指导。

炭药止血理论已经有数千年的历史，葛可久在《十药神书》中首先提出炭药止血的理论："大抵血热则行，血冷则凝……见黑则止。"

第三节 阴阳五行学说与传统炮制理论的关系

中药炮制是在中医药基本理论指导下进行的。阴阳五行学说是中医药基础理论之一，如何应用阴阳五行学说指导中药炮制，是值得我们认真思索的。其实，中药炮制处处充满着阴阳五行学说理论，但这些都散载于一些古籍医书上，炮制专书提及甚少，缺乏系统地归纳与整理。中药材源于大自然（道法自然），存在着太寒伤阳，大热伤阴，过辛耗气，过甘生湿助满等，不能完全满足中医辨证施治的用药要求，通过炮制对中药的"四气五味、升降沉浮"等药性产生影响，使药性发生改变，适合中医临床辨证用药，是完全可以用阴阳五行学说来解释的，并能以此来提升中药炮制的文化传承，下面略举几点加以说明。

一、利用阴阳学说解释炮制与"四气"的理论

四气即"寒、热、温、凉"，何为"四气"呢？应该是《易经》的五运六气而来，"五运"指天体的运行，其实就是古天文学，古人观察天体运行是站在东、西、南、北、中五种方位观察天体运行的，所以称"五运"；"六气"就是观察天体运行而产生的气象变化，即"风、寒、暑、湿、燥、火"。如六神曲，青龙、白虎、朱雀、玄武、钩陈、腾蛇，炒者取天五之气等，这些均散载于大量中医典籍中，充分展示了中药炮制承载着中国文化特色的精髓。

从药性方面而言，总不外乎寒热之性，即阴与阳的两个方面，动（植）物都生活在

自然界中，要受自然环境的影响，即无论天地、人身、草木都要随四时而变化，均具有生长化收藏的特性，一年有春、夏、秋、冬四季，药性也就有寒、热、温、凉四性，也是《易经》观察天体变化总结而成，随气象变化而变化，故称为"四气"。从阴阳而论，寒凉为阴，温热为阳。药性也要分阴阳的，亦可称为"四时气运"，取风、暑、燥、寒配春、夏、秋、冬，湿与火插入四时之中，古人认为气是无形的，必须附有形，才能得以印证。炮制可改变或缓和"寒、热、温、凉"阴阳之属性。

如《医学流源论》提到的"相反为制"，就是一种阴阳学说的概念，如酒制大黄，酒性辛热为阳，大黄苦寒为阴，阴阳互根、以阳制阴可缓和大黄的苦寒之性，免伤脾胃之阳；补骨脂性辛、燥为阳，用食盐咸、寒为阴，补骨脂盐炙可缓解过于辛燥之性，即以阴制阳，利用阴阳结合，收阴平阳秘之效。

二、利用五行生克学说来解释炮制理论

药性有五味，即辛、甘、酸、苦、咸五种味道，从整体而言，气为阳，味为阴，这是古代医家"比类取象"（仿生）而来，是与天体"金、木、水、火、土"五行星的"五行"，以及"五方""五色""五味""五脏""五官"等联系起来。即"天人合一"，指天人之间，不仅相互感应、息息相通，而且还存在共通规律，因天地是一个大天地，人身是一个小天地，人身就是天地的缩影，《素问·五运行大论》说到人体之气与天体互相感应，存在共通规律。

如炒炭止血，"经云，北方黑色，入通于肾，皆肾经药也。夫血者，心之色也，血见黑即止者，由肾水能制心火，故也"，血为红色（火），见黑则止（水）。以水能克火，将荆芥、血余炭、陈棕、牡丹皮、地榆、蒲黄等制炭均能增强或产生止血的作用得以体现，这些学说的引用，具体体现在用药法度上，往往通过炮制这门技艺来实现。

三、利用药物性味阴阳厚薄来解释升降浮沉的炮制理论

一般而言，阴味出下窍、阳味出上窍。

（一）味厚为阴、厚则泻

是指泻下和消导之意，如芒硝咸寒之性，用萝卜甘温之性而制；大黄，用酒辛热之性而制，均可缓和味厚寒下之性，即可缓和味厚升降之性。

（二）味薄为阴中之阳、薄则通

是指通利之意，如茯苓、灯心草，味薄而有利水作用。茯苓朱砂拌制、灯心草青黛拌制，亦可缓和或改变味薄通利之性。

（三）气厚为阳、厚则发热

是指温阳助火之意，如附片、干姜，气厚而有增益阳气的作用。附片砂炒制成炮附

片、干姜炒制成炮姜，均可缓和气厚温阳助火之性，可缓和其沉浮之性。

（四）气薄为阳中之阴、薄则发泄

是指有解表发汗之意，如麻黄、荆芥，气薄具有透热出表的作用。麻黄蜜制、荆芥炒制，均可缓和气薄透热发散之性，可缓和或改变其沉浮之性。

以上性味阴阳，推演出的"四气五味""升降浮沉"也说明了任何药物对人体有有利的一面，也有有害的一面，这也是阴阳的两重性，所以用药不宜偏颇，饮食也不可偏嗜。中药炮制的传统理论是历代医药学家在长期的中医临床实践过程中总结归纳所得，具有较好的临床指导意义，也为用阴阳五行学说解释中药炮制理论奠定了基础。

第三章 中药炮制对药性、临床疗效及其他方面的影响

第一节 炮制对中药药性的影响

中医学认为，每种药物都具有一定的特性，或偏于寒或偏于热，或升或降，或苦或咸，或归经不同。临床遣方用药时利用此不同的特性，补偏救弊，调整机体阴阳气血的偏胜偏衰，恢复生理平衡而达治疗疾病的目的。这些不同的特性统称为药性理论，内容包括四气五味、升降浮沉、归经、补泻、润燥等，这是药物本身固有的性能。然而，通过人们的主观能动性对中药进行加工炮制，或制其形、制其性、制其味、制其质，可以调整或改变药性，或降其毒性、纠其偏性、增其功效、作用专一等，取其所需而满足临床。这是研究中药炮制与临床应用的理论核心。

一、炮制对四气的影响

四气，亦称四性，指药物的寒、热、温、凉四种特性，通过反复的临床实践，根据药物作用于人体之后，发生不同反应和治疗效果而做出的概括性的归纳。能治疗热证的药物，大多属于寒性或凉性；能治疗寒证的药物，大多属于热性或温性。炮制对此确有影响，如元代齐德之《外科精义》早有论述："夫药者，治病之物，盖流变在乎病，主治在乎药，制用在乎人，三者不可阙也。"主要体现如下。

（一）相资为制，增强药性

是指用与药性相似的辅料或某种炮制方法来增强药效，即以寒性辅料或药物来炮制寒性的药物，称为"寒者益寒"；或以热性辅料或药物来炮制热性的药物，称为"热者益热"，亦称"从制"。如以辛热的酒炮制辛热的仙茅、阳起石，即"热者益热"或"以热制热"，可增强其温肾助阳的作用。临床上若寒药还不能拮抗热邪，或热药还不能克制寒邪时，就应"以寒制寒"或"以热制热"，扶其不足，起协同作用，增其药效。如用胆汁制黄连，即取其"以寒制寒"，胆汁味苦性寒，黄连亦味苦性寒，两者皆属寒性，均能清热解毒，炮制后能起协同作用，胆黄连清泻肝胆实火的作用更强；又如用咸寒的食盐炮制苦寒的知母、黄柏，可增强滋阴降火的作用。

（二）相反为制，抑制偏性

即"以热制寒"或"以寒制热"以抑制药物偏性，或改变其性能，亦称"反制"或"逆制"。如以寒制热的胆汁制天南星，天南星生品辛、温、燥烈，有毒，经用味苦性寒的胆汁制成胆南星后，除去燥烈之性及毒性，性味变为苦、凉，更宜于痰热惊风、抽搐等；如以热制寒的吴茱萸制黄连，黄连为清热泻火的要药，但有苦寒伤中之弊，虚人不宜，经辛热之吴茱萸汁制后，缓和了黄连的苦寒之性，使其寒而不滞，从而亦扩大了使用范围，且能清气分湿热，散肝胆郁火。

（三）通过炮制，改变药性

药物一般生者性凉，熟者性温。寒与热，温与凉本质不同；热与温，寒与凉程度不同。如《名医别录》载半夏"生微寒，熟温"；生半夏外用解毒疗疮（寒），制熟内服能温化寒痰，消痞和胃（温）。《普济方》载甘草"生甘平，炙甘草温纯阳，补血养胃"。《本草纲目》载蜂蜜"生者性凉，故能清热，熟者性温，故能补中"。生地黄性寒味苦，为清热凉血之品，制成熟地黄后，性由寒转温，味由苦变甘，功能由清变补，以滋阴补血为主，药性改变，功效也发生相应改变。

二、炮制对五味的影响

五味，即是辛、苦、甘、酸、咸五种味道，是中药性能的主要内容之一，都是从某一特定的角度，对药物真实滋味与功效相结合的归纳。每种药物都具有一定的味，与气和其他方面性能构成药物错综复杂的性能特性。炮制对药物味的强弱确有影响，主要体现以下两方面。

（一）通过炮制，扶其味不足

临床上若嫌其药力（味）不足，可用药味相同的药物或辅料互制，使其增效。如以酸制酸的醋制五味子可增其酸涩收敛之性；以甘制甘的蜜制百合可增其润肺止咳之效，蜜制黄芪可增其补中益气之功用；以辛制辛的酒制川芎可增其活血行气、祛风止痛之效，酒制当归可增强活血散瘀之功用；以苦制苦的胆汁制黄连可增强其清热泻火的作用等。

（二）通过炮制，制其味太过

中医素有过酸损齿伤筋、过苦损津耗液、过甘生湿助满、过辛损津耗气、过咸易助痰湿等理论。为避免药性过偏而造成治疗上的弊端，通过炮制可缓和其药性，以符合临床治病的要求。如以甘制辛的蜜制麻黄，蜜制后可缓和辛散之力；以甘制苦的蜜制黄芩、马兜铃，可缓其苦劣之性；以辛制苦的酒制大黄，以缓其苦寒之性；以咸制辛的盐制砂仁、小茴香以缓其过辛之性，并引药入肾；以咸制苦的盐制黄柏，以缓其苦燥之性；以酸制苦的醋制甘遂、大戟，以缓其泻下峻猛之性；以姜制厚朴以缓其辛辣棘咽之性；山楂、乌梅酸性较强，恐损齿伤筋，炒黄、炒焦可缓其酸性；甘草甘凉之性而生湿助满，炒后可克服过余甘凉之性；牡蛎生品咸、涩，以软坚散结为主，煅后咸味减少、涩味增强，以收敛固涩为胜。多种炮制方法均可制其太过，可避免对人体造成不利的影响。

三、炮制对升降浮沉的影响

升降浮沉是指药物作用于机体上下表里的趋向。升是上升，降是下降，浮是外行发散，沉是内行泻利之意，是药物性能之一，也是临床用药应当遵循的规律。从药物功效而言，具有升阳发表、祛风散寒、涌吐开窍等功效的药物都能上行向外，药性是升浮的；而具有泻下清热、利尿渗湿、重镇安神、潜阳息风、消导积滞、降逆收敛及止咳平喘等功效的药物则能下行向内，药性是沉降的。从药物性味而言，凡味辛、甘，性温、热，质轻者大都具有升浮之性；凡味苦、酸、咸，性寒、凉，质重的药物大都具有沉降之性。正如李东垣曰："味薄者升，气薄者降；气厚者浮，味厚者沉。"李时珍曰："酸咸无升，辛甘无降，寒无浮，热无沉。"炮制对升降浮沉的影响主要有以下3个方面。

（一）入药部位、炮制不同，作用趋向不同

一般规律是根升梢降，生升熟降。如陈嘉谟云："根梢各治，尤勿混淆。"如"地榆医血药，连梢不住红""当归头止血而上行，身养血而中守，梢破血而下流，全活血而统治"；莱菔子生用性升，涌吐风痰，炒熟变其为降逆平喘，消食除胀，如《本草求真》载："莱菔子生用研汁，能吐风痰；炒熟则下气定喘、消食宽膨。一生一熟，性气悬殊"。

（二）通过炮制，可增强药物的作用趋向

如川芎生用，气厚味薄，辛温走窜，能升能散，上行头目，旁达四肢，下行血海，为血中气药，酒制后能起协同作用，增强活血行气、祛风止痛的功效，专治上焦头痛；又如黄芩既能清肺热，又能清大肠之热，酒炙后专于清肺热、头目之热；知母生品苦寒滑利，泻火之力较强，能清肺凉胃，泻有余之相火及润肠通便，盐炙可导药下行，专于入肾，能增强滋阴降火的功效，多用于肾虚火旺等证。

（三）通过炮制，可改变药物作用趋向

药物经炮制后，由于性味的变化，作用趋向也发生改变，如《本草纲目》云："升者引之以咸寒，则沉而直达下焦；沉者引之以酒，则浮而上至巅顶"。一般规律是酒炙升提，姜炙发散，醋炙收敛，盐炙下行。如大黄生品苦、寒，气味重浊，直达下焦，泻下作用强而伤胃气，酒制后性缓，借酒上行，清上焦实热，增强活血作用。正如李东垣所述："大黄苦峻下走，用之于下必生用，若邪气在上，非酒不至，必用酒浸，引上至高之分，驱热而下"。砂仁生用，行气调中力强，经盐制后，引药性入下焦，增强入肾的作用，以降气、安胎、温肾为主。

四、炮制对归经的影响

归经就是指药物对某经、某脏的病变部位有选择性作用，也是指药物治病的适应范围。由于药物的性味差异，或性同味异、味同性异、性味皆异，加之一药多味，这样就构成了错综复杂的性味组合，故有一药多效。为使临床上更加准确地应用药物针对主症、作用于主脏以发挥其主要治疗作用，使其作用专一，治病时有的放矢，可用炮制的方法予以解决。在长期医疗实践中，前人已积累了丰富的经验，如《素问·宣明五气论》载："五味所入。酸入肝，辛入肺，苦入心，咸入肾，甘入脾"；《本草蒙筌》进一步总结指出："酒制升提，姜制发散，入盐走肾脏仍仗软坚，用醋注肝经且资住痛，童便制除劣性降下，米泔制去燥性和中，乳制滋润回枯助生阴血，蜜制甘缓难化增益元阳，陈壁土制窃真气骤补中焦，麦麸皮制抑酷性勿伤上膈"等。炮制对归经的影响主要有以下3个方面。

（一）入药部位不同，归经不同

一种药物其入药部位不同，归经是不同的，应当分开入药，保持各自的药性。如莲子心入心经以清心经之热，莲子肉入脾、肾、心经，以补脾胃，养心益肾为主；白茯苓生用以渗湿利水，益脾和胃为主，茯苓皮以利水消肿为主，茯苓木以平肝安神为主，茯神以宁心安神为主，赤茯苓以渗利湿热为主。

（二）炮制方法不同，可改变药物的归经

药物炮制前后归经有所改变。同一药物经过不同方法的炮制，归经亦发生改变，亦所谓"生熟异治"。如生姜主归肺、胃经，以发散风寒，和中止呕为主；干姜主归脾、肾经，则以暖脾胃，回阳救逆为主；煨姜则主入胃经，以和中止呕为主；姜炭主入血分，则以温经止血为主。姜经炮制成四种炮制品，对肺、心、脾、胃、肾五个不同部位具有选择性，发挥相应的治疗作用。又如柴胡生用能升能散，解表退热为主，经醋炙后引药性入肝而发挥疏肝解郁的作用。

（三）加辅料炮制，可引药归经

根据药物五味归经理论，用不同性味的辅料炮制药物，而达引药归经或引经报使的作用。在中药炮制中，该方面的内容是相当丰富的。如枇杷叶、黄芪等，多用蜜制以增强归脾、肺经的作用，发挥润肺止咳平喘，补中益气之效；如川芎、乌梢蛇等，多用酒制，增强入血分达活血止痛，活血通络，祛风除湿的作用；如香附、柴胡等，多用醋制以增强入肝经的作用，发挥疏肝理气，行气止痛之效；如巴戟天、知母等，多用盐制以增强入肾经的作用，发挥固精壮阳，滋阴泻相火之效；如黄连、草果等，多用姜制以增强归脾、胃经的作用，发挥止咳化痰，温胃止呕之效。

五、炮制对药物补泻的影响

病有虚实，药有补泻，虚则补之，实则泻之，这是中医治病的基本原则之一。正如《审视瑶函》所载："药之生熟补泻在焉，剂之补泻利害存焉，盖生者，性悍而味重，其功也急，其性也刚，主乎泻；熟者性淳而味轻，其功也缓，其性也柔，主乎补。补泻一差，毫厘千里，则药之利人害人判然明矣。如补药之用制熟者。欲得其醇厚，所以成其资助之功。泻药制熟者欲去其悍烈，所以成其功伐之力。用生用熟各有其益。实取其补泻得中，毋损于正气耳"。补又分补气、补血、补阴、补阳；泻又分缓泻和峻泻等。这是药物固有性能，为了使药物更能满足临床需要，药物的补泻作用通过炮制可以改变和调整。炮制对补泻的影响主要有以下 3 个方面。

（一）炮制前后，补泻不同

一般规律是生泻熟补。即生者主泻，熟者主补，炮制后可由清变补。如何首乌，生品苦寒主泻，可以通大便，解疮毒（清），经制成制何首乌后，则性变甘、温，主补，以补肝肾，益精血，乌须发为主；甘草蜜炙后，由清热解毒变为补中益气；生地黄制成熟地黄，由清热凉血变为滋阴补血等。

（二）补药炮制后，可扶其不足以增其效

具有滋补作用的药物经炮制后，可增强其滋补之效，发挥补而不腻的炮制作用。如党参米炒后增强其健脾止泻作用；黄芪蜜炙后增强其补中益气的作用；补骨脂经盐炙后增强温肾助阳、纳气、止泻的作用。

（三）泻药炮制后，可制其太过以纠其偏

泻药经炮制可使泻下作用缓和，如大黄生品苦、寒、峻泻，可以祛肠胃积滞，泻血分实热，经蒸制成熟大黄后苦寒泻下作用缓和，更适于年老体弱的实证患者，泻而不伤正；如大戟、芫花经醋炙后可降低毒性，缓和泻下，避免腹痛之过。

六、炮制对药物润燥的影响

药性的润燥性能，是对药物祛除燥邪或湿邪，以及治疗燥证或湿证药物作用性质的又一种概括。这一理论也是中药性能的组成部分，具有重要的临床应用价值。一般而言，药物具有生津止渴、养阴润燥、润肺化痰止咳、润肠通便、滋补津血等功效，均具有濡润之性；具有燥湿、化湿、利湿、化湿痰、祛风散寒、行气健脾、祛风湿等功效，用以治疗水湿内盛之病证者，多具有燥性。自古以来，医药家在论述药物性能时，除强调其寒热、升降、补泻、有毒无毒性能之外，亦强调其润燥性能。如《医原·用药大要论》载："至用药之法，须知用意……六气之中，寒湿偏于合，燥火偏于开。风无定体，兼寒湿则合，兼燥火则开……燥病治以润……湿病治以燥"。如果中医临床工作者在组方用药时，

忽略了药物的润燥之性，如同不分其寒热一样，也会导致不良后果。但药物的过于润燥之性，也会给临床治疗带来诸多副作用。如药物过于滋润，就会碍脾，影响消化导致腹胀或腹泻；如药物过于辛燥，就会伤阴助火，导致口干舌燥或口舌生疮等，亦须采用炮制方法予以解决。

（一）通过炮制，可缓解其过润之性

有些药物滋腻之性较强，不利于治疗，通过炮制可以改变药物过润之性，消除滋腻碍脾的副作用。如阿胶生品补血滋阴，润燥，止血，但对脾虚便溏者不宜，用蛤粉炒成珠后可缓和其过润之性；生地黄清热凉血，养阴生津，蒸成熟地黄后滋腻碍脾，往往加酒以行散。"恒济熟地"（恒济为福州的一家具有悠久历史的中药铺）还有姜制熟地黄，陈皮末拌熟地黄，砂仁拌熟地黄，这三种辅料均有温中行气之性，以缓和或消除其过润之性，避免导致碍脾、影响吸收运化，使其临床效果正常发挥。

（二）通过炮制，可缓解其过燥之性

药物过燥之性，会伤阴助火，通过炮制可缓解其过燥之性。如苍术生品燥湿健脾，其性辛燥，往往用麦麸炒制，以缓其过燥，补骨脂、益智仁、巴戟天等补肾助阳药都有一定温燥之性，往往用盐炙以缓其燥性；使用干姜时，采用炒炮的方法以制其温燥之性，尤其产后阴虚血燥时，使用炮姜或姜炭而不能用干姜，以免燥动血室，伤阴助火，而导致口舌生疮。又如治阴虚燥咳使用止咳药物则多用蜜炙以润其燥，尤其是在秋季，气候偏燥，使用一些辛温偏燥的药物时，更应注意选用恰当的炮制品，如秋季使用麻黄、紫菀、半夏时，麻黄、紫菀多使用蜜炙品，半夏需加滋阴药同用，否则就会伤阴，使阴虚燥咳者咳嗽更甚，或导致流鼻血，或加重病情。尽管现在使用的《中药学》教材在药性方面未言药物润燥之性，但中医临证遣方用药时是绝不能忽视的，否则就会导致一系列的副作用。

七、炮制对药物毒性的影响

很多中药有毒，必须经过炮制以降低毒性，才能保证中医临床治病时安全有效。炮制毒性药物时一定要注意去毒与存效并重，不可偏颇，否则顾此失彼，导致毒去效失或效失毒存，均达不到理想的炮制目的。炮制对药物毒性有如下影响。

（一）除去毒性部位或减少毒性成分的含量，降低毒性

有些药物毒性成分存在于药材的某一部位，去除该部位，即可降低药物的毒性。如蕲蛇去除头部，可消除其毒性。有些有毒的中药经过一定方法的炮制，可使其毒性成分含量减少而减毒。某些矿物药内含有毒性成分，经高温炮制可使毒性成分分解而含量降低，从而降低毒性，如代赭石经煅制后含砷量由 0.03% 降至 0.01%。如半夏、天南星也要求用水漂洗，可使部分毒性成分漂出。水飞法可使药物中所含毒性成分减少而降低毒性，

如雄黄、朱砂经水飞后，As_2O_3、Hg 的含量显著下降，毒性降低。巴豆为峻泻药，毒性很大，去油制霜后，可除去大部分油脂，使毒性降低，缓和泻下作用，同时巴豆中尚含有巴豆毒素，但在制霜过程中遇热失活而失去毒性。

（二）改变毒性成分的结构，降低毒性

某些毒性成分不稳定，在炮制时加热，如煮或蒸，使其毒性成分水解，改变其结构，使毒性降低或消除。如川乌、草乌有大毒，含有双酯型生物碱，毒性极强，但其性质不稳定，加水煮，可使其水解成毒性较小的单酯型或不带酯键的生物碱，从而降低毒性，其水解产物同样具有止痛作用。马钱子亦有大毒，毒性成分为马钱子碱、士的宁等生物碱，经砂烫炮制后马钱子碱和士的宁的含量显著减少，使其转化成相应的异型结构和氮氧化合物，使其毒性变小，且保留或增强了某些生物活性。

（三）加热破坏毒性成分，降低毒性

中药的有毒成分具有不同的耐热性，高温时不稳定，可使有毒成分破坏分解，从而降低中药毒性。如白扁豆含红细胞非特异性凝集素，为一种植物性毒蛋白，经炒香或焯法加热使其凝固变性而失去活力。苦楝子有毒，经过加热炒制可使毒性蛋白等被破坏而降低毒性。苍耳子有毒，其毒性成分可致肝肾功能改变甚至肝脏坏死，严重时导致死亡，而炒制后，使其毒性蛋白变性，凝固在细胞中不易溶出，达到去毒、解毒的目的。再如蓖麻子、巴豆等同样经加热处理可使毒蛋白变性而解毒。

（四）利用辅料解毒作用

辅料和药物共同加热炮制，可使毒性降低，有的被辅料吸附而除去。如豆腐煮藤黄，要求豆腐煮至呈蜂窝状，具有良好的吸附作用，从而吸附有毒物质，降低药物毒性；生半夏辛温有毒，用明矾、生姜等辅料炮制后可降低毒性。醋制不但能增效，而且能降低毒性，减少不良反应。如甘遂生品毒性较强，毒理实验表明，58 只小鼠死亡 11 只，醋制后泻下作用和毒性均较小，小鼠无一例死亡。斑蝥用低浓度的氢氧化钠溶液炮制处理以使斑蝥素转变成斑蝥酸钠而抗癌活性不变，毒性则大大降低。甘草汁亦对许多毒性药物有解毒作用。所以，炮制是保证临床用药安全的重要措施。

第二节　炮制对中医临床疗效的影响

一、中药炮制是中医临床用药的特点

中药必须经过炮制，才能适应中医辨证施治、灵活用药的要求。所以炮制是中医运用中药的一大特色，是提高临床疗效的重要手段，是保证临床用药安全的重要措施，是

历代中医药工作者在长期的临床实践中，逐步认识，反复实践并积累起来的一项独特的制药技术。中药炮制反过来又指导中医临床处方用药，根据辨证施治的需要，正确地选用不同炮制品，才能收到理想的临床效果，是中医临床用药必不可少的重要环节。

中医临证诊病的特点是整体观、辨证施治，中医临床用药的特点是复方和炮制入药。中医非常重视人体本身的统一性、完整性及其与自然界的相互关系，同时也很注意患者的个体差异。辨证施治又是中医工作的基本法则，从诊断到治疗整个过程中，都要考虑人体阴阳的盛衰，气血及脏腑的寒热虚实，气候、环境及生活起居对人体的影响。因此，治疗原则、遣方用药都必须根据这些情况，针对患者的具体病证做出正确决定。但中药的性能和作用无有不偏，偏则利害相随，原生药不能完全适应临床治疗的要求，这就需要通过炮制来调整药性。引导药性直达病所，使其升降有序，补泻调畅，解毒纠偏，发挥药物的综合疗效，对提高临床疗效具有重要的作用。所以中医运用的中药基本上都是以炮制后的饮片配方。

中药绝大多数是来源于自然界的植物、矿物、动物，必须经过加工炮制，方能达到入药要求。如植物药分为根、茎、叶、花、果实，入药部位不同，而疗效迥异。如麻黄茎发汗、根止汗，莲子肉补脾涩精，莲子心清心安神，如不通过净选分开不同的药用部位，则临床疗效将无法体现；矿物药、动物贝壳类药物质坚难碎，生品药效不易煎出，须煅或煅淬以便煎出有效成分或加辅料制以增强药效。有的药材在采收运输中还混有泥沙、杂质，需要净选除去，以符合入药要求。

部分中药有较强的毒性，如川乌、马钱子、斑蝥、半夏等，为了降低或消除其毒性，必须经过炮制才能保持临床安全有效。同时药物有过偏之性，会给人体带来不利影响，如太寒伤阳，太热伤阴，过酸损齿伤筋，过苦伤胃耗液，过辛损津耗气，过咸助生痰湿等，必须通过炮制以"制其太过"，使中药符合辨证施治的需求。因此，一种药材需炮制成各种规格的饮片，如甘遂，分为生甘遂、炙甘遂，大黄分为生大黄、酒大黄、醋炙大黄、熟大黄、大黄炭、清宁片等，其毒副作用有所降低。所以，炮制是保证中医临床用药安全有效的重要环节。

中药由于成分复杂，因而常常是一药多效。但中医治病往往又不是要利用药物的所有作用，而是根据病情有所选择，需要通过炮制对药物原有的性能予以取舍，权衡损益，使某些作用突出，某些作用减弱，充分发挥药物的治疗作用，避免不利因素，力求符合疾病的实际治疗要求。如用何首乌补肝肾、填精血时，就需将生何首乌制成制何首乌，以免因滑肠作用伤及脾胃而导致未补其虚、先伤其正。又如黄芩能清肺热，又能清大肠之热，酒炙后主清肺热、清大肠之热的作用就减弱了，通过炮制可提高药效的选择性。

疾病的发生、发展是多变的，如伤寒病，因开始是感受的寒邪，寒邪容易损阳，也易伤中，所以立方用药都要注意保存阳气和顾护脾胃。张仲景治伤寒传经热邪的白虎汤、调胃承气汤，尽管为清泄剂，但甘草却要求炙用。因为方中用甘草之目的不是清热泻火而是为了顾护脾胃，防止石膏、知母或大黄、芒硝大寒伤中。温病开始就是感受热邪，热邪最易伤阴，所以吴鞠通用白虎汤治太阴温病，方中甘草要求生用。因温邪上受，首先犯肺，肺胃经脉相通，可顺传于胃，致使肺胃同病，其热势颇盛，用生甘草既可增强泄热作用，又能甘凉生津，兼和脾胃。

脾与胃互为表里，同居中焦，为后天之本，气血生化之源。但脾气主升，胃气宜降；脾喜燥恶湿、喜温恶寒，胃喜润恶燥、喜凉恶热；脾主运化，胃主受纳；脾病多虚寒，胃病多亢燥；健脾之药多温燥，养胃之药多凉润。所以治脾病的同时，也应考虑胃腑的特点，才能使脾健胃和，共同完成腐熟水谷和运化水谷精微的任务。当脾虚内湿较盛时，苍术为常用药，但宜制用。因湿为阴邪，其性黏滞，难以速除；又因脾虚运化无权，水湿容易停滞中焦。反过来，湿盛又易困脾，降低脾土的运化功能。所以脾虚湿困的病证，疗程较长，用药时间较久。苍术温燥之性甚强，虽能燥湿运脾，但久服过于温燥之品容易伤胃阴，助胃热，顾此失彼。苍术制后燥性缓和，且有焦香气，使健运脾土的作用增强，就能达到慢病缓治的用药要求。

气候、环境不同，对用药要求也不同。如春季气候转暖，夏季气候炎热，腠理疏松，用药都不宜过于燥热和辛散；秋季气候转凉，空气干燥，用药不宜过燥；冬季气候寒冷，腠理致密，用药不宜过于寒凉。北方气候干燥，用药偏润；南方气候炎热潮湿，用药不宜过于滋腻。北方人一般禀赋较强，要求药力较猛，若药力太弱，则药不胜病；南方人一般禀赋较弱，用药较清淡，若药力太猛，则易伤正气。为了适应气候、环境的差异，就需要通过炮制来调整中药的性能。如外感风寒，麻黄冬季宜生用，春、夏季宜用麻黄绒。紫苏，秋、冬季宜用紫苏叶，取其发汗解表力强；夏季用紫苏梗，取其发散力弱，以免过汗，同时又能理气化湿。

由此可知，中药必须经过炮制，才能适应中医辨证施治、灵活用药的要求，所以炮制是中医运用中药的一大特色，是提高临床疗效的重要环节。

二、炮制是提高临床疗效的重要手段

中医的临床疗效是中医的生命所在，因此提高临床疗效是中医生存和发展的关键，而炮制又是提高临床疗效的重要手段。如清代《修事指南》载："炮制不明，药性不确，则汤方无准，而病症不验也。"炮制前后性味改变，成分不一，药理有别，根据辨证施治的需要，合理选用不同炮制品，才能提高中医用药的疗效。通过炮制提高临床疗效可分为以下五个方面。

（一）保证药物净度，提高临床疗效

中药来源于大自然，往往伴存一些无药效的杂质，影响用药剂量的准确性。如乳香、没药黏附树皮，石膏中夹有一些杂质，巴戟天的木心等，其化学成分含量和药效差异较大，净制是除去杂质和非药用部分的必备方法。如果中药材不注意净选加工，中药饮片含有的非药用部位及杂质，就会使配方中药物的实际用量减少，达不到治疗所需剂量。如果制成中成药，会造成产品污染，影响产品质量。不同药用部位应分别入药，保持各自疗效。

所以，通过炮制可除去非药用部位或分离不同药用部位，提高纯度，保证处方中药物的实际用量，从而提高相对含量以增强疗效。中药的成分是极其复杂的，其作用往往是综合效应，为了充分发挥其应有的治疗作用，必须采取有效的炮制方法，消除非药用成分，突出有效成分的作用。

（二）炮制后可增加药物溶出量，提高临床疗效

药材经切制饮片后，与溶媒接触面增大，有效成分易于提取，否则将不利于煎出。饮片一般都有具体规格要求，若方中饮片厚度相差太大，在煎煮过程中会出现易溶、难溶、先溶、后溶等问题，浸出物将会得气失味或得味失气，达不到气味相得的要求。如调和营卫的桂枝汤，方中桂枝以气胜，白芍以味胜，若白芍切厚片，则煎煮时间不好控制，煎煮时间短，虽能全桂枝之气（性），却失白芍之味；若煎煮时间长，虽能取白芍之味，却失桂枝之气。方中桂枝和白芍为主药，均切薄片，煎煮适当时间，即可达气味共存的目的。又如杜仲饮片规格标准不同，在条件相同的单位时间内，煎出量有明显差异；盐炙时要求炒至丝断为标准，是因高温加热后硬性橡胶被破坏，黏性下降，提高了有效成分煎出率。动物实验同样证明其降血压作用盐杜仲比生杜仲强一倍。

如种子、果实类药材，传统所谓"逢子必炒，逢子必捣"。如《炮炙大法》就有"凡汤中用完物，如干枣、莲子、决明子、青葙子……皆劈破，研碎入药，方得味出，若不碎，若米之在谷，虽煮至终日，米岂能出哉"的记载，因经炒后种皮、果皮爆裂，质酥易碎，使果实、种子类药材易于提取有效成分。

使用矿物药时，有"诸石必捣"的要求。质地坚硬的矿物类药物，经明煅或煅淬，质酥易碎，溶出率提高。因此，炮制可适当增大药物表面积，破坏组织、细胞结构，使质地疏松，提高有效成分的煎出量以增强疗效。

（三）辅料的增效作用，提高临床疗效

中药药性与炮制辅料之间有非常密切的联系，运用辅料炮制起到增效及协同作用，从而增强临床疗效。如酒炙丹参、当归，增强活血祛瘀，调经止痛的作用；酒炙黄芩抑菌作用比生黄芩强，还可使活性成分溶出量增加；盐炙补骨脂增强温肾助阳的作用；蜜炙黄芪增强补中益气的作用。醋能与药物中所含的游离生物碱生成盐，增加溶解度而提高疗效，如延胡索中含有多种生物碱，但游离生物碱难溶于水，经醋炙后生物碱与乙酸结合成乙酸盐，煎煮时易于溶出。何首乌经黑豆汁蒸煮后，使致泻作用的结合型蒽醌衍生物水解成无致泻作用的游离蒽醌衍生物，突出卵磷脂、糖类的作用，故有滋补肝肾作用。

（四）炮制后利于保存药性，提高临床疗效

药物经过加热炮制可以进一步干燥或杀死虫卵，利于药效的保存。如苷类成分是中药中一类重要的活性成分，但含有相应的分解酶，在一定的温度和湿度条件下容易被酶

分解成糖和苷元，而失去生物活性。故常用加热处理来破坏酶，保存苷，从而保存了有效成分。如槐花由于酶的作用可使芦丁分解而失去疗效，炒制后破坏酶的活性，保存了芦丁的含量，利于有效成分的保留；黄芩中的酶能使黄芩苷酶解成苷元和葡萄糖醛酸，故黄芩炮制时置沸水中煮或蒸，即可破坏酶保存苷；燀制苦杏仁时也是破坏酶而保存药效。所以在炮制中采用烘、蒸、燀、炒等方法可破坏酶，这也是一种保证药效、提高临床疗效的措施。

（五）炮制后产生新的成分，提高临床疗效

中医运用矿物类、化石类药物，很早就有成功经验，并且经高温煅制后转变或产生新的成分。如白矾经煅制后，含水硫酸铝钾失去结晶水，这样可以从细胞中吸收水分，减少炎症渗出物，又可与血清蛋白结合成难溶于水的蛋白化合物而沉淀。所以白矾经煅制后能凝固蛋白，具有吸水、干燥作用，从而增强收敛生肌的作用。石膏煅制后增强收敛生肌的作用，同样也是含水硫酸钙失去结晶水的原因。又如自然铜，经火煅醋淬后使其所含的二硫化铁部分转化为乙酸铁，提高了在水中的溶解度，从而易于煎出有效成分。如炉甘石经煅淬后使碳酸锌转化为氧化锌，后者具有消炎、生肌作用，从而增强疗效。

综上所述，炮制可以增加有效成分的溶出，提高药物的生物利用度以增效，可改变药性，符合辨证施治的需要，提高临床疗效。而炮制后提高临床疗效的机制十分复杂，必须将现代科学与传统中医药理论结合起来加以研究，才能探索出炮制增效机制的新理论。

三、炮制是保证临床安全的重要措施

中药用于临床要求安全、有效，只有安全、有效的药物方可用于临床治疗疾病。很多有毒中药必须通过炮制才能保证中药治病时安全、有效。古人在这方面积累了丰富的经验，如《素问·五常政大论》有"大毒治病，十去其六，常毒治病，十去其七；小毒治病，十去其八；无毒治病，十去其九；谷肉果菜，食养尽之，无使过之，伤其正也"的记载，这便是使用有毒或无毒药物的原则。使用毒性药物治病，是中医的一大特点，用之得当，疗效是肯定的，否则就会导致中毒，甚至死亡。作为医务工作者，除了对药物的治疗作用应有清楚的认识外，对药物的毒性和不良反应亦应有足够的了解，才能更好地遣方用药，充分发挥药物的治疗作用，防止事故发生。

中医临床用药安全与否，固然与辨证、用药剂量、配伍、剂型、煎服方法、给药途径有密切关系，但炮制也是重要的一个方面。梁代陶弘景曰："若用得其宜，与病相合，入口必愈，身安寿延；若冷热乖衷，真假非类，分两违舛，汤丸失度，当差反剧，以至殒命。"清代徐大椿亦云："凡物气厚力大者，无有不偏，偏者有利必有害，欲取其利而去其害，则用法以制之，则药性之偏者醇矣。"一般有毒中药务必经过炮制，以降低毒性，使其安全有效。如蕲蛇去除头部后以消除其毒性；雄黄、朱砂经水飞后以降低毒性；半夏、天南星经水漂洗后，用明矾、生姜等辅料炮制后以解其毒性；巴豆制霜以降低其毒性；

川乌、草乌水煮以解毒性；马钱子砂烫以解毒性；苦楝子、苍耳子、蓖麻子等，经过加热炒制以降其毒性；斑蝥米炒以降低毒性；藤黄豆腐煮以降其毒性；甘遂、芫花醋炙以降其毒性等。所以，炮制是保证临床安全的重要措施。

第三节　炮制对方剂疗效的影响

中药是中医治病的物质基础，而中医运用中药又常常是组成复方应用，药物的炮制方法通常又是根据组方的需求而确定。饮片质量的好坏对方剂的疗效和适应证有直接的影响。所以炮制与方剂疗效的关系十分密切。

一、通过炮制可提高方剂疗效

在成方中，各药究竟应选用什么炮制品是由方剂的功效而定的。中医在临床时，遣方用药和炮制品的选用又是由患者的具体情况而定的。为了确保临床疗效，通常可以从以下4个方面进行。

（一）增强方剂中药物的作用

要达到此目的，就须将方中药物进行炮制，使有效物质易于溶出或利于保存，并调整其药性，发挥各自的擅长。如三子养亲汤中的紫苏子、白芥子、莱菔子均需炒爆。中医认为，治痰以顺气治标，健脾燥湿治本；但气实而喘者，以顺气降逆治本，治痰为标。三子养亲汤的适应证恰好是痰壅气逆食滞，故本方的功效是降气平喘，化痰消食。紫苏子炒后辛散之性减弱，而温肺降气作用增强，其降气化痰、温肺平喘之功明显；白芥子炒后过于辛散耗气的作用有所缓和，温肺化痰作用增强；莱菔子炒后由升转降，功效由涌吐风痰而变为降气化痰，消食除胀。方药炮制后，均与病证相符，可使全方降气平喘，化痰消食作用增强。又如痛泻要方（白术、白芍、陈皮、防风）主治肝旺脾虚的腹痛泄泻，由于脾虚运化失常，故腹痛肠鸣泄泻，泻必腹痛而脉弦是其主症。《医方考》曰："泻责之脾，痛责之肝，肝责之实，脾责之虚，肝旺脾虚，故令痛泻。"其病机是"先因脾虚，后受肝侮，脾受肝制，导致肝旺脾虚"。中医治病原则是实则泻之，虚则补之，故立此泻肝补脾之法。故方中白术健脾补中为方中主药，但生品健脾燥湿力强，并有滞气而致腹胀，尤其脾虚患者更易如此，故原方要求土炒，以增强补脾止泻之能，以土炒之法，又可避免气滞腹胀，更适合该方病机。白芍泻肝缓急以止痛，本来用其酸寒泻肝恰好，但又恐其酸寒伤其脾阳（一般脾虚偏寒，多指脾阳虚），故白芍原方要求炒白芍，以缓其酸寒，使其泻肝而不伤脾阳。陈皮原方要求炒，根据《本草蒙筌》"炒者取芳香之性"，陈皮炒后香气更浓，取其芳香醒脾，疏利气机，以达理气和中之效。防风原方生用，取其散肝疏脾，能生脾阳之效，但久泻不止或肠风下血，可用炒防风或防风炭。防风炒或炒炭后，降低了祛风之能而增强了止泻或止血效果。由此可见，方剂中的药物通过恰当的炮制，其作用重点会发生改变，侧重点有所不同，对疾病治疗的针对性更强，利于提高方剂的疗效，应予以高度重视，方能突出中医治病的优势。

（二）保证方中各药实际用量，发挥综合疗效

这主要是通过净制工序来解决。如山茱萸的核、金樱子的毛核、巴戟天的木心、关黄柏的粗皮（栓皮），均为非药用部分，而且占的比例较大，若不除去，则势必使该药在方中的实际比例大为减少，不能很好发挥全方作用。如二妙散，具有清热燥湿的功效，是治疗湿热下注的基础方。方中黄柏苦寒，清热燥湿，是其主药；苍术苦温，燥湿健脾，既祛已成之湿，又杜湿邪之源。方中黄柏原方要求炒，现多生用，苍术要求制用。若方中苍术生用，则过于辛温而燥；黄柏若为关黄柏，不除去粗皮，就等于减少了黄柏的实际用量。这样，全方燥湿之力虽然甚强，但清热之力不足，不但收不到预期效果，还恐有湿热未去，热邪反增，就有化燥伤阴之虞。

（三）增强对病变部位的作用

由于组成方剂的中药常常对多个脏腑、经络有作用，但患者通常又并非各个部位都发生病变，临床上有时就嫌其药物作用分散，甚至对未病部位产生不良反应。为了使药物集中在病变部位发挥疗效，常常加入辅料炮制，使其对病变部位的作用增强，而对无关部位的作用减弱。这样既能突出方剂对主脏主腑的治疗作用，又不至于影响其他无关的脏腑。方剂通过药物的配伍，虽然归经不是各药的简单相加，但方中药物归经的变化对全方的作用是有明显影响的。如缩泉丸（益智仁、乌药、山药），方中的益智仁主入脾经，兼入肾经；山药主入脾经，兼入肺、肾经；乌药主入肾经，兼入脾、肺、膀胱经。益智仁盐炙后则主入肾经，为方中君药，具有温肾纳气，固涩小便的作用。三药合用，温肾祛寒，健脾运湿，使全方作用侧重于肾，兼能顾脾。肾气足，则膀胱固，同时健后天之脾又可益先天之肾。故该方的主要功效是温肾缩尿，常用于下元虚冷，小便频数及小儿遗尿。而益智仁生品治脾虚不能统摄涎唾，以致口涎自流者，可加党参、山药等同用，其作用在中焦而不在下焦，以温脾为主。

（四）突出临床需要的药效，提高全方的医疗效果

由于中药通常是一药多效，但在方剂中并不需要发挥该药的全部作用，特别是在不同方中，同一药物所起的作用并不一样。如麻黄在麻黄汤中起发汗解表、宣肺平喘作用，故原方生用，并要求去节，取其发汗平喘作用强；在越婢汤中，用麻黄意在利水消肿，故生用而未要求去节，取其利水力较强而性兼发泄；在三拗汤中，麻黄主要起宣肺平喘的作用，故原方注明不去节（亦云不去根节），取其发散之力不太峻猛，梁代陶弘景还认为节止汗。若表证不明显者，临床常用蜜炙麻黄，不仅增强止咳平喘之功，而且可以减弱发汗之力，以免徒伤其表；若为老年人和小儿，表证已解，喘咳未愈而不剧者，可考虑用蜜炙麻黄绒，能达到病轻药缓，药证相符的要求，可避免小儿服用麻黄后出现烦躁

不安或有些老年人服后引起不眠等弊端。柴胡在小柴胡汤中宜生用，且用量较大，取其生品气味俱薄，轻清升散，和解退热之力胜；在补中益气汤中，柴胡升阳举陷，不但用量宜小，且宜生用，取其轻扬而升或助他药升提的作用；在柴胡疏肝散中，柴胡以醋炙为宜，取其升散之力减弱，而疏肝止痛之力增强。由此可见，组成方剂的药物通过恰当的炮制，因作用重点的变化，使全方的功用有所侧重，对患者的针对性更强，有利于提高方剂的疗效。

二、通过炮制可消减方剂某药的毒副作用，保证临床用药安全有效

由于方中某药的某一作用不利于治疗或有毒副作用，往往影响全方疗效的发挥，就需要通过炮制调整药性，使其更好地适应病情的要求，保证临床用药安全有效。

（一）消除药物不利于治疗的因素

有的药物在治病的同时，也会因药物某一作用与证不符，给治疗带来不利影响。因此，需要通过炮制，调整药效，趋利避害，或扬长避短。如干姜，其性辛热而燥，长于温中回阳，温肺化饮。在四逆汤中用干姜，取其能守能走，力猛而速，功专温脾阳而散里寒，助附子破阴回阳，以迅速挽救衰微的肾阳。在小青龙汤中，亦用干姜，是取其温肺化饮，且能温中燥湿，使脾能散精，以杜饮邪之源。在生化汤中则需用炮姜，这是因为生化汤主要用于产后受寒，恶露不行，小腹冷痛等。因产后失血，气血大虚，炮姜微辛而苦温，既无辛散耗气、燥湿伤阴之弊，又善于温中止痛，且能入营血，以助当归、炙甘草通脉生新，佐川芎、桃仁化瘀除旧，臻其全方生化之妙。若用干姜，则因辛燥，耗气伤阴，于病不利。如参附汤、四逆汤中的附片，八厘散中的马钱子均需要炮制入药，以降低方中药物的毒副作用，保证临床用药安全有效。

（二）调整辅药的药性，制约方中主药对机体的不利影响

有的方剂中的主药在发挥治疗作用的同时也会产生不良反应，为了趋利避害，组方时就在方中加入某种辅助药物，但并不直接起明显的治疗作用，而是制约主药的不良反应。如调胃承气汤，为治热结阳明的缓下剂，然而芒硝、大黄均系大寒之品，易伤脾阳；又因二物下行甚速，足以泄热，方中用甘草不是泻火解毒，而是为了缓其大黄、芒硝速下之性，兼顾脾胃，所以甘草原方要求炙用，取其甘温，善于缓急益脾。传统认为，陈皮和脾理胃不去白，理肺气则去白。在补中益气汤中，陈皮原方注明不去白，其目的是为了更好地发挥它利气醒脾的作用，使方中补气药补中而无滞气之弊。

三、通过炮制调整方剂部分适应证，扩大应用范围

若组成方剂的药物不变，仅在药物炮制加工方面不同，也会使方剂的功用发生一定的变化，改变部分适应证。如四物汤，为最常用的补血基础方，为了适应患者病情的需要，除了在加减上变化外，还可通过炮制调整它的作用。若血虚而兼血热者，宜以生地

黄易熟地黄；血虚而兼瘀者，除了加重当归、川芎的用量外，两药还可酒炙。知柏地黄丸为滋阴降火之剂，若阴虚而下焦兼有湿热者，宜以生地黄易熟地黄，以免过于滋腻恋湿；知母生用，存其苦味，虽然质润，不致恋湿；黄柏生用，全其苦寒之性，能清热降火而燥湿，还可适当加重茯苓、泽泻用量；若纯属阴虚火旺者，则知母、黄柏宜用盐制，缓和苦燥之性，增强滋阴降火作用，泽泻亦宜盐制，取其泻热力增强，且利尿而不易伤阴，并宜减轻茯苓、泽泻用量。理中汤为温中益脾要方，凡中焦虚寒者均可应用，但不同情况应选用不同炮制品才能提高疗效。若中焦虚寒而兼有内湿者，宜用干姜，取其辛热而燥，能祛寒燥湿；若中焦虚寒，胃失和降，呕吐腹痛，或者阳虚出血，则应以炮姜易干姜，取其炮姜苦温而守，善于温中、止呕、止痛和温经止血，作用缓和而持久。若腹泻明显，方中白术宜土炒，增强健脾止泻的作用；若腹胀恶食，白术又宜炒焦，既可避免其壅滞之弊，又可开胃进食。甘草均宜炙用，取其甘温，补中益脾力强。故在同一方中，针对不同病因，炮制品的选用有所区别。

四、通过炮制适应方剂不同剂型的要求，保证临床疗效

每个方剂都要作成制剂才能供患者应用，而每一个制剂又都属于某一剂型。由于剂型不同，其制备方法也不同，故对药物的炮制要求亦异。汤剂通常都是用炮制后的饮片配方。有些药物如黄芪、延胡索等，在汤剂中多要求蜜炙或醋制，若制备黄芪注射液、延胡索乙素片等，则可直接用洁净的生品提出某种成分。川乌、附片等在汤剂或浸膏片中，因要经过加热煎煮，故可直接用制川乌、制附片配方；若用于丸剂，因是连渣服用，又不再加热，故需将制川乌、附片用砂烫至体泡色黄，称为炮川乌、炮附片。一方面利于粉碎，更重要的是为了进一步降低毒性，保证用药安全。半夏在不同制剂中，炮制要求也不一样。如藿香正气散中的半夏，若作汤剂，则用常规炮制的半夏即可；若作藿香正气丸，因丸剂是连渣服用，则炮制半夏时要严格控制麻味。

第四节　临床选用炮制品的一般原则

在炮制品的选用方面，汤剂和中成药有所不同。由于中成药处方固定，适应面较广，对药物的炮制要求也相应比较固定。汤剂通常都是根据患者的病情、身体素质和气候环境，随证遣方，随方用药，针对性较强，对药物的炮制要求也灵活多变，同一方剂，用于不同情况，对药物的炮制要求也不尽相同。临床选用炮制品通常以下面两点作为依据。

一、全面掌握各炮制品的药性和作用特点

药物经过炮制后，其性味、作用趋向、作用部位、功能主治、毒副作用等方面都可能发生一定的变化，与生品有一定的差别，而且各炮制品之间也有一定的差异，它们各具特点。临床应用时，既要掌握它们的共性，又要分辨它们的个性。如生当归、酒当归、

土炒当归均有补血活血作用，其区别是：补血和润肠作用以生品力强，活血作用以酒当归力胜，土炒当归无滑肠作用。故血虚而大便实者，用生品；血虚而兼瘀滞者，用酒当归；血虚而又脾虚便溏者，则应选土炒当归。生荆芥和炒荆芥均有祛风作用，但生品发散力较强，炒品发散力较弱，所以同样是用于疏风解表，无汗宜用生荆芥，有汗则宜用炒荆芥；荆芥炭则无辛散解表作用而有止血作用，故不用于表证而用于出血证。知母既可泻实火，又可清虚热，除配伍不同外，泻实火宜生用，清虚热可用盐炙品，因为生品善清肺、胃之热，盐炙品善于泻肾之余火，故用于肺热偏盛或肺热咳嗽等症，知母则宜用生品；用于骨蒸潮热、五心烦热、口燥咽干、盗汗等肾经虚热之证则宜选用盐知母。

二、根据组方用药意图，灵活选用炮制品

在临床上，除了以各炮制品的药效特点作为依据外，还应根据组方情况，用药意图，灵活变通。如凉血止血药，通常是生品清热凉血作用较强，炒炭后则清热凉血作用减弱，而涩血止血作用增强。按一般规律，凡血热较盛的出血患者宜用生品，出血量较多而血热又不太盛者宜选用炭药，但有时却需根据方剂的组成情况和用药意图而定。如患者虽然血热较盛，但若方中已有足够的清热凉血药，而选用某药的目的是为了增强止血作用，该药仍宜炒炭。反之，虽然患者出血量较多，而血热又不太盛，但方中已有足够的固涩止血药，选用某药的目的是为了清热凉血，那么该药仍宜生用。又如七味白术散，为健脾止泻之方，葛根本以煨用为佳，可增强止泻作用。若患者口渴烦躁，又欲饮水，此为久泻津伤而有虚热，葛根又应生用，既能生津止渴，又能鼓舞胃气上行而止泻。因方中葛根、藿香有解表作用，故脾虚久泻而兼有外感者亦可用本方，但葛根应生用，既可解表，又能止泻。只有如此突出中医辨证施治的优势，灵活变通，掌握中药的共性和不同炮制品的个性，增强其针对性、目的性，临床治病方能得心应手。

第五节　炮制对中药化学成分的影响

药物的理化性质是药物发挥治疗作用的物质基础，中药经炮制后，由于加热、水浸及酒、醋、药汁等辅料的处理，使某些药物的理化性质产生不同程度的变化，有的成分被溶解出来，有的被分解或转化成新的成分，还有的成分浸出量增加或减少，所有这一切，与中药的药性及疗效都有密切的关系，亦是炮制影响中药药性的物质基础。因此，研究中药炮制前后理化性质的变化，对探讨中药炮制原理具有重要意义，这也是研究中药炮制理论的重心。但由于中药成分复杂，理化性质千差万别，限于科学发展水平，有的已为我们所了解，有的还有待去探索。

一、对含生物碱类药物的影响

生物碱是生物体内一类含氮的有机化合物。有类似碱的性质，能和酸结合成盐，许

多中药含有不同类型的生物碱。游离生物碱一般不溶或难溶于水（有部分水溶性生物碱除外），而能溶于乙醇、三氯甲烷等有机溶剂，亦可溶于酸形成盐。而生物碱盐类则可溶于水，难溶或不溶于有机溶媒，其性质各异，生理活性广泛，有不同的治疗作用。故根据不同临床需要而采取不同炮制原则。

（一）同一植物不同入药部位所含生物碱生理活性不同，应分开不同的药用部位，保持各自的医疗特色

如麻黄的根与茎所含生物碱的生理活性不同，其茎中所含挥发油和生物碱具有发汗和升压作用，麻黄根所含生物碱具有止汗和降血压作用，故麻黄茎与根应分别入药，保持各自的医疗作用。生物碱在植物体内分布不均，黄柏有效成分为小檗碱，多集中于韧皮部，故只有以"皮"入药；在粗皮中分布少，采集过程中常刮去栓皮。莲子心主含莲心碱和异莲心碱，莲子肉中则含量甚微，故分别入药，莲子肉补脾养心、涩肠固精，莲子心清心火。

（二）生物碱是有效成分，但为水溶性生物碱，往往采用少泡多润，尽可能减少生物碱损失

部分生物碱在药物中虽呈游离状态，也易溶于水，尤其是分子量小和季铵类生物碱。此作为有效成分，在炮制中就应设法保留，尤其在切制过程中。老药工强调中药切制前应"抢水洗""少泡多润，药透水尽"，就是避免有效成分溶出。如益母草中的益母草碱易溶于水，宜抢水洗后切制；苦参中的苦参碱和氧化苦参碱等成分能溶于水，药材质地坚硬，故一般在产地趁鲜洗净切片，以免干后再用水软化切片而损失其生物碱；槟榔中所含槟榔碱是驱虫的有效成分，但易溶于水，可洗净直接打碎入药，避免有效成分损失。

（三）生物碱是有效成分，其性质稳定，往往用醋炙改变其溶解度，提高药效

如延胡索经醋炙后，其止痛的有效成分生物碱和乙酸结合成为可溶性的乙酸盐，提高了在水中的溶解度。实验证明，从生延胡索中只能提出延胡索总碱的25.06%，而醋炙延胡索，在相同条件下水煎液中可提出生物碱的49.33%，证实延胡索醋炙后增强止痛作用确有科学依据。加入不同辅料亦能提高药物中生物碱的水溶性，酒是一种良好有机溶媒，生物碱不论是游离型还是盐型都能溶解，以利于有效成分的溶出，可提高临床疗效。如黄连，其主要有效成分是小檗碱等生物碱，实验表明，生品中含5.90%，酒制后含5.84%，但在水中的溶出率，前者为58.17%，后者却高达99.97%。

（四）若生物碱是毒性成分，应根据临床需要，或改变其结构，或减少其含量，或利用某种辅料来降低毒性，保证临床用药安全有效

如川乌、草乌，生品毒性剧烈，主要含毒性极强的双酯类生物碱，但经水浸和加热煮制，可使双酯型乌头碱水解成苯甲酰单酯型生物碱，继续加热水解成氨基醇类生物碱，毒性大大降低，但仍有止痛疗效。又如马钱子其主要成分为士的宁和马钱子碱，两者既是有效成分又是有毒成分，但剂量过大，则因其作用强烈会致强直、惊厥而中毒，甚则呼吸麻痹而死亡，马钱子经砂烫后，其毒性成分含量减少或使其转化成异型结构，使毒性降低。半夏、天南星采用生姜、白矾等辅料共制以解其毒。

（五）生物碱是有效成分，但不耐热，则应少加热或不加热

如石榴皮、龙胆、山豆根等所含的生物碱不耐热，则应少加热或不加热，直接润软切片，尽可能保持其生物碱的生理活性，以保证临床效果。

二、对含苷类药物的影响

苷是糖的环状半缩醛上的羟基与非糖分子中羟基失水缩合而成的环状缩醛衍生物，存在于植物的各个部位，它们显示出某些特有生理活性，其溶解性没有明显的规律。炮制与其关系密切的是苷的水解性和溶解性，根据苷的作用和临床上不同应用，确定是保留、破坏还是部分破坏，故根据不同需要而采取下列炮制原则。

（一）如果苷是有效成分，要保留其苷的完整性

根据苷的糖分子上的羟基具有一定的亲水性，故多溶于水和稀乙醇中。因此，在药材切制软化时，避免与水长时间接触，要遵守"少泡多润"的原则，如陈皮的有效成分为陈皮苷，易溶于水，故多用抢水洗或洒水润软后切丝，以减少苷的流失；又如黄芩用冷水浸润时的变绿的现象，则表示黄芩在其酶的作用下水解成苷元，黄芩苷元是邻位三羟基黄酮，性质不稳定，在空气中易氧化变绿，则疗效大大降低。所以黄芩用蒸或沸水煮的方法软化切片，破酶保苷，以保存有效成分。再如燀苦杏仁、炒槐米等多是以"破酶保苷"为目的。

（二）部分苷在临床应用时嫌其作用过于峻烈，或有一定毒副作用，可采用较长时间加热部分破坏或完全破坏其苷，以降低苷的含量

如大黄，主要含蒽醌苷类，为主要泻下成分，但其苦寒伤胃，泻下峻烈，导致腹痛，经过炮制成熟大黄或大黄炭，其结合型蒽醌类衍生物显著减少，可避免其副作用；何首乌所含蒽醌苷，具有润肠通便的作用，若用于补肝肾则为无效或有害成分，故通过黑豆汁蒸可以使蒽醌苷水解破坏。商陆有祛痰作用与其所含商陆皂苷元有关，而皂苷并无此作用，古人认为有小毒，一般用醋制，一方面缓和其泻下作用，另一方面使商陆皂苷水解成皂苷元而发挥作用。又如甘草，含甘草皂苷类，长时期服用会产生水钠潴留，蜜炙后其苷类减少 20% 左右，避免其副作用的产生。

三、对含挥发油类药物的影响

挥发油具有广泛的生物活性，有香味和挥发性，是经水蒸气蒸馏得到的挥发性成分

的总称。其化学成分复杂，在常温下可以自行挥发而不留任何油迹，大多数比水轻，易溶于多种有机溶剂及脂肪油中，在水中的溶解度极小，故根据不同需要而采取不同炮制原则。

（一）挥发油为有效成分，应尽可能地保存其挥发油

由于挥发油在常温下可以挥发散失，加热炮制或在日光下暴晒损失更多。因此，炮制时应避免加热或暴晒。事实上，前人对此类药物的炮制都有"勿令犯火""阴干"的要求，临床多生用，如薄荷、香薷、茵陈、紫苏、丁香等。

（二）有的挥发油作用猛烈或有毒副作用，炮制时需除去部分挥发油

如苍术生用辛温苦燥，具刺激性，故原多以糯米泔浸，去其油切片焙干用，以制其燥性，而现以麸炒为多。据研究证明，苍术所含挥发油，对青蛙有镇静作用，大剂量可抑制中枢神经，终至呼吸麻痹而死亡，可见过量的挥发油对生物体有害，炮制后其含量可减少15%，从而减轻不良反应。麻黄为解表发汗、平喘止咳的代表药，若表证已解而喘咳独重时，采用蜜炙除去部分挥发油，可缓和辛散作用，增强麻黄止咳平喘的功效。乳香、没药生用气味辛烈，其挥发油对胃的刺激性较强，易引起呕吐，经炮制后，其挥发油减少而减轻呕吐的不良反应。

（三）根据不同的临床需要，挥发油是无效成分时，炮制时应除去其挥发油

如荆芥用于祛风解表时，其挥发油是有效成分，应予以保留；若用于祛风止血时，其挥发油是无效成分，炒炭除去了挥发油，具有祛风止血作用。肉豆蔻经煨制后，挥发油减少20%，同时挥发油的折光率、旋光度、比重均有改变，药理和临床均显示炮制后的肉豆蔻免于滑肠，刺激性减少，增强固肠止泻作用。

四、对含鞣质类药物的影响

鞣质是存在于植物中的一类分子较大的复杂多元酚类化合物，具有收敛性和涩味，是一种不定形的固体，在医疗上鞣质可用于止血、止泻、治疗烧伤，并有抗菌的作用。故根据不同需要而采取不同炮制原则。

（一）可水解鞣质

这类鞣质易被酸、碱、酶水解而失去鞣质的特性，亦不耐高温，故此类药物多不用醋或碱性辅料炮制，因水处理或加热会降其含量。如五倍子、石榴皮、没食子宜生用，以保持临床疗效。

（二）缩合鞣质

这类鞣质不易水解，但在水中易缩合成高分子不溶于水的产物"鞣红"。与空气接触，

尤其在酶的作用下，容易氧化、脱水、缩合为暗棕色或红棕色的鞣红沉淀；与酸或碱共热，鞣红更易形成。如槟榔切制饮片要求阴干或烘干，否则会泛红。如槐米炒炭后，鞣质含量可增加。当然药物中可水解鞣质和缩合鞣质往往是共存的，炮制中应当注意。根据鞣质易溶于水，极易溶于热水的特点，在水处理时要少泡多润，尤其不能用热水浸泡，以免鞣质损失。如地榆、虎杖、仙鹤草、石榴皮、大黄等。

（三）鞣质遇高价铁可产生颜色反应，生成黑绿色的鞣酸铁盐沉淀

故传统炮制有用木盆洗药，用竹刀切片，用砂锅煎药，蒸煮用非铁质容器等"忌铁器"的要求。如蒸何首乌、大黄等含鞣质成分的药物，要求用非铁质容器，以免生成鞣酸铁，使药物颜色发生变化，而影响药效。

五、对含有机酸类药物的影响

有机酸是指含有羧基的脂肪族、芳香族和脂环化合物（氨基酸除外），很多有机酸具有医疗价值，炮制时应根据不同情况分别处理。

（一）治疗上需要的成分，应尽量保存

如地龙中的丁二酸（琥珀酸）有平喘作用，女贞子中的齐墩果酸有强心作用，夏枯草中的熊果酸有利尿作用，金银花中的绿原酸和异绿原酸有抗菌作用等。由于低分子的有机多元酸、羟基酸都能溶于水，故含有此类成分的中药用水处理时，应少泡多润，以减少其有机酸的损失。如以钾、钙、镁等金属离子或与生物碱结合成盐存在于植物中不易溶出时，多用醋炙使其呈游离形式而易于溶出。如乌梅、五味子用醋蒸，使其发挥独特的医疗作用。

（二）为了临床治疗病情的需要，又需加热除去部分有机酸

如山楂，主要含多种有机酸，为防止"损齿伤筋"，临床上多炒黄或炒焦应用。炒焦后有机酸含量降低，其刺激性也随之减少，内服后能增加胃中的消化酶，促进消化功能。又如有毒的斑蝥，主要含斑蝥素，甲酸是其毒性成分之一，对皮肤黏膜有强烈的刺激性，传统多用米炒以降低毒性。对斑蝥炮制研究表明，斑蝥与稀氢氧化钠溶液共同煮制，能使其斑蝥素变为斑蝥酸钠，不仅毒性降低，而且抗癌疗效不变。

另外，炮制含有较高浓度有机酸的中药时，亦不宜采用铁、锌等金属容器，以防容器腐蚀和药物变色变味。

六、对含油脂类药物的影响

油脂的主要成分为脂肪酸的甘油酯。中药的油脂大多存在植物果实或种子中，往往具有润肠通便或峻泻的作用。润肠通便的油脂都几乎无毒，对人体还有一定的滋养作用，峻泻作用的油脂几乎都有毒，故根据不同需要而采取不同炮制原则。

（一）具有润肠通便作用的油脂，根据临床辨证用药要求或除去部分或全部保留

如苦杏仁用于止咳平喘，桃仁用于活血化瘀，柏子仁用于养心安神，应根据辨证施治的需要，进行不同的炮制。若患者平素便溏，就应去油成霜应用，以免滑肠；若大肠燥结，可直接捣碎入药，用其润肠通便作用。瓜蒌仁去油制霜以除令人恶心呕吐之弊，更适用于脾胃虚弱患者。

（二）具有峻泻作用的油脂，多需除去部分油脂

这类油脂对胃肠有很强的刺激性，应根据临床需要分别炮制。对于泻下峻猛且有毒的油脂，虽用于通便，亦应控制油脂含量，常去油制霜应用，避免过于峻猛而伤人正气，如千金子、巴豆、大风子等多制霜应用。

（三）部分含油脂类药物多伴有毒性蛋白质

此类药物不仅去油脂，往往还要加热炮制。如蓖麻籽中含有脂肪油，具消肿拔毒，泻下通滞作用，但种子中含有毒性蛋白，炒熟后可使毒性蛋白变性，避免中毒。巴豆中巴豆油既是有效成分亦是有毒成分，同时还含有一种毒性蛋白质即巴豆毒素，能溶解红细胞使局部细胞坏死，故宜炒后或蒸后制霜，使毒性蛋白凝固变性。常用去油制霜法以控制巴豆油的含量，用来降低毒性。

七、对含树脂类药物的影响

树脂是一类组成复杂的混合物，通常存在于植物组织的树脂道中，当植物体受伤后分泌出来，形成一种固体或半固体物质。树脂大多与挥发油、树胶、有机酸混合存在，受热先软化而后变为液体，一般不溶于水，可溶于乙醇或其他有机溶媒，在医药上有广泛作用。如阿魏能散痞块，消肉积，截疟，杀虫；乳香、没药能活血散瘀，消肿止痛；血竭能活血止痛，生肌止血；安息香能祛痰开窍，行气止痛。故根据不同需要而采取不同炮制原则。

（一）提高洁净度

因树脂类药材黏性较大，干燥后常粘混一些树皮、杂质。树脂有热熔冷凝的特性，故需加热熔化过滤等方法，除去杂质，提高其洁净度。如松香、乳香、儿茶等。

（二）提高溶解度或增强疗效

因树脂类难溶于水，能溶于有机溶媒，故用酒制或醋制增强疗效，如酒制安息香，就是取其酒煮能助溶；如藤黄经高温处理后其抑菌作用增强；乳香、没药经醋制能增强活血止痛作用。

（三）为了临床需要，有时需破坏部分树脂，以缓和药性，降低毒性

如干漆主含干漆酚，其辛温有毒，能伤营血、损脾胃，故不宜生用，煅制后破坏部分树脂，降低其毒性和刺激性。

八、对含多糖类药物的影响

糖类是中药中普遍存在的成分，根据其化学结构分子水解反应的情况，糖类可以分为单糖类、低聚糖和多聚糖类及其衍生物。很多中药的糖类物质过去不为人们重视，近年来发现许多植物多糖具有良好的生理活性。如柿霜，主要成分为甘露醇，是治疗小儿口疮的良药，并有轻微的致泻作用。又如猪苓多糖、茯苓多糖、香菇多糖、黄芪多糖等成分，可明显地提高机体免疫功能和抗癌活性。

（一）含糖类药物炮制时，尽量少用水处理

因单糖及小分子寡糖易溶于水，在热水中溶解度更大，多糖难溶于水，但能被水解成寡糖。用水浸泡炮制时，要少泡多润，尤其应注意与水共同加热的处理，以免糖类成分损失，如茯苓、猪苓等。

（二）炮制可转化或增加糖的含量

因糖与苷元可结合成苷，故一些含糖苷类药物在加热处理后，可分解出大量的糖。如发芽法转化成麦芽糖；九蒸九晒可将多糖转化为单糖易于吸收，并利于其他有效成分的溶出。又如生地黄炮制成熟地黄后，其葡萄糖含量增加 5 倍以上，说明地黄经加工炮制后部分多糖转化为单糖，性味变甘、温，有补益作用；生何首乌炮制成制何首乌，蒸黄精、玉竹等，均可使多糖发生变化。

九、对含蛋白质、氨基酸类药物的影响

蛋白质是生物体内极其复杂的一类高分子化合物，是生命存在的物质基础。酶也是具有特殊催化能力的蛋白质。氨基酸是组成蛋白质的最小单位，经蛋白质水解而成，或在自然界中单独存在，具有广泛的生理活性。如雷丸、木瓜、无花果中含有的蛋白酶是驱除肠道寄生虫的有效成分；相思豆、蓖麻毒蛋白具有抗癌活性；天花粉中含有的蛋白质，具有中期妊娠引产及治疗绒癌和恶性葡萄胎的功效；阿胶含有多种氨基酸，具滋补生血作用；使君子、南瓜子中的氨基酸是驱虫的有效成分。故根据不同需要而采取不同炮制原则。

（一）若为有效成分，应避免长期水泡或加热，以生用为宜

此类成分加热会使之变性，失去原有特性，故炮制时不宜加热。由于它们具有水溶性，也不宜长期水泡，以免有效成分损失，疗效降低，如雷丸、天花粉等。

（二）若为有毒成分或酶能分解有效成分时，应加热使之变性或减毒

加热能使毒性蛋白凝固变性，以降低或消除毒性，如巴豆制霜时蒸、白扁豆燀和炒制等；若酶能分解有效成分时，经燀、蒸、煮以破坏酶的活性，如苦杏仁、黄芩等以抑酶保苷。

（三）有的蛋白质经过加热后，能产生新的活性物质，起到一定的治疗作用

如鸡蛋黄、黑豆、大豆等经干馏能产生含氮的吡啶类、卟啉类衍生物而具有抗真菌、抗过敏作用。此外，蛋白质能和许多蛋白质沉淀剂如鞣酸、重金属盐产生沉淀。一般不宜和含鞣质类的药物在一起加工炮制。酸碱度对蛋白质和氨基酸的稳定性和活性影响很大，加工炮制也应根据药物性质妥善处理。

十、对含无机成分类药物的影响

无机成分广泛存在于中药中，尤以矿物类、化石类和贝壳类药物为最多，植物类药中多与细胞内有机酸结合成盐存在。故根据不同需要而采取不同炮制原则。

（一）炮制后可改变药物质地，易于粉碎，利于煎出有效成分

含有无机成分的矿物药，由于质地坚硬，生品不易煎出和粉碎，临床难于发挥药效，故常采用煅烧或反复煅淬的方法，以改变其矿物药的晶格结构，易于粉碎，便于煎出，使其充分发挥治疗作用。

（二）炮制能提高药物洁净度

药物中无机成分往往与多种成分共存，为保留或突出某成分的作用，必须经过炮制。如提净法中的芒硝、硇砂是利用主要成分溶于水，杂质不溶于水而分离，提高其洁净度。水飞的朱砂、雄黄等则利用主要成分不溶于水，杂质溶于水进行炮制达到细腻纯净，并可去除部分药物的毒性成分。

（三）炮制可使药物失去结晶水，增强收敛作用

如石膏生品主要成分为 $CaSO_4 \cdot 2H_2O$，经过煅制红透失水后为 $CaSO_4$，即煅石膏，临床用于生肌敛疮；明矾 $[KAl(SO_4)_2 \cdot 12H_2O]$ 经煅制后成为枯矾，硫酸铝钾的复盐失去 12 个分子结晶水，可增强燥湿收敛作用，达到一定的治疗目的。

（四）加热炮制使无机成分发生变化，以充分发挥临床疗效

如炉甘石生品主要含 $ZnCO_3$，经过煅后变为 ZnO，才具有消炎、止血、生肌的作用；自然铜为质地坚硬的矿石，含二硫化铁（FeS_2），经火煅后，二硫化铁分解成硫化铁，经醋淬后表面部分生成乙酸铁，能使药物质地酥脆，并使药物中铁离子溶出增加，易于在

体内吸收，发挥散瘀止痛、舒筋接骨之功。

（五）通过炮制可减少有害元素，降低毒性

如雄黄通过水飞可降低 As_2O_3 的含量；紫硇砂、芒硝提净可降低其中 Ba、Sr、Ti、Al、Si 等有害元素含量；磁石经过煅后，可使 Fe^{2+} 溶出量增加等。

总之，中药经过各种不同的方法炮制后，其成分的理化性质发生了不同的变化，其中有些已被人们所了解，但绝大多数还有待人们去探索。这就要求我们一定要以中医药理论为指导，应用现代科学方法进行研究，通过炮制对药物理化性质的影响来解释中药炮制的机制，使传统的临床中药炮制学发扬光大，更好地为中医临床服务。

第六节　炮制对中药药理作用的影响

中药通过一系列的加工炮制，不仅其特性和理化性质发生了不同程度的变化，而且药理作用也要发生相应的改变。由于现代药理学知识和技术在中药炮制研究中的应用，炮制对中药药理作用的研究亦取得了可喜成果。这为进一步揭示中药炮制的原理、制订炮制工艺具有更加重要的意义，对指导中医临床的用药安全有效提供了重要的理论依据。

一、炮制对中药毒理学的影响

部分中药有较大的毒性和不良反应，很少直接用于临床，而通过炮制可降低或消除其毒性。用辅料炮制可改变其毒理作用，如半夏辛温有毒，对眼、咽喉、胃肠等黏膜有强烈刺激性，能使人呕吐、咽喉肿痛、失音等。经姜汁炮制后，毒性和刺激性降低，以姜汁煮半夏降低毒性和刺激性的效果更明显，小鼠口服鲜姜汁或煮姜汁均可降低生半夏腹腔注射所致的刺激性。又如黄精，生品对咽喉具有一定刺激性，传统多用清蒸或加酒蒸进行炮制，将生黄精及清蒸品、酒蒸品的水提醇浸液给小鼠灌服，结果生品组小鼠全部死亡，而炮制组小鼠均无死亡，且活动正常，显示生品具有一定毒性。又如川乌，其中所含的双酯型生物碱有大毒，误服 0.2mg 会令人中毒，3~4mg 可使人致命。炮制可使双酯型生物碱水解成单酯型生物碱或不带酯键的生物碱而解毒。马钱子中所含马钱子碱是毒性最强的一种生物碱，其次是士的宁，通过砂烫或煅后，生成异马钱子碱和氮氧化物，其毒性大为降低。关于炮制对中药毒理作用的影响，如对雄黄、天雄、天南星、芫花、马钱子、雷公藤、斑蝥、巴豆、乌头、乳香、紫硇砂等都进行了不同程度的研究。

二、炮制对中药药效学的影响

中药通过不同的方法进行炮制，不仅能使其毒副作用降低或消除，而且还能改变其药性或增强疗效，反映在中药药理方面就有协同、增强的作用。

（一）制炭增强或产生止血的药理作用

目前这方面研究较多，如姜炭，利用小鼠毛细血管凝血实验，对姜各炮制品的凝血作用进行比较。炮姜、姜炭水煎液、醚提液及混悬液均呈现较好的缩短小鼠凝血时间的作用，而姜炭的凝血作用在符合临床用药剂型水煎液上优于炮姜，也优于本身的醚提取物。环境温度对炮姜、姜炭缩短小鼠凝血时间的作用影响很大，温度下降，炮姜的凝血作用增强，姜炭的凝血作用呈现出线性量效关系。进而为干姜辛热温中，回阳散寒，化饮，炒后性味苦温，具温中止血作用，提供了科学依据。槐米炭，生品清热凉血，制炭凉血止血。以不同炮制品和生品水煎液对小鼠出、凝血时间进行实验，用适当温度炒炭后，其凝血止血作用显著增强，说明炮制时要求"炒炭存性"是有科学道理的。血余煅成炭后，临床及药理实验均证明有良好的止血作用，而人发则不具止血作用；对艾叶、蒲黄、藕节等进行研究，制炭均能增强止血作用。又如棕榈炭能缩短出血时间和凝血时间，而且不论新棕皮炭或新棕板炭均无作用，陈棕炭、陈棕皮炭才有明显作用，尤其是取自多年的破旧陈棕则作用更为明显，说明古人"年久败棕入药尤妙"的经验是有道理的。

（二）不同的炮制方法，改变其药理作用

如甘草蜜炙前后功效有别，生甘草清热解毒、调和诸药，而炙甘草补脾益气而复脉。给小鼠分组灌胃甘草、炙甘草煎液 1 周后，与 0.9% 氯化钠注射液对照组比较，生甘草组使异戊巴比妥钠诱导的睡眠时间明显缩短（$P<0.05$），肝匀浆细胞色素 P–450 含量明显提高（$P<0.05$），而炙甘草组无显著差异，说明生甘草煎液有诱导肝药酶的作用，从而影响受肝药酶催化代谢的药物的活性，解释了甘草"解百药毒"之谜。炙甘草在预防和治疗由 $BaCl_2$ 诱发的大鼠心律失常作用方面明显优于生甘草。

（三）通过炮制，可增强药物的药理作用

如延胡索，采用小鼠扭体止痛实验（Hac），比较延胡索生品、醋炙品（醋蒸品、醋煮品、醋炒品）、酒炒品和盐炒品水煎液的止痛作用，结果盐炒品与生品相似，酒炒、醋炒均可增强延胡索的止痛作用，以醋炒品最强，这与延胡索醋炒后增强行气止痛是一致的。香附，以大鼠离体子宫解痉作用和小鼠镇痛作用（热板法）为指标，醋制香附的解痉、镇痛作用明显优于生品，生、制香附均能降低大鼠离体子宫张力，缓解子宫痉挛，以及提高小鼠痛阈的作用，仍以醋制香附作用较强，说明醋制后能增强其止痛的药理作用。又如诃子，在研究诃子肉、炒诃子肉、麸煨诃子、面煨诃子、诃子及诃子核对兔离体肠管的自发活动和乙酰胆碱（Ach）及 $BaCl_2$ 引起的肠肌收缩均有明显的抑制和拮抗作用，对蓖麻油所致的小鼠腹泻有很好的止泻作用，而抑制小鼠小肠输送机能的作用，除诃子核外，与蒸馏水比较，均有极显著差异，又以麸煨诃子作用最好。女贞子，在比较生品、清炒品、酒蒸制品、醋制品、盐制品、清蒸品的成分和药理变化时，结果以酒蒸品中齐墩果酸的含量最高，且降低丙氨酸氨基转移酶的作用最强。观察生柴胡、炒柴胡、

醋炙柴胡、醋拌柴胡的水煎剂对麻醉大鼠胆汁流量的影响，结果表明醋炙柴胡有很强的促进胆汁分泌的作用，因而认为，促进胆汁的分泌是醋炙柴胡能增强疏肝解郁作用的主要原因之一。药理实验表明，不同的草果炮制品均可拮抗乙酸腹腔注射引起的小鼠腹痛，且以姜草果疗效最佳，在离体肠管活动中，均有拮抗肾上腺素（Adr）引起的回肠运动抑制和乙酰胆碱引起的回肠痉挛。其中姜草果止痛疗效最好，说明姜草果可使上述药理作用增强。

第七节　炮制对中药制剂的影响

中药制剂一般在复方的基础上进行，它是依据不同证候和患者，组方遣药发挥群效的。因此，不同的处方，就有不同的炮制要求；而不同的剂型，也有它对炮制的特殊要求，务必与理法方药取得一致，才能充分发挥临床效果。

一、饮片是制剂的基本原料

汤剂，具有吸收快、作用迅速的特点，且便于根据不同患者的病情加减化裁，故历代应用广泛，至今仍然是中医临床最常用的剂型。中成药是以中药为原料，在中医药理论指导下，按规定的处方和方法加工制成一定剂型，标明功效、主治、用法、用量等，经药品监管部门批准，供患者使用的药品。中成药剂型颇多，因与汤剂制作工艺不同，故对饮片的炮制也有不同的要求，各有特色。在一般情况下，汤剂对饮片的炮制要求更多一些，但中成药也不能都用生品为原料，仍需按处方要求"依法炮制"。有的中成药，方中某些药物还需进行特殊炮制或比汤剂要求更严格。如附桂理中丸中附片，要求炮附片，以保证临床安全有效；甘草要求蜜炙，增强补中作用；干姜炒成炮姜，使作用持久。因此，中成药的基本原料仍然是炮制后的饮片。

在饮片选用方面，中成药与汤剂有所不同。由于中成药处方固定，适应面较广，对药物的炮制要求也相应固定。汤剂通常都是医生根据患者的病情和身体素质随证组方，针对性较强，对药物的炮制要求也灵活多变，常根据用药意图而确定。即使同一方剂，用于不同情况，对药物的炮制要求也不尽相同。如四逆散若用于阳气被遏，四肢不温，柴胡则宜生用，取其辛散力强，能透邪升阳；若用于胁肋疼痛，则柴胡醋制为宜，且用量宜大，取其疏肝止痛作用强。

二、汤剂和中成药对饮片的外观质量与内在质量要求

入汤剂的中药，除煮散外，均以饮片形式配方，要求有一定的形状、大小、规格。太厚、太大会影响有效成分的溶出，太小、太碎又影响煎煮后的过滤、服用。中成药的饮片虽不如汤剂那样严格，但过于粗大也会影响煎提效果，或给粉碎带来困难；过小、过细，往往容易成糊状，煎提效果不佳。必须根据各种制剂的要求来掌握。

　　汤剂和中成药对饮片质量也有共同的要求，特别是净制，无论对汤剂或中成药的疗效影响都很大，不容忽视。否则就会影响实际剂量，降低疗效。汤剂和中成药对饮片的内在质量都应严格控制，尤其是有毒中药，丸、散剂的要求一般高于汤剂饮片。

　　中药制剂的内服药，其给药途径多为口服，这就需要按照药品标准严格要求。如清宁丸中的大黄，要用黄酒多次蒸制以后，才能制丸，否则药力峻猛，易产生腹痛的副作用。又如乌头类药物，如果炮制失当，不仅疗效欠佳，而且能引起中毒。小儿健脾丸的神曲必须发酵与炒制，其健脾效果才好。因此，在制剂中繁多的炮制方法，不能轻率简化甚至改变，否则都将直接影响疗效。应当根据具体方剂不同要求，严格工艺，随方炮制，务求与理法方药取得一致，才能达到安全有效的用药目的。

第四章　中药炮制常用辅料

中药炮制应用辅料的历史非常悠久，大约在春秋战国时代即开始应用，反映了临床用药的灵活性，提示了药性与辅料之间的联系密切。由于辅料的广泛应用，增加了中药在临床上应用的灵活性。由于辅料品种不同，各种辅料性能和作用不同，在炮制药材时所起的作用也各不相同。而炮制的辅料与制剂的辅料概念上有所不同：制剂的辅料必须具有较高化学稳定性，不与主药发生反应；而炮制辅料则是指具有辅助作用的附加物料，它对主药起到增强疗效和降低毒性，或影响主药理化性质等作用。

目前常用的辅料种类比较多，一般分为两大类，即液体辅料和固体辅料。

第一节　液体辅料

（一）酒

用以制药的酒有黄酒、白酒两大类，最好用黄酒，但有少部分地区用白酒，用量为黄酒的 1/3。

黄酒为米、麦、黍等和曲酿制而成，一般为黄色透明液体，气味醇香特异。白酒为米、麦、黍、山芋、高粱等和曲酿制并经蒸馏而成，一般为无色澄明液体，气味醇香特异，而有较强的刺激性。

黄酒、白酒均味甘、辛，性大热。能活血通络，祛风散寒，行药势，矫味矫臭。药物经酒制后，有助于有效成分的溶出，而增强疗效。酒多用作炙、蒸、煮等常用辅料，常用酒制的药物有黄芩、大黄、白芍、金钱白花蛇、当归、常山等。

（二）醋

制药用醋应为食用醋，且存放时间越长越好，称为"陈醋"。醋是以米、麦、高粱以及酒糟等酿制而成。

醋味酸、苦，性温。具有引药入肝，理气，止血，行水，消肿，解毒，散瘀止痛，矫味矫臭等作用。同时，醋具酸性，能使药物中的游离生物碱等成分结合成盐，增强溶解度而易煎出有效成分，提高疗效。醋具有杀菌防腐作用，故可除去药物的腥膻气味。醋多用作炙、蒸、煮等辅料，常以醋制的药物有延胡索、甘遂、商陆、大戟、芫花、柴胡、莪术、香附等。

（三）蜂蜜

为蜜蜂采集花粉酿制而成，品种比较复杂，以枣花蜜、山白蜜、荔枝蜜等质量为佳。蜂蜜的色泽、香气差异决定于生蜜的花粉来源，可借助显微镜观察花粉粒的形状进行鉴定。蜂蜜应是半透明、带光泽、浓稠的液体，气芳香，味极甜，不得有不良的异味。

蜂蜜生则性凉，熟则性温，故能补中；甘而平和，故能解毒；柔而濡泽，故能润燥；缓可去急，故能止痛；气味香甜，故能矫味矫臭；不冷不燥，得中和之气，故十二脏腑之病，无不宜之。因而认为蜂蜜有调和药性的作用。

中药炮制常用的蜂蜜是炼蜜，用炼蜜炮制药物，能与药物起协同作用，增强药物补中益气的疗效，或起解毒、缓和药性、矫味矫臭等作用。常用蜂蜜炮制的药物有甘草、麻黄、百部、马兜铃、白前、枇杷叶等。

（四）食盐水

为食盐的结晶体，加适量的水溶化，经过滤而得的澄明液体。

食盐味咸，性寒。能强筋骨，软坚散结，清热，凉血，解毒，防腐，并能矫味。药物经食盐水制后，能改变药物的性能，增强药物的作用。常以食盐水制的药物有杜仲、巴戟天、小茴香、橘核、车前子等。

（五）姜汁

取姜科植物姜的新鲜根茎，经捣碎取汁；或用干姜，加适量水共煎去渣而得的黄白色液体。

生姜汁味辛，性温。升腾发散而走表，能发表，散寒，温中，止呕，开痰，解毒。药物经姜汁制后能抑制其寒性，增强疗效，降低毒性。常以姜汁制的药物有竹茹、草果、半夏、黄连、厚朴等。

（六）甘草汁

取甘草饮片水煎去渣而得的黄棕色至深棕色的液体。

甘草味甘，性平。具补脾益气，清热解毒，祛痰止咳，缓急止痛作用。药物经甘草汁制后能缓和药性，降低毒性。早在《神农本草经》中就有"解毒"的记载。中医处方中常用甘草为药引，调和诸药，在炮制和煎煮过程中起到增加溶解性的作用。常以甘草汁制的药物有远志、吴茱萸、巴戟天等。

（七）黑豆汁

为大豆的黑色种子，加适量水煮熬去渣而得的黑色混浊液体。

黑豆味甘，性平。能活血、利水，祛风，解毒，滋补肝肾。药物经黑豆汁制后能增强药物的疗效，降低药物毒性或副作用等。常以黑豆汁制的药物有何首乌等。

（八）米泔水

为淘米时第二次滤出之灰白色混浊液体，其中含少量淀粉和维生素等，又称"米二泔"。因易酸败发酵，应临用时收集。

米泔水味甘，性凉，无毒。能益气，除烦，止渴，解毒。对油脂有吸附作用，常用来浸泡含油脂较多的药物，以除去部分油脂，降低药物辛燥之性，增强补脾和中的作用。常以米泔水制的药物有苍术、白术等。

（九）胆汁

为牛、猪、羊的新鲜胆汁，为绿褐色、微透明的液体，略有黏性，有特异腥臭气。

胆汁味苦，性大寒。能清肝明目，利胆通肠，解毒消肿，润燥。与药物共制后，能降低药物的毒性、燥性，增强疗效。主要用于制备胆南星。

（十）麻油

为胡麻科植物脂麻的干燥成熟种子经冷压或热压所得的油脂。

麻油味甘，性微寒。能清热，润燥，生肌。因沸点较高，常用作炮制坚硬或有毒药物的辅料，使之酥脆，降低毒性。常以麻油制的药物有马钱子、地龙等。

其他的液体辅料还有吴茱萸汁、萝卜汁、羊脂油、鳖血、石灰汁等，常根据临床需要而选用。

第二节　固体辅料

（一）稻米

为禾本科植物稻的种仁。

稻米味甘，性平。能补中益气，健脾和胃，除烦止渴，止泻痢。与药物共制，可增强药物功能，降低刺激性和毒性。中药炮制多选用大米或糯米。常用米制的药物有斑蝥、红娘子、泡参、党参等。

（二）麦麸

为小麦的种皮，呈褐黄色。

麦麸味甘，性淡。能和中益脾。与药物共制能缓和药物的燥性，增强疗效，除去药物不快之气味，使药物色泽均匀一致。麦麸还能吸附油质，亦可作为煨制的辅料。常以麦麸制的药物有枳壳、枳实、僵蚕、苍术、白术等。

（三）白矾

又称明矾，为三方晶系明矾矿石经提炼而成的不规则块状结晶体，无色、透明或半透明，有玻璃样色泽，质硬脆，易碎，味微酸而涩，易溶于水。

白矾味酸，性寒。能解毒，祛痰杀虫，收敛燥湿，防腐。与药物共制后，可防止腐烂，降低毒性，增强化痰的疗效。常以白矾制的药物有半夏、天南星、白附子等。

（四）豆腐

为大豆种子粉碎后经特殊加工制成的乳白色固体。

豆腐味甘，性凉。能益气和中，生津润燥，清热解毒。豆腐具有较强的沉淀与吸附作用，与药物共制后可降低药物毒性，去除污物。常与豆腐共制的药物有藤黄、珍珠（花珠）、硫黄等。

（五）土

中药炮制常用是灶心土、黄土、赤石脂等。灶心土呈焦土状，黑褐色，有烟熏气味。灶心土味辛，性温。能温中和胃，止血，止呕，涩肠止泻。与药物共制后可降低药物的刺激性，增强药物疗效。常以土制的药物有白术、当归、山药等。

（六）蛤粉

为帘蛤科动物文蛤、青蛤等的贝壳，经煅制粉碎后的灰白色粉末。主要含氧化钙等成分。

蛤粉味咸，性寒。能清热，利湿，化痰，软坚。与药物共制可除去药物的腥味，增强疗效。主要用于烫制阿胶。

（七）滑石粉

为单斜晶系鳞片状或斜方柱的硅酸盐类矿物滑石经精选、净化、粉碎、干燥而制得的细粉。本品为白色或类白色、微细、无砂性的粉末，手摸有滑腻感。

滑石粉味甘，性寒。能利尿，清热，解暑。中药炮制用滑石粉作中间传热体拌炒药物，使药物受热均匀。常用滑石粉烫炒的药物有刺猬皮、鱼鳔胶等。

（八）河砂

筛取中等粗细的河砂，淘净泥土，除尽杂质，晒干备用。中药炮制用河砂作中间传热体拌炒药物，主要取其温度高，传热快，受热均匀，坚硬的药物经砂炒后质地变松脆，以便粉碎和利于煎出有效成分；另外砂烫炒还可破坏药物毒性，易于除去非药用部分。常以砂炒的药物有马钱子、穿山甲、骨碎补、狗脊、龟甲、鳖甲等。

（九）朱砂

为三方晶系硫化物类矿物辰砂。中药炮制用的朱砂，是取去净杂质的朱砂研细或水飞成细粉备用。

朱砂味甘，性微寒。具有镇惊，安神，解毒等功效。常用朱砂拌制的药材有麦冬、茯苓、远志等。

第五章　炮制品的质量要求和贮藏保管

中药炮制品的质量优劣直接影响到临床疗效。因此，炮制品具有一定的质量要求或规格。一方面应注重炮制方法、炮制工艺及相关因素对饮片质量的影响；另一方面要在贮存期间对饮片质量进行稳定性考察，研究其合理的保管方法和贮存条件。中药饮片种类繁多，性质各异，其所含的成分相当复杂。此外，炮制辅料的加入以及外界因素的影响等，均给炮制品的贮藏带来困难。若解决不当，则饮片中所含的各类活性成分特别是有效成分会造成损失或破坏，也会使一些其他成分发生质变。因此，良好的贮存条件、合理的保管方法是保证中药炮制品质量的重要环节，会直接影响临床疗效。

第一节　炮制品的质量要求

中药炮制品质量直接影响临床效果的发挥，主要从饮片的形、色、气、味等外观指标和内含成分的定量测定来控制，使中药炮制品达到质量要求。

一、净度

净度是指炮制品的纯净度，亦即炮制品中所含杂质及非药用部位的限度。炮制品应有一定的净度标准，以保证调配剂量的准确，饮片的"质"与"量"是影响临床疗效的主要因素。饮片中所含的杂质，必须符合《中药饮片质量标准通则（试行）》的有关规定。

二、片型及破碎度

经挑选整理或经水处理后的药材，根据药物特征和炮制要求用手工或机械切制成一定规格的片型，使之便于调剂、炮制、干燥和贮藏。各种片型破碎后残留的碎屑都应有一定的限量规定。

（一）片型

片型是饮片的外观形状，根据需要可切成薄片、厚片、丝、块、段，或为了美观切成瓜子片、柳叶片、马蹄片等。总之，切制后的饮片应均匀、整齐，色泽鲜明，表面光洁，片面无机油污染，无整体，无长梗，无连刀片、掉边片、边缘卷曲等不合规格的饮片。

（二）破碎度

一些不宜切制的药物或医疗上有特殊需要的药物，经挑选整理或水处理后，用手工或机器粉碎成颗粒或粉末，便于煎煮或调剂。粉碎后的药物应粒度均匀，无杂质，粉末的分等应符合《中国药典》要求。

三、色泽

中药饮片都具有固有的色泽，若炮制加工、贮藏不当，可引起色泽变化。色泽的变化说明其内在质量的改变，也是内在质量变化的标志之一。如黄芪饮片，表面显黄白色，内层有棕色环纹及放射状纹理（习称"菊花心"）；甘草片面黄白色，经蜜炙后要求表面呈老黄色等；如白芍变红，红花变黄等，都是以色泽变化作为评价要求的。对于炮制品片型、破碎度、色泽的要求，都要符合《中药饮片质量标准通则（试行）》的规定和要求。

四、气味

中药及炮制品均有其固有的气和味，与饮片内在质量有着密切的关系，因此药物的气和味与临床疗效有密切关系，往往也是鉴别品质的重要依据。炮制品虽经切制或炮炙，但应具有原有的气和味，而不应带异味，或气味散失变淡；另一方面由于炮制过程中加热和加辅料的作用，外源性因素能导致药物气和味的改变。炮制品若是用酒、醋、盐、姜、蜜等辅料炮制，除具原有的气和味，还应带有所用辅料的气和味。如醋制品，应带有醋香气味；酒制品，应带有酒香气；盐制品，应带有咸味；麸炒品，应带有麦麸皮的焦香气等。

五、水分

水分是控制炮制品质量的一项基本指标。药物制成饮片，有的需经水处理，有的要加入一定量的液体辅料，如操作不当，可使药材"伤水"，或部分药物吸水过多，如未能充分干燥，则炮制品极易霉烂变质。炮制品中含水量超标，不仅在贮存保管过程中易生虫、霉变，而且使有效成分分解、酶解变质，影响应有的治疗效果。因此，控制炮制品的水分含量，对保证炮制品质量具有重要意义。一般炮制品的水分含量宜控制在7%~15%。对于各类炮制品含水量的要求，应符合《中药饮片质量标准通则（试行）》规定。

六、灰分

灰分是将药材或饮片在高温下灼烧、灰化，所剩残留物的重量。将干净而又无任何杂质的炮制品高温灼烧，所得之灰分称"生理灰分"。如果在生理灰分中加入稀盐酸滤过，将残渣再灼烧，所得之灰分为"酸不溶性灰分"。两者都是控制炮制品质量的基本指标，因为同一炮制品种这两者都应在一定的范围内。如灰分超过正常值，说明其无机盐杂质的含量多，说明炮制品净度不符合要求。灰分低于正常值，应考虑炮制品的质量问题，是否混有伪品或劣质品。

七、浸出物

浸出物是炮制品加入一定的溶媒进行浸提，所得的干膏重量。测定浸出物的含量，以此衡量炮制品的质量。对于那些有效成分尚不完全清楚或尚无准确定量方法的炮制品，具有重要意义。溶媒通常选用水和乙醇，即水溶性浸出物与醇溶性浸出物。

八、有效成分

炮制品中有效成分的含量，是评价炮制品质量的最可靠、最准确的方法。对于有效成分明确的中药炮制品，一定要对有效成分的含量有所规定，并制定相应的检测方法。有效成分的含量测定项目必然成为炮制品质量评价中不可缺少的内容，因为这关系到饮片在临床应用的疗效。同时，也是控制药物在炮制过程中有效成分的流失、检查炮制方法与工艺是否合理、科学的证据，可为工艺的改进提供科学的实验依据及指标。

九、有毒成分

中药的毒副作用是由于药物中所含的毒性成分引起的。中药炮制最理想的效果是"减毒""增效"，通过炮制使毒性成分含量减少、结构改变或辅料解毒，从而达到安全有效。因此对于有毒的药物，建立有毒成分限量指标是必不可少的。有毒成分的限量指标一般应包括：毒副作用成分、重金属的含量、砷盐含量、农药残留量等，因为这类成分直接威胁着人体健康。

十、卫生学检查

中医临床用药的传统习惯，某些炮制品常被研成粉末，直接供患者冲服（如三七末、川贝末等），有些为烊化冲服（如阿胶、鹿角胶等），有些是泡服（如菊花、胖大海等）；又有些直接粉碎成细末后，制成散剂供人们服用。因此，对炮制品作卫生学检查也是必不可少的。

十一、包装的检查

包装是保证炮制品不受污染，便于运输、贮存和装卸不受污染，起着保证质量的重要作用，也应高度重视。

第二节　中药炮制品的贮藏保管

历代医家对饮片的贮存是十分重视的，如陈嘉谟在《本草蒙筌》中指出："凡药贮藏，常宜提防，倘阴干、曝干、烘干，未尽去湿，则蛀蚀、霉垢、朽烂，不免为殃……见雨久者火频烘，遇晴明向日旋曝。粗糙悬架上，细腻贮坛中"。饮片的贮存保管是否得当，直接对药物质量产生影响，进而关系到临床用药的安全与有效，因此，不可等闲视之。

一、贮藏中的变异现象

（一）虫蛀

虫蛀是指中药及其炮制品有被蛀蚀的现象，是中药贮藏过程中危害最严重的变异现象。由于害虫在生活过程中能分泌出水分和热量，促使药物发热、发霉、变色、变味，致使药物有效成分损失或改变，严重影响炮制品的质量。

（二）发霉

发霉是指药物受潮后，在适宜的温度下造成霉菌的滋生和繁殖，在药物表面布满菌丝的现象。中药贮藏的最大问题，一是霉变，二是虫蛀。其中以霉变危害最大。有效成分也遭到很大的破坏，以致不堪药用。

（三）泛油

泛油又称"走油"。是指药物中所含挥发油、油脂、糖类等，因受热或受潮而在其表面出现油状物质和返软、发黏、颜色变浑，发出油败气味等现象。药物泛油是一种酸败变质现象，影响疗效，甚至可产生不良反应。

（四）变色

变色是指药物的固有色泽发生了变化。各种药物都有固有的色泽，也是检查中药饮片主要的质量标志之一。由于保管不善，常使某些药物的颜色由浅变深。色泽的变化不仅改变药物的外观，而且也影响药物内在的质量。

（五）变味

中药的味与药物的性质和有效成分密切相关，气味改变、散失或变淡薄，其有效成分也随着气味的散失而受到不同程度的减少。因此，气味改变也是药物质量受到严重影响的标志。

（六）风化

风化是指某些含结晶水的矿物类药物，因与干燥空气接触，日久逐渐脱水而成为粉末状态。风化了的药物是由于失去了结晶水，改变了成分结构而发生的，其质量和药性也随之改变，如芒硝、硼砂等。

（七）潮解溶化

潮解溶化是指固体药物吸收潮湿空气中的水分，使其外部慢慢溶化成液体状态，如咸秋石、硇砂、青盐、芒硝等。这些药物一旦变异后更难贮存。

（八）粘连

粘连是指某些熔点比较低的固体树脂类药物及一些胶类药物，受潮后粘连成块，如乳香、芦荟、儿茶、阿胶等。

（九）挥发

某些含挥发油的药物，因受温度和空气的影响及贮存日久，使挥发油散失，失去油润，产生干枯或破裂现象，如肉桂、沉香等。

（十）腐烂

腐烂是指某些鲜活药物，因受温度和空气中微生物的影响，引起发热，使微生物繁殖和活动增加而导致酸败、腐烂，药物一经腐烂，即不能再入药。如鲜生地黄、鲜生姜、鲜芦根等。

二、影响炮制品变异的自然因素

中药炮制品在贮存过程中发生虫蛀、发霉、泛油、变色、变味等变异现象，其变化的速度和程度与本身的性质以及外界自然因素有密切关系，主要归纳为以下6个方面。

（一）空气

炮制品在贮藏过程中，总要与空气接触。药物经炮制加工制成饮片，改变了原药材的形状，不同规格的饮片与空气接触面积较原药材大，更容易发生泛油、虫蛀、霉变等变异现象。因此，饮片一般不宜久贮，贮存时应包装存放，避免与空气长期接触。

（二）温度

药物在贮存过程中，外界气温的改变，对药物变质速度也有很大的影响。但随着温度的升高，如含油脂多的饮片会引起泛油；含挥发油多的使芳香气味散失；动物胶类药和部分树脂类药物会使其粘连成块或干裂等。

（三）湿度

空气的湿度是随晴雨、冷暖天气而改变的，湿度是影响药物质量的一个极重要因素。它不仅可引起药物的物理变化和化学变化，而且能导致微生物的繁殖及害虫的生长。所以要使炮制品在贮存保管中保持质量不变，必须按其不同性质，调节适当的温、湿度分仓保存。

（四）日光

日光是一种可见的辐射波，日光的照射必然会引起温度的升高，所以日光是使药物变色、气味散失、挥发、风化、泛油的因素之一。在日光的直接或间接照射下，不仅使药物变色，而且使挥发油散失，质量降低。

（五）霉菌

霉菌的生长繁殖同所有的生命一样，受着环境的影响，一般室温在 20~35℃，相对湿度在 75% 以上，霉菌极易萌发为菌丝，发育滋长，溶蚀药物组织，使之发霉、腐烂变质而失效。

（六）虫害

药物害虫的发育和蔓延，是根据环境内部的温度、空气的相对湿度以及药材的成分和含水量而定。所以炮制品入库贮存，一定要充分干燥，密闭保管或密封保管。

三、贮藏保管方法

中药性质复杂，品种繁多，保管技术要求较高，在贮藏保管方面，我国药学工作者在生产实践中积累了丰富的经验，现将常用的贮藏保管法介绍如下。

（一）清洁养护法

清洁卫生是一切防治的基础工作。主要包括对中药及其炮制品、仓库及其周围环境保持清洁和库房的消毒工作。

（二）防湿养护法

通过保管技术来改变库房的小气候，或利用自然吸湿物，如生石灰等在密封不严情况下吸湿养护，可起到抑制霉菌和害虫发生的作用。

（三）密封贮藏（包括密闭贮藏）法

是隔绝空气、湿度、光线、细菌、害虫的一种贮存方法。可添加木炭、生石灰等吸湿剂贮存，也可采用复合薄膜材料真空密封贮存。

（四）对抗同贮法

是采用两种以上药物同贮或采用一些有特殊气味的物品同贮而起到抑制虫蛀、霉变的贮存方法。如蕲蛇或金钱白花蛇与花椒或大蒜瓣同贮；蛤蚧与花椒、吴茱萸或荜澄茄同贮；全蝎与花椒或细辛同贮；海马与花椒或细辛同贮；牡丹皮与泽泻、山药同贮；人参与细辛同贮等。

（五）低温冷藏法

利用机械制冷设备降温，抑制微生物和仓虫的滋生和繁殖或气味的散失，达到防蛀、防虫的目的。

（六）化学熏蒸法

采用具有挥发性的化学杀虫剂杀虫的一种养护方法。如二氯化硫、氯化苦、磷化铝等。

（七）其他方法

如气调养护法、气幕防潮法、环氧乙烷防霉法、^{60}Co-γ 射线辐射法、低温冷藏法、机械吸湿法、蒸汽加热法、无菌包装法等。

第六章　中药炮制的常用方法及临床意义

历代医药学家在长期的医疗实践过程中，积累了丰富、优良的炮制方法。每种炮制方法都有实际临床意义，与临床疗效的关系十分密切，现叙述于后。

第一节　净选加工及临床意义

一、概念

中药材在切制、炮炙或调配、制剂前，均应选取规定的药用部分，除去非药用部分、杂质及霉变品、虫蛀品、灰屑等，使其达到药用的净度标准。中药材都要通过净选加工，方可用于临床。药用部位、品质和净度直接影响治疗效果，净选加工是中药炮制必不可少的第一道工序。

二、方法

（一）挑选

挑选指采用筛、簸、摘交替进行，以清除混在药物中的杂质、霉变品，或将药物按大小、粗细等进行分档，以便达到洁净或进一步加工处理。在软化浸润时便于控制其湿润的程度，确保中药饮片的质量，使其充分发挥临床疗效。

（二）筛选

筛选是根据药物和杂质的体积大小不同，选用不同规格的筛和箩，以筛去药物中的沙石、杂质，使其达到入药标准的净度，以保证临床疗效。目前，许多地区采用机器筛选如振荡式筛药机等。

（三）风选

风选是利用药物和杂质的质量轻重不同，借风力将杂质除去。一般可利用簸箕或风车，通过扬簸或扇风，使杂质和药用部分分离，达到纯洁药物之目的，以保证临床疗效。

（四）水选

水选是利用药物和杂质在水中悬浮度不同，通过水洗或漂除杂质的常用方法。有些药物常附着泥沙、盐分或不洁之物，用筛选或风选的方法不易除去，故用水洗或漂的方法，以使药物洁净，保证临床疗效。

（五）去根去茎

（1）去残根　是指药用部位为茎或根茎的药物，其残留根、支根、须根等为非药用部位，一般需除去；或具有不同药效，需分别入药者。如麻黄茎和根均能入药，但两者作用不同，茎能发汗解表，根能止汗，故须分离，分别药用，保持各自的医疗价值。

（2）去残茎　是指药用为根部的往往需除去残茎，如丹参、威灵仙、续断、秦艽等均需除去残茎，使药物纯净。

（六）去皮壳

去皮壳的操作方法，早在汉代就有记载，如《本草经集注》指出一些皮类药物，如肉桂、厚朴、杜仲、秦皮等，"皆去削上虚软甲错，取里有味者称之"。去皮壳有两方面的意义：一是临床方面，如《修事指南》载"去皮者免损气"，《医学入门》载"如不去皮，耗人元气"。因为有些药物的表皮（栓皮）及果皮、种皮属非药用部位，或是有效成分含量甚微，故需除去以保证剂量准确；二是药性方面，有的药物果皮与种子两者作用不同，如白扁豆，皮与仁需分离，因扁豆衣以祛暑化湿为主，扁豆仁以健脾止泻为主，以便分离不同的药用部位，保持各自疗效的准确性。去皮壳的药物大体有三类。

（1）树皮类　如杜仲、厚朴、黄柏、肉桂等，表皮附着苔藓及其他不洁之物，或栓皮内含有效成分甚微，如不除去，调配时就会影响药用剂量的准确性。

（2）根和根茎类　如知母、桔梗、北沙参、明党参等，应除去根皮。有些药物多在产地趁鲜去皮，如知母、桔梗等，若不趁鲜及时去皮，干后不易除去。传统要求桔梗去"浮皮"后入药。

（3）果实种子类　如草果、益智仁、使君子、白果、苦杏仁等，应去果壳或果皮，因这些药材的果皮本身不入药，如不除去，会影响剂量和有效成分煎出。

（七）去毛

有些药物表面或内部，常着生许多绒毛，服后能刺激咽喉引起咳嗽或其他有害作用，故需除去，以消除其副作用。如唐代《新修本草》载："枇杷叶凡用须火炙，以布拭去毛，不尔射入肺，令咳不已"。根据不同的药物，可分别采取下列方法。

（1）刮去毛　如鹿茸的茸毛，用瓷片或玻璃片将其表面绒毛刮去。

（2）刷去毛　如枇杷叶、石韦等在叶的背面密生许多绒毛，均须刷去。

（3）烫去毛　如骨碎补、狗脊、马钱子等，表面生有黄棕色绒毛，可用砂炒法将毛烫焦，凉后再撞去绒毛。

（4）挖去毛　如金樱子，在果实内部生有淡黄色绒毛，常在产地纵剖两瓣，挖去毛核后晒干。

（5）撞去毛　如香附，表面生有黄棕色的毛，将香附和瓷片放进竹笼中来回撞去毛。

（八）去心

"心"一般指根类药物的木质部和种子的胚芽。早在汉代《伤寒论》中就有麦冬、天冬去心的记载。梁代陶弘景曰："凡使麦冬，须用肥大者，汤浸，抽去心，不尔，令人烦"。《修事指南》谓"去心者免烦"。但在长期实践中，有些带木质心的药物服后并不使人感觉烦闷，如麦冬，近代多不去心用于临床。现在去心有两个方面的作用：一是除去非药用部位，如牡丹皮、地骨皮、白鲜皮、五加皮、巴戟天的木质心不入药用，在产地趁鲜将心除去，以保证调剂用量准确；二是分离不同药用部位，如莲子心（胚芽）和肉作用不同，莲子心能清心热，而莲子肉能补脾涩精，故分别入药。但是有些情况值得注意，如《寿世保元》曾有"莲子食不去心，恐成卒暴霍乱"的记载。亦有由于炮制不妥，带心服用，导致腹泻复发的临床报道。临床上还观察到连翘不去心，往往造成小儿遗尿症。此类现象虽非普遍的规律，但药材去心的传统操作，仍不容轻易否定。

（九）去芦

"芦"又称"芦头"，一般指药物的根茎、叶茎等部位。因为历代医药学家认为"芦"是非药用部位，故应除去。《修事指南》谓"去芦头者免吐"。前人将人参与人参芦分别入药，把人参芦作为涌吐剂，用于虚弱患者的催吐，且有服用人参芦 15~30g 中毒的报道。多数古代医籍记载认为人参芦有催吐作用，且有实践病案。现代研究认为，人参芦中所含的三醇型皂苷较人参高，有明显的溶血作用，不宜和人参同用或代替人参作注射剂，对此应进一步深入研究才能得出正确的结论。

（十）去核

有些果实类药物，常需用果肉而不用核或种子，其中有的核（或种子）属于非药用部位。去核是一项传统操作。在《雷公炮炙论》中有"使山茱萸，须去内核，……核能滑精"的记载。《修事指南》谓"去核者免滑"。根据某些药物果肉和果核的作用不同或临床需要，一些果实类药材入药时需去核。如乌梅，按医疗要求有用肉者，且核的分量较重，并无治疗作用；山茱萸古人认为核能滑精，故须除去。今有山茱萸去核未净而引起不良反应的多例报道，婴儿或老年人服后病情加重，出现阴虚欲脱之危象，故认为"滑精"是指"精气滑脱"之意。

（十一）去瓤

有些果实类药物，需去瓤用于临床。《本草蒙筌》中有"剜去瓤免胀"的记述,《修事指南》载"去瓤者免胀"。如枳壳，通常用果肉而不用瓤，瓤无治疗作用。据研究，枳壳瓤中不含挥发油等成分，故枳壳瓤作为非药用部分除去是有一定科学道理的。

（十二）去枝梗

去枝梗是指除去某些果实、花、叶类药物非药用部位的枝梗，以使其纯净，用量准确。一般采用挑选、切除等方法去除枝梗。

（十三）去头尾足翅

部分动物类或昆虫类药物，有些需要去头尾或足翅，其目的是为了除去有毒部分或非药用部分。如《金匮玉函经》指出"虻虫熬去翅足"。《证类本草》谓："蛤蚧合药去头足，洗去鳞鬣内不净""毒在眼"。《本草衍义》在蕲蛇项下有"用之去头尾"的论述。在中药的加工处理中，对一些动物、昆虫药的头尾足翅，需除去。

（十四）去残肉

某些动物类药物，均须除去残肉筋膜，纯洁药材。如龟甲、鳖甲等。

（十五）其他加工

（1）碾捣　某些矿物、动物、植物类药物，由于质地特殊或形体较小，不便切制，不论生熟，均需碾或捣碎，以便调配和制剂，使其充分发挥疗效。

采用碾碎或捣碎的药物，大致分为以下几类。

①矿物类：如自然铜、代赭石、磁石等。

②甲壳类：如穿山甲、龟甲、鳖甲等。

③果实种子类：如莱菔子、川楝子、白豆蔻、益智仁等。本类药物大多数含有脂肪油或挥发油，碾或捣碎后不宜贮存过久，以免泛油变质或挥发而失效。

④根及根茎类：本类药物大多数切成饮片供临床应用，但有的品种形体很小，不便切制，如川贝母、珠儿参、三七等在调剂时捣碎。

（2）制绒　某些药物碾成绒状，以缓和药性或便于应用。如麻黄碾成绒，则发汗作用缓和，适用于老年人、儿童和体弱者服用。另外，艾叶制绒，便于配制灸法所用的艾条或艾炷。

（3）拌衣　将药物表面用水湿润，使辅料粘于药物表面上，从而起到一定的治疗作用。

①朱砂拌：将药物湿润后，加入定量的朱砂细粉拌匀，晾干。如朱砂拌茯神、茯苓、远志等，以增强宁心安神的作用。

②青黛拌：基本与朱砂拌法相同，如青黛拌灯心草，有清热凉肝的作用。

（4）揉搓　某些质地松软而呈丝条状的药物，需揉搓成团，便于调配和煎熬，如竹茹、谷精草等。另如荷叶、桑叶揉搓成小碎块，便于调剂和制剂。

三、临床意义

1. 分开不同药用部位，发挥各自的疗效。如麻黄分离茎与根；莲子分离肉与心；扁豆分离仁与皮，使作用不同的药用部位区分开来，使之更好地发挥各自的疗效。

2. 进行分档，便于水处理和加热炮制时分别处理，使其"火候"或"水头"均匀一致，避免个小"太过"或个大"不及"，影响临床效果。如半夏水浸泡、阿胶蛤粉炒、川乌水煮等。

3. 除去非药用部位和泥沙杂质，达到药材净度标准，使调配时剂量准确，保证临床疗效。如黄柏去粗皮、枳壳去瓤、牡丹皮去心等。

第二节　饮片切制及临床意义

一、概念

饮片切制是中药炮制的工序之一。是将净选后的药物进行软化，切成一定规格的片、丝、块、段等的炮制工艺，称为饮片切制。种子类、矿物类、动物介壳类等不经切制，直接供中医临床调配处方用的中药，亦称为饮片。

切制饮片传统上是用手工方式，目前，大都用机器切制，并出现了具有一定机械化、自动化程度较高的中药饮片厂。

二、方法

饮片切制一般分如下三个步骤。即水处理，切制，干燥，现分别介绍如下。

（一）水处理

干燥的药材切成饮片必须经水处理过程，目的是使药材吸收一定量的水分，使质地由硬变软，以便于切制，具体方法如下。

（1）淋法（喷淋法）　淋法即用清水喷淋或浇淋药材。本法多适用于气味芳香、质地疏松的全草类、叶类、果皮类和有效成分易随水流失的药材，如薄荷、荆芥等。近年来，有些药材已在产地加工，如藿香、益母草、青蒿等，均采用趁鲜切制。

（2）淘洗法　淘洗法是用清水洗涤或快速洗涤药物的方法。由于药材与水接触时间短，故又称"抢水洗"。适用于质地松软、水分易渗入及有效成分易溶于水的药材，如瓜蒌皮、南沙参、陈皮等，防止药材"伤水"和有效成分的流失。目前，大生产中多采用洗药机洗涤药材。

（3）泡法　泡法是将药材用清水泡一定时间，使其吸入适量水分的方法。适用于质地坚硬、水分较难渗入的药材。如天花粉、乌药、三棱等。泡法操作时受药材体积、质地、季节等因素的影响。本着"少泡多润"的原则，使之软硬适度便于切制为准，以保证药物的质量。

（4）漂法　漂法是将药材用多量水，多次漂洗的方法。本法适用于毒性药材、在产地为便于保存而用盐渍制过的药物及具腥臭异常气味的药材。如川乌、半夏、附子、肉苁蓉、紫河车、海藻等。

漂的标准：有毒的药物，取药材切开，放于舌上，以半分钟以内不刺舌为准；有盐分的药物，以药物无咸味为准；有腥臭味的药物，如紫河车，以漂去瘀血为度。

（5）润法　润法是把泡、洗、淋过的药材，用适当器具盛装，或堆集于润药台上，以湿物遮盖，或继续喷洒适量清水，保持湿润状态，使药材外部的水分徐徐渗透到药物组织内部，达到内外湿度一致，利于切制。

润药得当，既保证质量，又可减少有效成分损耗，有"七分润工，三分切工"之说法。因此，润药是关键。

（6）药材软化程度的检查方法　药材在水处理过程中，要检查其软化程度是否符合切制要求，习惯称"看水性"或"看水头"。现将常用检查法简介如下。

①弯曲法（往往与折断法配合应用）：长条状药材软化至握于手中，大拇指向外推，其余四指向内缩，药材略弯曲，而不易折断，即为合格。如白芍、山药、木通、木香等。

②指掐法（往往与牙咬法配合应用）：团块状药材软化至手指甲能掐入表面为宜。如白术、白芷、天花粉、泽泻等。

③穿刺法（往往与剖开法配合应用）：粗大块状药材软化至以铁钎能刺穿而无硬心感为宜。如大黄、虎杖等。

④手捏法：不规则的根与根茎类的药材软化至用手捏粗的一端，感觉其较柔软为宜。如当归、独活等。部分块根、果实、菌类药材，如延胡索、枳实、雷丸等，润至手握无吱吱响声或无坚硬感时为宜。

为了缩短切制工艺生产周期，提高饮片质量，国内有关单位采用了"真空加温润药法"和"减压冷浸法"，收到较好的效果。

（二）饮片切制

（1）饮片切制的类型　饮片的形态，取决于药材的特点、质地、形态和各种不同的需要，如炮制、鉴别、不同用药要求等。饮片类型具有重要意义，因为它直接关系到临床疗效，现将常见的饮片规格和类型分述如下。

①极薄片：厚度为0.5mm以下，对于木质类及动物骨、角质类药材，根据需要，入药时，可分别制成极薄片。如羚羊角、鹿角、松节、苏木、降香等。

②薄片：厚度为1~2mm，适宜质地致密坚实、切薄片不易破碎的药材。如白芍、乌药、当归、天麻、三棱等。

③厚片：厚度为2~4mm，适宜质地松泡、黏性大、切薄片易破碎的药材。如茯苓、山药、天花粉、泽泻、升麻、南沙参等。

④斜片：厚度为2~4mm，适宜长条形而纤维性强的药材。倾斜度小的称瓜子片（如桂枝、桑枝），倾斜稍大而体粗者称马蹄片（如大黄），倾斜度更大而药材较细者，称柳叶片（如甘草、黄芪、川牛膝、川木香等）。

⑤直片（顺片）：厚度为2~4mm，适宜形状肥大、组织致密、色泽鲜艳和需突出其鉴定特征的药材。如大黄、天花粉、白术、附子、何首乌、防己等。

⑥丝（包括细丝和宽丝）：细丝2~3mm，宽丝5~10mm。适宜皮类、叶类和较薄果皮类药材。如黄柏、厚朴、桑白皮、秦皮、合欢皮、陈皮等均切细丝；荷叶、枇杷叶、淫羊藿、冬瓜皮、瓜蒌皮等均切宽丝。

⑦段（咀、节）：长为10~15mm，长段又称"节"，短段称"咀"。适宜全草类和形态细长，内含成分易于煎出的药材。如薄荷、党参、佩兰、北沙参、白茅根、麻黄等。

⑧块：为边长8~12mm的立方块。有些药材煎熬时，易糊化，需切成不等的块状，如阿胶丁等。

（2）饮片类型的选择原则

①质地致密、坚实者，宜切薄片。如乌药、槟榔、白芍、木通等。

②质地松泡、粉性大者，宜切厚片。如山药、茯苓、甘草、黄芪、南沙参等。

③为了突出鉴别特征，或为了饮片外形的美观，或为了方便切制操作，视不同情况，选择直片、斜片等。如大黄、何首乌、山药等。

④为了对药材进行炮炙（如酒蒸），切制时可选择一定规格的块或片。如大黄、何首乌等。

⑤凡药材形态细长，内含成分又易煎出的，可切制一定长度的段。如木贼、薄荷、麻黄、益母草等。

⑥皮类药材和宽大的叶类药材，可切制成一定宽度的丝。如陈皮、黄柏、荷叶、枇杷叶等。

（3）饮片的切制方法　饮片切制在不影响药效，便于调配、制剂的前提下，目前基本上采用机械化生产，并逐步向自动化生产过渡。目前，由于机器切制还不能满足某些饮片类型的切制要求，故在某些环节手工切制仍在使用。

（三）饮片的干燥

药物切成饮片后，为保存药效，便于贮存，必须及时干燥，否则影响质量，其常用的干燥方法如下。

（1）自然干燥　自然干燥是指把切制好的饮片置日光下晒干或置阴凉通风处阴干。《神农本草经》序录中就有"阴干暴干，采造时月，生熟，土地所出，真伪新陈，并有各法"。晒干法和阴干法都不需要特殊设备，具有经济方便、成本低的优点。一般饮片均用晒干法。对于气味芳香，含挥发性成分较多、色泽鲜艳和受日光照射易变色、走油等类药物，不宜暴晒，通常采用阴干法。一般药物的饮片干燥传统要求保持形、色、气、味俱全，充分发挥其疗效。

（2）人工干燥　人工干燥是利用一定的干燥设备，对饮片进行干燥。本法的优点是，不受气候影响，比自然干燥卫生，并能缩短干燥时间。人工干燥的温度，应视药物性质而灵活掌握。一般药物以不超过80℃为宜。含芳香挥发性成分的药物以不超过50℃为宜。干燥后的饮片需放凉后再贮存，否则，余热能使饮片回潮，易于发生霉变。但干燥后的饮片含水量应控制在7%~15%为宜。

三、临床意义

1.提高煎药质量，便于有效成分煎出。饮片切制的厚薄直接影响到临床疗效，由于饮片与溶媒的接触面增大，能提高药效的煎出率。并可避免药材细粉在煎煮过程中糊化、粘锅等现象，显示出饮片"细而不粉"的特色。一般按药材的质地不同而采取"质坚宜薄""质松宜厚"的切制原则，以利于煎出药物的有效成分。

2.利于炮炙、制剂。药材切制饮片后，便于炮炙时控制火候，使药物受热均匀。还有利于各种辅料的均匀接触和吸收，提高炮炙效果。在制备液体剂型时，能增加浸出效果。制备固体剂型时，由于切制品便于粉碎，从而使处方中的药物比例相对稳定。

3.利于调配和贮存。药材切成饮片后，体积适中，洁净度提高，含水量下降，既方便配方，又减少了霉变、虫蛀等因素而利于贮存。

4.便于鉴别。对性状相似的药材，切制成一定规格的片型，而显露了组织结构的特征，有利于区别不同药材，防止混淆。

第三节　炒黄法及临床意义

一、概念及方法

炒黄是将净选或切制后的药物置炒制容器内，用文火或中火加热，炒至药物表面呈黄色或较原色稍深，或发泡鼓起，或爆裂，并透出药物固有的气味。

二、操作要点

炒前应将药物大小分档，分别炒制，避免加热时生熟不匀。炒药前应先将容器加热，不宜冷锅下药，否则，有的药物可粘锅；有的种子类药物容易炒成"僵子"等。

三、临床意义

1.增强药物疗效。通过加热，使种子或果实类药物爆裂，易于煎出有效物质，有的药物炒后利于保存有效成分，如槐花；还有一些药物炒后产生香气，可增强健脾消食作用，如麦芽、谷芽等。

2.降低毒性或消除药物的副作用。如牵牛子炒后可降低毒性，缓和峻泻作用；如莱菔子、瓜蒌仁等，生品有闷臭气，易致恶心或呕吐，炒后气香，可纠此弊。

3.缓和或改变药性。有些药物作用峻烈，炒后药性缓和，免伤正气。有些药物炒后药性会发生一定的变化，以适应临床的需求，如干姜偏燥，长于温中散寒，回阳通脉；炒成炮姜后则温而不燥，长于温中散寒，温经止血，且作用较持久。

4.利于贮存，保存药效。药物经炒制后水分含量降低，不易霉变，还可杀死虫卵，不易虫蛀；对一些含苷药物炒制后可破坏酶，以保存苷类成分。

第四节　炒焦法及临床意义

一、概念及方法

炒焦是将净选或切制后的药物置炒制容器内，用中火或武火加热，炒至药物表面呈焦黄色或焦褐色，内部颜色加深，并具有焦香气味。

二、操作要点

炒制时应掌握好火力和加热时间，以免炒黄的药物焦化、炒焦的药物炭化、炒炭的药物灰化。

三、临床意义

1.增强药物消食、健脾止泻的功效。如山楂炒焦不但减少酸味，增强了消食止泻痢的作用。

2.降低药物寒性，减少药物的刺激性。如栀子炒焦后缓和苦寒之性，免伤脾胃；川楝子炒焦后可降低毒性，亦可缓其药性。

第五节　炒炭法及临床意义

一、概念及方法

炒炭是将净选或切制后的药物置炒制容器内，用武火或中火加热，炒至药物表面焦黑色，内部呈焦黄色或焦褐色。

二、操作要点

炒炭要求必须"存性"。"存性"是指炒炭药物只能部分炭化，更不能灰化，未炭化部分仍应保存药物的固有气味。

三、临床意义

1.增强药物的止血作用。如茜草、侧柏叶，生品以清热止血为主，炒炭后增强其止血作用。

2.产生止血作用。如干姜、荆芥，生品不具止血作用，炒炭后产生了止血作用。

第六节　麸炒法及临床意义

一、概念

将净选或切制后的药物用麦麸熏炒的方法，称为麸炒法。

二、操作方法

先用中火或武火将锅烧热，再将麦麸均匀撒入热锅中，至起烟时投入药物，不断翻动并适当控制火力，炒至药物表面呈黄色或深黄色时取去，筛去麦麸，放凉（麦麸用量一般为：药物每 10kg，用麦麸 1~1.5kg）。

三、操作要点

1.辅料用量要适当，麦麸要均匀撒布热锅中，待起烟时投入药物，麦麸量少，烟气不足，达不到熏炒要求；麦麸量多，造成浪费。

2.注意火力适当，麸炒一般用中火，并要求火力均匀，可预先取少量麦麸投锅预试。

3.麸炒的药物要充分干燥，以免药物粘麸。

四、临床意义

麦麸味甘，性平，具有和中作用。《本草蒙筌》有"麦麸皮制抑酷性勿伤上膈"的记载。故常用麦麸炒制补脾胃或作用强烈及有腥味的药物。

1.增强疗效。具有补脾作用的药物，如山药、白术等，经麦麸炒制后，可增强其疗效。

2.缓和药性。某些作用强烈的药物，如枳实具强烈的破气作用，苍术药性燥烈，经麸炒后药性缓和，不致耗气伤阴。

3.矫臭矫味。如僵蚕，生品气味腥臭，经麸炒后，矫正其气味，便于服用。

第七节　米炒法及临床意义

一、概念

将净选或切制后的药物与米同炒的方法，称为米炒法。

二、操作方法

（一）米上炒法

先将锅烧热，撒上浸湿的米，使其平贴锅上，用中火加热炒至米冒烟时投入药物，轻轻翻动米上的药物，炒至药物颜色加深，表面的米呈焦黄色时，去米，放凉。

（二）米拌炒法

先将米置热锅内，炒至冒烟时投入药物，拌炒至药物表面呈黄色或颜色加深，米呈焦黄色或焦褐色时，取出，去米，放凉（药物每10kg，用米2kg）。

三、操作要点

炮制昆虫类药物时，以米的色泽变化观察火候，炒至米变焦黄或焦褐色为度。炮制植物药时，观察药物色泽变化，炒至黄色为度。

四、临床意义

米炒药物所用的米，一般认为以糯米为佳，有些地区采用"陈仓米"，通常多用大米。大米甘、温，健脾和中，去毒。米炒时，利用米的润燥作用，以缓和药物的燥性。如《修事指南》记载："米制润燥而泽。"故而米炒多用于炮制某些补益脾胃药和某些昆虫类有毒性的药物。

1. 增强某些药物的健脾止泻、和中作用。如党参，米炒后产生焦香气，并借米谷之气增强健脾止泻作用。

2. 降低药物的毒性，矫正不良气味。如红娘子、斑蝥，米炒时能使昆虫类药物的毒性成分因热而部分升华散失，部分被米吸附，以降低药物的毒性。昆虫类药物亦具有腥臭气味，经米炒后可矫味矫臭。

第八节　土炒法及临床意义

一、概念

将净选或切制后的药物与灶心土拌炒的方法，称为土炒法。

二、操作方法

将碾细过筛后的灶心土粉置锅内，用中火加热，至土呈灵活状态时投入净药物，翻炒至药物表面挂土色并透出香气时取出，筛去土，放凉（药物每10kg，用灶心土2.5~3kg）。

三、操作要点

1. 灶心土的温度要适当，土温过高，药物易焦糊；过低，药物内部水分及汁液渗出较少，粘不住灶心土。

2. 灶心土呈灵活状态时投入药物后，要适当调节火力，防止药物烫焦。

四、临床意义

灶心土味辛，性温，能温中燥湿，止呕止血，故多用来炮制补脾止泻的药物，以增强其效用，如《本草蒙筌》有"陈壁土制，窃真气骤补中焦"的记载。

1. 增强药物的补脾作用。如山药、白术，经土炒后消除滞气的副作用，增强其补脾作用。

2. 消除药物滑肠作用。如当归，生品有润肠通便作用，对血虚脾也虚的患者不宜，经土炒后消除药物滑肠通便作用。

第九节　砂炒法及临床意义

一、概念

将净选或切制后的药物与热砂共同拌炒的方法，称为砂炒法。

二、操作方法

取制过的砂置锅内，用武火加热至滑利、容易翻动时，投入药物，不断用砂掩埋、翻动，至质地酥脆或鼓起，外表呈黄色或较原色加深时取出，筛去砂，放凉，有的药物需趁热投入醋中略浸，取出，干燥即得。所用砂均需制过，制砂的方法如下。

（一）制普通砂

一般选用颗粒均匀的洁净河砂，先筛去粗砂粒及杂质，取中等粗细的砂置锅内用武火加热翻炒，以除净其中夹杂的有机物及水分，取出晾干，备用。

（二）油砂的制法

取筛去粗砂和细砂的中粗河砂，用清水洗净泥土，干燥后置锅内加热，加入 1%~2% 的食用植物油拌炒至油烟散尽，砂的色泽均匀加深时取出，放凉备用。

三、操作要点

1. 砂炒温度要适中，温度过高时可添加冷砂或减小火力等方法调节。砂量也应适宜，量过大易产生积热使砂温过高；砂量过少，药物受热不均匀，也会影响炮制品质量。

2. 砂炒温度较高，操作时翻动要勤，成品出锅要快，并立即将砂筛去。有需醋浸淬的药物，砂炒后应趁热浸淬，取出干燥。

四、临床意义

1. 增强疗效，便于调剂和制剂。如狗脊、穿山甲等，质地坚硬，经砂炒后质变酥脆，易于粉碎，便于煎出有效成分，可以提高临床疗效。

2. 降低毒性。如马钱子等，砂炒温度较高，使其毒性成分结构改变或破坏，可降低其毒性。

3. 便于洁净。如骨碎补等，表面长有绒毛，属非药用部分，经砂炒后，容易除去，可以提高药物的纯度。

4. 矫臭矫味。如鸡内金、脐带等，这些药物有腥臭气味，经砂炒后其臭味可得到一定程度的矫正。

第十节　蛤粉炒法及临床意义

一、概念

将净选或切制后的药物与蛤粉共同拌炒的方法，称为蛤粉炒法。

二、操作方法

将研细过筛后的蛤粉置热锅内，中火加热至蛤粉滑利易翻动时，投入经加工处理后的药物，不断翻埋烫炒至膨胀鼓起，内部疏松时取出，筛去蛤粉，放凉（药物每 10kg，用蛤粉 3~5kg)。

三、操作要点

1.胶块切成立方丁，大小均匀，炒制时火力应适当，以防药物黏结、焦糊或"烫僵"。如温度过高可酌加冷蛤粉调节温度。

2.胶丁下锅翻炒要速度快而均匀，否则会引起互相粘连，造成不圆整而影响外观。

四、临床意义

蛤粉味咸，性寒，有清热利湿，软坚化痰的功能。蛤粉颗粒细小，火力较弱，传热作用较砂稍慢，故能使药物缓慢受热，而适于炒制胶类药物。

1.使药物质地酥脆，便于制剂和调剂。由于胶类药物性多滞腻，质多黏滞，为了便于粉碎，利于制剂，需炒成珠。

2.降低药物的滋腻之性，矫正不良气味。蛤粉炒多指一些动物皮类或甲壳类熬制的胶类药材具有一定的腥臭气味，经炒酥脆后可避免腥臭气味。

3.可增强某些药物清热化痰的功效。蛤粉是一味清热化痰的药物，与其他药物同炒后可增强其清热化痰的作用。

第十一节 滑石粉炒法及临床意义

一、概念

将净选或切制后的药物与滑石粉共同拌炒的方法，称滑石粉炒法。

二、操作方法

将滑石粉置热锅内，用中火加热至灵活状态时投入药物，不断翻动，至药物质酥、鼓起或颜色加深时取出，筛去滑石粉，放凉（药物每 10kg，用滑石粉 4~5kg)。

三、操作要点

滑石粉炒一般用中火，操作时适当调节火力，防止药物生熟不均或焦化。

四、临床意义

滑石粉味甘，性寒，具清热利尿作用。滑石粉质地细腻，传热较缓慢，用它炒制药物，由于其滑利细腻，与药物接触面积大，使药物受热均匀。滑石粉炒适用于韧性较大的动物类药物。

1.使药物质地酥脆，便于粉碎和煎煮。如黄狗肾等，质地坚韧，滑石粉炒后质变酥脆，易于粉碎和煎煮。

2.降低毒性及矫正不良气味，以利于用药安全和服用。如刺猬皮、水蛭等，有小毒，具有动物的腥臭气味，滑石粉炒后可降低毒性及矫正不良气味。

第十二节 酒炙法及临床意义

一、概念

将净选或切制后的药物加入一定量酒拌炒的方法，称为酒炙法。

二、操作方法

（一）先拌酒后炒药

将净制或切制后的药物与一定量的酒拌匀，稍闷润，待酒被吸尽后，置炒制容器内，用文火炒干，取出晾凉。此法适用于质地较坚实的根及根茎类药物，如黄连、川芎、白芍等。

（二）先炒药后加酒

先将净制或切制后的药物置炒制容器内，加热炒至一定程度，再喷洒一定量酒炒干，取出晾凉。此法多用于质地疏松的药物，如五灵脂。

酒炙法的操作方法，一般多采用第一种方法，因第二种方法不易使酒渗入药物内部，加热翻炒时，酒易迅速挥发，所以一般少用，只有个别药物用此法。

酒炙法所用的酒以黄酒为主，有的地区亦用白酒，用量为黄酒的1/3（药物每10kg，用黄酒1~2kg）。

三、操作要点

1.药物加入一定量酒拌匀闷润过程中，容器上面应加盖，以免酒被迅速挥发。

2.若酒的用量较少，不易与药物拌匀时，可先将酒加适量水稀释后，再与药物拌润。

3.药物在加热制时，火力不宜过大，一般用文火，勤加翻动，炒至近干，颜色加深时，即可取出，晾凉。

四、临床意义

酒味甘、辛，性大热。气味芳香，能升能散，宣行药势，具有活血通络、散寒、去腥的作用。故酒炙法多用于活血散瘀，祛风通络药物及动物类药物的炮制。

1.改变药性，引药上行。如大黄、黄连、黄柏等，是临床上常用的苦寒药，性本沉降下行，多用于清中、下焦湿热。酒炙后不但能缓和寒性，免伤脾胃阳气，并可借酒升提之力引药上行，而能清上焦实热。

2.增强活血通络作用。如当归、川芎、桑枝等，酒炙能产生某些"助溶"作用，提高有效成分的溶出率，同时还可使酒与药物协同发挥活血通络作用。

3.矫臭去腥。如乌梢蛇、蕲蛇、紫河车等，具有腥气的动物类药物，经酒炙后可除去或减弱腥臭气。

第十三节　醋炙法及临床意义

一、概念

将净选或切制后的药物加入一定量醋拌炒的方法，称为醋炙法。

二、操作方法

（一）先拌醋后炒药

将净制或切制后的药物与定量的米醋拌匀，稍闷润，待醋被吸尽后，置炒制容器内，用文火炒干，取出晾凉。此法适用于植物类药物，如甘遂、芫花、三棱等。

（二）先炒药后喷醋

先将净制或切制后的药物，置炒制容器内，加热炒至一定程度，再喷洒一定量的醋炒干，取出晾凉。此法多用于树脂类、动物粪便类的药物，如五灵脂、乳香、没药等（药物每 10kg，用米醋 2~3kg）。

三、操作要点

1.若醋的用量较少，不能与药物拌匀时，可加适量水稀释后，再与药物拌匀。

2.先炒药后加醋时，宜边喷醋，边翻动药物，使之均匀。

3.树脂类和动物粪便类药物，不能先用醋拌润，否则粘结成块，或呈松散碎块，炒制时受热不均匀，而炒不透或易炒焦。

四、临床意义

醋味酸、苦，性温，主入肝经血分，具有收敛、解毒、散瘀止痛、矫味的作用。故醋炙法多用于疏肝解郁，散瘀止痛，攻下逐水的药物。

1.引药入肝，增强活血止痛的作用。如乳香、三棱、柴胡、香附、青皮等，因醋味酸，为肝脏所喜，故能引药入肝，增强化瘀止痛和疏肝行气作用。

2. 降低毒性，缓和药性。如大戟、甘遂、芫花等，泻下峻猛，易伤人正气，醋炙可降低毒性，缓和药性。

3. 矫臭矫味。主要适用于某些具特殊气味的药物，如五灵脂、乳香、没药等，经醋炙后不但增强活血散瘀作用，而且还减少了不良气味，便于服用。

第十四节　盐炙法及临床意义

一、概念

将净选或切制后的药物，加入一定量食盐水溶液拌炒的方法称为盐炙法。

二、操作方法

（一）先拌盐水后炒药

将食盐加适量清水溶化，与药物拌匀，放置闷润，待盐水被吸尽后，置炒制容器内，用文火炒至一定程度，取出晾凉。

（二）先炒药后加盐水

先将药物置炒制容器内，用文火炒至一定程度，再喷淋盐水，炒干，取出晾凉。含黏液质较多的药物一般均用此法（药物每 10kg，用食盐 0.2kg）。

三、操作要点

1. 加水溶化食盐时，一定要控制水量。水的用量应视药物的吸水情况而定：加水过多，则盐水不能被药物吸尽，不易炒干；水量过少，又不易与药物拌匀。

2. 含黏液质多的车前子、知母等药物，不宜先用盐水拌润。因这类药物遇水容易发黏，盐水不易渗入，炒时又容易粘锅。所以需先将药物加热除去部分水分，并使药物质地变疏松，再喷洒盐水，以利于盐水渗入。

3. 盐炙法火力宜小，采用第二种方法时更应控制火力。若火力过大，加入盐水后，水分迅速蒸发，食盐即黏附在锅上，达不到盐炙的目的。

四、临床意义

食盐味咸，性寒，有清热凉血，软坚散结，润燥的作用。因此，盐炙法多用于补肾固精、疗疝、利尿和泻相火的药物。

1. 引药下行，增强疗效。一般补肾药如杜仲、巴戟天、韭菜子等盐炙后能增强补肝肾的作用。小茴香、橘核、荔枝核等药，盐炙后可增强疗疝止痛的功效。车前子、泽泻等药，盐炙后可增强泄热利尿的作用。益智仁、砂仁等药，盐炙后则可增强缩小便和固精作用。

2.增强滋阴降火作用。如知母、黄柏等药，用盐炙可起协同作用，增强滋阴降火，清热凉血的功效。

3.缓和药物辛燥之性。如补骨脂，益智仁等药辛温而燥，容易伤阴，盐炙后可缓和辛燥之性，并能增强补肾固精的功效。

第十五节　姜炙法及临床意义

一、概念

将净选或切制后的药物加入一定量姜汁拌炒的方法，称为姜炙法。

二、操作方法

1.将药物与一定量的姜汁拌匀，放置闷润，使姜汁逐渐渗入药物内部，然后置炒制容器内，用文火炒至一定程度，取出晾凉。或者将药物与姜汁拌匀，待姜汁被吸尽后，进行干燥。

2.姜汤煮：将鲜姜切片煎汤，加入药物煮 2 小时，待姜汁基本被吸尽，取出，进行切片，干燥（10kg 药物，用生姜 1kg）。若无生姜，可用干姜煎汁，用量为生姜的 1/3。

【附】姜汁的制备方法

（1）捣汁　将生姜洗净切碎，置适宜容器内捣烂，加适量水，压榨取汁，残渣再加水共捣，再压榨取汁，如此反复 2~3 次，合并姜汁，备用。

（2）煮汁　取净生姜片，置锅内，加适量水煮，过滤，残渣再加水煮，又过滤，合并两次滤液，适当浓缩，取出备用。

三、操作要点

1.制备姜汁时，水的用量不宜过多，一般以最后所得姜汁与生姜的比例是 1∶1 为宜。

2.药物与姜汁拌匀后，需充分闷润，待姜汁完全被吸尽后，再用文火炒干，否则，达不到姜炙的目的。

四、临床意义

生姜味辛，性温，能温中止呕，化痰止咳。故姜炙法多用于祛痰止咳，降逆止呕的药物。

1.制其寒性，增强和胃止呕作用。如黄连姜炙可制其过于苦寒之性，免伤脾阳，并增强止呕作用。姜炙竹茹则可增强降逆止呕的功效。

2.缓和副作用，增强疗效。如厚朴对咽喉有一定的刺激性，姜炙可缓和其刺激性，并增强温中化湿除胀的功效。

第十六节　蜜炙法及临床意义

一、概念

将净选或切制后的药物加入一定量炼蜜拌炒的方法，称为蜜炙法。

二、操作方法

（一）先拌蜜后炒药

先取一定量的炼蜜，加适量开水稀释，与药物拌匀，放置闷润，使蜜逐渐渗入药物组织内部，然后置锅内，用文火炒至颜色加深、不粘手时，取出摊晾，凉后及时收贮。

（二）先炒药后加蜜

先将药物置锅内，用文火炒至颜色加深时，再加入一定量的炼蜜，迅速翻动，使蜜与药物拌匀，炒至不粘手时，取出摊晾，凉后及时收贮。

一般药物都用第一种方法炮制。但有的药物质地致密，蜜不易被吸收，采用第二种方法处理，先除去部分水分，并使质地略变酥脆，则蜜就较易被吸收（药物每10kg，用炼蜜2.5kg）。

【附】炼蜜的方法

将蜂蜜置锅内，加热至徐徐沸腾后，改用文火，保持微沸，并除去泡沫及上浮蜡质，然后用罗筛或纱布滤去死蜂、杂质，再倾入锅内，加热至116~118℃，满锅起鱼眼泡，用手捻之有黏性，两指间尚无长白丝出现时，迅速出锅。炼蜜的含水量控制在10%~13%为宜。

三、操作要点

1.炼蜜时，火力不宜过大，以免溢出锅外或焦化。此外，若蜂蜜过于浓稠，可加适量开水稀释。药物拌蜜后宜闷润，使蜜汁逐步渗入药内，其成品质量较佳。

2.蜜炙药物所用的炼蜜不宜过多过老，否则黏性太强，不易与药物拌匀。

3.炼蜜用开水稀释时，要严格控制水量（约为炼蜜量的1/3~1/2），以蜜汁能与药物拌匀而又无剩余的蜜液为宜。若加水量过多，则药物过湿，不易炒干，成品容易发霉。

4.蜜炙时，火力一定要小，以免焦化。炙的时间可稍长，要尽量将水分除去，避免发霉。

四、临床意义

蜂蜜味甘，性平，有甘缓益脾，润肺止咳，矫味等作用。因此，蜜炙法多用于止咳平喘，补脾益气的药物。

蜂蜜生凉熟温，生者能清热解毒，润肠通便；炼后以补脾气，润肺燥之力胜。故蜜炙法所用的蜂蜜都要先加热炼过，炮制所用的蜜均为炼蜜。

1.增强润肺止咳的作用。如百部、冬花、紫菀等药，蜜炙后均能增强润肺止咳的作用。

2.增强补脾益气的作用。如黄芪、甘草、党参等药，蜜炙能起协同作用，增强其补中益气的功效。

3.缓和药性。如麻黄发汗作用较猛，蜜炙后能缓解其发汗之力，并可增强其止咳平喘的功效。

4.矫味和消除副作用。如马兜铃，其味苦劣，对胃有一定刺激性，蜜炙除能增强其本身的止咳作用外，还能矫味，以免引起呕吐。

第十七节　油炙法及临床意义

一、概念

将净选或切制后的药物加入一定量食用油脂共同加热处理的方法，称为油炙法。

二、操作方法

（一）油炒

先将羊脂切碎，置锅内加热，炼油去渣，然后取药物与羊脂油拌匀，用文火炒至油被吸尽，药物表面呈油亮时取出，摊开晾凉。

（二）油炸

取植物油，倒入锅内加热，至沸腾时倾入药物，用文火炸至一定程度，取出，沥去油，粉碎。

（三）油脂涂酥烘烤

动物类药物切成块或锯成短节，放炉火上烤热，用酥油涂布，加热烘烤，待酥油渗入药内后，再涂再烤，反复操作，直至药物质地酥脆，晾凉或粉碎。

三、操作要点

1. 油炸药物因温度较高，一定要控制好温度和时间，否则，易将药物炸焦，致使药效降低或者丧失。

2. 油炒、油脂涂酥亦应控制好温度和时间，以免药物被炒焦或烤焦，油脂涂酥时，需反复操作直至酥脆为度。

四、临床意义

1. 增强疗效。如淫羊藿，用羊脂油炙后能增强温肾助阳作用。

2. 利于粉碎，便于制剂。如三七、蛤蚧，经油炸或涂酥后，能使其质地酥脆，易于粉碎和制剂。

第十八节　明煅法及临床意义

一、概念

药物煅烧时，不隔绝空气的方法称明煅法，又称为直火煅。

二、操作方法

（一）敞锅煅

取净药材，砸成小块或碾碎，直接放入煅药锅内，武火加热至一定程度，取出，晾凉。适用于含结晶水的药物。

（二）炉膛煅

取净药材，置耐火容器内，用武火加热至红透或酥脆易碎，取出，晾凉。适用于质地坚硬的矿物药及贝壳及滑石类药物。

三、操作要点

1. 明煅时，应将药物大小分档，以免煅制时生熟不均。

2. 煅制过程中宜一次煅透，中途不得停火，以免出现夹生现象。

3.煅制温度、时间应适度，过高，药材易灰化；过低，则煅制不透。

4.有些药物在煅烧时产生爆溅，可在容器上加盖（但不密闭）以防爆溅。

四、临床意义

1.使药物酥脆，便于粉碎和煎出。如石决明、龙骨等，矿物药质坚难碎，不易煎出药性，煅后便于粉碎和煎出。

2.除去结晶水，增强收敛作用。如白矾、硼砂等，为了临床需要，有的药物需除去结晶水，增强收敛作用。

3.缓和药性，减少不良反应。如寒水石、花蕊石等，煅后使部分硫、砷等挥发，以减少不良反应。

第十九节　煅淬法及临床意义

一、概念及方法

将药物按明煅法煅烧至红透后，立即投入规定的液体辅料中骤然冷却的方法，煅后的操作程序称为淬，所用的液体辅料称为淬液，其种类和用量由各个药物的性质和目的要求以及临床需要而定。常用的淬液有醋、酒、药汁等。

二、操作要点

煅淬要反复进行几次，使液体辅料吸尽，药物应全部酥脆为度，避免生熟不均。

三、临床意义

1.改变药物的理化性质，减少副作用，增强疗效。如自然铜，二硫化铁经醋淬后有乙酸铁生成；又如炉甘石，生品主含 $ZnCO_3$，煅后生成 ZnO，增强收湿、止痒、敛疮的作用。

2.使药物质地酥脆，易于粉碎，利于有效成分的煎出。如代赭石、磁石等，经过煅淬后，使其成分的胀缩比例不同，而产生裂隙，质地酥脆，便于粉碎和煎出。

3.清除药物中夹杂的杂质，洁净药物。如代赭石、炉甘石等，煅淬后可除去有害的砷及其他有机杂质，提高药物质量，消除毒副作用。

第二十节　扣锅煅法及临床意义

一、概念

将药物在高温缺氧条件下煅烧成炭的方法，称扣锅煅法，又称密煅、闷煅、暗煅。此法适用于煅制质地疏松、炒炭易灰化及某些中成药在制备过程需要综合制炭的药物。

二、操作方法

将药物置于锅中，上盖一较小的锅，两锅结合处用盐泥封严，扣锅上压一重物，防止锅内气体膨胀而冲开扣锅。扣锅底部贴一白纸条，或放几粒大米，用武火加热，煅至白纸或大米呈深黄色，药物全部炭化为度。亦有在两锅盐泥封闭处留一小孔，用筷子塞住，时时观察小孔处的烟雾，当有白烟至黄烟转呈青烟减少时，降低火力，煅至基本无烟时，离火，待完全冷却后，取出药物。

三、操作要点

1.煅烧过程中，由于药物受热炭化，有大量气体及浓烟从锅缝中喷出，应随时用湿泥堵封，以防空气进入，使药物灰化。

2.判断药是否煅透的方法，除观察米或纸的颜色外，还可滴水于盖锅底部即沸的法来判断。

四、临床意义

1.改变药物性能，产生新的疗效，增强止血作用。如血余炭、棕榈炭等，生品不入药，煅炭后才具有止血作用。

2.降低毒性。如干漆等，生品毒性太大，煅炭后毒性降低，方可入药。

第二十一节　蒸法及临床意义

一、概念

将净选或切制后的药物加辅料（酒、醋、药汁等）或不加辅料装入蒸制容器内，隔水加热至一定程度的方法，称为蒸法。

二、操作方法

将待蒸的药物洗漂干净，并大小分开，质地坚硬者可适当先用水浸润 1~2 小时以加速蒸的效果。用液体辅料同蒸者，可利用该辅料润透药物。然后将洗净润透或拌匀辅料后润透的药物，置笼屉或铜罐等蒸制容器内，隔水加热至所需程度，取出。蒸制时间一般视药物而不同，短者 1~2 小时，长者数十小时，有的还要求反复蒸制（如九蒸九晒）。

三、操作要点

1. 须用液体辅料拌蒸的药物应待辅料被吸尽后再蒸制。

2. 蒸制过程中一般先用武火，待"圆汽"后改为文火。但酒蒸时，要先用文火，防止酒很快挥散出去，达不到酒蒸的目的。

3. 蒸制时要注意火候，若时间太短则达不到炮制目的；若蒸得过久，则影响药效，有的药物可能"上水"，难于干燥。

4. 须长时间蒸制的药物宜不断在蒸锅内添加开水，以免蒸气中断，特别注意不要将水煮干，影响药物质量。

四、临床意义

1. 改变药物性能，扩大用药范围。如地黄生品性寒，清热凉血，蒸制后使药性转温，功能由清变补。

2. 减少副作用。如大黄生用气味重浊，走而不守，直达下焦，泻下作用峻烈，易伤胃气，酒蒸后泻下作用缓和，能减轻腹痛等副作用。又如黄精生品刺激咽喉，蒸后消除其副作用。

3. 保存药效，利于贮存。如桑螵蛸生品经蒸后杀死虫卵，便于贮存。黄芩蒸后破坏酶类，保存苷类有效成分。

4. 便于软化切片。如木瓜、天麻、玄参等药物，或质地坚硬，或含糖类较多，若用水浸润则水分不易渗入，久泡则损失有效成分。采用蒸后切片的方法软化效果好，效率较高，饮片外表美观，容易干燥。

第二十二节　煮法及临床意义

一、概念

将净选后的药物加辅料或不加辅料放入锅内，加适量清水同煮的方法，称为煮法。

二、操作方法

根据药物的性质、辅料来源及炮制要求不同而异，其方法为：先将待煮药物大小分开，淘洗干净后备用。再将药物放入锅中，加水加热共煮，用辅料者可同时加入（或稍后加入），一般要求在100℃的温度条件下较长时间的加热，先用武火后用文火。一般煮至药物中心无白心，即透心为度。若用辅料起协同作用，则辅料汁液应被药物吸尽。剧毒药物不但要求透心，而且要求口尝微有麻味或无麻味。

三、操作要点

1. 加水量多少要根据药物要求而定。如煮的时间长用水宜多，短者可少加；若需煮熟、煮透或弃汁、留汁的加水宜多，要求煮干者，则加水要少。

2. 剧毒药清水煮时加水量宜大，要求药透汁不尽，煮后将药捞出，去除母液。

3. 适当掌握火力，先用武火煮至沸腾，再改用文火，保持微沸，否则水迅速蒸发，不易向药物组织内部渗透。煮制中途需加水时，需加沸水。

4. 煮好后出锅，即时晒干或烘干，如需切片则可趁湿润时先切成饮片再进行干燥。

四、临床意义

1. 消除或降低药物的毒副作用。降低毒性，以煮法最为理想，有"水煮三沸，百毒俱消"之说。如川乌生品有毒，经煮制后毒性显著降低。如远志用甘草水煮后既能缓和燥性，又能消除麻味，防止"戟人咽喉"的副作用。

2. 清洁药物。如珍珠经豆腐煮后可去其油腻，便于服用。

第二十三节　燀法及临床意义

一、概念

将药物在沸水中煮短暂的时间，取出，分离种皮的方法，称为燀法。

二、操作方法

先将大量清水加热至沸，再将药物连同具孔盛器，一齐投入沸水中，微微翻烫（约5~10分钟），加热烫至种皮由皱缩到膨胀，种皮易于挤脱时，立即取出，浸漂于冷水中，捞起，搓开种皮与种仁，晒干，簸去或筛取种皮。

三、操作要点

1. 燀制时水量要大，以保证水温。

2. 待水沸后投药，加热时间为 5~10 分钟为宜。

3. 燀去皮后，宜当天晒干或低温烘干。

四、临床意义

1. 在保存有效成分的前提下，除去非药用部分。如苦杏仁、桃仁通过"燀"分离除去非药用部位种皮。

2. 分离不同的药用部分。如白扁豆通过"燀"分离不同的药用部位，即扁豆仁和扁豆衣。扁豆仁偏于健脾化湿，扁豆衣偏于祛暑化湿。

第二十四节　复制法及临床意义

一、概念

将净选后的药物置一定容器内加入一种或数种辅料，按工艺程序，或浸、泡、漂，或蒸、煮，或数法共用，反复炮制至规定的质量要求。其方法和辅料的选择视药物功效而定。

二、操作方法

复制法没有统一的方法，具体方法和辅料的选择可视药物而定。一般将净选后的药物置一定容器内，加入一种或数种辅料，按工艺程序，或浸、泡、漂，或蒸、煮，或数法并用，反复炮制达到规定的质量要求。

三、操作要点

1. 时间可选择在春、秋季，避免出现"化缸"。可加入适量明矾防腐。

2. 地点应选择在阴凉处，避免暴晒，以免腐烂。

3. 如要加热处理，火力要均匀，水量要多，以免糊汤。

四、临床意义

1. 降低或消除药物的毒性。如半夏用明矾、石灰、生姜等辅料制后均可降低毒性。

2. 改变药性。如天南星，用胆汁制后，其性味由辛、温变为苦、凉，作用亦发生了变化。

3. 增强疗效。如白附子，用鲜姜、白矾制后，增强了祛风逐痰的功效。

4. 矫臭解腥。如紫河车，用酒制后除去了腥臭气味，便于服用。

第二十五节　发酵法及临床意义

一、概念

经净制或处理后的药物，在一定的温度和湿度条件下，由于霉菌和酶的催化分解作用，使药物发泡、生衣的方法，称为发酵法。

二、操作方法

根据不同品种，采用不同的方法进行加工处理后，再置温度（30~37℃）、湿度（70%~80%），pH 4~7、有充足氧或二氧化碳条件下进行发酵。常用的方法有药料与面粉混合发酵，如六神曲、建曲、半夏曲、沉香曲等。另一类方法是直接用药料进行发酵，如淡豆豉、百药煎等。

三、操作要点

1. 原料在发酵前应进行杀菌、杀虫的处理，以免杂菌影响发酵质量。
2. 发酵过程必须一次完成，不能中断，中途不得停顿。
3. 发酵时必须控制好温度和湿度，温度过低或过分干燥，发酵速度很慢甚至不能发酵，而温度过高则能杀死霉菌，亦不能发酵。

四、临床意义

1. 改变原有性能，产生新的药效，扩大用药品种。如六神曲、淡豆豉等，经发酵后改变原有性能，产生了新的药效。
2. 增强疗效。如半夏制曲后，增强健脾温胃、燥湿化痰的作用。

第二十六节　发芽法及临床意义

一、概念

将净选后的新鲜成熟的果实和种子，在一定的温度和湿度条件下，促使萌发幼芽的方法称为发芽法。

二、操作方法

（一）选种

选择新鲜、粒大、饱满、无病虫害、色泽鲜艳的种子。因含营养物质丰富，利于胚的发育，长出新芽。

（二）浸泡

净选后的种子或果实，用适量清水浸泡适当时间（春、秋季浸泡4~6小时，冬季8小时，夏季4小时）。

（三）发芽

上面加盖湿物，控制温度和湿度，温度一般保持在18~25℃之间，浸渍度含水量应控制在42%~45%或每日喷淋清水数次，保持湿润。2~3天即可萌发幼芽，待幼芽长出0.2~1cm左右时，即可取出，立即干燥。

三、操作要点

1. 应取新鲜、成熟、饱满的果实或种子，要求发芽率在85%以上。
2. 适当的避光并选择有充足氧气、通风良好的场地或容器进行发芽。

四、临床意义

通过发芽使其改变原有的性能，产生新的功效，扩大用药品种。如麦芽、谷芽等原本不入药用，发芽后才具有消食和中的作用。

第二十七节　制霜法及临床意义

一、概念

药物经过去油制成松散粉末或析出细小结晶的方法，称为制霜法。制霜法根据操作方法不同分为去油制霜、渗出制霜等。

二、操作方法

（一）去油制霜

取原药材，除去外壳取仁，碾成细末或捣烂如泥，用多层吸油纸包裹，蒸热，或置炉边或烈日暴晒后，压榨，如此反复换纸吸去油，或直接压榨去油，至松散成粉，不再黏结为度。

（二）渗析制霜

药物与物料经过加工析出细小结晶，物料是西瓜称为西瓜霜，是苦瓜的称为苦瓜霜。

三、操作要点

1.药物加热所含油质易于渗出，又能使毒性蛋白变性，故去油制霜时多加热或放置热处。

2.去油制霜用过的布或纸要及时烧毁，以免误用。

四、临床意义

1.降低毒性，缓和药性。如巴豆，有大毒，泻下作用猛烈，去油制霜后可降低毒性，缓和泻下作用，保证临床用药安全有效。

2.消除副作用。如柏子仁，其内含柏子仁油，具滑肠通便之功，对体虚便溏患者不宜，制霜后，除去了大部分油脂，可消除滑肠的副作用。

3.制造新药，增强疗效。如西瓜霜，经芒硝和西瓜共制后，使药物更纯洁，产生新的药效，增强清热泻火作用。

第二十八节　烘焙法及临床意义

一、概念

将净选或切制的药物用文火直接或间接加热，使之充分干燥的方法，称为烘焙法。

二、操作方法

烘，是将药物置于近火处或利用烘箱、干燥室等设备，使药物所含水分徐徐蒸发。焙，是将净选后的药物置于金属容器或锅内，用文火经较短时间加热，并不断翻动，至药物颜色加深，质地酥脆为度。烘焙法适用于某些昆虫或其他药物，为了便于粉碎和贮存。

三、操作要点

烘焙法一定要用文火，并要勤加翻动，以免药物焦化。

四、临床意义

1.降低或消除药物的毒性或副作用。如虻虫、蜈蚣等，有小毒，经加热焙制后降低或消除其毒副作用。

2.使药物充分干燥，便于粉碎。如蜈蚣等，属动物药，缓慢加热易于干燥，便于粉碎和保存。

第二十九节 煨法及临床意义

一、概念及方法

将药物用湿面或湿纸包裹，置于加热的滑石粉中；或将药物直接置于加热的麦麸中；或将药物铺摊吸油纸上，层层隔纸加热，以除去部分油质，这些炮制方法统称为煨法。

二、临床意义

1.除去药物中部分挥发性及刺激性成分，从而降低副作用。如肉豆蔻，含大量油脂，有滑肠之弊，对脾胃有一定刺激性，故多制用。

2.缓和药性，增强疗效。如木香、葛根等，煨后缓和行气、发散作用，增强涩肠止泻作用。

第三十节 提净法及临床意义

一、概念

某些矿物药，特别是一些可溶性无机盐类药物，经过溶解、过滤，除净杂质后，再进行重结晶，以进一步纯净药物的方法，称为提净法。

二、操作方法

（一）降温结晶

有的药物与辅料加水共煮后，滤去杂质，将滤液置阴凉处，使之冷却重新结晶，如芒硝。

（二）蒸发结晶

将药物先适当粉碎，加适量水加热溶化后，滤去杂质，将滤液置于搪瓷盆中，加入定量米醋，再将容器隔水加热，使液面析出结晶物，随析随捞取，至析尽为止；或将原药与醋共煮后，滤去杂质，将滤液加热蒸发至一定体积后再使之自然干燥，如硇砂。

三、临床意义

1.使药物纯净，提高疗效。如芒硝，原药材杂质较多，不便内服，经萝卜同煮，重结晶后使其纯洁，增强消导下气作用。

2.缓和药性，降低毒性。如硇砂，生品具有腐蚀性，醋炙后可缓和药性，降低毒性。

第三十一节　水飞法及临床意义

一、概念

利用粗细粉末在水中的悬浮性不同，将不溶于水的矿物、贝壳类药物经反复研磨，而分离制备极细腻粉末的方法，称为水飞法。

二、操作方法

将药物适当破碎，置乳钵中或其他适宜容器中，加入适量清水，研磨成糊状，再加多量水搅拌，粗粉即下沉，立即倾出混悬液，下沉的粗粒再行研磨，如此反复操作，至研细为止。最后将不能混悬的杂质弃去。将前后倾出的混悬液合并静置，待沉淀后，倾去上面的清水，取沉淀干燥，将干燥沉淀物研磨成极细粉末。

三、操作要点

朱砂和雄黄粉碎要忌铁器，干燥时要注意温度。

四、临床意义

1.去除杂质，使药物洁净细腻，便于内服和外用。如朱砂。

2.除去药物中可溶于水的毒性物质，如砷、汞等。

第三十二节　干馏法及临床意义

一、概念

将药物置于容器内以火烤灼，使产生汁液的方法，称为干馏法。

二、操作方法

干馏法温度较高，多在 120~450℃进行，但由于原料不同，各物裂解温度也不一样，如蛋黄油在 280℃左右，竹沥油在 350~400℃左右，豆类的干馏物一般在 400~450℃制成。多以砂浴加热，在干馏器上部收集冷凝的液状物，如黑豆馏油等；有的在容器周围加热，在下面收采液状物，如竹沥油等；有的用武火炒以制备油状物，如蛋黄油等。

三、临床意义

干馏法可制备适合临床需要的新药物。它们的裂解物都有抗过敏、抗真菌的作用。从含蛋白的动、植物的干馏油中尚可分离出镇惊的成分。

第七章　中药饮片的调剂

中药调剂包括饮片的调剂和中成药的调剂。与炮制直接相关的主要是饮片的调剂。汤剂是临床最常用剂型，需要通过医师处方，选择合格的饮片以及准确的饮片调配才能保证临床用药安全有效。

第一节　中药饮片的临床应用

临床用中药，除煮散外，中药饮片是汤剂原料的基本形式。汤剂是中医根据患者的病情、身体素质和气候环境，随证遣方，随方用药，随方选药，针对性较强，因而对药物的炮制要求也灵活多变。同一方剂，用于不同情况，对药物的炮制要求也不尽相同，可随证、随方的要求进行炮制。临床用饮片要求品种多、规格齐；有些医院的中药房还配备了中药炮制人员和炮制设备，以方便临方炮制。

临床应用的中药饮片，要求来源合法，一般要求在通过 GMP 认证的车间生产，按质量标准要求检验合格。饮片质量标准包括外观和内在质量。饮片外观除形、色、气、味等外，还应有净度要求，不能含有与功能无关的杂质、非药用部位等，并制定限度，同时有相应的规格、大小与形状，临床用中药饮片对外观形态的要求较中药制剂更严格；内在质量也应符合相应的饮片质量标准。直接服用的中药饮片，除上述要求外，生产条件有严格的卫生学要求，对饮片也应控制微生物限度。

第二节　中药饮片调剂操作规范

汤剂为临证处方，临时调配的饮片，因此中药饮片的调剂对临床疗效有重要影响，加强饮片的调剂管理对促进该项工作的顺利进行具有重要意义。

一、中药饮片调剂的程序

中药汤剂处方调剂的程序分为：审方、计价、调配、复核和发药五个步骤。在此过程中，需要处理好这些问题，才能保证临床用药安全、有效。

（一）审方

审方是中药饮片调剂工作中第一道程序。2018 年，国家卫生健康委员会、国家中医药管理局、中央军委后勤保障部联合印发了《医疗机构处方审核规范》，并明确要求：二级以上医院、妇幼保健院和专科疾病防治机构应当遵照执行，其他医疗机构参照执行。

审核的处方包括纸质处方、电子处方和医疗机构病区用药医嘱单。药师是处方审核工作的第一责任人，应当对处方各项内容进行逐一审核。经药师审核后，认为存在用药不适宜时，应当告知处方医师，建议其修改或者重新开具处方；药师发现不合理用药，处方医师不同意修改时，药师应当作好记录并纳入处方点评；药师发现严重不合理用药或者用药错误时，应当拒绝调配，及时告知处方医师并记录，按照有关规定报告。

1. 处方审核流程主要包括

（1）药师接收待审核处方，对处方进行合法性、规范性、适宜性审核。

（2）若经审核判定为合理处方，药师在纸质处方上手写签名（或加盖专用印章）、在电子处方上进行电子签名，处方经药师签名后进入收费和调配环节。

（3）若经审核判定为不合理处方，由药师负责联系处方医师，请其确认或重新开具处方，并再次进入处方审核流程。

2. 处方审核内容主要包括　合法性审核、规范性审核、适宜性审核。

（1）合法性审核　审核处方开具人是否取得医师资格，并执业注册。处方开具时，处方医师是否根据《处方管理办法》在执业地点取得处方权。麻醉药品、第一类精神药品、医疗用毒性药品、放射性药品、抗菌药物等药品处方，是否由具有相应处方权的医师开具。

（2）规范性审核

①处方是否符合规定的标准和格式，处方医师签名或加盖的专用签章有无备案，电子处方是否有处方医师的电子签名。

②处方是否符合《处方管理办法》等有关规定，处方文字是否正确、清晰、完整，有无重复药味等。

③条目是否规范。年龄应当为实足年龄，新生儿、婴幼儿应当写日、月龄，必要时要注明体重；中药饮片处方应按《中药处方格式及书写规范的要求》开具，体现"君、臣、佐、使"的特点要求；名称应当按《中国药典》规定准确使用，《中国药典》没有规定的，应当按照本省（区、市）或本单位中药饮片处方用名与调剂给付的规定书写；药品剂量、规格、用法、用量准确清楚，超过规定剂量的问题，应与处方医师联系，必须经过处方医师纠正或重新签名，方可调剂，不得使用"遵医嘱""自用"等含糊不清字句。

（3）适宜性审核

①中药饮片处方用药与中医诊断（病名和证型）是否相符。

②饮片的名称、炮制品选用是否正确，煎法、用法、脚注等是否完整、准确，如有"脚注"，要遵照医嘱要求办理。

③毒麻贵细饮片是否按规定开方。

④是否存在配伍禁忌、证候禁忌、妊娠禁忌和服药的饮食禁忌。特殊人群如儿童、

老年人、孕妇及哺乳期妇女、脏器功能不全患者用药是否有禁忌使用的药物。

⑤是否存在其他用药不适宜情况。

（二）计价

1. 计算药价必须认真执行国家物价政策和规定，按照物价主管部门核定或认可的药价计算。

2. 每味药的价钱尾数每 10g 可以保留到厘，计价完毕，每张处方的药价可四舍五入保留到分。

3. 对贵重细料药应在处方药味顶部注明单价。属于自费药品，应告知患者。

4. 药价计算完毕，计价人须签名。

（三）调配

1. 调剂人员接到交费后的处方，对处方各项内容进行再次审核后进行调配。

2. 调剂所用的戥秤，首先核准定盘星。持戥方法为左手握住戥杆，右手取药，提起戥毫至眉齐，检视戥星指数与所取药味剂量相符。

3. 称取药味应按处方所列顺序间隔平摆，不得混放一堆，以利核对。对体积松泡品种应先称取，以免覆盖其他药造成复核困难；对黏度大的品种可后取放在松泡药之上，防黏附包装纸；鲜药类品种应另包，以免干湿相混，发霉变质，影响疗效。

4. 临方炮制：对市场上没有供应的中药饮片，医疗机构可以根据本医疗机构医师处方的需要，在本医疗机构内炮制、使用。医疗机构应当遵守中药饮片炮制的有关规定，对其炮制的中药饮片的质量负责，保证药品安全。医疗机构炮制中药饮片，应当向所在地设区的市级人民政府药品监督管理部门备案。根据临床用药需要，医疗机构可以凭本医疗机构医师的处方对中药饮片进行再加工。

5. 调剂处方所列药味，应严格按照本规程的处方药味应付称取。

6. 处方中应先煎、后下、包煎、烊化、另煎、冲服等特殊煎法的品种，应单包并注明用法。

7. 需要临时捣碎的药物应使用铜缸捣碎，用后立即擦拭干净，不得残留粉末。可预先捣碎的品种，用机械加工粉碎后备用。

8. 分戥，对一方多剂同时调剂时，应采取递减分戥法操作。对并开药应分别称取。对处方中贵重细料药须分别单包。每剂药总量的误差率不得超过 ±5%。

9. 处方注明要求临方加工成其他剂型的，对含挥发油和脂肪油多、树脂、黏性大、糖分多和动物类药、纤维性强、质地松软药以及贵重细料药均应单取、单包，以利加工时分别处理。

10. 外用药须明显标注。

11. 调配处方完毕，调剂人员应检查核对无误后签名。

（四）复核

1. 处方药味和剂数是否正确，称取剂量是否准确，有无多配、漏配、错配或掺混异物等。

2. 有无配伍禁忌、妊娠禁忌和有毒中药超剂量。

3. 有无虫蛀、发霉、变质、生制不分、应捣碎未捣碎的品种。

4. 是否已将先煎、后下、包煎、烊化、另煎、冲服等特殊要求的品种单包并注明用法。

5. 贵重细料药是否已单包。

6. 复核合格后签名。

（五）发药

1. 核对患者姓名、取药号和取药剂数，避免因姓名相同或相似而错发药。

2. 应向患者交代清楚煎法、服法。需另加"药引"及外用药应说明。

3. 鲜药应提示患者注意保鲜，以防发霉变质。

4. 检查附带药品是否齐全。

二、中药饮片调剂的管理

中药饮片的调剂是系统工程，需要建立完善的管理制度，并严格执行，才能有效保证工作顺利开展。建立管理体系、岗位设置、岗位要求、人员职责、标准操作规程、饮片进出库程序、库房管理等相应制度，使各项工作都有章可循。

在调剂工作中，关注饮片品种的配置，防止临床应用中处方药物不能配齐；严格检查饮片质量，防止不合格饮片入库；中药饮片品种多、体积大，易产生交叉污染、变质、错配等，均需要在工作中引起高度重视，使临床疗效得到保证。

各 论

第八章　解表药

本类药物性味多辛散，具有发散表邪，解除表证的作用。由于表证有风寒和风热两种不同性质，故本类药物又分为辛温解表药和辛凉解表药。

辛温解表药：多味辛性温，以发散风寒为主。适用于外感风寒，恶寒，发热，无汗头痛，身痛等症。有的药物亦适用于风寒表证的咳喘，水肿，疮疡以及风湿痹证等。

辛凉解表药：多味辛性凉，以发散风热为主。适用于外感风热所致的发热，微恶风寒，咽干口渴等症。有的药物亦具有清头目，利咽喉，或宣肺止咳，散邪透疹的作用。

炮制对解表药的影响：本类药物多采用炒法和蜜炙。因本类药物性味多辛散，炒后可缓其辛散之性，防止发散太过，避免损阴耗气。又因肺主表，凡风寒、风热袭表均可导致咳嗽，蜜又具润肺止咳的作用，故有的药物需蜜炙，以增强止咳平喘之效。至于炒炭、煨或发酵等法炮制，则在于改变药性，扩大药用范围。

麻 黄

本品为麻黄科植物草麻黄 *Ephedra sinica* Stapf、中麻黄 *Ephedra intermedia* Schrenk et C. A. Mey. 或木贼麻黄 *Ephedra equisetina* Bge. 的干燥草质茎。秋季采割绿色的草质茎，晒干。药材以干燥，茎粗、淡绿色、内心充实，味苦涩者为佳。味辛、微苦，性温；入肺、膀胱经。具有发汗散寒，宣肺平喘，利水消肿之效。

【炮制应用】

1.**麻黄**　取原药材，除去木质茎、残根和杂质，切段，或洗净后闷润，切段，干燥。生品以发汗解表，利水消肿为主。

（1）表实无汗　常与桂枝、苦杏仁、甘草同用，具有发汗解表的作用。可用于外感风寒，恶寒无汗，头痛身痛，鼻塞流涕，如麻黄汤（《伤寒论》）。

（2）风水浮肿　常与石膏、生姜、甘草等同用，具有行水消肿的作用。可用于风水初起，面目浮肿，小便不利，如越婢汤（《金匮要略》）。

（3）湿热黄疸　常与石膏、茵陈、葛根等同用，具有解表，利湿退黄的作用。可用于湿热与风邪互结，身黄无汗，发热恶寒，或风疹瘙痒，如五味汤（《外台秘要》）。

（4）风湿身痛　常与薏苡仁、苦杏仁、甘草等同用，具有疏风祛湿的作用。可用于风湿侵袭肌肉、经脉，遍身疼痛，发热，日晡加剧，如麻黄杏仁薏苡甘草汤（《金匮要略》)。

（5）阴疽痰核　常与白芥子、熟地黄、当归等同用，具有消痈散疖的作用。可用于积痰凝血，阴疽痰核，流注结块，如阳和汤（《外科证治全生集》)。

2. 蜜麻黄　取炼蜜，加适量开水稀释，与麻黄段拌匀，稍闷，用文火炒至不粘手，取出放凉（每 10kg 麻黄，用炼蜜 2kg）。蜜炙后味甘、微苦，性温偏润，辛散发汗作用缓和，增强止咳平喘的功效，以宣肺平喘止咳为主。

（1）风寒咳喘　常与苦杏仁、甘草同用，具有宣肺平喘的作用。可用于表证较轻或已解，而喘咳较重，咳嗽痰多，如三拗汤（《太平惠民和剂局方》)。

（2）痰饮咳喘　常与细辛、干姜、半夏等同用，具有温肺平喘的作用。可用于痰饮伏肺，咳嗽气喘，痰多清稀，如小青龙汤（《伤寒论》)。

（3）肺热喘咳　常与石膏、苦杏仁、甘草同用，具有清肺平喘的作用。可用于痰热壅肺，气失清肃，咳嗽气喘，痰黄而稠，身热口渴，如麻杏石甘汤（《伤寒论》)。

3. 麻黄绒　取麻黄段，碾绒，筛去粉末。制绒后作用缓和，适用于老年人、幼儿及体虚患者的风寒感冒，用途与生麻黄相似，但作用较弱。

4. 蜜麻黄绒　方法与蜜麻黄同（每 10kg 麻黄绒，用炼蜜 2.5kg）。蜜麻黄绒的作用更加缓和，用于表证已解，而喘咳未愈的体虚患者。用途与炙麻黄相似，但作用较弱。

【处方配给】写麻黄，配给麻黄；写蜜麻黄、炙麻黄、制麻黄，配给蜜麻黄；写蜜麻黄绒、炙麻黄绒，配给蜜麻黄绒；其余随方配给。

【用法用量】煎服，生品、炙品 2~10g。入丸、散剂 1~3g；外用适量。

【使用注意】生品辛温发汗之力甚强，温病发热、表虚自汗者忌用；老年人、小儿及体虚之人慎用。用于解表发汗，不宜久煎。

【相关研究】

（1）古代文献研究　《金匮玉函经》："折之，皆先煮数沸，生则令人烦，汗出不可止，折节益佳"；《证类本草》："凡使，去节并沫，若不尽，服之令人闷"；《活幼心书》："去节存根功全表里"；《本草品汇精要》："去节合蜜炒，水煎乘热服"；《医学纲目》："不去节，表闭汗"；《医学入门》："发汗用身去节，水煮三沸去沫，止汗用根"；《仁术便览》："根止汗，有连根节全用者"；《证治准绳》："凡用麻黄去节，先滚醋汤略浸，片时捞起，以备后用，庶免太过。如冬月严寒腠理致密，当生用"。

（2）化学成分研究　三种不同麻黄茎中生物碱含量以草质茎生物碱含量最高，麻黄茎中所含的多种麻黄型生物碱主要在节间，尤其是髓部含量最高，但节的伪麻黄碱含量比节间高。

麻黄炮制后总生物碱有所下降，其挥发油中所含成分的种类和含量都发生了变化。研究表明，蜜炙后挥发性成分变化较大，在蜜麻黄挥发油中检出了 4 种新化合物，在蜜炙品中具有平喘作用的 L-α-萜品烯醇、石竹烯及具有镇咳祛痰、抗菌、抗病毒作用的柠檬烯、芳樟醇含量增高。在炒麻黄中以上成分含量增加较之蜜麻黄更为显著，同时发现了具有祛痰作用的菲兰烯。

（3）药理作用研究　麻黄茎的节与节间药理作用一致，均表现出麻黄型生物碱的作用，但节比节间作用弱。还有抗炎作用和发汗作用；其毒性以节的最大，特别是出现惊厥现象；麻黄根与茎作用相反，麻黄茎有发汗作用和升血压作用；麻黄根有止汗和降血压作用，故麻黄茎与根应分别入药。

生麻黄发汗作用最强，其有效部位是挥发油和醇提部位；蜜麻黄平喘作用最强，有效部位主要有生物碱和挥发油类成分。小鼠毒性试验表明，蜜沫麻黄组和蜜麻黄组的小鼠均无异常反应和死亡。家兔解热实验表明，蜜沫麻黄组与0.9%氯化钠注射液组比较，有显著差异；与蜜麻黄组比较，则无明显的差异；豚鼠平喘实验表明，蜜沫麻黄组和蜜麻黄组对照组比较，均有非常显著的差异；而蜜沫麻黄组与蜜麻黄组之间则无显著差异。大鼠足跖汗液分泌着色实验表明，麻黄及其炮制品均有发汗作用，生麻黄作用最强，麻黄茎生品的发汗解表和利水消肿力强，各种炮制品的辛散发汗之力较之生品均有所缓和。

附药：麻黄根

本品为麻黄科植物草麻黄 *Ephedra sinica* Stapf 或中麻黄 *Ephedra intermedia* Schrenk et C. A. Mey. 的干燥根和根茎。秋季末采挖，除去残茎、须根和泥沙，干燥。药材以质硬、外皮色红棕、切面色黄白者为佳。本品味甘、涩，性平；入心、肺经。具有固表止汗之效。炮制方法：除去根头和须根等杂质，洗净，润透，切厚片，干燥。临床应用如下。

（1）自汗不止　常与当归、黄芪同用，具有收敛止汗的作用。可用于表虚自汗，或产后虚汗不止，如麻黄根散（《太平圣惠方》）。

（2）阴虚盗汗　常与牡蛎、黄芪、山茱萸同用，具有养阴敛汗的作用。可用于诸虚不足，津液不固，体常自汗，夜卧即甚，久而不止，短气烦倦，如牡蛎散（《太平惠民和剂局方》）。

【处方配给】写麻黄根，配给麻黄根。

【用法用量】3~9g。外用适量，研粉撒扑。

桂　枝

本品为樟科植物肉桂 *Cinnamomum cassia* Presl 的干燥嫩枝。春、夏二季采收，除去叶，晒干，或切片晒干。药材以质嫩、色红棕、气香者为佳。味辛、甘，性温；入心、肺、膀胱经。具有发汗解肌，温通经脉，助阳化气，平冲降气之效。

【炮制应用】

1. 桂枝　取原药材，拣净杂质，切薄片或小段，生品以散寒解表，温通经脉为主。

（1）外感风寒　常与白芍、甘草、生姜等同用，具有散寒解肌的作用。可用于风寒客表，头痛发热，汗出恶风，鼻流清涕，如桂枝汤（《伤寒论》）。若表实无汗，可与麻黄、杏仁、甘草同用，具有发汗解表的作用，如麻黄汤（《伤寒论》）。

（2）风寒湿痹　常与附子、生姜、甘草等同用，具有祛寒除痹的作用。可用于风寒湿邪阻滞，身体肩臂疼痛，举动困难，筋骨、肌肉发生挛痛，重着酸麻，如桂枝附子汤（《伤寒论》）。

（3）水湿浮肿　常与泽泻、茯苓、猪苓等同用，具有温阳利水的作用。可用于脾肾阳虚，不能化气，水湿停留，膀胱蓄水，小便不利，面浮跗肿，如五苓散（《伤寒论》）。

（4）胸痹胸痛　常与瓜蒌、薤白、枳实同用，具有温通胸阳的作用。可用于胸阳被阻，胸背疼痛，呼吸短促，咳嗽痰多，如枳实薤白桂枝汤（《金匮要略》）。

2.蜜桂枝　取炼蜜，加适量开水稀释，淋入净桂枝片内拌匀，闷润，置锅内，用文火炒至老黄色、不粘手时，取出晾凉（每10kg桂枝片，用炼蜜1.5kg）。蜜炙后，辛通作用减弱，以温中补虚、散寒止痛为主。

（1）瘀血经闭　常与牡丹皮、桃仁、茯苓等同用，具有活血通经的作用。可用于瘀血阻滞，腹痛，月经闭塞，以及胎死腹中，如桂枝茯苓丸（《金匮要略》）。

（2）痰饮内停　常与茯苓、白术、甘草同用，具有温化痰饮的作用。可用于痰饮内停，阻抑肺气不能肃降而致的胸满，咳逆上气，如苓桂术甘汤（《伤寒论》）。

（3）腹中急痛　常与白芍、生姜、大枣等同用，具有温中止痛的作用。可用于中阳不足，寒邪内阻，胃腹急痛，喜温喜按，如小建中汤（《金匮要略》）。

此外，有的地区尚有炒桂枝，主要用于温中补虚。

【处方配给】写桂枝、桂尖，配给生品；蜜桂枝随方配给。

【用法用量】生品3~10g，蜜炙品10~15g。

【使用注意】入汤剂时不宜久煎。

【相关研究】

（1）古代文献研究　《证治准绳》："桂之毒在皮，故方中皆去皮用"；《本草述》："略去粗皮，忌火"。

（2）化学成分研究　生桂枝经炮制成炒桂枝、蜜炙桂枝后，桂皮醛含量均有不同程度的下降，其中以炒桂枝下降幅度较大，而肉桂酸含量则无明显的下降。

（3）药理作用研究　桂枝炒制品和蜜炙品未降低其清除超氧阴离子的能力和抗脂质过氧化作用，但却显著降低其清除羟自由基的能力。认为治疗自由基有关疾病时，从抗氧化角度考虑，临床加减方药中所用桂枝仍以生品为佳。

生　姜

本品为姜科植物姜 *Zingiber officinale* Rosc. 的新鲜根茎。秋、冬二季采挖，除去须根和泥沙。药材以块大、丰满、质嫩者为佳。味辛，性微温；入肺、脾、胃经。具有解表散寒，温中止呕，化痰止咳，解鱼蟹毒之效。

【炮制应用】

1.生姜　取原药材，清水洗净，晾干，切片。鲜品味辛性温，以解表散寒，温胃止呕，行水消痞为主。

（1）风寒感冒　常与桂枝、白芍、甘草等同用，具有散寒解表的作用。可用于风寒外感，发热头痛，汗出恶风，鼻流清涕，如桂枝汤（《伤寒论》）。

（2）寒湿呕吐　常与半夏同用，具有燥湿止呕的作用。可用于寒湿中阻，胃失和降，似喘不喘，似呕不呕，似哕不哕，彻心中愦愦然无奈者，如生姜半夏汤（《金匮要略》）。

（3）咳喘痞胀　常与黄芩、人参、黄连等同用，具有行水消痞的作用。可用于湿痰水饮，停于胸膈心胃，心下痞硬，干噫食臭，胁下有水气，腹中雷鸣下利，如生姜泻心汤（《伤寒论》）。

（4）鱼蟹中毒　本品能解鱼蟹毒及半夏、天南星的毒性，故对鱼蟹等食物中毒，以及生半夏、生南星等药物之毒，均有一定的解毒作用。

2. 煨姜　取净生姜，用草纸包裹，清水浸湿，直接放入火中煨至纸炭化，以姜外皮色黑，中心色黄为度。煨后辛味缓和，较生姜性温，以温中止呕为主。

（1）寒湿泄泻　常与高良姜、肉豆蔻、木香等同用，具有散寒，止泻，缓痛的作用。可用于脾胃虚冷，脘腹疼痛，大便泄泻，如二姜丸（《太平惠民和剂局方》）。

（2）胃寒呕吐　常与半夏、人参、吴茱萸等同用，具有温胃止呕的作用。可用于肝胃虚弱，遇寒则呕，呕吐清水，或干呕，吐涎沫，如吴茱萸汤（《伤寒论》）。

【处方配给】随方配给。

【用法用量】生品、煨品 3~10g。生姜汁 3~10 滴。

【使用注意】生姜辛温助火，热邪内盛、阴虚火旺、失血患者以及月经量多者忌用。

【相关研究】

（1）古代文献研究　《本草通玄》："生用发散，熟用和中，要热则去皮，要冷则留皮。"《得配本草》："生用发散，熟用和中。捣汁通窍，开隔豁痰救卒暴。治水肿用皮。止呕、止泻煨用。血症炒炭。"《外科证治全生集》："干用止嗽、止呕，炒成炭性纯阳。"《本草害利》："古方姜茶饮治痢，热痢留皮，冷痢去皮或用蜜炙。"《本草纲目》："生用发散，熟用和中。"

（2）化学成分研究　由于煨姜炮制过程中减少了辛散性，即挥发油有所减少，且鉴别出的煨姜挥发油成分和姜酚类成分少于生姜。由实验数据可知，大部分烯烃类成分在煨姜挥发油中的相对百分含量高于生姜，例如 α- 蒎烯、莰烯、α- 水芹烯、桧烯、姜黄烯、β- 蒎烯、萜品油烯。而醛类成分在煨姜挥发油中的相对百分含量低于生姜，部分醛类甚至在煨姜挥发油中未鉴别出，如癸醛、香茅醇、反式 -2- 癸烯醛。

（3）药理作用研究　生姜其性温而味辛，主要用于发散风寒，如风寒感冒、头痛鼻塞等症状。煨姜性温味辛，生姜经煨制后，解表作用减弱，药物中部分挥发性及刺激性成分减少，使得药性缓和，主要用于温中止呕、腹痛泄泻。现代研究表明，在临床观察与护理中，煨姜能防治肿瘤患者化疗致消化道不良反应。

附药：生姜皮、生姜汁

（一）生姜皮

本品为姜科植物姜 *Zingiber officinale* Rosc. 的根茎切下的外表皮。味辛，性凉；入肺、肝经。具有和脾行水消肿之效。

脾虚水肿　常与桑白皮、大腹皮、茯苓皮等同用，具有健脾利水的作用。可用于脾虚湿盛，周身浮肿，肢体沉重，心腹胀满，上气喘急，小便不利等症，如五皮散（《华氏中藏经》）。

（二）生姜汁

本品为姜科植物姜 *Zingiber officinale* Rosc. 的根茎生姜趁鲜捣汁。功同生姜，但偏于临床应急服用。

（1）天南星、半夏中毒的喉舌麻木肿痛，或呕逆不止、难以下食者，可取汁冲服，易于入喉。

（2）中风卒然昏厥　与竹沥同用，冲服或鼻饲给药。

荆　芥

本品为唇形科植物荆芥 *Schizonepeta tenuifolia* Briq. 的干燥地上部分。夏、秋二季当花开到顶端，穗绿色时割取地上部分，除去杂质晒干为荆芥。药材以色淡黄绿、穗长而密、香气浓者为佳。味辛，性微温；入肝、肺经。具有解表散风，透疹，消疮之效。

【炮制应用】

1. **荆芥**　取原药材，除去杂质，洗净润透，切段，干燥。生用以祛风解表，透疹消疮为主。

（1）风寒感冒　常与薄荷、防风、柴胡等同用，能增强祛风散寒的作用。可用于风寒侵袭肌表，恶寒发热，无汗头痛；亦治疮疡初起有表证者，如荆防败毒散（《医学正传》）。

（2）风温初起　常与淡竹叶、金银花、连翘等同用，具有疏风清热的作用。可用于风温初起，发热微恶风寒，无汗头痛等症，如银翘散（《温病条辨》）。

（3）麻疹初起　常与蝉蜕、西河柳、牛蒡子等同用，具有宣毒透疹的作用。可用于麻疹初起，疹透不畅，烦闷咽痛，如竹叶柳蒡汤（《先醒斋医学广笔记》）。

（4）外感咳嗽　常与桔梗、白前、百部等同用，具有祛风解表，止咳祛痰的作用。可用于风寒犯肺，恶寒发热，咳嗽喉痒，咯痰不畅，畏风有汗，如止嗽散（《医学心悟》）。

2. **荆芥炭**　取荆芥段，置炒制容器内，用武火炒至表面焦黑色时，喷淋少量清水灭尽火星，取出。炒炭后辛散之力大减，其味苦涩，具有入血分而止血的功能。

（1）吐血　常与炮姜炭、三七、伏龙肝等同用，具有温中散寒，止吐血的作用。可用于胃络受伤，瘀血阻滞，吐血紫黑，胃脘疼痛，大便色黑稀薄等症。

（2）衄血　常与茜草根、牡丹皮、黄芩等同用，具有清肺凉肝，止衄血的作用。可用于肝肺郁热，鼻窍出血或牙龈出血等症，如荆芥散（《沈氏尊生书》）。

（3）崩漏、便血　常与当归炭、棕榈炭、地榆炭等同用，具有固经止血的作用。可用于冲任不固，崩中漏下；亦治大便出血者，如用于产后血晕的加味荆芥散（《中医妇科治疗学》）。

【处方配给】写荆芥，配给生品；写荆芥炭配给荆芥炭；其余随方配给。

【用法用量】生品、炒炭 5~10g。

【使用注意】生品用于解表时，不宜久煎。

【相关研究】

（1）古代文献研究　《炮炙大法》："止血须炒黑"；《医宗说约》："止血，炒黑用。祛风生用"；《本草新编》："或问荆芥引血归经，亦有引之而不归经者乎？夫荆芥炒黑，则引血归经，生用则引气归经。引血归经者，有益于血者；引气归经者，有益于气。有益于血者，血无乱动之虞；益于气者，气有过动之失。气过动，而血不能静矣，故用荆芥必须炒黑也，炒黑以治，无不归经也"；《本草备要》："连穗用，穗在于巅，故善升发。治血炒黑用。凡血药用山栀、干姜、地榆、棕榈、五灵脂等，皆应炒黑者，以黑胜红也"；《本草辨义》："生用解散风邪，清利头目……若炒黑用，须炒极黑存性，治肠红下血，女人崩漏，产后血晕，取其凉血及血遇黑则止之义也"；《嵩崖尊生全书》："生用解散风邪，炒黑专主崩漏"；《得配本草》："血晕用穗。止血炒炭。散风生用。敷毒醋调。止崩漏，童便炒黑"；《本草求真》："崩中不止，有用炒黑荆芥以治……连穗同治血，须炒黑，穗在巅，故善升发，黑能胜赤，故必炒黑"；《医家四要》："连穗用，治血，炒黑用，入肝经气分，兼行血分"；《本草便读》："炒黑能入血分，故又能宣血中之风，凡产后溃疡血虚感风之证最宜"；《本经逢原》："产后止血，童便炙黑用"。

（2）化学成分研究　荆芥各部位挥发油含量以荆芥穗最高。在荆芥穗挥发油中，萜酮类成分相当高。炒炭后，荆芥挥发油含量显著降低，油中所含成分也发生了质的变化。同时，荆芥炒炭后挥发油折光率增大，并与炒炭程度有关。

（3）药理作用研究　荆芥具有解热、镇痛、抗炎、发汗、抗病毒、抗氧化作用。荆芥油有直接松弛豚鼠气管平滑肌作用，对神经系统具有镇静、降温作用。荆芥穗有明显抗补体作用。荆芥炭混悬液和荆芥炭挥发油乳剂均有明显的止血作用，生品则无此作用。荆芥炭和荆芥炭挥发油的止血作用与剂量有关。同时，荆芥炭的止血活性部位为脂溶性提取成分，其作用机制为明显缩短实验动物的凝血酶原时间、凝血酶时间、白陶土部分凝血活酶时间、血浆复钙时间，并且具有体内抗肝素作用，从而对内源性和外源性凝血系统中的多种凝血因子表现出可靠的激活作用。

附药：荆芥穗

本品为唇形科植物荆芥 *Schizonepeta tenuifolia* Briq. 的干燥花穗。夏、秋二季花开到顶、穗绿色时采摘，除去杂质，晒干。药材以穗长而密、香气浓者为佳。本品味辛，性微温；入肺、肝经。具有解表散风，透疹，消疮之效。

【炮制应用】

1. **荆芥穗** 摘取荆芥的花穗，除去杂质。本品芳香气烈，祛风发汗作用较荆芥为强，多用于散头部之风邪。

2. **荆芥穗炭** 炮制方法和作用与荆芥炭相同。

【处方配给】 写荆芥花、荆芥穗、芥穗、黑芥穗，配给荆芥穗；其余随方配给。

【用法用量】 生品、炒炭 5~10g。

防 风

本品为伞形科植物防风 *Saposhnikovia divaricata* (Turcz.) Schischk. 的干燥根。春、秋二季采挖未抽花茎植株的根，除去须根和泥沙，晒至八九成干，捆成小把，再晒干。药材以条粗壮、断面皮部浅棕色、木部浅黄色者为佳。味辛、甘，性微温；入膀胱、肝、脾经。具有祛风解表，胜湿止痛，解痉之效。

【炮制应用】

1. **防风** 取原药材，除去杂质，洗净稍润，切薄片，干燥。生品以祛风解表为主。

（1）风寒感冒 常与白术、川芎、白芷等同用，具有散寒解表的作用。可用于风寒袭表，恶寒发热，头痛鼻塞，如防风冲和汤（《沈氏尊生书》），或荆防败毒散（《摄生众妙方》）。

（2）外感风湿 常与羌活、独活、蔓荆子等同用，具有解表祛湿的作用。可用于风湿客于肌表，恶风身重，骨节疼痛，如羌活胜湿汤（《内外伤辨惑论》）。

（3）外感痉病 常与钩藤、青黛、牛黄等同用，具有疏风解痉的作用。可用于外风引起的痉病，颈项肩背胁肋强痛，四肢挛急及小儿惊风，如凉惊汤（《医宗金鉴》）。

（4）风湿痹痛 常与当归、秦艽、羌活等同用，具有祛湿通痹的作用。可用于风湿滞于肌肉、经络，骨节酸痛，手足麻木，如防风汤（《宣明论方》）。

2. **炒防风** 取净防风，置炒制容器内，用文火炒至深黄微焦为度。炒后缓其辛散，以祛风止泻作用为主。

腹痛泄泻 常与白术、陈皮、白芍同用，具有健脾止泻的作用。可用于肝旺脾虚，肠鸣腹痛，大便泄泻，泻必腹痛等症，如痛泻要方（《景岳全书》）。

3. **防风炭** 取净防风片，置炒制容器内，用武火加热，炒至表面黑色，内呈黑褐色，洒少许清水灭尽火星，取出晾干。炒炭失去辛散之性，以止血止泻为主。

肠风便血 常与槐角炭、侧柏叶、地榆等同用，具有祛风止血的作用。可用于风热灼伤肠胃而致的肠风便血，血色鲜红，如槐角丸（《太平惠民和剂局方》）；或崩漏下血，如独圣散（《校注妇人良方》）。

【处方配给】写防风，配给生品；炒防风、防风炭随方配给。

【用法用量】生品、炒品 5~10g；防风炭 6~15g。

【使用注意】本品性偏温燥，燥热、阴虚血亏、热病动风者慎用或忌用。

【相关研究】

（1）古代文献研究 《本草乘雅半偈》："修治去叉头、叉尾及枯黑者，叉头令人发狂，叉尾发人痼疾也"；《本草述钩元》："去芦并叉头、叉尾及形弯者弗用，能令人吐"；《本草备要》："上部用身，下部用梢"；《得配本草》："止汗麸炒"；《本草求真》："治上焦风用其身，治下焦风用其梢"。

（2）化学成分研究 炮制后能提高防风中升麻素苷和 5-O- 甲基维斯阿米醇苷的含量。

苍耳子

本品为菊科植物苍耳 *Xanthium sibiricum* Patr. 的干燥成熟带总苞的果实。秋季果实成熟时，割下全草晒干，打取果实，采收，干燥，除去梗、叶等杂质。药材以粒大、饱满、色棕黄者为佳。味辛、苦，性温，有毒；入肺经。具有散风寒，通鼻窍，祛风湿之效。

【炮制应用】

1.**苍耳子** 取原药材，除去杂质。生用有小毒，以消风止痒为主。

（1）大腹水肿 常与葶苈子同用，具有行水消肿的作用。可用于大腹水肿，小便不利等症。

（2）风疹、疥癣 可单味熬膏，噙口内，黄酒送下，具有解毒医疮，祛风止痒的作用。可用于疮疥瘰疬，麻风癫疾，白驳风等皮肤疾患，如苍耳膏（《医宗金鉴》）。

2.**炒苍耳子** 取净苍耳子，置炒制容器内，用中火炒至刺尖焦黄色时取出。碾去刺筛净，用时捣碎。炒后可降低毒性，并易去刺和洁净药物，长于通鼻窍，祛湿止痛。

（1）风湿痹痛 常与羌活、独活、威灵仙等同用，亦可单味研细末水煎服，具有祛湿通痹的作用。可用于风湿侵袭肌肉、经络，肢体疼痛，四肢拘挛等症，如苍耳子散（《普济方》）。

（2）鼻渊流涕 常与辛夷、白芷、薄荷等同用，具有宣通鼻窍的作用。可用于风寒客于鼻窍，涕流不止，或兼头前额疼痛，如苍耳散（《济生方》）。

【处方配给】写苍耳子、苍耳，配给炒苍耳；生品随方配给。

【用法用量】生品、炒品 3~10g。

【使用注意】血虚头痛不宜用。过量易致中毒，引起呕吐、腹痛、腹泻等症。

【相关研究】

（1）古代文献研究 《太平圣惠方》："微炒，治风，利关节""酥炒微黄，治风肿"；《圣济总录》："炒，治风，腰脚不随"；《景岳全书》："治鼻渊宜炒熟为末"；《本草纲目》：

"炒香浸酒服，去风补益"；《本草纲目拾遗》："酒浸，去风补益"。

（2）化学成分研究　研究表明苍耳子的活性成分有绿原酸和1,5-二咖啡酰奎宁酸等酚酸类，毒性成分有羧基苍术苷、苍术苷及其衍生物等贝壳杉烯苷类，这些水溶性苷类的毒性机制是对线粒体膜外氧化磷酸化的抑制作用。

羧基苍术苷随炒制温度升高而显著降低，苍术苷的含量在260℃之前，随温度升高而升高，260℃后随温度升高而降低。羧基苍术苷较苍术苷在C_4位多1个羧基，苍耳子炒制后苍术苷含量增加，可能与羧基苍术苷C_4位失去1个羧基向苍术苷转化有关，但温度超过260℃苍术苷可被破坏，当炒制温度达320℃时，羧基苍术苷及苍术苷均可被完全破坏。绿原酸和1,5-二咖啡酰喹宁酸的含量随炒制温度升高而显著降低，当炒制温度达320℃时，这两种成分已损失殆尽。因此，苍耳子炒制降低毒性的同时，应注意对其主要活性成分含量的影响。

（3）药理作用研究　苍耳子的毒性，多数学者认为与其含毒性蛋白质有关，部分学者认为其毒性成分为苍耳苷和生物碱。常易损害肝、心、肾等内脏实质细胞，出现黄疸、心律不齐、蛋白尿。尤以损害肝脏为甚，能引起肝昏迷而迅速死亡，即便治愈，也易留下肝肿大后遗症。小鼠实验表明，腹腔注射苍耳子生、炒品贝壳杉烯苷类成分提取物，可使小鼠肝脏指数、丙氨酸氨基转移酶、天冬氨酸氨基转移酶、肝组织丙二醛含量升高，并对肝脏有脂质过氧化损失，但炒品较生品对肝脏的损伤轻，说明炒制可降低苍耳子肝毒性。苍耳子生、炒品脂肪油乳浊液和水煎液体外抑菌实验证明，抑菌作用炒品优于生品。

牛蒡子

本品为菊科植物牛蒡 *Arctium lappa* L. 的干燥成熟果实。秋季采收成熟果序，晒干，打下果实，除去杂质。药材以粒大、饱满、色灰褐者为佳。味辛、苦，性寒；入肺、胃经。具有疏散风热，宣肺透疹，解毒利咽之效。

【炮制应用】

1. 牛蒡子　取原药材，筛去灰屑及杂质。生用具寒滑之性，有滑肠之虑，加之种皮致密，不易煎出，多炒用；亦有生品捣研细入药者，以宣毒透疹，润肠通便为主。

（1）疹透不畅　常与淡竹叶、西河柳、蝉蜕等同用，具有宣毒透疹的作用。可用于风疹、麻疹，由于热壅不能透发，胸闷心烦，口干发热，如竹叶柳蒡汤（《先醒斋医学广笔记》）。

（2）风热便秘　常与大黄，或单味研末，温开水服，具有泻热通便的作用。可用于风热所致的大便不通及头面浮肿，水蛊腹大，如治风水身肿欲裂方（《太平圣惠方》）。

（3）痄腮肿痛　常与板蓝根、青黛、黄芩等同用，具解毒消肿的作用。可用于痄腮红肿疼痛，发热恶寒，如普济消毒饮（《医方集解》）。

2. 炒牛蒡子　取净牛蒡子，置炒制容器内，用文火炒至微鼓起，有爆裂声，略有香气时，取出放凉，用时捣碎。炒后缓其寒滑之性，并易煎出，以发散风热，解毒利咽为主。

（1）面上风痒　常与刺蒺藜、蝉蜕、蔓荆子等同用，具有疏风清热的作用。可用于风热上搏，头面赤肿疼痛，或风温初起，咳嗽咽痛，如鼠粘子散（《张氏医通》）。

（2）咽喉肿痛　常与薄荷、荆芥穗、防风等同用，具有清肺利咽的作用。可用于风热上壅之咽喉肿痛，喉痧，赤紫丹毒，如牛蒡汤（《证治准绳》）。

（3）风热喘咳　常与甘草、荆芥穗同用，具有宣肺平喘的作用。可用于风热郁肺，肺气闭塞，气急喘咳，浊涕痰黏，烦渴欲饮，身热咽痛，如消毒饮（《阎氏小儿方论》）。

【处方配给】写牛蒡子、大力子、炒牛蒡子，配给炒牛蒡子；生品随方配给。

【用法用量】生品、炒品 6~12g；外用适量。

【使用注意】本品"性寒而滑利"，气虚便溏者慎用或忌用。

【相关研究】

（1）古代文献研究　《握灵本草》："痰厥头痛，牛蒡子炒"；《本草述钩元》："须酒浸三日乃可，不惟取其入血，并移其性冷，胜于微炒用之"；《本草求真》："性冷滑利，多服则中气有损"。

（2）化学成分研究　牛蒡子在受热炮制过程中，化学成分发生显著变化，其中绿原酸、异绿原酸 A 和牛蒡苷的含量显著降低，而牛蒡苷元的含量显著升高。提高炮制过程中加热温度和延长加热时间可以使绿原酸、异绿原酸 A 和牛蒡苷分解增加，牛蒡苷受热可以分解转化为牛蒡苷元，3,5-二咖啡酰基奎宁酸可以转化成立体结构更加稳定的 4,5-二咖啡酰基奎宁酸。牛蒡子生品和炒制品中的挥发性成分种类和含量具有较大差异，与生品相比较，炒制品挥发性成分中单萜和倍半萜化合物明显减少，而含氮杂环类化合物和含氮芳香烃类化合物均为新产生的成分，其中吡嗪类化合物系首次在牛蒡子炒制品中发现。此外，还在牛蒡子炒制品挥发性成分中鉴定出愈创木酚，β-石竹烯。

（3）药理作用研究　现代药理研究发现，目前对炒牛蒡子中主要活性成分牛蒡苷元药理作用的研究比较深入，有抗炎及增强免疫力、抵御病毒、抗白血病、抑制肿瘤细胞活性和调节血糖等作用。已进行初步研究的药理活性包括抗菌、抵御血小板活化因子（PAF）受体、调节血压稳定以及对于心脏病的调节。二咖啡酰基奎宁酸具有很好的抗氧化、抗炎、抗病毒、抗纤维化、抑制平滑肌收缩、降血脂等诸多作用。

桑　叶

本品为桑科植物桑 *Morus alba* L. 的干燥叶。初霜后采收，除去杂质，晒干。药材以无污染、叶大者为佳。味苦、甘，性寒；入肺、肝经。具有疏散风热，清肺润燥，清肝明目之效。

【炮制应用】

1.桑叶　将原药材拣净杂质，揉碎，去粗柄，筛去灰屑。生用以解表退热为主。

（1）风温表证　常与菊花、连翘、杏仁等同用，具有散热解表的作用。可用于风温初起，身不甚热，口中微渴，头痛鼻塞而咳嗽，如桑菊饮（《温病条辨》）。

（2）目赤肿痛　常与野菊花、决明子、栀子等同用，具有祛风明目的作用。可用于风火上扰，目赤肿痛；亦可用于肝肾阴虚，两目干涩，头晕头痛，如桑麻丸（《医方集解》）。

2. **蜜桑叶**　取净桑叶加蜜拌匀，闷润，置炒制容器内，用文火炒至蜜被吸尽，不粘手为度（每10kg桑叶，用炼蜜2.5kg）。蜜炙后以清肺润燥为主。

肺燥咳嗽　常与杏仁、贝母、北沙参等同用，具有清肺润燥的作用。可用于燥热伤阴，干咳无痰，身热口干，如桑杏汤（《温病条辨》）。若症势较剧，咳呛气喘，身热烦渴，常与石膏、麦冬、枇杷叶等同用，如清燥救肺汤（《医门法律》）。

【处方配给】写桑叶、冬桑叶、霜桑叶，配给生品；蜜桑叶随方配给。

【用法用量】5~15g。

【相关研究】

（1）古代文献研究　《修事指南》："捣末，丸散任服或煎水代茶之，又霜后叶煮汤，淋溻手足去风痹殊胜，又微炙，和桑衣煎服治痢及金疮诸损伤止血。震亨曰：经霜桑叶研末米饮服，止盗汗"。

（2）化学成分研究　研究表明，10月下旬桑叶中芦丁及绿原酸含量相对较高，最佳采收期应为10月下旬桑叶经初霜后，符合传统要求。桑叶经蜜炙后，绿原酸含量显著降低，因绿原酸是桑叶中消炎、杀菌的主要药效成分，故临床用于发热等常用生品。

蔓荆子

本品为马鞭草科植物单叶蔓荆 *Vitex trifolia* L. var. *simplicifolia* Cham. 或蔓荆 *Vitex trifolia* L. 的干燥成熟果实。秋季果实成熟时采收，除去杂质，晒干。药材以粒大、饱满、具白色粉霜、气辛香者为佳。味辛、苦，性微寒；入膀胱、肝、胃经。具有疏风散热，清利头目之效。

【炮制应用】

1. **蔓荆子**　取原药材，筛去灰屑和杂质。生用辛散而性偏凉，以疏风散热为主。

（1）风热头痛　常与菊花、防风、薄荷等同用，具有疏风，清热，止痛的作用。可用于风热上攻，头痛眩晕，发热微恶风寒，如菊芎饮（《上池秘录》）。

（2）小便不利　常单味研末，开水送下，具有行水消肿的作用。可用于肺气壅塞之小便不通，以及头面浮肿，风肿，如独圣散（《证治准绳》）。

（3）目昏赤肿　常与菊花、谷精草、蝉蜕等同用，具有凉肝明目的作用。可用于肝经风热，目赤泪出，头痛昏闷，如蝉花散（《证治准绳》）。

2. **炒蔓荆子**　取净蔓荆子，置炒制容器内，用文火炒至色泽加深时取出，筛净，用时捣碎。炒后辛散作用缓和，长于升发清阳和祛湿止痛，以聪耳明目为主。

（1）耳聋目障　常与人参、黄芪、白芍等同用，具有聪耳明目的作用。可用于中气不足，清阳不利，耳聋目障，如益气聪明汤（《证治准绳》）。

（2）风湿痹痛　常与羌活、防风、川芎等同用，具有疏风祛湿的作用。可用于风湿侵袭肌肉、经络、骨节疼痛，活动不利，如羌活防风汤（《素问病机气宜保命集》）。

【处方配给】写蔓荆子、蔓京子配给炒蔓荆子；生品随方配给。

【用法用量】5~10g；外用适量。

【相关研究】

（1）古代文献研究　《医宗粹言》："破，以酒炒过入煎，今人往往不研不炒而用，多不见效"。

（2）化学成分研究　水浸出物含量捣碎品比不捣碎品高。炮制品中，微炒品含量最高，炒焦品次之，生品又次之，炒炭品最低。挥发油含量测定结果是，生品含量最高，微炒品次之，炒焦品又次之，炒炭品最低。生品与各炮制品的挥发油薄层图谱基本相似，但各样品色斑的大小和颜色有差异；炒炭品还多一个斑点，说明炒炭品化学组成有变化。采用紫外分光光度法测定总黄酮，蔓荆子随炒制程度加重，炒制时间延长后，出现先上升后下降的变化。炒焦品含量最高，炒炭品次之，微炒和生品含量较少。

（3）药理作用研究　蔓荆子具有镇痛、镇静、抗炎、解热、祛痰、平喘等作用。小鼠热板法镇痛实验表明，各炮制品均能显著提高痛阈，但生品明显强于炒制品，醇提取物明显强于水提取物。扭体实验表明，蔓荆子生品、炒黄品、酒炒品均有明显镇痛作用，生品镇痛作用最强，炒制后，其镇痛效果降低，酒制也未增加其镇痛作用，取其镇痛作用时，建议蔓荆子生用较好。

柴　胡

本品为伞形科植物柴胡 *Bupleurum chinense* DC. 或狭叶柴胡 *Bupleurum scorzonerifolium* Willd. 的干燥根。按性状不同，分别习称"北柴胡"和"南柴胡"。春、秋二季采挖，除去茎叶及泥沙，干燥。药材以条粗长、须根少者为佳。味苦、辛，性微寒；归肝、胆、肺经。具有疏散退热，疏肝解郁，升举阳气之效。

【炮制应用】

1.柴胡　取原药材，除去杂质及残茎，洗净，润透，切厚片，干燥。生用升散作用较强，以解表退热为主。

（1）外感表证　常与防风、陈皮、生姜等同用，具有解表退热作用。可用于风寒感冒，发热恶寒，头痛身痛者，如正柴胡饮（《景岳全书》）；亦可用本品与葛根、羌活、白芍等同用，取其解肌清热作用，用于风寒感冒证，如柴葛解肌汤（《伤寒六书》）。近年来亦有将柴胡之挥发性成分制成注射剂，治疗感冒发热而收到良好疗效。

（2）寒热往来　常与黄芩、人参、制半夏等同用，具有和解少阳，祛邪扶正的作用。可用于邪在半表半里，寒热往来，少阳证胸胁苦满，心烦喜呕等症，如小柴胡汤（《伤寒论》）；若肝胆积热，胸胁疼痛，寒热往来，恶心呕吐兼有大便秘结者，可与制半夏、炒枳实、大黄等同用，取其和解少阳，内泻热结之效，如大柴胡汤（《金匮要略》）。

（3）疟疾　常与青皮、草果仁、黄芩等同用，具有燥湿化痰，泄热清脾，截疟的作用。可用于疟邪内伏所致乍寒乍热，休作有时，或一日一发，或三日一发者，如清脾饮（《济生方》）。

（4）中气下陷　常与人参、白术、升麻等同用，具有补中益气，升阳举陷的作用。可用于中气下陷所致的久泻脱肛，脏器下垂，气短，倦怠等症，如升陷汤（《医学衷中参西录》）。

2. 醋柴胡　取柴胡片，加入定量米醋拌匀，闷润至醋被吸尽，置炒制容器内，用文火加热，炒干，取出晾凉（每10kg柴胡，用米醋2kg）。醋炙后缓和其升散之性，增强疏肝止痛的作用。

（1）肝气郁结　常与当归、白芍、白术等同用，具有疏肝解郁，健脾和胃的作用。可用于肝气郁结所致的胸胁胀痛，头晕目眩，月经不调等症，如逍遥散（《太平惠民和剂局方》）；亦可与川芎、香附、白芍等同用，取其疏肝行气，和血止痛的作用，如柴胡疏肝散（《景岳全书》）。

（2）骨蒸盗汗（最好用鳖血制柴胡）　常与地骨皮、鳖甲、秦艽等同用，具有滋阴养血，清热除蒸的作用。可用于因外受风邪，失治传里，损耗阴血所致之骨蒸劳热，盗汗，唇红颊赤，午后潮热，咳嗽困倦者，如秦艽鳖甲散（《卫生宝鉴》）；亦可与青蒿、地骨皮、白芍等同用，治热病后期，邪热伤津的午后潮热等症。

【处方配给】写柴胡，配给生品；其余随方配给。

【用法用量】3~10g。

【使用注意】生柴胡药性升发疏散，阴虚火旺、肝火上亢者忌用。

【备注】柴胡从古至今应用的品种混杂，药材品名和习用名繁多。西南某些地区的地方药材标准在柴胡项下收载药用部位为全草的竹叶柴胡类，且古代记述柴胡茎叶与根功效不同，现代研究也表明，柴胡茎叶与根的有效成分种类及含量均有明显差异。故应对竹叶柴胡类的药用品种、药用部位、药理作用及临床应用进行研究，以明确与《中国药典》收载柴胡品种的异同。此外，大叶柴胡 *Bupleurum longiradiatum* Turcz. 的干燥根茎，表面密生环节，有毒，不可当柴胡用。

【相关研究】

（1）古代文献研究　《本草发挥》："柴胡泻肝火，须用黄连佐之。欲上升则用根酒浸。欲中行下降，则生用梢"；《医学入门》："外感生用，内伤升气酒炒三遍。有咳（汗）者，蜜水炒"；《本草辨义》："制以酒拌，领入血分，以轻抑郁之气而血虚之热自退"；《本经逢原》："入解表药生用"；《本草害利》："酒炒则升，蜜炒则和"。

（2）化学成分研究　醋制柴胡中柴胡皂苷 b_1 和柴胡皂苷 b_2 的含量增加，柴胡皂苷 a、柴胡皂苷 c 和柴胡皂苷 d 的含量降低，且挥发油的含量和成分也发生了一定的改变。柴胡、醋柴胡、酒柴胡的色谱图谱行为完全一致，醇浸出物含量也无明显差异，但炮制前后醇浸出物含量差异显著。又对柴胡原生药、生品、酒（醋、蜜）炙品的皂苷及挥发油进行定性定量比较，总皂苷含量为：蜜柴胡＞酒柴胡＞醋柴胡＞原生药＞生柴胡；挥发油含量为：蜜柴胡＞醋柴胡＞酒柴胡＞生柴胡；生柴胡中多糖含量最多。故有学者建议，若从提高免疫功能角度考虑，以生柴胡入药为佳。另有研究表明，柴胡中含 α- 菠菜甾醇具有较强的发汗解表的作用，蜜制后 α- 菠菜甾醇含量减少，故能降低发汗解表的作用。

（3）药理作用研究　以泌胆功能为指标，比较生柴胡、炒柴胡、醋炙柴胡、醋拌柴胡的水煎剂对麻醉大鼠胆汁流量的影响，醋炙柴胡能明显增强胆汁的分泌量，醋拌品也显示有泌胆趋向，证明了柴胡经醋炙后能增强其疏肝解郁作用。醋炙柴胡和醋拌柴胡能显著降低中毒小鼠的血清丙氨酸氨基转移酶，并有轻度减轻肝损伤的保肝作用。柴胡及其不同炮制品对小鼠二甲苯所致的耳壳炎症均有一定程度的抑制作用，其中酒炙品的抗炎作用优于生品和醋炙品。醋制柴胡还可以调节高脂血症大鼠的脂质代谢紊乱。

升　麻

本品为毛茛科植物大三叶升麻 *Cimicifuga heracleifolia* Kom.、兴安升麻 *Cimicifuga dahurica* (Turcz.) Maxim. 或升麻 *Cimicifuga foetida* L. 的干燥根茎。秋季采挖，除去泥沙，晒至须根干时，用火燎去须根，晒干。药材以体大、质坚、外皮黑褐色、断面黄绿色、无须根者为佳。味辛、微甘，性微寒；入肺、脾、胃、大肠经。具有发表透疹，清热解毒，升举阳气之效。

【炮制应用】

1. 升麻　取原药材，洗净润透，切成薄片，干燥。生品升散作用甚强，以发表透疹，清热解毒为主。

（1）麻疹初起　常与葛根同用，具有解表透疹的作用。可用于麻疹初起，疹透不畅，如升麻葛根汤（《阎氏小儿方论》）。

（2）咽喉肿痛　常与玄参、射干、大青叶等同用，具有清咽解毒的作用。可用于热毒壅阻，咽喉肿痛，吞咽不利，如升麻消毒饮（《医宗金鉴》）。

（3）胃火牙痛　常与黄连、生地黄、牡丹皮等同用，具有凉血解毒，清胃热的作用。可用于口舌生疮，牙龈红肿，糜烂疼痛等症，如清胃散（《兰室秘藏》）。

（4）风热头痛　常与蔓荆子、荷叶、苍术等同用，具有疏风清热的作用。可用于阳明风热头痛，颠顶起核块或赤肿，有时头中如雷鸣，如清震汤（《素问病机气宜保命集》）。

2. 蜜升麻　取净升麻片，加炼蜜拌匀，闷润，置炒制容器内，炒至黄色不粘手为度（每 10kg 升麻片，用炼蜜 2.5kg）。蜜炙后辛散风热的作用减弱，以升阳举陷为主。

气虚下陷　常与黄芪、人参、柴胡等同用，具有升阳举陷的作用。可用于脾胃虚弱，中气下陷，脘腹垂胀，久泻久痢，脱肛，妇女崩带，子宫脱垂，如补中益气汤（《脾胃论》）。

【处方配给】写升麻，配给生品；蜜炙品随方配给。

【用法用量】生品 3~10g，蜜炙品 6~12g。

【使用注意】服用升麻过量可引起中毒反应，故应用时控制剂量。

【备注】部分地区有炒炭的，其辛散作用极弱，兼具涩性，可用于肠风下血。

【相关研究】

（1）古代文献研究　《医学入门》："发散生用，补中酒炒，止咳汗者蜜炒"；《炮炙大法》《医学入门》："治带下，用醋拌炒"；《握灵本草》："噤口痢，升麻醋炒绿色"；《得配本草》："多用则散，少用则升，蜜炙使不骤升"；《本草辑要》："去须芦用。或有黄芪补剂须用升麻，而又恐其太升发者，升麻、柴胡并用蜜水炒之"。

（2）化学成分研究　升麻中总有机酸含量在加工炮制时，随浸泡时间延长，其损失较多，故升麻炮制以喷淋浸润为好。蜜炙后咖啡酸、阿魏酸和异阿魏酸含量均有所升高。

（3）药理作用研究　通过小鼠福尔马林致痛反应、热板法、醋酸扭体实验和小鼠自发活动及举双肢法，发现不同品种的升麻经过蜜炙后镇痛和镇静活性显著增强。升麻根茎中所含的一类酚酸性物质（如阿魏酸、异阿魏酸）具有较强的抗炎作用，蜜炙后抗炎作用增强。

葛　根

本品为豆科植物野葛 *Pueraria lobata*（Willd.）Ohwi 或甘葛藤 *Pueraria thomsonii* Benth. 的干燥根。前者称"葛根"（又习称"野葛"），后者称"粉葛"。野葛于秋、冬二季采挖，趁鲜切成厚片或小块，干燥；粉葛于秋、冬二季采挖，除去外皮，稍干，截段或再纵切两半或斜切成厚片，干燥。野葛以质疏松、切面纤维性强者为佳；粉葛以块大、质坚实、色白、粉性足者为佳。味甘、辛，性凉；入脾、胃、肺经。具有解肌退热，生津止渴，透疹，升阳止泻，通经活络，解酒毒之效。

【炮制应用】

1.葛根　取原药材，除去杂质，洗净，润透，切片，干燥。生用以解肌退热，生津止渴，透疹解毒为主。

（1）邪郁肌表　常与柴胡、羌活、黄芩等同用，具有解肌清热的作用。可用于感冒风寒，郁而化热，头痛发热，心烦不眠，目痛鼻燥，恶寒无汗，如柴葛解肌汤（《伤寒六书》）。

（2）项背拘急　常与桂枝、白芍、麻黄等同用，具有发表解痉的作用。可用于感冒头痛，项背拘急，及金疮中风，痉病口噤，如葛根汤（《伤寒论》）。

（3）疹透不畅　常与荆芥、牛蒡子、连翘等同用，具有宣毒透疹的作用。可用于麻疹初起，身热神清，痧隐稀疏，舌白脉郁，如宣毒解表汤（《痘疹仁端录》）。

（4）胃热口渴　常与麦冬、生地黄、黄芩等同用，具有生津止渴的作用。可用于邪热壅盛，津液被灼，口干烦渴，或干呕，如葛根散（《证治准绳》）。

2.煨葛根　先将麦麸撒入热锅内，待冒烟时，倒入葛根片，上面再覆盖麦麸至下层麸层焦黄色时，不断翻动至葛根片呈焦黄色时取出，筛去麦麸（每10kg葛根，用麦麸3kg）。亦可用湿纸包裹，埋于无烟热火灰或滑石粉中，煨至纸呈黑色，药材微黄色为度。煨后减轻了发表作用，增强实脾止泻的功能。

（1）身热下痢　常与黄连、黄芩、甘草同用，具有清热止痢的作用。可用于阳明病，身热下利，胸脘烦热，口中作渴，喘而汗出者，如葛根芩连汤（《伤寒论》）。

（2）脾虚泄泻　常与人参、白术、木香等同用，具有升阳举陷的作用。可用于脾胃清阳下陷，大便泄泻，神疲体倦，少气懒言，如七味白术散（《小儿药证直诀》）。

【处方配给】写葛根、干葛，配给生品；煨制品随方配给。

【用法用量】10~15g。

【备注】自2005年版始，《中国药典》将葛根和粉葛作为两个品种单列，两者性能、功效、主治、用法、用量相同，临证可以互相替代使用，故此处一并介绍，仍以葛根名之。

【相关研究】

（1）古代文献研究　《食疗本草》："蒸食之消酒毒，其粉亦甚妙"；《证类本草》："痈肿恶疮，取根皮捣为末，醋和封之"；《本草蒙筌》："去皮用之速效"；《本草备要》："生葛汁大寒，解温病大热，吐衄诸血"；《本经便读》："煨熟则散性全无，即由胃入肠，不行阳明之表，但入阳明之里，升清为用，亦如升麻之煨熟，既升则不散，可以厚肠止泻耳"；《本经逢原》："葛根轻浮，生用则升阳生津，熟用则鼓舞胃气，故治胃作渴，七味白术散用之。入阳明表药生用，胃热烦渴煨熟用"；《本草便读》："治泻则煨熟用之"。

（2）化学成分研究　葛根经制后，制品水煎液中有效成分总黄酮、葛根素的含量均高于生品。同时在切制和水制之后，葛根素和大豆黄酮的提取率大大提高。沸水浸提葛根，浸制品提取率是生品的2倍。而制粉和除纤维的制品提取率增加较多。采用高效液相色谱法（HPLC）测定葛根炮制品中葛根素的含量，结果表明，葛根素的含量依次为醋炙品＞炒黄品＞麸煨品＞米汤煨品＞生品＞炒炭品。

（3）药理作用研究　以葛根素为主的黄酮类化合物，能改善心肌缺血，增加冠状动脉流量，缓解和预防心肌梗死，对动物离体肠管有解痉的作用。研究表明，炮制后无机成分铁含量增加，能够提高细胞活性，对胰岛素分泌产生一定影响。葛根煨制之后止泻作用增强。另外，炮制后的葛根能够降低中药毒性，在临床治疗效果方面比较显著。

附药：葛花

本品为豆科植物野葛 *Pueraria lobata*（Willd.）Ohwi 或甘葛藤 *Pueraria thomsonii* Benth. 的未开放花蕾。立秋后花未开时采收，除枝梗及杂质。味甘，性平；入胃经。具有解酒毒，醒脾和胃之效。

酒积呕泻　常与白术、神曲、砂仁等同用，具有解酒醒脾的作用。可用于酒积呕泻，不思饮食，头昏头痛，胸膈饱胀，小便不利，如葛花解醒汤（《脾胃论》）。

【处方配给】写葛花，配给葛花。

【用法用量】3~15g。

淡豆豉

本品为豆科植物大豆 *Glycine max*（L.）Merr. 的干燥成熟种子（黑豆）的发酵加工品。味苦、辛，性凉；入肺、胃经。具有解表，除烦，宣发郁热之效。

【炮制应用】　取桑叶、青蒿各 70~100g，加水煎煮，滤过，滤液拌入净大豆 1000g 中，待汤被吸尽后，蒸透，取出，稍晾，置容器内，用煎过的桑叶、青蒿渣覆盖，闷使发酵至生黄衣上遍时，取出，除去药渣，洗净，置容器内发酵 15~20 天，至充分发酵，香气溢出时，取出，略蒸，干燥。用桑叶、青蒿炮制后，其性变凉，发酵后具有香气，能行能散，以解表除烦为主。

（1）感冒风热　常与鲜葱白、桔梗、连翘等同用，具有散热解表的作用。可用于风温，风热初起，寒热头痛，胸脘不舒，如葱豉桔梗汤（《通俗伤寒论》）。

（2）热病虚烦　常与栀子同用，具有清热除烦的作用。可用于热病后期，余热未清，胸中懊憹，虚烦不眠，如栀子豉汤（《伤寒论》）。

有的地区用麻黄、苏叶作辅料发酵者，其性偏温。

【处方配给】写淡豆豉、豆豉，均配给淡豆豉。

【用法用量】6~10g。

【相关研究】

（1）古代文献研究　《本草正义》："豆黄卷本以黑豆发芽而后干之，其质已松，故善于通达宣利"；《炮炙大法》："黑豆性平，作豉则温，即经蒸（罨），故能升能散"；《本草便读》："其浸水生芽，则有生发之气，故亦能解表。黑豆本入肾，肾者至水，再以水浸生芽，宜乎治上下表里水湿之邪"。

（2）化学成分研究　淡豆豉含有大量的异黄酮类生物活性物质，其中主要包括染料木素、大豆黄素等。另含钙、铁、磷盐，尚含有酶类。淡豆豉不同炮制方法大豆素含量：古法炮制 > 药典法炮制 > 黑大豆；染料木素含量：古法炮制 > 药典法炮制 > 黑大豆。

（3）药理作用研究　淡豆豉有效成分大豆异黄酮具有降血脂作用，可以使低密度脂蛋白（LDL）降低，能改善正常组和高脂血症患者血脂参数，能使总胆固醇、低密度脂蛋白胆固醇和甘油三酯降低。另外，淡豆豉有抗氧化、抗癌及类雌激素等生理功能，在心血管疾病、糖尿病、骨质疏松、乳腺癌及女性更年期综合征等疾病的预防和控制中有较好的作用。除用于感冒、寒热头痛等病症外，也可用于改善人群的烦躁、胸闷、失眠等亚健康状况。

附药：大豆黄卷

本品为豆科植物大豆 *Glycine max*（L.）Merr. 的干燥成熟种子经发芽干燥的炮制加工品。

味甘，性平；入脾、胃、肺经。具有解表祛暑，清热利湿之效。

【炮制应用】

1.**大豆黄卷**　取净成熟大豆，用清水浸泡 6~8 小时，捞出置适宜容器内，每日淋水 2~3 次，以保持湿润，待芽长至 0.5~1cm 时，取出干燥。发芽后具有生发通利的作用，以发表散热，清热利湿为主。

（1）暑湿、湿温　常与藿香、白豆蔻、通草等同用，具有清解暑湿的作用。可用于暑湿或湿温的口渴胸闷，寒热呕恶，小便短赤，如加味三仁汤（《中国小儿科学》）。

（2）水病肿满　常与大黄为末，葱、陈皮汤服，具有行水消肿的作用。可用于水病肿满喘急，大小便不利，如治水病肿满方（《圣济总录》）。

（3）头风、湿痹　可单味研末温开水服，具有祛湿除痹的作用。可用于头风，湿痹，筋挛膝痛，胃中积热，大便结涩，如黄卷散（《普济方》）。

2.**制大豆黄卷**　取灯心草、淡竹叶置锅内，加水煎汤，去渣，加入净豆卷，用文火煮至汤被吸尽时，取出干燥（每 10kg 大豆黄卷，用灯心草 100g，淡竹叶 200g）。制后增强其清热利湿功效。

暑湿水肿　常与香薷、滑石等同用，具有清暑利湿的作用。可用于暑热，湿温内蕴，发热少汗，水肿胀满，小便不利，或湿痹筋挛，腰膝肿痛等。

【处方配给】写豆卷、大豆黄卷、大豆卷、豆黄卷、清水豆卷，配给大豆黄卷；制豆卷、制大豆黄卷，配给制大豆黄卷；其余随方配给。

【用法用量】大豆黄卷 9~15g。

第九章　清热药

本类药物性味寒凉，具有清泻里热的作用。适用于治疗热证。根据药物的性能可分为以下 4 种。

（1）清热泻火药　适用于高热，汗出，口渴，烦躁，神昏等。

（2）清热凉血药　适用于血热所致的吐血，衄血，发斑及热入营分的夜热早凉，舌绛神错等。

（3）清热解毒药　适用于各种热毒证，如疔疮肿毒，咽喉肿痛等。

（4）清热燥湿药　适用于湿热内蕴的证候，如黄疸，痢疾，小便淋涩，带下等。

炮制对清热药的影响：本类药物药性多寒凉，易伤脾阳（特别是阳气不足，或脾胃虚弱者）。所以，对本类药物多采用炒制、酒制、姜制等法炮制。古人有"生药多凉，熟药多温"的认识，酒属辛甘大热之品，姜属辛热之品，炼蜜属甘温之品，经上述辅料炮制后，均能缓解药物过于苦寒之性，免药物寒中之弊。至于炒炭，则在于凉血止血；盐炙，则在于清下焦湿热；煅制，在于改变药性，均属扩大药用范围。

石　膏

本品为硫酸盐类矿物石膏族石膏，主要成分为含水硫酸钙（$CaSO_4 \cdot 2H_2O$）。采挖后，除去杂石及泥沙。药材以块大、色白、质松、无杂石者为佳。味辛、甘，性大寒；入肺、胃经。具有清热泻火，除烦止渴之效。

【炮制应用】

1. 生石膏　取原药材，洗净，晒干，打碎拣去夹石，碾粗粉备用。生品甘、寒，以清热泻火，生津止渴为主。

（1）胃热烦渴　常与知母、甘草、粳米同用，能增强清热除烦的作用。可用于急性热病，邪在气分，高热烦渴，汗出，脉洪数有力等症，如白虎汤（《伤寒论》）。

（2）热病发斑　常与玄参、生地黄等同用，具有清热化斑的作用。可用于温热病入营分，气血两燔，神昏谵语，发斑红润者，如化斑汤（《温病条辨》）。

（3）肺热咳喘　常与麻黄、杏仁、甘草同用，具有清肺平喘的作用。可用于风热壅阻于肺，咳嗽气喘，身热口渴，如麻杏石甘汤（《伤寒论》）。

（4）胃火牙痛　常与知母、麦冬、生地黄等同用，具有清胃火，滋肾阴的作用。可用于肾阴不足，胃火炽盛，牙痛头疼，烦热口渴，如玉女煎（《景岳全书》）。

2. 煅石膏　将净石膏置于耐火容器内，于炉火中煅至红透时取出，用时碾碎。煅后寒性大减，性变收涩，多作外用，以收敛生肌为主。

（1）疮疡流脓　　常与升丹同研细粉，掺于疮口，或用药线蘸药插入，具有清热去腐，提脓生肌的作用。可用于一切溃疡，流脓不止者，如九一丹（《医宗金鉴》）。

（2）湿疹、烫伤　　常与炉甘石、赤石脂同研细末，麻油或凡士林调搽患处，具有收敛生肌的作用。可用于湿疹稠水不止及烫伤腐肉已化，新肌不生者，如三石散（《疡医大全》）。

3.蜜石膏　　取净石膏，加蜜拌匀，置炒制容器内，用文火炒至微干（每10kg石膏，用炼蜜1kg）。蜜炙后以清热泻火，生津润燥为主。

（1）胃虚火旺　　常与麦冬、生地黄、芦梗等同用，具有清热养胃阴的作用。可用于胃阴耗伤，虚火有余，身热口渴，烦闷干呕，苔光质红，脉细数等症。

（2）肺阴不足　　常与地骨皮、北沙参、杏仁等同用，具有滋阴润肺的作用。可用于肺阴不足，虚火内扰，午后潮热，额红盗汗，咳嗽少痰，或痰中带血等症。

【**处方配给**】写石膏，配给生品；其余随方配给。

【**用法用量**】生品15~60g，先煎；蜜炙品10~30g。煅品外用适量。

【**使用注意**】本品性大寒，脾胃虚寒及阴虚内热者忌用或慎用。

【**相关研究**】

（1）古代文献研究　　《本草纲目》："寒性，火煅过用，或糖拌炒过用，则不妨碍脾胃"；《医宗粹言》："研极细调入药尤效，作散者煅熟，入煎剂半生半熟"；《本草通玄》："壮盛人生用，虚人糖拌炒，恐伤脾胃"；《医宗说约》："大热生用，煅……性缓，兼敷热疮"；《本草辨义》："糖拌略炒则不腻，多煅则腻而性敛"。

（2）化学成分研究　　生石膏为含2分子结晶水的硫酸钙（$CaSO_4 \cdot 2H_2O$），煅后失去结晶水，为无水硫酸钙（$CaSO_4$），呈粉状，从而收敛之性增强。生石膏能微溶于水，在盐酸溶液中溶解度增大，说明在体温和胃酸的情况下能增加石膏的溶解度。有人以Ca^{2+}作指标，比较了单味与其入复方的溶解度，证明石膏与一些含有机酸、鞣质、维生素、生物碱盐等药物同在水中煎煮时，可使石膏的溶解度增加，但与含碱类物质、淀粉、黏液、蛋白质等药物在水中煎煮时，其溶解度降低。煅制后石膏Ca、Mg、Zn、Na元素的溶出有明显增加，Al、Se元素的溶出有明显减少。$CaSO_4 \cdot 2H_2O$中结晶水丢失和挥发性元素高温煅制，造成Ca、Mg、Zn、Na元素含量增长，Al、Se元素的溶出有明显减少。生石膏为含水硫酸钙，加热至80~90℃开始失水，至225℃全部脱水成煅石膏。电镜观察生石膏的粉末晶形结构整齐而紧密，煅石膏的粉末晶形疏松而无规则。

石膏表层的红棕色及灰黄色矿物质和质次硬石膏中含砷量较高，应注意石膏的来源与质量，并将表层及内部夹石杂质去净。

（3）药理作用研究　　石膏及其组成的方剂均有一定的解热作用，如知母退热0.7℃，石膏退热0.3℃，石膏、知母合用退热1.2℃，白虎汤退热1.3℃，纯硫酸钙无解热作用，故推测解热作用可能为硫酸钙以外的微量物质。石膏内服经胃酸作用，一部分变为可溶性钙盐，至肠吸收入血能增加血清钙离子浓度，抑制神经应激能力和减轻血管渗透性，故能清热泻火，除烦止渴，清热作用与结晶水的存在、钙离子和其他无机元素等有一定关系。生石膏对内毒素发热有明显的解热效果，并能减轻口渴状态。煅石膏对金黄色葡萄球菌、大肠埃希菌均有一定的抑制效果，尤其对金黄色葡萄球菌抑菌效果最好。另有研究表明，石膏煅制后具有生肌的功效，能增加大鼠创口成纤维细胞数、肉芽组织中毛细血管数和肉芽组织中毛细血管面，从而加速皮肤创口的愈合。这与历代医家及临床用于治疗疮疡等功效完全吻合。

寒水石

本品为碳酸盐类矿物方解石，主要成分为碳酸钙（$CaCO_3$）；或硫酸盐类矿物硬石膏族红石膏，主要成分为含水硫酸钙（$CaSO_4 \cdot 2H_2O$）。前者称南寒水石，后者称北寒水石。全年均可采挖，采得后，去净泥沙杂质，打碎。南寒水石无臭，无味，以色白、有光泽、击碎后呈方形、具棱角者为佳；北寒水石气微、味淡，以纯净、片状、肉红色、具光泽者为佳。寒水石味辛、咸，性寒。归心、胃、肾经。具有清热泻火之效。

【炮制应用】

1. **寒水石** 取原药材，除去杂质，洗净，打碎成小块或研成细粉用。生寒水石擅于清热降火，除烦止渴，多用于温热证，热入气分，积热烦渴。

（1）温热病 常与石膏、滑石、金银花等同用，能清热泻火，除烦止渴，可治温热病，热入气分，高热烦躁，口渴欲饮，脉象洪大，如三十散（《温病条辨》）。

（2）发狂 寒水石、黄连等分，为细末，浓煎甘草汤送服，可治热病发狂，或弃衣奔走，如鹊石散（《普济本事方》）。

2. **煅寒水石** 取净寒水石碎块或粗粉，置耐火容器内，用武火加热，煅至红透，取出，晾凉，碾成粉末。煅寒水石降低了大寒之性，消除了伐脾阳的副作用，缓和了清热泻火的功效，增加了收敛固涩作用，用于风热火眼，水火烫伤，诸疮肿毒，煅后并能使质地疏松，易于粉碎及煎出有效成分。

（1）水火烫伤 煅寒水石研细末，外敷，或配伍炉甘石、石膏等研细末，撒于创面，可减少创面渗出及减轻疼痛。

（2）诸疮肿毒 用本品不拘量，烧煅为末，水调，搽患处，可治诸疮肿毒，如拔毒散（《儒门事亲》）。

【处方配给】写寒水石，配给生寒水石；写煅寒水石，配给煅寒水石；其余随方配给。

【用法用量】9~15g，打碎先煎。外用适量，研细粉调敷患处。

【使用注意】脾胃虚寒者慎用。

【相关研究】

（1）古代文献研究 南北朝有姜汁煮："凡使，先须用生姜自然汁，煮汁尽为度，研细成粉用"；《圣济总录》："火煅通赤，研为细末"《太平惠民和剂局方》："凡使，并用火煅，醋淬七遍，捣研水飞令极细，方入药用"。

（2）化学成分研究 寒水石为方解石时，主要成分为碳酸钙，在加热条件下分解，释放出二氧化碳气体，生成氧化钙，因此方解石煅后主要成分为氧化钙，在临床上具有钙剂的全部活性。寒水石为红石膏时，入汤剂其溶出率为4.8%。寒水石经不同火候煅制后，其外观性状、煅得率、总钙量、煎剂中Ca^{2+}溶出量和总成分煎出率等均较炮制前有改变。煅制使寒水石钙离子含量增加，特别是在800 ℃以上煅制条件下变化更为明显，而微量元素含量变化不确定，没有显著规律性。说明煅制后其质地变酥脆，易于粉碎和煎出有效成分是有科学依据的。

（3）药理作用研究　研究表明，寒水石在炮制过程增强了在胃肠道中抑制胃酸分泌的功能，加强其止酸疗效；并且通过增加硫酸钙的溶出度，也有利于药效的提高，进而增加对胃炎、胃溃疡的治愈效果。经过大量临床观察，发现寒水石在治疗胃癌、食管癌、便秘等方面也有良好的功效。

知　母

本品为百合科植物知母 *Anemarrhena asphodeloides* Bge. 的干燥根茎。春、秋二季采挖，除去残基及须根，去掉泥土，晒干，习称"毛知母"；鲜时剥去外皮晒干者称"知母肉"（光知母）。药材以条肥大、质硬、断面黄白色者为佳。味苦、甘，性寒；入肺、胃、肾经。具有清热泻火，滋阴润燥之效。

【炮制应用】

1. 知母　取原药材，除去毛状物及杂质，洗净，润透，切片，干燥。生品苦寒滑利，易致滑肠，以清热泻火，生津润燥为主。

（1）肺火喘咳　常与桑白皮、款冬花、贝母等同用，具有泻肺火，止咳喘的作用。可用于肺火炽盛，肃降失常，咳嗽气喘，胸闷而烦，身热口干，如知母散（《证治准绳》）。

（2）胃热壅盛　常与石膏、甘草、粳米同用，具有清泻胃火的作用。可用于胃热壅盛，高热不恶寒、大热，烦渴汗出，脉洪大，如白虎汤（《伤寒论》）。

（3）阴虚燥结　常与大黄、玄参、麦冬同用，具有润肠通便的作用。可用于温病下后热不退或退未尽，津液受灼，口燥咽干，大便燥结者，如护胃承气汤（《温病条辨》）。

2. 盐知母　取知母片，置炒制容器内，用文火炒至变色，喷洒盐水，炒干，取出（每10kg知母，用食盐0.2kg）。盐炙后引药入肾，增强滋阴降火，润燥的作用。

（1）肾阴不足　常与黄柏、熟地黄、山茱萸等同用，能增强滋阴降火的作用。可用于肾虚火旺，骨蒸潮热，盗汗，遗精，如知柏地黄丸（《医宗金鉴》）。

（2）阴虚尿闭　常与肉桂、黄柏同用，具有滋阴降火，化气通关的作用。可用于肾与膀胱湿热郁结，小便癃闭不通；或水肿病因气聚为火而致的小便不利等症，如滋肾丸（《兰室秘藏》）。

3. 麸炒知母　先将麦麸炒至冒烟，再倾入知母片，中火炒至棕黄色，筛去麦麸。麸后缓其寒滑之性，适宜于脾胃虚弱的患者。

（1）肺燥咳嗽　常与贝母同用，具有润燥止咳的作用。可用于肺热燥咳，咯痰黄稠，或阴伤燥咳，咽喉干燥等症，如二母丸（《太平惠民和剂局方》）。

（2）胃热消渴　常与天花粉、黄芪、山药等同用，具有清胃益阴，生津止渴的作用。可用于胃热伤津，口渴欲饮；亦可治消渴多饮，多食，多溲，如玉液汤（《医学衷中参西录》）。

【处方配给】写知母、知母肉，配给生品；其余随方配给。

【用法用量】6~12g。

【使用注意】本品苦寒伤阳。《名医别录》云"多服令人泻"，故脾胃虚寒，大便溏泻者忌用。

【备注】有的地区还用酒知母，其目的是引药上行和降低寒泄之性。

【相关研究】

（1）古代文献研究　《汤液本草》："病在头面及手梢皮肤者，须用酒炒之，借酒力以上腾也。咽之下脐之上，须酒洗之。知母下部药用，久弱之人，须合用之者，酒浸暴干，恐伤胃气也""上颈行经，皆须用酒炒"；《珍珠囊》："苦，阴中微阳，凉肾经，本药上颈行经用酒炒"；《本草蒙筌》："去净皮毛，忌犯铁器。引经上颈，酒炒才升。益肾滋阴，盐炒便入"；《医学入门》："补药盐水或蜜水蒸或炒"；《万病回春》："忌铁器，生用泻胃火，酒炒泻肾火"。

（2）化学成分研究　研究表明，皂苷粗品（乙醇提取物）含量以知母皮最高，毛知母次之，光知母最低。知母皮在实验浓度下对大肠埃希菌和金黄色葡萄球菌的抑制作用略强于毛知母和光知母，这可能与其所含皂苷有关。认为知母以不去皮为宜。知母炮制后芒果苷的含量均有所增加，盐炙品含量最高，其余依次为清炒法、酒炙法、麸炒法、知母生品。且盐制品总多糖含量均比其他炮制品高，不同炮制方法处理后知母中多糖含量高低依次为盐炙品＞清炒品＞酒炙品＞麸炒品＞生品。另有研究表明，知母清炒至微具焦斑后，新芒果苷含量下降，而芒果苷含量上升，可能是新芒果苷上的糖苷基对热不稳定，断裂转化为芒果苷。此外，清炒至微具焦斑时，紫外吸收的成分含量也有所下降。

（3）药理作用研究　知母及不同炮制品均有抗炎作用，酒炙、清炒、盐炙品皆有抗炎作用，但抗炎作用均不及生品；酒炙、清炒知母镇静作用比生品明显增强，而盐炙品增强不明显。采用四氧嘧啶致实验性糖尿病小鼠的血糖、小鼠耐缺氧实验法及抗异丙肾上腺素致小鼠心率加快实验法进行实验。结果显示，知母不同炮制品均具有一定的降血糖、提高耐缺氧能力及拮抗心率加快作用。另有报道，盐知母可降低糖尿病大鼠血糖，改善糖耐量及胰岛素抵抗，同时增强胰岛素敏感性，很好地调节了血脂紊乱。知母和盐知母均能抑制 α-葡萄糖苷酶的活性，盐制后作用增强。

栀　子

本品为茜草科植物栀子 *Gardenia jasminoides* Ellis 的干燥成熟果实。9~11月果实成熟呈红黄色时采收，除去果梗和杂质，蒸至上气或置沸水中略烫，取出，干燥。药材以皮薄、饱满、色红黄者为佳。味苦，性寒；入心、肺、三焦经。具有泻火除烦，清热利湿，凉血解毒以及外用消肿止痛之效。

【炮制应用】

1. 栀子 取原药材，除去杂质，捣碎。生用苦寒之性较甚，以泻火解毒，利胆退黄为主，但脾胃虚弱者易致呕吐。

（1）三焦积热 常与黄连、黄芩、黄柏同用，能增强泻火解毒的作用。可用于邪热壅盛，烦躁狂乱，谵语不眠，发热干呕，口燥咽干；亦治疮疡疔毒，如黄连解毒汤（《外台秘要》）。

（2）湿热黄疸 常与茵陈、大黄同用，具有利胆退黄的作用。可用于湿热内阻，目赤身黄，小便短赤，如茵陈蒿汤（《伤寒论》）。

（3）白淋涩痛 常与白茅根、冬葵子、生甘草等同用，具有利尿通淋的作用。可用于湿热下注，而致热淋，小便不利，脐腹胀闷，心胸烦热，如栀子仁散（《证治准绳》）。

2. 焦栀子 取碎栀子，置炒制容器内，用中火炒至焦黄色时取出。炒焦后缓其苦寒之性，以免损伤脾阳（炒栀子与焦栀子功用相似，炒栀子比焦栀子苦寒之性略强，一般热较甚者可用炒栀子，脾胃较虚弱者可用焦栀子，二者均有清心除烦的作用）。

（1）肝热目赤 常与蛇蜕、白蒺藜、谷精草等同用，具有清肝明目的作用。可用于肝热，目赤肿痛，眵泪畏光，如栀子胜奇汤（《证治准绳》）。

（2）虚烦不眠 常与淡豆豉同用，具有清热除烦的作用。可用于热病汗、吐、下后，虚烦不眠，胸脘痞闷，嘈杂如饥，饥不欲食，如栀子豉汤（《伤寒论》）。

3. 栀子炭 取碎栀子，置炒制容器内，用武火炒至黑褐色时取出。炒炭后以凉血止血为主。

（1）咯血、衄血 常与侧柏炭、白茅根、知母等同用，能增强凉血止血的作用。可用于邪热伤络，血不循经，咯血，衄血；亦治尿血，呕血，如凉血汤（《观聚方要补》）。

（2）血热崩漏 常与大黄炭、牡丹皮炭、侧柏炭等同用，具有清热止崩的作用。可用于热邪壅于胞宫，月经量多，其势如崩，如十灰散（《十药神书》）。

【处方配给】写栀子、山栀、黄栀子、炒栀子、焦栀，配给焦栀子；其余随方配给。

【用法用量】生品、炒品6~10g，焦品6~9g，栀子炭6~15g。外用生品适量，研末调敷。

【使用注意】本品苦寒性滑，脾伤滑肠，胃虚便溏者忌用。

【备注】少数地区还有用姜汁拌炒，该炮制品长于清热止呕，可用于烦热呕吐或胃热疼痛呕吐等症。

【相关研究】

（1）古代文献研究 《汤液本草》："治心经留热，小便赤涩，去皮，栀子火煨。用仁去心胃中热，用皮去肌表热"；《十药神书》："烧灰存性……出火毒"；《本草蒙筌》："（止血用须炒黑色，去热用但燥而已）留皮除热于肌表，去皮却热于心胸（一说去皮泻心火，留皮泻肺火）"；《医学入门》："用仁，去心胸热。用皮，去肌表热，寻常生用。虚火童便炒七次至黑色"；《万病回春》："治上焦郁热，用慢火炒黑；清三焦实火生用，能清屈曲之火"；《寿世保元》："生用清三焦实火，炒黑清三焦郁热"；《本草纲目》："治上焦、中焦连壳用，下焦去壳，洗去黄浆，炒用。治血病，炒黑用"；《医宗粹言》："微炒去浮火连壳用，泻小肠火独用仁，炒过研破煎得味出，凡仁入煎俱要研碎"；《握灵本草》："衄血栀子烧灰吹之"；《本草述钩元》："胃热病在上者，带皮用。大率治上、中焦病，连皮，或生，或炒用。下焦病，去皮，洗去黄浆炒用。治血病及开郁止疼，并炒黑用。去心肝血热，酒炒黑用，殊效，不用皮"；《本草备要》："生用泻火，炒黑止血，姜汁炒止烦呕，内热用仁，表热用皮"；《本草辨义》："广炒去秽气，带性用，不宜太黑"；《得配本草》："淋证童便炒。退虚火，盐水炒。劫心胃火痛姜汁炒。热痛乌药拌炒。清胃血蒲黄炒"；《本草求真》："上治宜生，治下宜炒宜黑"；《本草便读》："炒焦入血，炒黑则能清血分郁热"。

（2）化学成分研究　栀子中京尼平苷和京尼平龙胆二糖苷主要集中在栀子仁中，栀子壳含量相当低。炒栀子和焦栀子中京尼平苷含量均有所下降，焦栀子比炒栀子更明显。栀子不同炮制品京尼平龙胆二糖苷随炒制程度的加重，含量呈现下降趋势，炒炭品含量下降最为明显。栀子炒黄、炒焦后绿原酸含量降低。制炭后，鞣质含量随炮制温度和时间的增加，但在高温下长时间加热可使鞣质含量大幅下降。同时水浸出物和醇浸出物含量有不同程度的升高。另有研究表明，炒栀子色素类成分总量略有下降，但色素类成分的组成没有明显的变化，多数挥发性成分含量随着炮制程度加深而降低；焦栀子色素类成分总量明显下降，且色素类成分的组成发生了较大的变化，藏红花酸糖苷-1、藏红花酸糖苷-2和藏红花酸糖苷-3可能随着加热程度的不同失去不同数量的葡萄糖，最终转化为苷元藏红花酸。栀子炒黄、炒焦、炒炭后栀子苷含量降低，以炒炭降低幅度较大。

（3）药理作用研究　栀子对家兔结扎总输胆管后血中胆色素出现量有较轻的抑制作用，生栀子与焦栀子之间差别不大。栀子生品醇提液对四氯化碳所致肝损伤丙氨酸氨基转移酶升高有明显的保护作用，但经过不同的方法炮制可使栀子的护肝作用降低，且随着炮制温度的升高，作用逐渐降低，当炮制温度超过200℃时，护肝作用消失。生栀子与焦栀子给家兔注射1.5g的剂量时均有显著缩短血凝时间的作用；而在0.75g剂量时，生栀子仍有作用，焦栀子则无此作用。栀子经炒炭后，鞣质含量明显升高，具有明显的止血作用，较其他炮制品，能缩短小鼠出血时间和凝血时间，对血小板有良好的促凝作用。生栀子和焦栀子对注射酵母液而引起发热的家兔，生栀子有明显的解热作用，而焦栀子无作用。栀子炒炭品水煎液，抗炎作用和解热作用明显减弱，当温度超过175℃时，抗炎作用消失。抗炎作用消失主要原因是由于京尼平苷受热破坏或分解所致，而解热作用较弱可能与栀子炒炭后熊果酸含量明显降低有关。生栀子与焦栀子对金黄色葡萄球菌、链球菌、白喉杆菌的抑菌作用相似；对溶血性链球菌、伤寒杆菌、副伤寒杆菌的抑制作用以生栀子为佳；焦栀子则对志贺菌属的作用较生栀子略强，这一点和中医对大便溏薄者用焦栀子是一致的。生品抗炎作用最强，经炮制后抗炎作用减弱，温度超过175℃后抗炎作用消失。

决明子

本品为豆科植物钝叶决明 Cassia obtusifolia L. 或决明（小决明）Cassia tora L. 的干燥成熟种子。秋季采收成熟果实，晒干，打下种子，除去杂质。药材以颗粒均匀、饱满、色绿棕者为佳。味甘、苦、咸，性微寒；入肝、大肠经。具有清热明目，润肠通便之效。

【炮制应用】

1. 决明子 取原药材，除去杂质，洗净干燥。生用长于清肝热，润肠通便为主。本品属种子类药材，须捣烂入药，方得味出。

（1）肠燥便秘 可单味大剂量打碎泡服，具有润肠通便的作用。可用于肠燥便秘或热结便秘。亦可与火麻仁、瓜蒌仁等同用。一般习惯性便秘，多以单味泡服；突发性便秘，常多味配合应用，但病证必须属于热性。

（2）肝火犯目 常与菊花、黄连、柴胡等同用，具有泻肝明目的作用。可用于肝胆郁火上冲，目赤涩痛，畏光多泪，如决明子汤（《圣济总录》）。又如治疗风热上扰而致目痒，红肿疼痛的清上明目丸（《万病回春》）。

2. 炒决明子 取净决明子，置炒制容器内，用文火炒至微有爆裂声并有香气时取出。炒后种皮破裂，易于煎出药效，避免滑肠，以疏风清肝，益肝明目为主。

（1）风热上壅 常与菊花、蔓荆子、黄芩等同用，能增强疏风清热的作用。可用于风邪上扰，目赤肿痛，或兼头痛头晕，如决明子散（《济生方》）。

（2）青盲内障 常与黄连、羊肝等同用，具有滋肝肾，祛障翳的作用。可用于肝肾不足，精血亏损，兼以脾胃虚弱，精气不能上达于目而致的视物昏渺或有色，如黄连羊肝丸（《太平惠民和剂局方》）。

近年来单味炒黄水煎代茶饮，用于高血压头痛、头昏及高脂血症。

【处方配给】 写决明子、草决明，配给炒品；生品随方配给。

【用法用量】 9~15g。

【相关研究】

（1）古代文献研究 《医宗粹言》："凡药中用子者，俱要炒过研碎入煎，方得味出。若不碎，如米之在谷，虽煮之终日，米岂能出哉"；《握灵本草》："补肝明目决明子……酒煮曝干为末"。

（2）化学成分研究 研究表明，炒制对决明子中萘并吡喃酮苷类成分影响较大，整体呈下降趋势，说明受热过程使苷类成分发生了降解。决明子炒后粉碎入药较生品利于水溶性和蒽醌类成分的煎出。炒后具有泻热通便作用的结合性蒽醌类成分被破坏，游离蒽醌含量增高，常规煎煮时间内煎液中，打碎品游离蒽醌比未打碎者多，炒制品又比生品多。此外，炒后蛋白质含量降低，氨基酸含量丰富，水浸液中无机元素溶出量较多。

（3）药理作用研究 决明子具有抗菌、降血压、降血脂、保肝、明目、泻下等药理作用。

青葙子

本品为苋科植物青葙 *Celosia argentea* L. 的干燥成熟种子。秋季果实成熟时采割植株或摘取果穗，晒干，收集种子，除去杂质。药材以粒饱满、色黑、光亮者为佳。味苦，性微寒。入肝经。具有清肝泻火，明目退翳之效。

【炮制应用】

1. **青葙子**　取原药材，除去杂质，筛去灰屑。生品清肝作用强。本品属种子类药材，用时须捣碎。

（1）肝火目赤　常与大黄、黄连、栀子等同用，有清肝泻火的作用，可用于治疗热毒攻眼，目赤肿痛，或兼面热口苦，烦躁易怒，如青葙子丸（《太平圣惠方》）。亦可与龙胆草、菊花等同用，治肝火目赤，红肿疼痛。

（2）高血压　可单用青葙子，煎水服用。亦可配伍钩藤、菊花、夏枯草等，以增强作用。

2. **炒青葙子**　取净青葙子，置炒制容器内，用文火加热，炒至有爆声及香气逸出时，取出晾凉。炒后寒性缓和，并易煎出有效成分。

目生翳障　常与决明子、栀子、白蒺藜等同用，具有疏风清热、明目退翳的作用。可用于肝肺风热所致滑翳，涩翳，散翳等，如八味还睛散（《世医得效方》）。

【处方配给】写青葙子、青葙，配给青葙子；写炒青葙子、炒青葙，配给青炒葙子。其余随方配给。

【用法用量】9~15g。

【使用注意】本品有扩散瞳孔作用，青光眼患者禁用。

【相关研究】

（1）古代文献研究　《雷公炮炙论》："凡用，先烧铁臼杵，单捣之用"；《本草汇》："临用捣"。

（2）化学成分研究　青葙子主要化学成分有皂苷、环肽、生物碱、氨基酸、蛋白质、矿物质等。

（3）药理作用研究　现代药理研究表明，青葙子具有抗肿瘤、保肝、降血糖、治疗白内障等作用。

西瓜霜

本品为葫芦科西瓜 *Citrullus lanatus*（Thunb.）Matsumu. et Nakai 的成熟新鲜果实与皮硝经加工制成。味咸，性寒。归肺、胃、大肠经。具有清热泻火，消肿止痛之效。

【炮制应用】　取新鲜西瓜，沿蒂头切一厚片作顶盖，挖去瓜瓤及种子，将皮硝填入瓜内，盖上顶盖，用竹签插牢，悬挂于阴凉通风处待析出白霜时，随时刮下，至无白霜析出为止。或取新鲜西瓜切碎，放入不带釉的瓦罐内，三层西瓜一层芒硝，将口封严，悬挂于阴凉通风处，数日后即自瓦罐外面析出白色结晶物，随析随集，至无结晶析出为止（每 10kg 西瓜，用皮硝 1.5kg）。西瓜能清热解暑，芒硝能清热泻火、消肿止痛，两药合制，能起到协同作用，使药物更纯洁，增强清热泻火之功。

（1）喉痹乳蛾　常与冰片等同用，具清热、消肿、止痛之功。用于咽喉肿痛，声音嘶哑，乳蛾喉痹，牙龈肿痛，口舌生疮，如西瓜霜润喉片（《全国中成药产品集》）。

（2）喉证肿痛　常与朱砂、僵蚕、冰片等同用，吹患处，治喉证肿痛，如玉钥匙（《喉痧症治概要》）。

（3）结膜、角膜炎　常与川黄连、月石等同用，制成滴眼液，可治急性结膜炎、角膜炎、沙眼，如黄连西瓜霜方（《中国中医秘方大全》）。

【处方配给】写西瓜霜，配给西瓜霜。

【用法用量】0.5~1.5g。外用适量，研末或吹敷患处。

【使用注意】忌食辛辣食物。

【相关研究】

（1）古代文献研究　《疡医大全》："治咽喉口齿，双蛾喉痹"；《本草再新》："治喉痹久嗽。"

（2）化学成分研究　研究表明，西瓜霜含 18 种氨基酸，其中 7 种为人体必需氨基酸，还含有 Al、Fe、Si、Mg、Mn、Ca、Ts、Cu、Na 元素。从西瓜霜抗菌有效部位共分离得到 8 个化合物，分别鉴定为：（1S, 3S）–1- 甲基 –1, 2, 3, 4- 四氢 –β- 咔啉 –3- 羧酸、丁香苷、（3S）–1, 2, 3, 4- 四氢 –β- 咔啉 –3- 羧酸、松柏苷、（9E）–1, 3, 4-trihydroxy-2-（2R'-hydroxytetracosanoylamino）–9-octadecene、豆甾 –7- 烯 –3–O–β–D– 葡萄糖苷、β– 谷甾醇、腺苷。从西瓜霜传统炮制过程中分离出 6 株真菌，颜色分别呈现白、黄、绿、灰，与西瓜霜在自然条件下炮制过程中所呈现的颜色变化一致。这 6 株真菌经鉴定分别为镰孢霉属、青霉属、交链孢霉属及毛霉属。这说明西瓜霜炮制过程中确有微生物的发酵过程，而参与发酵的某些耐高盐微生物及其次生代谢产物，可能对西瓜霜药效物质基础有一定的影响。因此，也有人认为微生物发酵应为西瓜霜炮制的内涵所在。

（3）药理作用研究　对西瓜霜提取物的抗菌活性研究发现，其对口腔致病菌、常见致病菌均具有很强的抑菌、杀菌活性。

黄 芩

本品为唇形科植物黄芩 Scutellaria baicalensis Georgi 的干燥根。春、秋二季采挖，除去须根和泥沙，晒后撞去粗皮，晒干。药材以条长、粗细均匀、质坚实、色黄者为佳。味苦，性寒；入肺、脾、胆经。具有清热燥湿，泻火解毒，止血安胎之效。

【炮制应用】

1. 黄芩　取净黄芩，放入沸水中煮 10 分钟，取出闷至内外湿度一致时，或将净黄芩置于蒸制容器内，蒸至透气后半小时取出，切片，干燥。生用苦、寒，以清热泻火，解毒为主，但易伤脾阳，导致腹痛。

（1）热在气营　常与黄连、栀子、黄柏同用，能增强清热泻火，凉营解毒的作用。可用于热邪入侵气营，壮热烦躁，或错狂谵语，如黄连解毒汤（《外台秘要》）；若兼发斑吐衄，症势较剧，常与石膏、生地黄等同用，具有清热解毒，凉血和血的作用，如清瘟败毒饮（《疫疹一得》）。

（2）湿热黄疸　常与茵陈、栀子、龙胆同用，具有除湿退黄的作用。可用于湿热阻于肝胆而致的身黄、眼黄、小便黄等症，如必效散（《仁斋直指方》）。

（3）乳痈发背　常与连翘、栀子、赤芍等同用，具有解毒疗疮的作用。可用于肺经壅热，上攻鼻窍生疮，以及乳痈发背，火疮火丹等恶疮热毒，如黄芩汤（《医宗金鉴》）。

2. 酒黄芩　取黄芩片，喷淋黄酒，拌匀闷润，待辅料被吸尽时，置炒制容器内，用文火炒干，色变深黄，嗅到药物与辅料的固有香气时取出（每10kg黄芩，用黄酒1.0kg）。酒炙后主入血分，并借酒力以升腾，主治上焦肺热和四肢肤表之热，同时，酒辛、甘、大热，缓其苦寒，免其腹痛的副作用。

（1）肺热咳嗽　常与杏仁、桔梗、栀子等同用，具有清肺止咳的作用。可用于痰热阻肺，气机不畅，咳嗽胸闷，咯痰黄稠，或里实便秘等症，如黄芩泻肺汤（《张氏医通》）。

（2）目赤肿痛　常与栀子、菊花等同用，具有清肝利胆的作用。可用于肝火上攻，头痛头昏，口苦烦渴等症，如黄连上清丸（《中国药典》2020年版）。

3. 黄芩炭　取黄芩片，置炒制容器内，用武火炒至外表焦褐色，内部深黄色，喷洒少许清水灭尽火星，炒干取出。炒炭后以清热止血为主。

（1）吐血、衄血　常与茜草炭、侧柏炭、藕节等同用，具有清热止血的作用。可用于邪热伤络，血不循经，吐血、衄血；亦治咯血，尿血，肠风便血等症，如聚金丸（《临床常用中药手册》）。

（2）崩中漏下　常与荷叶、生地黄炭、棕榈炭等同用，具有清热凉血，固经止血的作用。可用于冲任夹热，崩中漏下，血色深红等症，如荷叶丸（《经验方》）。

4. 炒黄芩　取黄芩片，置炒制容器内，用文火炒至表面微焦时取出。炒后可缓其过于苦寒之性，以清热燥湿，和胃安胎为主。

（1）湿热痢疾　常与白芍、黄连、防风等同用，具有清热燥湿，止痢缓痛的作用。可用于湿热内阻，腹痛下痢，赤白相兼，里急后重等症，如芍药汤（《素问病机气宜保命集》）。

（2）湿温发热　常与滑石、白豆蔻、通草等同用，具有清热利湿，宣化中焦的作用。可用于湿温初起，身热不畅，胸脘痞闷，口不渴等症，如黄芩滑石汤（《温病条辨》）。

（3）胎动不安　常与当归、白术、白芍等同用，具有和中安胎的作用。可用于血虚有热，胎动不安，饮食减少，或恶心呕吐等症，如当归散（《金匮要略》）。

【处方配给】写黄芩、酒黄芩，配给酒黄芩；其余随方配给。

【用法用量】3~10g。

【使用注意】本品苦寒伤胃，脾胃虚寒、食少、便溏者不宜使用。

【相关研究】

（1）古代文献研究　《万病回春》：“飘者治上焦，条实者治下焦”；《本草必用》：“枯而飘者泻上焦之火，实而坚者退下焦之热”；《医宗粹言》《得配本草》：“片芩泻肺胃上焦之火，子芩泻大肠下焦之火”；《医学入门》：“酒炒上行，便炒下行，寻常生用”；《本草正》：“欲其上者酒炒，欲其下者生用”；《医宗说约》：“除风热生用，入血分酒炒”“治胆热用猪胆汁拌”；《本草正义》：“清上火酒炒，清下火生用”；《汤液本草》：“病在头面及手梢皮肤者，须用酒炒之，借酒力以上腾也；咽之下脐之上，须用酒洗之；在下生用。大凡生升熟降”；《珍珠囊》：“酒炒上颈，主上部积血……上焦有疮者，须用黄芩酒洗”；《奇效良方》：“苦寒酒炒，亦为因用以泻其上热”；《本草原始》：“条芩治上膈病，酒炒为宜”；《炮炙大法》：“入肺经用枯芩去腐酒浸切炒，入大肠或安胎等俱用子芩酒浸切炒”；《原机启微》：“黄芩除上热，目内赤肿，火炒者妙”；《医宗粹言》：“治去痰火姜汁炒”；《沈氏尊生书》：“独其治疟，炒宜胆汁，使之入肝，亦以清郁”；《本草述钩元》：“吴茱萸制者为其入肝散滞火也”。

（2）化学成分研究　研究表明，黄芩在软化过程中，如用冷水处理，易变绿色。这是由于黄芩中所含的酶在一定温度和湿度下，可酶解黄芩中的黄芩苷和汉黄芩苷，产生葡萄糖醛酸和两种苷元，即黄芩素和汉黄芩素。其中黄芩苷元是一种邻位三羟基黄酮，本身不稳定，容易被氧化成醌类物质而变绿，使疗效降低。黄芩苷的水解与酶的活性有关，以冷水浸，酶的活性最大。而蒸或煮可破坏酶使其活性消失，有利于黄芩苷的保存。实验表明，黄芩经过蒸制或沸水煮既可杀酶苷，又可使药物软化，便于切片，可保证饮片质量和原有的色泽。另有研究表明，不同炮制方法对黄芩多糖及总糖含量有显著影响，多糖及总糖含量从高到低的顺序依次为：炒黄芩＞酒黄芩＞生品黄芩＞酒蒸黄芩＞焦黄芩＞炭黄芩。酒炒时的加热温度和黄酒的加入对黄酮成分含量影响不大，但会有部分黄芩苷分解转化为黄芩素；炒炭后，黄芩苷、总黄酮含量下降显著，黄芩素含量上升明显，一方面说明黄芩苷在高温过程中容易分解成其苷元黄芩素，另一方面说明炒炭会使部分黄酮成分损失，但同时也保留了部分有效成分，符合炒炭存性原则。

（3）药理作用研究　黄芩中的黄芩苷与汉黄芩苷均有解热、利胆、利尿、降压、镇痛、抗菌作用。生黄芩抗炎作用明显强于制品，而酒炙黄芩则能增强免疫细胞吞噬能力。比较柴芩口服液中柴胡和黄芩的炮制对药效的影响，结果表明，炮制品口服液的抗菌和解热作用优于生品，而抗炎效果二者间无显著性差异。但对黄芩的不同炮制品进行体外抑菌实验，发现酒黄芩对宋氏志贺菌的抑菌活性高于生品；对金黄色葡萄球菌、白色葡萄球菌、铜绿假单胞菌、白色念珠菌、流感杆菌等多种细菌的体外抑制作用也优于生黄芩。黄芩不同炮制品均有一定程度的抑制甲型 H1N1 流感病毒引起的肺指数的作用，有一定的抗甲型 H1N1 流感病毒活性，并且都随着药物剂量的增大而增强。

黄　连

本品为毛茛科植物黄连 *Coptis chinensis* Franch.、三角叶黄连 *Coptis deltoidea* C. Y. Cheng et Hsiao 或云连 *Coptis teeta* Wall. 的干燥根茎。以上三种分别习称"味连""雅连""云连"。秋季采挖，除去须根及泥沙，干燥后撞去残留须根。药材均以粗壮、坚实、断面红黄色者为佳。味苦，性寒；入心、脾、胃、肝、胆、大肠经。具有清热燥湿，泻火解毒之效。

【炮制应用】

1. 黄连　取原药材，除去杂质，洗净润透，切片，干燥。生用苦寒之性强，以泻火解毒，清热燥湿为主。

（1）热毒壅盛　常与黄芩、黄柏、栀子同用，能增强泻火解毒的作用。可用于热毒壅盛，高热烦躁，神昏谵语；亦治痈疽疔疮，红肿疼痛，如黄连解毒汤（《外科正宗》）。

（2）气血两燔　常与石膏、知母等同用，具有清热泻火，凉血救阴的作用。可用于大热烦躁，渴饮干呕，头痛如劈，昏狂谵语，斑疹，吐血，如清瘟败毒饮（《疫疹一得》）。

（3）血热妄行　常与大黄炭、黄连同用，具有凉血止血的作用。可用于火邪壅盛，迫血妄行，吐血，衄血，溲血，便血，淋浊痔瘘，如泻心汤（《金匮要略》）。

（4）热痢泄泻　常与白头翁、秦皮、葛根等同用，具有清热燥湿，止泻痢的作用。可用于热痢脓血，里急后重，肛门灼热，如白头翁汤《伤寒论》；若血痢日久，阴血耗伤，常与地榆、诃子肉、当归等同用，具有养阴益血，实肠止泻的作用，如地榆丸（《证治准绳》）；若暑湿泄泻，盛热烦渴，常与厚朴、香薷同用，具有祛暑湿，止泻痢的作用，如黄连香薷饮（《医方集解》）。

2. 酒黄连　取黄连片与黄酒拌匀，稍闷，待酒被吸尽后，用文火炒干取出，晾凉（每10kg 黄连，用黄酒 1.25kg）。酒炙后缓其寒性，引药上行，善清头目之火。

（1）目赤肿痛　常与黄连、栀子、天花粉等同用，具有清泻上焦湿热的作用。可用于肝经湿热郁积，眼痛红肿，羞光流泪，口舌生疮，如黄连天花粉丸（《证治准绳》）。

（2）心悸、失眠　常与朱砂、生地黄、当归等同用，具有清心除烦的作用。可用于心火偏旺，阴血被灼，神失所养，心悸怔忡，胸中烦热，不易入睡，如安神丸（《兰室秘藏》）。

3. 姜黄连　取姜汁与黄连拌匀，待姜汁被吸尽后，放入锅内，用文火炒干取出，晾凉（每10kg 黄连，用生姜 1.25kg）。经姜汁炙后，可缓其过于苦寒之性，以治胃热呕吐为主。

（1）胃失和降　常与半夏、干姜、人参等同用，具有清热燥湿，和胃止呕的作用。可用于湿热中阻，胃气不和，恶心呕吐，胸脘痞闷，如半夏泻心汤（《伤寒论》）。

（2）噎膈不食　常与麦冬、瓜蒌、知母同用，具有利膈止噎的作用。可用于寒热中阻，久而不化，则气壅痰聚，痰湿交阻，胃脘痞满，噎膈不食，恶心呕吐，如黄连猪肚丸（《沈氏尊生书》）。

4. 萸黄连 取黄连片与吴茱萸水煎液拌匀，待液汁被吸尽后，放入锅内，用文火炒干取出，晾凉（每 10kg 黄连，用吴茱萸 1kg）。经吴茱萸炙后抑制其苦寒之性，使黄连寒而不滞，以清气分湿热，散肝胆郁火为主。

（1）湿热瘀滞肝胆 常与吴茱萸同用，具有散肝胆郁火的作用。可用于肝胃被湿热熏蒸，胁肋胀痛，嘈杂吞酸，呕吐口苦，脘痞嗳气，如左金丸（《丹溪心法》）。

（2）积滞内阻肠胃 常与槟榔、青皮、木香等同用，具有消积导滞的作用。可用于积滞内阻，生湿蕴热，胸脘痞闷，泄泻或下痢，腹痛后重，或大便秘结，如木香槟榔丸（《儒门事亲》）。

此外，还有炒黄连和黄连炭，炒后主要为了缓其苦寒之性，免伤中阳，引起腹痛；炒炭后主要为了清热止血。胆汁制黄连，增强其泻肝胆实火的作用，现在较少应用。

【处方配给】写黄连，配给黄连；其余随方配给。

【用法用量】2~5g。外用适量。

【使用注意】本品大苦大寒，易伤脾胃、耗津液，故脾胃虚寒、阴虚津伤者慎用。

【相关研究】

（1）古代文献研究 《本草蒙筌》《本草纲目》："黄连入手少阴心经，为治火之主药，治本脏之火则生用；治肝胆之实火，则以猪胆汁浸炒；治上焦之火则以酒炒；治中焦之火，则以姜汁炒；治下焦之火，则以盐水或朴硝研细调水和炒；治气分湿热之火，则以茱萸汤浸炒；治血分块中伏火，则以干漆末调水炒；治食积之火，则以黄土研细调水和炒"。《先醒斋广笔记》："白痢加茱萸炒，赤痢用湿槐花炒，去槐花"；《医宗粹言》："酒炒去头目之火，姜汁炒去痰火胃火不伤脾胃，去实火三黄解毒汤中用不必制，只要去毛净"。

（2）化学成分研究 黄连中的主要有效成分小檗碱等易溶于水，在热水中溶解度更高。实验证明，黄连切制时，宜在水温较低时进行，并尽量减少在水中的浸润时间，否则易损失药效。黄连经酒、姜汁、吴茱萸汁炮制后，主要化学成分小檗碱、巴马汀、药根碱含量均无明显变化。随着炮制温度升高，黄连中小檗碱含量有所降低，但炮制可提高小檗碱在水中的溶出率。生黄连小檗碱的溶出率为 58.17%，酒、姜汁、吴茱萸汁炮制后，溶出率约为 85%，说明炮制对小檗碱在煎液中的溶出有促进作用。

（3）药理作用研究 黄连有解热、抗炎、抗溃疡、利胆作用，能抑制血小板聚集，有降低血糖和抗心律失常等作用。但黄连分别经酒、姜、吴茱萸制后，仍有不同程度的抗菌活性，且出现了炮制前没有的对铜绿假单胞菌的抑制作用。此外，黄连姜炙后，对变形杆菌的抑制作用强于其他炮制品。炮制还可降低黄连抗氧化能力，生黄连和清炒、酒炙黄连均可清除次黄嘌呤 – 黄嘌呤氧化酶系统所产生超氧阴离子（O_2^-）以及 Fenton 反应生成的羟基自由基（—OH），并能抑制羟基自由基诱导的小鼠肝脏匀浆脂质过氧化，生品作用均强于清炒品和酒炙品。

黄　柏

本品为芸香科植物黄皮树 *Phellodendron chinense* Schneid. 或黄檗 *Phellodendron amureme* Rupr. 的干燥树皮。前者习称"川黄柏"，后者习称"关黄柏"。剥去树皮，晒至半干，压平，刮去粗皮至显黄色，刷净晒干。药材以皮厚、色鲜黄、味极苦者为佳。味苦，性寒；入肾、膀胱经。具有清热燥湿，泻火除蒸，解毒疗疮之效。

【炮制应用】

1. 黄柏　取原药材，除去杂质，刮去粗皮，洗净润透，切丝，干燥。生用性寒，苦燥而沉，以清热燥湿，泻火解毒为主。

（1）热毒烦乱　常与黄连、黄芩、栀子同用，能增强泻火解毒的作用。可用于热毒壅盛，壮热烦躁，或狂乱不寐，或兼吐血、衄血，发斑；亦治痈疽疔疮，红肿疼痛，如黄连解毒汤（《外台秘要》）。

（2）湿热黄疸　常与栀子、甘草同用，具有清热泻火，利湿退黄的作用。可用于湿热壅阻，身热发黄，心烦气短，小便色赤；亦治吐血，衄血，如栀子柏皮汤（《伤寒论》）。

（3）赤白带下　常与车前子、芡实、白果等同用，具有燥湿止带的作用。可用于湿热内蕴，带脉虚损，白带绵下，腰酸脚软，如易黄散（《傅青主女科》）。

（4）湿热痢疾　常与白头翁、黄连、秦皮等同用，具有燥湿止痢的作用。可用于热痢脓血，腹痛，里急后重，肛门灼热，如白头翁汤（《伤寒论》）。

2. 盐黄柏　取黄柏丝用盐水拌匀，稍闷，用文火炒干时取出（每 10kg 黄柏丝，用盐 0.2kg）。盐炙后可缓其苦燥之性，不伤脾胃，而增强泻相火的作用。

（1）肾虚火旺　常与知母、熟地黄、牡丹皮等同用，具有滋肾阴，降虚火的作用。可用于肾阴不足，虚火内扰，骨蒸潮热，遗精梦泄，如知柏地黄丸（《小儿药证直诀》）。

（2）热淋尿涩　常与知母、肉桂、车前子等同用，具有祛湿利尿的作用。可用于肾与膀胱湿热，小便癃闭不通，如滋肾丸（《兰室秘藏》）。

（3）足膝痿软　常与牛膝、苍术、龟甲同用，具有强筋振痿的作用。可用于湿热伤筋，腿脚软弱，腰膝肿痛，麻痹痿弱，脚气疮疡，如三妙散（《丹溪心法》）。

3. 酒黄柏　取黄柏丝用黄酒拌匀，稍闷，用文火炒至表面显棕黄色时取出（每 10kg 黄柏丝，用黄酒 1kg）。酒炙后缓其苦寒之性，并借酒力以上腾，能清上焦湿热，且能入血分，治血分之病。

（1）肝胆实热　常与当归、芦荟、龙胆等同用，具有清肝胆实热的作用。可用于肝胆实热引起的头痛，耳鸣，咽喉肿痛，大便秘结，小便黄少，如当归芦荟丸（《医学六书》）。

（2）口舌生疮　常与牛黄、黄连、石膏等同用，具有清上焦湿热的作用。可用于热壅上焦，头痛眩晕，目赤耳鸣，咽喉肿痛，口舌生疮，牙龈肿痛，大便秘结，如牛黄上清丸（《中国药典》2020 年版）。

4. 黄柏炭　取黄柏丝，置已预热锅内，用武火炒至焦黑色，内部呈深褐色，喷淋清水灭尽火星，取出干燥。炒炭后苦寒之性大减，在清湿热之中并有收涩之性，以治崩漏、痔疮出血为主。

（1）便血　常与地榆、槐花、黄连等同用，具有凉血止血的作用。可用于营阴不足，湿热阻于大肠，大便下血，血色鲜红；亦治赤痢日久不愈者。

（2）崩漏　常与黄芩、白芍、椿根皮等同用，具有清热凉血，固经止血的作用。可用于冲任夹热，崩中漏下，血色鲜红，或有紫块，如固经丸（《医学入门》）。

【处方配给】写黄柏、盐柏、焦柏、制黄柏，配给盐黄柏；其余随方配给。

【用法用量】生品、盐黄柏、黄柏炭 3~12g，酒炙品、焦黄柏 6~12g。外用适量。

【使用注意】本品大苦大寒，易伤胃气，故脾胃虚寒者忌用。

【备注】《中国药典》自 1963 年版至 2000 年版均将二者一同列于黄柏项下，为黄柏药材的两种不同来源。《中国药典》2005 年版将黄柏与关黄柏按一物一名分列为两个品种，两者性能、功效、主治、用法、用量完全一致，故此处一并介绍，仍以黄柏名之。但川黄柏质量优于关黄柏，临床应用也以川黄柏为优。

【相关研究】

（1）古代文献研究　《汤液本草》："蜜炒此一味为细末，治口疮如神"；《卫生宝鉴》："蜜炒为细末，治口疮、瘫痪必用药也"；《握灵本草》："妊娠下痢……蜜炒令焦"；《本草备要》："蜜炙则不伤胃"；《本草辨义》："用蜜汤炒，取其恋膈而不骤下，治五心烦热，目痛口疮诸症""用咸水炒，使咸以入肾，主降阴火，以救肾水"；《本草述钩元》："酒炒治血分之痛，盐制去骨间之疼""酒炒以治血分之病，资肾水，泻膀胱，必资乎盐炒"；《本草汇》："酒制则治上"；《本经逢原》："酒制治阴火上炎"；《本草蒙筌》："先渍蜜水，日际曝干，次涂蜜糖，火边炙燥……二制则治上焦，单制则治中焦，不制则治下焦也"；《医学入门》："入下部盐酒炒，火盛者童便浸蒸"；《本草纲目》："黄柏性寒而沉，生用则降实火，熟用则不伤胃，酒制则治上，盐制则治下，蜜制则治中"；《证治准绳》："生用则降实火，熟用酒制则治上，盐制则治下，蜜制则治中而不伤胃"；《本草辑要》："炒黑能止崩（带），炙末乳调能治冻疮"；《医宗粹言》："肾家用盐水炒"；《本草从新》："生用降实火，蜜炙则庶不甚伤胃，炒黑能止崩（带）。酒制治上，蜜制治中，盐制治下"。

（2）化学成分研究　原料黄柏经浸泡切丝后，组织中的小檗碱有转移现象，并且小檗碱已损失一半；酒炒、盐炒、清炒黄柏的小檗碱含量有所下降但变化不大；黄柏炭经高温处理，小檗碱几乎损失殆尽。因此，中医用黄柏炭治疗崩漏等出血证，而不用于治痢疾。另有研究表明，黄柏酒润烘制品中小檗碱和柠檬苦素类成分总和较生品的略有升高；盐水润烘制品中小檗碱和柠檬苦素类成分总和较生品的明显增多，故盐炙黄柏可增强其苦味，清热燥湿作用较强。

（3）药理作用研究　黄柏除对志贺菌有抑制作用外，对炭疽杆菌、白色念珠菌也有一定的抑制作用。生黄柏和酒黄柏的抑菌效果极为相似。但炒制温度升高，对急性炎症的抑制作用也下降，当炒制温度在 250℃时，抗炎作用已极弱。解热作用表明，单味生品及炮制品解热作用较弱且缓慢。另有研究表明，生黄柏、盐黄柏均可以降低热证大鼠肛温，酒黄柏的作用不明显。盐炙后寒性增强，对热证大鼠的能量代谢有进一步的改善作用，而酒炙后，缓和黄柏的寒性，对能量代谢改善效果不显著；黄柏各炮制品对甲状腺功能亢进型肾阴虚模型大鼠甲状腺和肾上腺皮质功能均有一定的改善作用，且盐制品作用增强，而酒制品作用减弱，提示黄柏盐制后其滋阴效果有所增强。

龙　胆

本品为龙胆科植物条叶龙胆 *Gentiana manshurica* Kitag.、龙胆 *Gentiana scabra* Bge.、三花龙胆 *Gentiana triflora* Pall. 或坚龙胆 *Gentiana rigescens* Franch. 的干燥根和根茎。前三种习称"龙胆"，后一种习称"坚龙胆"。春、秋二季采挖，除去茎叶，洗净，干燥。药材以根条粗长、色黄或黄棕色者为佳。味苦，性寒；入肝、胆经。具有清热燥湿，泻肝胆实火之效。

【炮制应用】

1.龙胆　取原药材，除去杂质及残茎，洗净，润透，切段，干燥。生品味极苦，性寒，以清热泻火，燥湿为主。

（1）热盛抽搐　常与牛黄、冰片、麝香等同用，具有清肝息风的作用。可用于肝经热盛，灼伤肝阴，高热不退，惊风抽搐等症，如凉惊丸（《小儿药证直诀》）；亦可与牛黄、龙齿同用，具有清泻肝胆之火的作用。如用于小儿惊热不退，变而为痫的龙胆丸（《备急千金要方》）。

（2）湿疹阴痒　常与栀子、黄柏、木通等同用，具有清肝利湿，解毒的作用。可用于肝经湿热下注，小便涩痛，阴部瘙痒，肿痛等症，如龙胆泻肝汤（《医方解集》）。

（3）湿热黄疸　常与大黄、栀子、茵陈等同用，具有清肝经实火，除湿退黄的作用。可用于急性黄疸，面目体肤俱黄，烦躁不安，口渴欲饮，如龙胆散（《太平圣惠方》）。

2.酒龙胆　取龙胆段，喷淋定量的黄酒拌匀，闷润至酒被吸尽，置炒制容器内，用文火加热，炒干，取出晾凉，筛去碎屑。酒炙后可缓其过于苦寒之性，并可清上焦实热。

（1）耳聋目赤　常与炒栀子、生地黄、柴胡等同用，具有泻肝胆及头目之湿热的作用。可用于温病，表里三焦大热，胸满胁痛，耳聋目赤，唇干舌燥等症，如大清凉散（《伤寒瘟疫条辨》）。

（2）肝经实火　常与芦荟、大黄、栀子等同用，具有清泻肝胆实火的作用。可用于肝经实火而致的胸胁疼痛，目赤肿痛，口苦咽干或阴肿阴痛等症，加小龙荟丸（《丹溪心法》）。

【处方配给】写龙胆草、龙胆，配给生品；酒炙品随方配给。

【用法用量】3~6g。外用适量。

【使用注意】脾胃虚寒泄泻者慎用，阴虚伤津者忌用。

【相关研究】

（1）古代文献研究 《重修政和经史证类备用本草》："用生姜自然汁浸一宿，去其性"；《珍珠囊》："泻肝热止眼睛疼，酒浸上行"；《本草辑要》："酒浸亦能外行、上行，治骨间寒热惊痫邪气"；《医学入门》："虚人酒炒黑"；《得配本草》："生用下降，酒炒上行，蜜炒中行，猪胆汁拌炒，降火欲速"。

（2）化学成分研究 龙胆炮制后龙胆苦苷的含量：生品＞酒炙品＞姜炙品＞甘草炙品＞炒炭品，酒炙品与生品中龙胆苦苷含量相差不大。另有研究表明，酒龙胆中龙胆苦苷的含量高于生品；炮制过程受热处理及辅料影响，当药苷、龙胆苦苷、獐牙菜苦苷和马钱苷酸含量受到不同程度的破坏损失。当药苷含量高低依次为生龙胆＞酒龙胆＞龙胆对照品＞醋龙胆＞盐龙胆，獐牙菜苦苷、龙胆苦苷、马钱苷酸含量高低依次为生龙胆＞龙胆对照品＞酒龙胆＞醋龙胆＞盐龙胆。生龙胆与龙胆对照品均未经过加热，獐牙菜苦苷、龙胆苦苷、马钱苷酸含量较其他3个经过加热的样品（酒龙胆、醋龙胆、盐龙胆）高，推测加热对獐牙菜苦苷、龙胆苦苷、马钱苷酸含量有影响，有降低趋势。

（3）药理作用研究 条叶龙胆地上部分可降低各种肝损伤模型的丙氨酸氨基转移酶、天冬氨酸氨基转移酶、碱性磷酸酶，用全草取代地下部分入药有一定的可行性。

苦 参

本品为豆科植物苦参 *Sophora flavescens* Ait. 的干燥根。春、秋二季采挖，除去根头及小支根，洗净，干燥；或趁鲜切片，干燥。药材以条匀、断面色黄白者为佳。味苦，性寒；入心、肝、胃、大肠、膀胱经。具有清热燥湿，杀虫，利尿之效。

【炮制应用】

1. 苦参 取原药材，除去杂质，洗净，润透，切厚片或段，干燥，筛去碎屑。生品以清热燥湿，杀虫，利尿为主。

（1）湿热痢疾 常与木香、甘草同用，具有清热燥湿，行气止痛的作用。可用于湿热痢疾，里急后重，脓血相兼，肠鸣腹痛等症。如香参丸（《沈氏尊生书》）。亦可与陈皮、黄连、黄柏等同用，具有清热燥湿止痢的作用，如用于热毒痢的苦参橘皮丸（《备急千金要方》）。

（2）小便不利 常与当归、贝母同用，具有清热利尿的作用。可用于妊娠小便难，淋沥不爽，饮食如常，如当归贝母苦参丸（《金匮要略》）。

（3）赤白带下 常与黄柏、牡蛎、芡实等同用，具有清热止带的作用。可用于赤白带下等症。

（4）皮肤瘙痒 常与荆芥同用，具有祛风止痒的作用。可用于心肺积热，脏毒攻于皮肤，时生疮疡、疥癣，瘙痒难忍，时出黄水等症，如苦参丸（《太平惠民和剂局方》）；亦可与花椒、硫黄、枯矾等同用，煎水擦涂浴洗，有较好的祛风止痒的效果。

2. 苦参炭 取净苦参片，置炒制容器内，武火炒至表面焦黑色，内部焦黄色，喷洒少许清水，灭尽火星，取出晾干。炒炭后苦寒之性减弱，增加了涩味，以清热止血为主。

（1）泻痢腹痛　有单用苦参，炒焦为末，水泛为丸，米汤送下治腹痛泻痢的经验方（《仁存堂经验方》）。

（2）痔漏下血　常与槐花、地榆、金银花炭等同用，具有清热止血的作用。可用于痔疮出血，便血；若与地黄、蜂蜜同用，可用于痔漏出血，肠风下血，酒毒下血等症，如苦参地黄丸（《外科大成》）。

【处方配给】写苦参，配给生品；炭品随方配给。

【用法用量】生品 4.5~9g，炒炭品 10~15g。外用适量，煎汤洗患处。

【使用注意】本品苦寒伤胃，脾胃虚寒及阴虚伤津者忌用或慎用。不宜与藜芦同用。

【相关研究】

（1）古代文献研究　《医学入门》："治疮浸酒，治肠风炒至烟起为末"；《本草正》："炒黄为末，米饮调服，治肠风下血热痢"；《得配本草》："醋炒，治少腹热痛。酒炒治时症热结"。

（2）化学成分研究　苦参不同炮制品中苦参碱含量大小依次为：炒炭品＞炒黄品＞酒炙品＞醋炙品＞麸炒品＞生品；氧化苦参碱含量大小依次为：生品＞酒炙品＞麸炒品＞炒黄品＞醋炙品＞炒炭品。

金银花

本品为忍冬科植物忍冬 *Lonicera japonica* Thunb. 的干燥花蕾或带初开的花。夏季初花开放前采收，置通风处阴干或摊成薄层晒干。以花蕾多、色黄白、气清香者为佳。味甘，性寒；入肺、心、胃经。具有清热解毒，疏散风热之效。

【炮制应用】

1. 金银花　取金银花，除去枝梗和杂质，筛去灰屑。生用以清热解毒为主。

（1）温病初起　常与连翘、薄荷、淡豆豉等同用，具有清热解毒，疏风解表的作用。可用于温病初起，发热微恶风寒，头痛口渴，咳嗽咽痛，如银翘散（《温病条辨》）。

（2）痈疽疔毒　常与蒲公英、地丁、野菊花等同用，能增强清热解毒的作用。可用于火毒结聚，痈疮疖肿，红肿疼痛，如五味消毒饮（《医宗金鉴》）。

（3）热邪入里　常与石膏、牡丹皮、生地黄等同用，具有清营护阴，清热解毒的作用。可用于热入营血，壮热烦渴，斑疹隐隐，舌绛而干，神昏少寐者。

2. 金银花炭　取金银花，置炒制容器内，用中火炒至焦黑色，易辨出花形时取出。炒炭后增强凉血止血痢的作用，以治赤痢、疫痢为主。

（1）赤痢　常与木香、黄连、马齿苋等同用，具有清热和血的作用。可用于湿热中阻，肠胃受损，下痢脓血，腹痛，里急后重等症；亦可单味研细与糖水调服，如忍冬散（《惠直堂经验方》）。

（2）疫痢　常与黄连、白头翁、生地黄等同用，具有凉血止痢的作用。可用于疫毒侵袭肠胃，与气血相搏结，痢下鲜紫脓血，壮热口渴，烦躁不安。

【处方配给】写金银花、银花，配给生品；其余随方配给。

【用法用量】6~15g。外用适量。

【使用注意】脾胃虚寒及气虚疮疡脓者忌用。

【相关研究】

（1）古代文献研究 《本草正》："善于化毒……或用酒煮服，或捣汁掺酒顿服，或研烂拌酒厚敷"。

（2）化学成分研究 将金银花用不同的温度和时间进行烘制，并以绿原酸、鞣质、无机元素、总糖和可溶性糖为指标，对各烘制品测定比较。结果表明，鞣质含量以200℃烘10~15分钟或220℃烘制10分钟为高；烘制品与生品比较，钙离子、铁离子、镁离子煎出量增高，锌离子、钠离子煎出量降低；绿原酸、总糖、可溶性糖含量均随烘制温度增高和时间延长而降低。另有研究表明，金银花经炒炭后，增加的主要成分有芦丁、异绿原酸B、异绿原酸C，而绿原酸和异绿原酸A的含量明显下降，木犀草苷的含量变化不明显。绿原酸和异绿原酸类化合物结构不稳定，随着炮制时间延长及炮制温度改变其结构发生改变，加热后一部分转化成异绿原酸B、绿原酸C，一部分结构分解破坏，总绿原酸类成分含量呈现下降趋势。

（3）药理作用研究 用生品、不同温度和时间的烘制品煎剂对小鼠灌胃，观察其凝血时间，并与0.9%氯化钠注射液组比较。结果表明，以200℃烘制15分钟和220℃烘制10分钟所得样品的水煎液作用最明显。金银花加热后，各样品水煎液的抑菌实验表明，对志贺菌、变形杆菌的抑制作用明显增强，对白色葡萄球菌呈增强的趋势，对金黄色葡萄球菌的影响不明显。

附药：忍冬藤

本品为忍冬科植物忍冬 *Lonicera japonica* Thunb. 的干燥茎枝，又名银花藤。秋、冬二季采割，晒干。味甘，性寒；入肺、胃经。具清热解毒，疏风通络之效。

【炮制应用】 除去杂质，洗净，闷润，切段，干燥。性味功效与金银花相似，虽清热解毒之力不及金银花，但强于清络止痛。

（1）痈疽发背 常与黄芪、当归、甘草同用，具有清热，托里，解毒的作用。可用于痈疽发背，肠痈乳痈，无名肿毒，热毒肿痛，憎寒发热，如神效托里散（《外科精要》）。

（2）湿热阻络 常与络石藤、石楠藤、海风藤等同用，具有清热通络的作用。可用于风湿热痹，关节红肿疼痛，屈伸不利，如五藤追风饮（《经验方》）。

【处方配给】写忍冬藤、银花藤，配给忍冬藤。

【用法用量】9~30g。

连　翘

本品为木犀科植物连翘 *Forsythia suspense*（Thunb.）Vahl 的干燥果实。秋季果实初熟尚带绿色时采收，晒干，习称"青翘"；果实熟透时采收，晒干，习称"老翘"。青翘以色青绿、不开裂者为佳；老翘以色黄、壳厚、无种子者为佳。味苦，性微寒；入肺、心、小肠经。具有清热解毒，消肿散结，疏散风热之效。

【炮制应用】

1. **连翘**　将原药材拣去枝梗及杂质，筛净灰屑。生用以清热解毒，消肿散结为主。

（1）温病初起　常与金银花、牛蒡子、薄荷等同用，具有散热解表的作用。可用于温病初起，热在上焦，发热无汗，如银翘散（《温病条辨》）。

（2）斑疹丹毒　常与牛膝、天花粉、金银花等同用，具有解毒疗疮的作用。可用于邪热壅盛，斑疹丹毒，痈肿疮疖，如连翘解毒汤（《疡医大全》）。

（3）瘰疬瘿瘤　常与玄参、沉香、昆布等同用，具有散结消瘰疬的作用。可用于各种瘰疬结核，项背强痛，如连翘汤（《圣济总录》）。

2. **朱砂拌连翘**　取净连翘清水喷湿，再放入朱砂细末拌匀（每10kg连翘，用朱砂0.4kg）。朱砂拌后，以镇心安神为主。

热病心烦　常与黄连、栀子、石膏等同用，具有清热解毒，镇心安神的作用。可用于邪热壅盛，累及心神，壮热口渴，心烦不安。

3. **连翘心**　取原药材去壳后，拣尽杂质，筛去灰屑。以清心安神，利小便为主。

（1）邪陷心包　常与麦冬、竹叶心、莲子心等同用，能增强清心宁神的作用。可用于邪陷心包，身热口渴，烦躁不安，或神昏谵语，如清营汤（《温病条辨》）。

（2）小便涩痛　常与滑石、栀子、木通等同用，具有利尿通淋的作用。可用于湿毒下注，而致小便淋涩疼痛，如大连翘汤（《医宗金鉴》）。

【处方配给】写连翘，配给生品；其余随方配给。

【用法用量】连翘 6~15g；朱砂拌连翘 10~15g；连翘心 5~8g。

【相关研究】

（1）古代文献研究　《医宗说约》："除肺火止用心，赤鼻良效"；《本草辨义》："生用主散，酒炒行十二经血分"。

（2）化学成分研究　对连翘蒸晒品、生晒品中多种成分进行的含量测定时发现，连翘果实蒸、生晒品所含成分几乎没发生变化，但在含量上前者明显高于后者。说明连翘蒸品优于生品，蒸法相当于制茶工艺中的杀青，有利于各组分的保留，可能与高温杀灭样品的分解酶有关。

青 黛

本品为爵床科植物马蓝 *Baphicacanthus cusia*(Nees)Bremek.、蓼科植物蓼蓝 *Polygonum tinctorium* Ait. 或十字花科植物菘蓝 *Isatis indigotica* Fort. 的叶或茎叶经加工制得的干燥粉末、团块或颗粒。以粉细、色蓝、质轻而松、能浮于水面，火烧之呈紫红色火焰者为佳。味咸，性寒；入肝经。具有清热解毒，凉血消斑，泻火定惊之效。

【炮制应用】 除去杂质，研细、过筛。生用，或水飞提高其净度。

（1）寒热如疟 常与青蒿、姜竹茹、法半夏等同用，具有清胆利湿，和胃化痰的作用，用于少阳湿热痰浊症见寒热如疟，寒轻热重，口苦膈闷，吐酸苦水或呕黄涎而黏，胸胁胀痛等证，如蒿芩清胆汤（《重订通俗伤寒论》）。

（2）暑湿胆热 常与滑石、甘草等同用，具有祛暑清热利湿，兼清肝的作用，用于暑湿证兼有肝胆郁热者，如碧玉散（《伤寒直格》）。

（3）咳血 常与瓜蒌子、栀子炭、诃子等同用，具有清肝宁肺，凉血止血的作用，用于肝火犯肺之咳血证，如咳血方（《丹溪心法》）。

（4）一切积热 常与芒硝、石膏、煅寒水石等同用，具有清热解毒的作用，用于咽喉肿痛，口舌生疮，心中烦躁，或喉闭壅塞，水浆不下，天行时疫，发狂昏愦等症，如碧雪（《太平惠民和剂局方》）。

（5）小儿惊风 常与滑石、制天南星、巴豆霜等同用，具有清热止痉的作用，用于小儿惊风体热，喘粗涎嗽，心忪颊赤，大小便不利，夜卧不稳等症，如比金圆（《太平惠民和剂局方》）。

（6）痧证发斑 常与黄连、乳香、朱砂等同用，具有解毒消斑的作用，用于痧证发斑发狂，浑身赤紫，痧后恶毒疮疡等症，如牛黄八宝丸（《杂病源流犀烛》）。

【处方配给】写青黛，配青黛；其余随方配给。

【用法用量】1~3g，宜入丸散用。外用适量。

【使用注意】本品咸、寒，中寒者慎用。

【备注】大青叶、板蓝根、青黛三者大体同出一源，功效相近，皆有清热解毒、凉血消斑之作用。但大青叶凉血消斑力强，板蓝根解毒利咽散结效著，青黛清肝定惊功胜。

【相关研究】

（1）古代文献研究 《本草经疏》："青黛禀阴寒之气而生，古方多有用之于诸血证者"；《太平圣惠方》："内热吐血，青黛二钱，新汲水下"；《开宝本草》："味咸、寒，解诸药毒，小儿诸热，惊痫发热……热疮恶肿，金疮蛇犬等毒"；《证类本草》："妇人患脐下腹上，下连二阴，遍满生湿疮，予以马齿苋四两，青黛一两，涂疮上，即时热减，痛痒皆去"；《本草便读》："青黛本专入肝……以其轻浮上达，故又能入肺胃"。

（2）化学成分研究 青黛主要有机成分为靛玉红、靛蓝、靛红、十九烷、异靛蓝、谷甾醇、色胺酮、吲哚醌、青黛酮、正一廿九烷等，其余 90% 为无机成分，大部分为

CaCO$_3$，并含有少量的 SiO$_2$。产地加工各环节、是否水飞炮制等均可对其活性成分含量和石灰等杂质产生影响。

（3）药理作用研究　青黛具有抗炎、调节免疫、抗菌、抗病毒、抗肿瘤、镇痛等药理作用。

附药：大青叶、板蓝根

（一）大青叶

本品为十字花科植物菘蓝 *Isatis indigotica* Fort. 的干燥叶。夏、秋二季分 2~3 次采收，除去杂质，晒干。药材以叶大完整、色暗灰绿者为佳。味苦，性寒；入心、胃经。具清热解毒，凉血消斑之效。炮制方法：除去杂质，抢水洗，切碎，干燥。

（1）温病高热，神昏，发斑发疹　常与玄参、栀子同用，具有清解热毒，凉血消斑的作用。可用于温热病心胃火热毒盛，热入营血，高热神昏，发斑发疹，如犀角大青汤（《医学心悟》）。

（2）痄腮喉痹，丹毒痈肿　常与金银花、羌活、拳参等同用，具有疏风清热，解毒消肿，凉血利胆的作用，可用于感冒发热、咽喉红肿、耳下肿痛等，如复方大青叶合剂。亦可与单用鲜品捣烂外敷，或与野菊花、蒲公英、紫花地丁等同用，治疗血热毒盛，丹毒红肿，热毒痈肿。

【处方配给】写大青叶，配给大青叶。

【用法用量】9~15g。外用适量。

（二）板蓝根

本品为十字花科植物菘蓝 *Isatis indigotica* Fort. 的干燥根。秋季采挖，除去泥沙，晒干。药材以片大均匀、体实、粉性大者为佳。味苦，性寒；入心、胃经。具清热解毒，凉血利咽之效。炮制方法：除去杂质，洗净，润透，切厚片，干燥。

（1）瘟疫时毒，发热咽痛　常与大青叶、连翘、拳参等同用，具有清热解毒，疏风解表的作用。可用于上呼吸道感染，急性扁桃体炎，咽喉炎属外感风热，热毒壅盛等，如感冒退热颗粒（《中国药典》2020 年版）。亦可单用，治外感风热或温病初起，如板蓝根颗粒（《中国药典》2020 年版）。

（2）痄腮喉痹，丹毒痈肿　常与牛蒡子、连翘等同用，具有清热解毒，疏风散邪的作用，可用于大头瘟，头面红肿，咽喉不利，丹毒、痄腮等，如普济消毒饮（《东垣试效方》）。

【处方配给】写大青叶，配给大青叶。

【用法用量】9~15g。

贯 众

本品为鳞毛蕨科植物粗茎鳞毛蕨 *Dryopteris crassirhizoma* Nakai 或紫萁科植物紫萁 *Osmunda japonica* Thunb. 的干燥根茎和叶柄残基，前者称"绵马贯众"或"东北贯众"，秋季采挖；后者称"紫萁贯众"，春、秋二季采挖。均需削去叶柄及须根，除去泥沙，干燥。药材以切面棕色、整齐、须根少者为佳。味苦，性微寒，有小毒；入肝、胃经。具有清热解毒，驱虫，止血之效。

【炮制应用】

1.**贯众** 取原药材，除去杂质，将根茎捶成小块。生用以清热解毒，杀虫为主。

（1）虫积腹痛 常与苦楝根皮、鹤虱、槟榔等同用，具有杀虫消积的作用。可用于钩虫、蛲虫、蛔虫等虫积腹痛，肛门灼痒，如下虫丸（《证治准绳》）。又如用于蛔虫攻心的贯众散（《太平圣惠方》）。

（2）温热时疫 将本品浸入饮水缸内或井内，具有清热避疫的作用。可用于预防流感、麻疹等时疫病。

（3）疹透不畅 常与升麻、淡竹叶、赤芍等同用，具有解毒透疹的作用。可用于湿邪热毒，大头瘟肿，斑疹漆疮，小儿疹出不透或出不快，如快斑散（《卫生总微》）。

（4）痄腮肿痛 常与板蓝根、蒲公英、野菊花等同用，能增强清热解毒的作用。可用于温毒侵袭，痄腮肿痛，热毒疮疡，流感；或兼恶寒、发热等症，如抗毒汤（《中药临床应用》）。

2.**贯众炭** 取贯众碎块，置炒制容器内，用武火炒至表面焦黑色，内部焦褐色，喷淋少量清水灭尽火星，取出晾干。炒炭后增强止血作用，以涩血止血为主。

（1）衄血、咯血、呕血 常与侧柏叶、血余炭、白茅根等同用，具有涩血止血的作用。可用于邪热内盛，损伤肺胃而致的衄血、咯血或呕血，如管仲汤（《万病回春》）。

（2）血痢、便血 常与黄芩、槐花、黄连等同用，具有止血，理肠的作用。可用于湿热蕴结大肠，经脉受伤，血痢或便血者，如与麝香同用的经效散（《普济方》）。

（3）崩漏下血 可单味酒煎服，亦可与海螵蛸、陈棕炭等同用，具有固经止血的作用。可用于热迫冲任，崩中漏下，亦治月经过多，如用于肾阴不足，崩漏不止，头昏耳鸣的滋肾固冲汤（《中医妇科临床手册》）。

【处方配给】写贯众，配给生品；其余随方配给。

【用法用量】绵马贯众：生品 4.5~9g，炭品 5~10g。紫萁贯众生品 5~9g。

【备注】贯众的品种历代复杂。《中国药典》1995 年版只收载了绵马贯众，2010 年版开始增加了紫萁贯众，并将各自单列，分别命名，致使"贯众"之名被淡化。由于两者性能、功能主治、炮制方法等趋同，故此处一并介绍，仍以贯众名之。此外，除上述 2 个药典品种外，球子蕨科植物荚果蕨 *Matteuccia struthiopteris*（L.）Todaro，乌毛蕨科植物乌毛蕨 *Blechnum orientale* L.、狗脊 *Woodwardia japonica*（L. F.）Sm.、苏铁蕨 *Brainea* *insignis*（Hook.）J. Sm.，蹄盖蕨科植物峨眉蕨 *Lunathyrium acrostichoides*（Sw.）Ching 等的带叶柄残基的根茎，在不同地区亦作贯众入药。

【相关研究】

（1）古代文献研究　《得配本草》："煅炭，童便酒下，治乳痈"。

（2）化学成分研究　绵马贯众的特征性化学成分为间苯三酚衍生物类化合物，同时此类化合物也是抗病毒流感、抗真菌感染等药理作用的活性成分。目前从绵马贯众中分离得到的间苯三酚类化合物总数达 27 个，黄酮类化合物在绵马贯众中发现的数量较少，代表性化合物为 crassirhizomoside A、B、C 和 sutchuenoside A 等多种黄酮类化合物。目前，已从绵马贯众中分离得到 13 种萜类化合物，主要为单萜类以及三萜类化合物。

（3）药理作用研究　贯众炒炭后止血作用增强，出血时间和凝血时间均比生品明显缩短；绵马贯众含的绵马酸对胃肠道黏膜有强烈刺激，可致呕吐、腹痛、腹泻、血便等，孕妇可引起流产。剂量过大可因中枢麻痹而死亡，对心肺功能也有一定的损害。

蛋黄油

本品为雉科动物家鸡 *Gallus gallus domesticus* Brisson 的蛋煮熟后，炼制出来的油脂。性平，味甘。入脾经。具有消肿解毒，敛疮生肌之效。

【炮制应用】 取鲜鸡蛋煮熟，去壳取黄置锅内，用文火加热，待水分蒸发后，再用武火熬出蛋黄油，滤尽蛋黄油装瓶。将蛋黄熬制成蛋黄油，变食品为药品，产生清热解毒之效，可用于湿疹，皮肤瘙痒，烫伤，手足皲裂等症。

【处方配给】 写蛋黄油、卵黄油，配蛋黄油。

【用法用量】 外用适量，涂搽。

【使用注意】 本品限用于表皮完整。

【相关研究】

（1）化学成分研究　蛋黄油主要含有磷脂酰胆碱、脂肪酸、胆固醇、胡萝卜素、叶酸和多种无机元素。有研究发现，从蛋黄油碱性部分中分离得到的抗真菌活性成分纳尔哈尔满（norharman）、哈尔满、3- 烷基吡啶及烷基苯并咪唑等。

（2）药理作用研究　历代中药古籍将蛋黄油作用归于"消肿解毒，敛疮生肌"。现代研究表明，蛋黄油具有镇痛、促进创面愈合、提高记忆力、降血脂、抗氧化及抗衰老等药理作用。

玛　瑙

本品为硅氧化物类矿物石英的隐晶质变种，主要含二氧化硅（SiO_2）。全年均可采挖。采得后，除去杂石，泥沙。药材以质坚、色红、透明者为佳。味辛，性寒；入肝经。具有清热明目，拨云退翳之效。

【炮制应用】 取原药材，除去杂石，洗净，干燥，研或水飞成及细粉。水飞后，使药物纯净、细腻。以清热明目，拨云退翳为主。

火眼 常与珍珠粉、西牛黄、冰片等同用，具有清火止痛，消肿退翳作用，用于暴发火眼，肿痛眵黏，障翳胬肉，畏光流泪，如八宝眼药（《中药成方配本》）。

【处方配给】写玛瑙，配给玛瑙；其余随方配给。

【用法用量】外用适量，水飞点眼。

【使用注意】本品对肾脏有害，非目疾者少用。

【相关研究】古代文献研究 《太平圣惠方》："细研"；《炮炙大法》："犬肉内煮之，火煅红醋淬用"；《审视瑶函》："研、飞"；《一草亭目科全书》："火煅，醋淬三次"。

地 黄

本品为玄参科植物地黄 *Rehmannia glutinosa* Libosch. 的新鲜或干燥块根。秋季采挖，除去芦头、须根及泥沙，鲜用；或将地黄缓缓烘焙至约八成干。前者习称"鲜地黄"，后者习称"生地黄"。药材以块大、体重、断面乌黑色者为佳。鲜地黄味甘、苦，性寒；入心、肝、肾经。生地黄味甘，性寒；入心、肝、肾经。具有清热凉血，养阴生津之效。

【炮制应用】

1. 生地黄 取原药材，除去杂质，洗净闷润，切片，干燥。生品性寒，以滋阴清热，凉血为主。

（1）阴虚发热 常与熟地黄、生姜汁同用，具有滋阴清热的作用。可用于肝脾血虚发热，盗汗口渴，体倦骨痛，筋脉拘挛，如地黄煎（《妇人良方》）。

（2）血热出血 常与侧柏叶、生荷叶、生艾叶同用，具有凉血止血的作用。可用于血热妄行，吐血衄血，咽燥口干，舌绛脉数，如四生丸（《妇人良方》）。

（3）津枯便秘 常与玄参、麦冬同用，具有润肠通便的作用。可用于阴虚火旺，灼伤阴液，津枯便秘，如增液汤（《温病条辨》）。

（4）热毒斑疹 常与赤芍、牡丹皮、水牛角粉等同用，具有解毒化斑的作用。可用于伤寒瘟疫，热伤血分，斑疹紫暗，咽喉灼痛，血风疮痒，如犀角地黄汤（《沈氏尊生书》）。

（5）胎动不安 常与熟地黄、白术、枳壳同用，具有养血安胎的作用。可用于妊娠血虚，血热，胎动不安，腹痛漏血，如二黄丸（《素问病机气宜保命集》）。

2. 生地黄炭 取生地黄片，置炒制容器内，用武火炒至焦黑色，发泡鼓起，喷洒清水灭尽火星取出。味甘、苦、微涩，性凉，入血分，以凉血止血为主。

（1）咯血、衄血 常与侧柏叶、荷叶炭、棕榈炭等同用，具有清热止血的作用。可用于肝肺火盛引起的吐血衄血，阴虚咳嗽，痰中带血，如八宝治红丹（《全国中药成药处方集》）。

（2）肠风便血 常与地榆炭、侧柏炭、黄连等同用，具有凉血止血的作用。可用于肠风下血，痔疮出血，血色鲜红，如止红肠癖丸（《疡科选粹》）。

（3）尿血、崩漏 常与白茅根、当归、小蓟等同用，具有滋阴，固经止血的作用。可用于湿热下迫，尿中夹血，或冲任失调，崩漏下血，或妊娠下血等症。

3. 鲜地黄 功能清热，凉血，止血，生津。用于热邪伤阴，舌绛烦渴，发斑发疹，吐衄等症。如治热入心包，血虚生烦的五汁一枝煎（《重订通俗伤寒论》）。但不易保管，药房很难配到鲜生地。

【**处方配给**】写地黄、生地，配给生地黄；其余随方配给。

【**用法用量**】鲜地黄 12~30g，生地黄 10~15g。

【**使用注意**】生地黄性寒而滞，脾虚湿滞、腹满便溏者不宜用。

【**相关研究**】

（1）古代文献研究 《本草纲目》："盖地黄性泥，得砂仁之香而宣，合和五脏冲和之气，归宿丹田之故"；《本经逢原》："生地黄与干地黄，功用不同，岂可混论，按徐之才别录云，生地黄乃新掘之鲜者，为散血之专药。观本经主治，皆指鲜者而言，只缘诸家本草，从未明言，而产处远，药肆仅有干者，鲜者绝不可得，是不能混用之失"。

（2）化学成分研究 研究报道，熟地黄的水、醇浸出物含量明显增加。干地黄含有环烯醚萜及环烯醚萜苷，而熟地黄则几乎没有。熟地黄中含葡萄糖为 8.57%，而鲜地黄为 1.56%，说明炮制过程中，多糖转化为单糖。此外，苷类成分亦有不同程度的分解，以单糖苷分解最多，其次为双糖苷，而三糖苷如地黄宁苷 D 几乎不分解。生地黄中含有 5 种水溶性氨基酸，而熟地黄中仅含微量水溶性氨基酸，经测定干地黄水溶性氨基酸总量为 61.533mg/g，而熟地黄仅为 5.231mg/g。酒炖熟地黄的氨基酸为 22.244mg/g，不加酒炖为 5.231mg/g，干地黄为 61.533mg/g，熟地黄氨基酸含量降低；黄酒中也含有氨基酸，可以看出黄酒对炖熟地黄的测定结果有一定影响，对酒炖熟地黄中的氨基酸含量也有影响。氨基酸因炮制而迅速减少，特别是碱性氨基酸、赖氨酸及精氨酸此倾向显著。熟地黄中氨基酸含量低，主要是由于糖类生成的果糖或 5- 羟甲糠醛与氨基酸类反应形成蛋白黑素之故。此外，生地黄经蒸制成熟地黄后，微量元素的含量也有一定差异。

（3）药理作用研究 地黄中所含梓醇，具有降血糖、利尿、缓泻等作用；鲜地黄汁、鲜地黄水煎液对醋酸泼尼松龙诱导的免疫低下小鼠腹腔巨噬细胞吞噬功能有明显的促进作用，说明能增强机体非特异性免疫功能。干地黄水煎液对免疫低下小鼠的巨噬细胞吞噬功能和类阴虚小鼠的脾脏 B 淋巴细胞功能也有明显的增强作用，但其作用弱于鲜地黄汁。地黄汁或鲜地黄水煎液均能明显抗阿司匹林诱导的小鼠凝血时间延长，其中鲜地黄汁的作用更强。而这一结果与历史上治疗出血性疾病多用鲜地黄捣汁服用的临床应用经验吻合。

牡丹皮

本品为毛茛科植物牡丹 *Paeonia suffruticosa* Andr. 的干燥根皮。秋季采挖根部，除去细根和泥沙，剥取根皮，晒干；或气芳香，味微苦而涩。刮去粗皮，除去木心，晒干。前者习称"连丹皮"，后者习称"刮丹皮"。以条粗长、皮厚、无木心、断面白色、粉性足、结晶多、香气浓者为佳。味苦、辛，性微寒；入心、肝、肾经。具有清热凉血，活血散瘀之效。

【炮制应用】

1. 牡丹皮 取原药材，除去杂质及残留木心，洗净润软，切片，干燥。生用以清热凉血，活血散瘀为主。

（1）热入营血 常与生地黄、赤芍同用，具有凉血化斑的作用。可用于邪热入侵营血，血热妄行，身热口干，神昏谵语，发斑吐衄，如犀角地黄汤（《备急千金要方》）。

（2）跌仆损伤 常与当归、桃仁、乳香等同用，能增强活血散瘀的作用。可用于跌仆损伤，瘀血阻滞，局部疼痛；亦治瘀血经闭，癥瘕积聚，如牡丹皮散（《证治准绳》）。

（3）牙龈肿痛 常与升麻、黄连、生地黄等同用，具有清热泻火的作用。可用于胃火上炎，齿龈肿痛或溃烂出血，口热气臭，如清胃散（《兰室秘藏》）。

（4）肠痈疼痛 常与大黄、芒硝、桃仁等同用，具有清热化瘀，散结消肿的作用。可用于肠痈初起，右少腹肿痞，疼痛拒按，大便秘结，如大黄牡丹皮汤（《金匮要略》）。

（5）阴虚发热 常与青蒿、鳖甲、生地黄等同用，具有养阴透热的作用。可用于热病后期，阴液耗伤，热伏阴分，夜热早凉，热退无汗，舌红苔少；亦治肺痨虚热无汗者，如青蒿鳖甲汤（《温病条辨》）。

2. 牡丹皮炭 取牡丹皮片，置炒制容器内，用中火炒至黑褐色，喷洒清水灭尽火星，炒干取出。炒炭后缓其寒性，增强其止血凉血作用。

（1）月经量多 常与当归、地榆炭、吴茱萸等同用，具有温经散寒，活血调经的作用。可用于血虚寒凝，月经不调，量多或提前，少腹里急，唇干口燥，如温经汤（《金匮要略》）。

（2）吐血、衄血 常与侧柏炭、茜草炭、棕榈炭等同用，具有凉血止血的作用。可用于邪热迫血妄行而致的吐血、衄血、咯血、便血、尿血或崩漏出血，如十灰散（《十药神书》）。

【处方配给】 写牡丹皮、丹皮，配给生品；写牡丹皮炭、丹皮炭配给炭品；其余随方配给。

【用法用量】 生品 6~12g，牡丹皮炭 6~15g。外用适量。或入丸、散剂。

【使用注意】 血虚有寒，孕妇及月经过多者慎用。

【相关研究】

（1）古代文献研究 《外科证治全生集》："酒拌蒸，产科要药，治骨蒸。面裹煨熟，厚大肠"；《得配本草》："胃虚者，酒拌蒸。实热者，生用"。

（2）化学成分研究 实验表明，各炮制品中丹皮酚的含量比生品均有下降，尤以牡丹皮炭损失最多。牡丹皮炒炭后鞣质含量增加不明显，但具有强致癌作用的成分苯并（α）芘含量却大幅度下降。通过炮制前后化学成分的比较发现，牡丹皮经炒炭后，增加的成分主要有没食子酸、5-HMF；黄酮类成分槲皮素、山柰素、异鼠李素等成分明显下降；没食子酸和 5- 羟甲基糠醛的含量随炮制时间延长而增加，但一定程度后又开始下降；儿茶素和丹皮酚的含量则随着炮制程度的加深而下降。

（3）药理作用研究　牡丹木和牡丹皮水提取液对血小板凝集的抑制作用、抑制纤维蛋白溶酶原活性及抗纤维蛋白原作用等药理活性相同；甲醇提取液对抑制纤维蛋白溶酶活性及抗纤维蛋白原的作用，牡丹木比牡丹皮强。牡丹皮炭及其鞣质部位均能提高 ADP 和胶原诱导的大鼠血小板聚集率，牡丹皮炭及其鞣质部位以及乙酸乙酯部位可能是通过对血栓素 B_2、6- 酮 – 前列腺素含量的影响增强血小板的聚集功能，从而加速血小板内部促凝物的释放，加速凝血。比较牡丹皮生品和炭品的吸附力发现，牡丹皮炒炭后的吸附力较生品明显增强，即炭素含量显著增加，因炭素具有一定的收敛止血作用，所以牡丹皮炒炭后炭素含量的增加可能是牡丹皮炭具有止血作用的原因之一。

赤 芍

本品为毛茛科植物芍药 *Paeonia lactiflora* Pall. 或川赤芍 *Paeonia veitchii* Lynch 的干燥根。春、秋二季采挖，除去根茎、须根及泥沙，晒干。药材以根粗壮、断面粉白色、粉性大者为佳。味苦，性微寒；入肝经。具有清热凉血，散瘀止痛之效。

【炮制应用】

1. 赤芍　取原药材，大小分档，洗净，浸泡，切薄片，干燥。生用以清热凉血为主。

（1）血热发斑　常与牡丹皮、生地黄、水牛角粉同用，具有清热消斑的作用。可用于温邪深入血分，或火邪逼迫心营，迫血妄行而致的发斑，如犀角地黄汤（《备急千金要方》）。

（2）血漏带下　常与香附同用，具有凉血止血的作用。可用于血热衄血不止，血崩带下，如如神散（《妇人良方》）。

（3）肝热目赤　常与菊花、防风、牛蒡子等同用，具有泻肝明目的作用。可用于肝火上犯，或风热外邪侵犯目窍的目赤肿痛，畏光流泪等，如酒煎散（《张氏医通》）。

（4）疮疡痈肿　常与丹参、白芷同用，具有解毒消痈的作用。可用于疮疡初起，乳痈，乳肿，赤肿疼痛，如丹参膏（《太平惠民和剂局方》）。又如用于疮疡肿毒的仙方活命饮（《妇人良方》）。

2. 酒赤芍　取净赤芍片，用酒润透，置炒制容器内，用文火炒至微黄色时取出（每10kg 赤芍，用酒 1.2kg）。经酒炙后能缓其寒性，增强活血散瘀止痛之效。

（1）经闭腹痛　常与牡丹皮、白芷、当归等同用，具有活血通经的作用。可用于气血郁阻，经闭发热，或经来腹痛，量少色暗，如赤芍散（《证治准绳》）。

（2）跌仆损伤　常与当归、自然铜、乳香等同用，具有活血通络，散瘀止痛的作用。可用于跌打损伤，瘀血阻滞，局部疼痛或瘀肿等症。

（3）胸胁痹痛　常与红花、降香、三七等同用，能增强活血祛瘀，行气止痛的作用。

可用于心血瘀阻，胸胁疼痛或绞痛，以及癥瘕坚积；或胃脘痛，便泻不畅，如赤芍药丸（《太平圣惠方》）。

3. 炒赤芍　取赤芍片，置炒制容器内，用文火炒至颜色加深，取出晾凉。炒后药性缓和，具有活血止痛而不寒中的特点。

瘀血头痛　常与川芎、红花、桃仁等同用，具有散瘀止痛的作用。可用于瘀血阻于头面所致的头晕头痛、耳聋等症。

【处方配给】写赤芍，配给生品；酒炙品随方配给。

【用法用量】6~12g。

【相关研究】

（1）古代文献研究　《本草蒙筌》："能泻能散，生用正宜"；《本草述钩元》："今人多生用，惟避中寒以酒炒，入女人血药以醋炒"；《本草备要》："酒制用，制其寒。妇人血分醋炒，下痢后重不炒"。

（2）化学成分研究　据研究芍药苷含量皮部比木部高；去皮或水烫者，赤芍苷及白芍苷比带皮者少，而白芍苷仅为带皮的一半。降低血中尿素氮作用的活性成分1, 2, 3, 4, 6-O-五没食子酰葡萄糖也是去皮芍药的含量低于带皮芍药。且在芍药的不同炮制品种，芍药苷的含量：赤芍＞炒赤芍＞醋炙白芍＞酒炙白芍＞炒白芍＞白芍＞去皮白芍＞土炒白芍，白芍与赤芍芍药苷含量存在显著差异。故有人认为赤芍不去皮为宜。且认为以不去皮白芍作为赤芍代替品使用缺乏合理性。

荷　叶

本品为睡莲科植物莲 *Nelumbo nucifera* Gaertn. 的干燥叶。夏、秋二季采收，晒至七八成干时，除去叶柄，折成半圆形或折扇形，干燥。药材以叶大、完整、色绿、无斑点者为佳。味苦，性平；入肝、脾、胃经。具有清热解暑，升发清阳，凉血止血之效。

【炮制应用】

1. 荷叶　取原药材，除去杂质及叶柄，抢水洗净，稍润，切丝，干燥。生品以清热解暑，升发清阳为主。

（1）湿温、暑湿　常与金银花、扁豆花、淡竹叶等同用，具有清热解暑湿的作用。可用于暑温、暑湿汗后，余热不解，头昏目胀，四肢无力等症，如清络饮（《温病条辨》）。

（2）雷头风证　常与升麻、苍术、薄荷等同用，具有升清解毒的作用。可用于头面包块肿痛，憎寒发热，状如伤寒，如清震汤（《审视瑶函》）。

（3）吐血、衄血　常与生艾叶、生柏叶、生地黄等同用，具有凉血止血的作用。可用于血热的上焦出血，治阳乘于阴之吐血、衄血，如四生丸（《妇人良方》）；亦可与知母、藕节、黄芩炭同用，如治疗咯血、衄血、大小便血、崩漏出血等症，如荷叶丸（《中国药典》2020 年版）。

2. 荷叶炭　取净荷叶折叠后平放锅内，留有空隙，上扣一个口径较小的锅，两锅结合处用盐泥封固，上压重物，并贴一张白纸条或放大米数粒，用文武火加热，煅至白纸条或大米呈深黄色时，停火，待锅凉后，取出。炒炭后增强止血作用。

（1）多种出血　常与大蓟炭、大黄炭、牡丹皮炭等同用，具有凉血，散瘀，止血的作用。可用于咯血、衄血、嗽血、大小便血、崩漏出血等症，如十灰散（《十药神书》）；亦可将本品单味研磨服用，治吐血不止。

（2）黄水疮　常单味研末外敷，具有收湿敛疮的作用。可用于黄水疮久不敛口，或脓水不止；亦可用于刀斧伤的出血。

（3）产后血晕　常与蒲黄、甘草、荆芥炭等同用，具有活血散瘀的作用。可用于产后血晕，烦闷腹痛，昏不识人等症。

【处方配给】写荷叶，配给生品；荷叶炭随方配给。

【用法用量】3~10g；荷叶炭 3~6g。

【相关研究】

（1）古代文献研究　《握灵本草》："诸吐血、咯血、衄血，用败荷叶焙干……服末；阳水浮肿，败荷叶烧研……米饮下；痘疮倒魇，风寒所袭者，贴水荷叶炙"；《得配本草》："活血生用，止血炒焦用"。

（2）化学成分研究　荷叶中主要含有生物碱、黄酮类、有机酸等成分。荷叶制炭后，荷叶碱、金丝桃苷、异槲皮苷的含量显著降低；槲皮素含量显著升高。

（3）药理作用研究　荷叶碱类对平滑肌有解痉作用，荷叶煎剂和浸剂对动物可直接扩张血管，引起中度降压的作用。动物实验表明，荷叶生品有较好的止血作用，制炭后止血效果增强。

白　薇

本品为萝摩科植物白薇 *Cynanchum atratum* Bge. 或蔓生白薇 *Cynanchum versicolor* Bge. 的干燥根和根茎。春、秋二季采挖，除去地上部分，洗净，干燥。药材以根粗长、色淡黄者为佳。味苦、咸，性寒；入胃、肝、肾经。具有清热凉血，利尿通淋，解毒疗疮之效。

【炮制应用】

1. 白薇　取原药材，除去杂质，洗净，润透，切段，干燥，筛去碎屑。生品以凉血，通淋，解毒疗疮为主。

（1）热淋、血淋　常与赤芍同用，具有利尿通淋，凉血的作用。可用于膀胱湿热所致小便赤涩热痛，热淋、血淋等症，如白薇散（《丹溪心法》）；如血淋，加牡丹皮炭、白茅根炭等同用，可增强其通淋止血的效果。

（2）痈毒疮疡　常与金银花、蒲公英、连翘等同用，具有清热解毒、消肿止痛的作用。可用于热毒壅盛，金疮疼痛等症。

（3）热入血室　常与鳖甲、青蒿、知母等同用，具有滋阴退热的作用。可用于热入血室，夜多谵语，如章氏青蒿鳖甲汤（《重订通俗伤寒论》）。

2.**蜜白薇**　取炼蜜，加适量开水稀释，淋入白薇段内拌匀，闷润，置炒制容器内，用文火加热，炒至不粘手时，取出晾凉（每 10kg 白薇，用炼蜜 2.5kg）。蜜炙后，其性偏润，以退虚热为主。

（1）阴虚咳血　常与鳖甲、麦冬、贝母等同用，具有滋阴清热，润肺止咳的作用。可用于阴虚内热，咳痰不爽，痰中带血，虚烦呕逆等症。

（2）产后虚热　常与当归、生地黄、人参等同用，具有滋阴退热的作用。可用于产后低热不退，自汗盗汗，口干舌红，昏厥等症。

【处方配给】写白薇，配给生品；蜜炙品随方配给。

【用法用量】5~10g。

【使用注意】本品苦寒，脾胃虚寒、食少便溏者慎用。

第十章　泻下药

本类药物具有引起腹泻或滑利大肠，使大便排出的作用。主要适用于大便不通，肠胃积滞，或实热内盛，或冷积便秘，或水饮停蓄等里实证。根据药物的作用，可分为攻下药、润下药、逐下药三类。

（1）攻下药　适用于实热大便秘结，或饮食停滞等里实证。

（2）润下药　适用于老年人或产后津枯肠燥便秘。

（3）逐下药　适用于水肿，胸腹积水，痰饮结聚，喘满等实证。本类药物不仅药性猛烈，而且有毒性。

炮制对泻下药的影响：本类药物性多苦寒，泻下力较强，易伤正气，常用蒸制或炖制以破坏部分泻下成分；酒炙以缓其苦寒之性；白萝卜煮以缓其咸寒之性，以免损阴伤正。润下药多属种子或种仁类，不易煎出，同时含大量脂肪油易致呕吐，经炒制或捣烂入药，易于煎出药效，同时避免引起呕吐的副作用。逐水药药性多峻猛，且部分有毒，常用醋炙或制霜应用，因醋有收敛、解毒的作用，制霜则可除去部分峻泻成分和毒性成分，故可降低毒性，缓其峻泻，使其泻而不伤正。

大　黄

本品为蓼科植物掌叶大黄 *Rheum palmatum* L.、唐古特大黄 *Rheum tanguticum* Maxim. ex Balf. 或药用大黄 *Rheum officinale* Baill. 的干燥根和根茎。秋末茎叶枯萎或次春发芽前采挖，除去细根，刮去外皮，切瓣或段，绳穿成串干燥或直接干燥。药材以黄棕色、锦纹及星点明显、体重、质坚实、有油性、气清香、味苦而不涩、嚼之发黏者为佳。味苦，性寒；入脾、胃、大肠、肝、心包经。具有泻下攻积，清热泻火，凉血解毒，逐瘀通经，利湿退黄之效。

【炮制应用】

1. 大黄　取原药材，分开大小，除去杂质洗净，闷润至软后，切厚片或块，干燥。生用气味重浊，走而不守，直达下焦，泻下作用峻烈，但易伤胃气，以攻积导滞，泻火解毒为主。

（1）热积便秘　常与芒硝、枳实、厚朴同用，能增强攻积导滞，泻热通便的作用。可用于胃肠实热内结，宿食积滞，阳明腑实，潮热谵语，大便秘结，腹满硬痛，如大承气汤（《伤寒论》）。

（2）热毒肠痈　常与牡丹皮、桃仁、冬瓜仁等同用，具有解毒消痈的作用。可用于火邪化毒，肠痈初起，少腹肿痞，或火丹赤肿，痈肿郁热疼痛，如大黄牡丹皮汤（《金匮要略》）。

（3）阳水水肿　常与牵牛子、甘遂、芫花等同用，具有行水消肿的作用。可用于阳水水肿，发热烦渴，小便赤涩，大便秘结等实热症状，如舟车丸（《丹溪心法》）。

（4）疮疡肿毒　常与黄柏、甘草、天花粉等共研细末，油调敷患处，具有解毒医疮的作用。可用于一切阳证热毒疮疖；亦治烧伤，烫伤，如金黄散（《医宗金鉴》）。

（5）湿热黄疸　常与茵陈、栀子同用，具有利湿退黄的作用。可用于湿热蕴结于里，一身面目尽黄，黄色鲜明，但头汗出，腹微满，小便短赤，如茵陈蒿汤（《伤寒论》）。

2. 熟大黄　取大黄片或块用黄酒拌匀，置适宜的容器内密闭，隔水炖或蒸至大黄内外均呈黑褐色时，取出干燥（每10kg大黄，用黄酒3kg）。熟大黄作用缓和，能避免腹痛之弊，以活血祛瘀为主。

（1）脘腹痞满　常与枳实、白术、神曲等同用，具有消积散痞的作用。可用于湿热内阻，肠胃受损，脘腹痞满，或下痢，泄泻，或大便秘结，如枳实导滞丸（《内外伤辨惑论》）。

（2）产后腹痛　常与桃仁、䗪虫同用，能增强活血化瘀的作用。可用于产后瘀血阻滞，恶露不尽，腹痛拒按，如下瘀血汤（《金匮要略》）。

（3）月经停闭　常与桃仁、干漆、虻虫等同用，能增强祛瘀通经的作用。可用于女子内有瘀血，月经闭止不来，肌肤干燥失荣，瘦弱少食，目珠青黯，盗汗，如大黄䗪虫丸（《金匮要略》）。

3. 酒大黄　取大黄片或块，用黄酒喷淋拌匀，稍闷，置炒制容器内，用文火炒至色泽加深时取出，放凉（每10kg大黄，用黄酒1kg）。酒炙后其力稍缓，并借酒之升提之性，引药上行，以清上焦实热为主。

（1）蓄血发狂　常与水蛭、虻虫、桃仁同用，具有攻逐蓄血的作用。可用于瘀血蓄积，发狂，喜忘，少腹硬满，小便自利，大便色黑；亦治妇女瘀血经闭，少腹疼痛拒按者，如抵当汤（《伤寒论》）。

（2）跌仆损伤　常与红花、当归、桃仁等同用，能增强活血祛瘀的作用。可用于跌仆损伤，瘀血停滞，胸胁疼痛，如复元活血汤（《医学发明》）。若疼痛不减，可加香附、青皮行气止痛；或单味研末，醋调外敷亦效。

（3）上焦热盛　常与酒黄连、酒黄柏、酒黄芩等同用，具有清上焦实热的作用。可用于上焦热盛，口舌生疮，目赤肿痛，牙龈出血，及热毒痈疽，如泻心汤（《金匮要略》）。

4. 大黄炭　取大黄片或块，置炒制容器内，用武火炒至外表呈黑色时取出，摊开放凉。炒炭后泻下作用极弱，并有止血作用，多用于大肠有积滞的大便出血。

（1）呕血、咯血　常与侧柏叶、茜草、棕榈炭等同用，具有涩血止血的作用。可用于热邪伤络，血不循经，呕血，咯血，如十灰散（《十药神书》）。

（2）下利腹痛　常与山楂、枳壳、神曲等同用，具有化滞止血的作用。可用于饮食停滞，化而未尽，胃脘痞闷，下利腹痛，脓血相兼等。

5. 醋大黄　取大黄片或块，用米醋喷淋拌匀，稍闷，置炒制容器内，用文火炒干，取出，放凉（每 10kg 大黄，用米醋 1.5kg）。醋炙后泻下之力减弱，以消积化瘀为主。

　　食积痞满或产后瘀停　常与枳实、香附、郁金等同用，具有消积化瘀的作用。可用于食积痞满产后瘀停，或妇人气滞血结，经闭不通等症，如三棱煎丸（《卫生宝鉴》）。

　　【处方配给】写大黄、生大黄、川军，配给生大黄；酒大黄、酒军，配给酒大黄；熟军、熟大黄，配给熟大黄；其余随方配给。

　　【用法用量】3~15g；用于泻下不宜久煎。外用适量，研末敷于患处。

　　【使用注意】妇女妊娠期、月经期、哺乳期，或脾胃虚弱者应慎用或忌用。

　　【相关研究】

　　（1）古代文献研究　《汤液本草》："酒浸入太阳经，酒洗入阳明经，余经不用酒……大黄须煨，恐寒则伤胃气"；《疮疡经验全书》："蒸后入药则泻中有补"；《本草发挥》："酒浸煨熟，以酒引之上至高巅"；《本草蒙筌》："欲速生使，欲缓宜熟"；《医学入门》："生则通肠胃壅热，熟用则疗诸疮毒，泻心火"；《万病回春》："酒炒上达巅顶，酒洗中至胃脘，生用下行气"；《医宗粹言》："实者生用，虚弱者酒蒸熟用"；《本草述钩元》："化脾积血块，多用醋熬成膏。其酒浸煨熟，寒因热用也，治上焦者，假酒不使迅下"；《本经逢原》："若峻用攻下生用。邪气在上，必用酒浸上引，而驱热下行。破瘀血韭汁制。虚劳吐血，内有瘀积，韭汁拌炒黑用之。大肠风秘燥结，皂荚、绿矾酒制"；《医宗说约》："酒浸蒸熟晒干，如此九次，能上达巅顶，治头风目疾及久积涸病。治泻痢，姜汁拌炒。治伤寒热结，生用。治疮疡热结，酒炒。血痢，韭菜汁拌晒干"；《本草正义》："生用者其力全，迅如走丸，一过不留，除邪而不伤正气；制过者其力已缓，颇难速效"；《本草纲目》："大黄苦峻下走，用之于下必用生，若邪气在上，非酒不至，必用酒浸引上致高之分，驱热而下"；《本草正》："大黄欲速者生用，泡汤便吞；欲缓者熟用，和药煎服"。

　　（2）化学成分研究　大黄酒炒后，结合型蒽醌有所减少，泻下作用弱于生大黄。熟大黄经蒸、炖后，其结合型与游离型蒽醌衍生物均减少，其中结合型大黄酸显著减少，番泻苷仅余微量，因此，泻下作用缓和。大黄炒炭后，其结合型大黄酸大量被破坏，但仍保留少量的各型蒽醌类衍生物，番泻苷已不存在，因此泻下作用极微。大黄炭中止血成分增加，大黄酚含量约为生大黄的 2.7 倍，大黄素 –6– 甲醚约为生大黄的 4.1 倍，这两种成分都有促凝血作用。炒大黄中芦荟大黄素和大黄素的含量分别为生大黄的 2.7 倍和 3.4 倍；大黄炭中的上述两种成分则分别为生大黄的 1.9 倍和 2.8 倍左右。大黄的鞣质类成分含量约为 10%~30%，炒大黄的总鞣质含量下降约 18%，熟大黄降低 50%，大黄炭减少近 80%。制大黄多糖含量随炮制次数的增加而升高，但六制大黄和九制大黄的含量相近。

　　（3）药理作用研究　酒炒大黄泻下效力比生品降低 30%，熟大黄（酒炖）、清宁片降低 95%，大黄炭无泻下作用。而炮制对大黄解热作用无明显影响。熟大黄的活血化瘀作用强于生大黄。生、熟大黄均具有改善热结血瘀模型大鼠血管内皮细胞损伤和微循环的作用。与生大黄相比，熟大黄各剂量组对 ET、NO、PGI2、VWF 因子水平具有显著的改善作用。大黄生品和制品煎剂对金黄色葡萄球菌、铜绿假单胞菌、志贺菌、伤寒杆菌、大肠埃希菌等菌种均有一定抑制作用，酒炒与酒炖大黄对金黄色葡萄球菌、志贺菌、伤寒杆菌等均有较好抑制作用，为治疗肠伤寒、痢疾等细菌感染疾病提供了科学依据；醋炒大黄、石灰炒大黄和大黄炭对铜绿假单胞菌、金黄色葡萄球菌有较好抑制作用，为治疗烧伤、烫伤提供了科学依据。酒炒大黄消炎作用与生大黄近似，熟大黄、大黄炭消炎作用减弱，但熟大黄在治疗成年人和儿童化脓性扁桃体炎时，有较好的解热和消炎作用。熟大黄可消除生大黄引起腹痛、恶心、呕吐等胃肠道反应，炮制可减弱生大黄抑制胃酸分泌和消化酶活性的作用，熟大黄、大黄炭、清宁片"苦寒败胃"的副作用消失或缓和。临床观察表明，生、熟大黄对急性上消化道出血均有较好的止血作用，在相同剂量下，生大黄的止血作用更明显，而熟大黄的胃肠道反应小，可大剂量应用。

芒　硝

本品为天然产的硫酸盐类矿物芒硝族芒硝，经加工精制而成的结晶体。主要成分为含水硫酸钠（$Na_2SO_4 \cdot 10H_2O$）。药材以青白色、透明块状结晶、清洁无杂质者为佳。味苦、咸，性寒；入胃、大肠经。具有泻热通便，润燥软坚，清火消肿之效。

【炮制应用】

1. 皮硝　将天然的硫酸钠矿石加水溶解过滤，除去泥沙及不溶性杂质，将滤液放冷静置，析出结晶。皮硝是芒硝的粗制品，杂质较多，有一定毒性。

（1）食积　本品适量（一般30~60g）外敷腹部，具有化食积的作用。可用于饮食停积，脘腹疼痛（小儿患者疗效尤佳）。

（2）乳痈　本品适量外敷乳房，具有软坚消痈的作用。可用于乳痈初起，肿硬疼痛。此外，外敷乳房具回乳之功，用于哺乳期妇女断奶，乳房有明显胀满者。

2. 芒硝　取适量鲜萝卜，洗净，切成片，置锅中，加适量水煮透，投入适量天然芒硝（朴硝）共煮，至全部溶化，取出过滤或澄清以后取上清液，放冷（朴硝每10kg，用萝卜2kg）。待结晶大部析出，取出置避风处适当干燥即得。其结晶母液经浓缩后可继续析出结晶，直至不再析出结晶为止。由于萝卜甘温具有消积导滞，化痰，下气，宽中作用，用其煮制后，可缓和芒硝的咸寒之性，并增强其消导降气之功。经过重结晶，可提高其纯净度。

（1）热结便秘　常与大黄、枳实、甘草等同用，能增强泻下通便的作用。可用于胃肠实热，热邪与糟粕互结，大便秘结，如调胃承气汤《伤寒论》。

（2）结胸满痛　常与大黄、甘遂同用，具有软坚散结的作用。可用于伤寒邪热结于中焦致心下硬满而痛，以及膀胱结石，小腹肿痞，小肠急结，宿食腹满，大便燥结，如大陷胸汤（《伤寒论》）。

（3）湿疹痒痛　常与明矾同用，开水溶化外涂局部，具有清热，祛湿，止痒的作用。可用于湿毒外溢肌肤，湿疹痒痛等症。

3. 玄明粉（风化硝）　本品为芒硝经风化干燥制得，主要成分为硫酸钠（Na_2SO_4）。将芒硝用纸包裹，挂阴凉通风处，使其自然风化，失去水分，即成洁白的粉末。风化后泻下力缓和，以解毒疗疮为主。

口疮咽痛 常与硼砂、朱砂、冰片同研细末。吹或擦于患处，具有清热解毒的作用。可用于火热之邪上炎，口舌糜烂，咽喉肿痛，如冰硼散（《外科正宗》）。

【处方配给】写芒硝、皮硝，配给芒硝，或随方配给；写风化硝、玄明粉，配给玄明粉。

【用法用量】芒硝6~12g，一般不入煎剂，待汤剂煎得后，溶入汤液中服用；芒硝、皮硝外用适量。

【使用注意】孕妇慎用；不宜与硫黄、三棱同用。

【备注】现今视风化硝与玄明粉为一物，然而古代两者有别：风化硝是朴硝以萝卜汁制过，所得重结晶——芒硝，经风化而成风化硝；玄明粉是朴硝以萝卜加甘草等制，所得重结晶经风化而成玄明粉。

【相关研究】

（1）古代文献研究 《医学入门》："葛洪治风热眼，用新罐，先入热水，次以朴硝投之，搅化，挂屋檐下，俟硝出扫之，以人乳调一字点眼效……风化硝……置通风处两月乃化，治一切痰火"；《握灵本草》："同萝卜煎过，去咸味者名甜硝……赤眼肿痛，朴硝置豆腐上蒸化取汁点之"；《医宗说约》："炼作枯硝，性缓，再炼名玄明粉，性更缓"；《本草从新》："生于卤地，刮取煎炼，在底者为朴硝，在上者为芒硝，有牙者为马牙硝，置风日中，消尽水气，轻白如粉为风化硝"；《本草汇纂》："皮硝生于地刮取，初次煎成为朴，再煎为芒，其性差缓"；《本草蒙筌》："硝芽片子（按：为精制芒硝），取出放于桌面上，任其风干……将前风干硝芽……如法固封罐口……玄明粉成矣。朴硝咸物也，萝卜性温，与冬瓜、豆腐俱能夺咸味，用之修制使去其咸，故曰阴中有阳之药也"。

（2）化学成分研究 朴硝经不同工艺炮制后钠元素含量变化不明显，钙离子、镁离子含量显著下降，加萝卜制芒硝中钾元素含量明显升高。经萝卜提净后，萝卜的锌、锰、铁等元素进入了芒硝，成为炮制后芒硝的组成成分，同时萝卜也吸附了铜、铅、铬等离子，从而降低了对人体健康不利的成分的含量，尤其是炮制后芒硝与萝卜残渣中钙离子、镁离子含量都下降。

火麻仁

本品为桑科植物大麻 *Cannabis sativa* L. 的干燥成熟果实。秋季果实成熟后，割取果穗或连茎割下，晒干，打下果实。药材以颗粒饱满、种仁色乳白者为佳。味甘，性平；入脾、胃、大肠经。具有润肠通便之效。

【炮制应用】

1. 火麻仁 取火麻仁除去残留外壳及杂质。生品不易煎出，须打碎入药，但生品有小毒，作用与炒品同。

2. 炒火麻仁 取净火麻仁，置炒制容器内，用文火炒至有香气时取出。炒后降低毒性，并产生香气，种皮破裂易于煎出，入丸散剂便于粉碎。以滋脾润燥为主。

（1）肠燥便秘　常与杏仁、厚朴、大黄同用，具有润肠通便的作用。可用于老年人体虚，热性病后期及产后津枯，或血虚便秘，或痔疮便秘，如麻子仁丸（《伤寒论》）。

（2）五淋涩痛　常与粳米熬粥服，具有行水消肿的作用。可用于五淋涩痛，风水腹大，腰脐重痛，大便不通，如麻仁粥（《食医心鉴》）。

【处方配给】写火麻仁、大麻仁、麻子仁、麻仁，配给炒品；生品随方配给。

【用法用量】10~15g，用时捣碎。

【使用注意】肠滑者及孕妇忌用。

【备注】在净制方面，火麻仁古代均要求去壳用种仁，现今亦同，如系带壳果实，则须暴晒后磨去外壳取仁。

【相关研究】

（1）古代文献研究　《本草求真》："性生走熟守（生用破血利小便，捣汁治难产胎衣不下，熟用治崩中不止）"。

（2）化学成分研究　火麻仁经炮制后不饱和脂肪酸等有效成分均有所升高，可能是由于种皮破裂易于有效成分煎出。

甘　遂

本品为大戟科植物甘遂 *Euphorbia kansui* T. N. Liou ex T. P. Wang 的干燥块根。春季开花前或秋末茎叶枯萎后采挖，撞去外皮，晒干。药材以肥大饱满、表面白色、断面粉性足、无纤维者为佳。味苦，性寒，有毒；入肺、肾、大肠经。具有泻下逐水，消肿散结之效。

【炮制应用】

1. 甘遂　取原药材，除去杂质，洗净晒干。生用苦寒有毒，作用猛烈，易伤人正气，以泻水逐饮，消肿散结为主。

（1）胸腹积水　常与大戟、芫花、大枣同用，能增强攻逐水饮的作用。可用于水饮伏于胸腹，咳嗽气促，胸腹疼痛，或痛引背部；亦治水肿腹胀，大便秘结，如十枣汤（《伤寒论》）。若痰涎伏于心膈上下，胸背疼痛剧烈者，可与白芥子、大戟同用，具有消痰逐饮的作用，如控涎丹（《三因极一病证方论》）。

（2）痰迷癫狂　常与朱砂同用，具有逐痰开窍的作用。可用于水饮结胸，痰迷心窍，癫狂烦乱，如遂心丹（《济生方》）。

（3）湿热肿毒　单味研成细末，水调外敷局部，具有消肿散结的作用。可用于湿热壅滞，酿成肿毒，痈疽初起，红肿疼痛。

2. 醋甘遂　取净甘遂加醋拌匀，待醋被吸尽后，用文火炒至微干，取出干燥（每10kg 甘遂，用醋 3kg）。醋炙后降低毒性，缓和泻下作用。

（1）腹水胀满　常与牵牛子、大黄、青皮等同用，具有逐水行气的作用。可用于水湿壅阻，气机不利，腹水胀满，口渴，气粗，大小便秘，如舟车丸（《景岳全书》）。

（2）腹痛便秘 常与大黄、厚朴、木香等同用，具有泻下散结，理气止痛的作用。可用于湿热与糟粕互结，肠胃气机壅阻，腹中剧痛阵作，满胀不舒，呕吐物带有粪臭味，大便秘结不通，如甘遂通结汤（《经验方》）。

（3）宿食不消 常与大黄、黄芩、青皮同用，具有消食破积的作用。可用于饮食宿积，结为癥瘕，腹满浮肿，或湿热壅结，发为疝气，偏肿疼痛，如甘遂破结散（《太平圣惠方》）。

原有煨制和豆腐煮制者，目的都是为了降低毒性。

【处方配给】写甘遂，配给醋炙品；生品随方配给。

【用法用量】0.5~1.5g，炮制后多入丸散用。外用适量，生用。

【使用注意】虚弱者及孕妇禁用。不宜与甘草同用。

【相关研究】

（1）古代文献研究 《本草纲目》："今人多改面煨熟用，以去其毒"；《增广验方新编》："其苦寒之毒，经制（甘草制）则净，不苦而甜，不寒而温，专消坚结痰块、核毒"；《外科证治全生集》："以面裹如团，入糠火煨……磨粉"。

（2）化学成分研究 近来研究报道甘遂的有效成分，同时也是其毒性成分，主要是巨大戟二萜醇型和三萜类化合物。

（3）药理作用研究 生甘遂系毒性中药，临床表现其有效性是泻下作用，其毒性为泻下作用猛烈和对皮肤黏膜的刺激，且根据长期毒性结果看，甘遂还对正常大鼠有一定的肝毒性。急性毒性试验表明，甘遂炮制后毒性明显降低，LD_{50}与生品比较有极显著差异，其中甘草制甘遂毒性约降低4/5。生甘遂的刺激性比炮制品大6倍左右，生甘遂水煎液的刺激性比炮制品水煎液大2~3倍，而甘遂水煎液的刺激性仅相当于原药材的1/10。另有研究表明，小鼠口服生甘遂和炙甘遂的酒精浸膏，均有明显的泻下作用。说明甘遂的泻下成分在水中溶解度较小，故古人对甘遂多炮制后入丸、散剂或研末冲服，而较少入汤剂煎服的用法是合理的。另外，甘遂经醋制后可缓解生甘遂的促进小肠运动的效果；能明显降低对小鼠胃肠黏膜上皮细胞的刺激，减弱对胃肠黏膜通透性的影响；可降低对正常大鼠的肝毒性，可显著降低对LO2细胞的增殖抑制作用和形态变差的趋势。但炙品的泻下作用和毒性较生品弱，说明甘遂经醋炙后确能降低其毒性。

京大戟

本品为大戟科植物大戟*Euphorbia pekinensis* Rupr.的干燥根。秋、冬二季采挖，洗净，晒干。京大戟以根条均匀、肥嫩、质软无须者为佳。味苦，性寒，有毒；入肺、脾、肾经。具有泻水逐饮，消肿散结之效。

【炮制应用】

1.京大戟 取原药材，除净杂质，洗净润透，切厚片，干燥。生用有毒，泻下力猛，除体质壮实者外，多外用。

（1）虫蛇咬伤　常与山慈菇、千金子、麝香共研成散剂，具有解毒疗伤的作用。内服外敷，用于虫蛇咬伤，如紫金锭（《片玉新书》）。

（2）热毒肿结　将京大戟单味整支，温茶洗净，嚼融敷之（因有毒，嚼时药汁不可吞入），具有解毒散结的作用。可用于各种恶疮疔毒、阴疽，如大戟膏（《临床常用中药手册》）。

2. 醋京大戟　取京大戟片，置煮制容器内，加入定量的醋与适量的水，浸润约1~2小时，用文火加热，煮至醋吸尽，内外白心时，取出，晾至六七成干时，切厚片，干燥（每10kg京大戟，用醋3kg）。经醋制后能降低毒性，缓和峻泻作用。

（1）水肿壅盛　常与牵牛子、木香同用，具有逐水退肿的作用。可用于水湿壅阻在中、下焦，腹大如鼓，二便不通，胀满急痛，如大戟散（《活法机要》）。

（2）痰涎壅滞　常与甘遂、白芥子同用，具有逐痰止咳的作用。可用于痰涎滞留于上焦，咳唾稠黏，喘急背冷，如控涎丹（《三因极一病证方论》）；亦可治头痛不可举，或咳唾喘急，或痰迷心窍。也可与甘遂、芫花同用，如用于治悬饮，胁下有水气，或肝硬化腹水等证的十枣汤（《伤寒论》）；治水湿中阻，水肿胀满的舟车丸（《丹溪心法》）；治水肿壅盛的大戟散（《活法机要》）。

【处方配给】写京大戟，配给醋京大戟；生品随方配给。

【用法用量】1.5~3g，入丸散服，每次1g；内服醋制用。外用适量，生用。

【使用注意】虚弱者及孕妇禁用。不宜与甘草同用。

【相关研究】

（1）古代文献研究　《本草分经》："须去骨用，中其毒者，惟菖蒲能解之"。

（2）化学成分研究　京大戟根含大戟苷、生物碱、大戟色素体A、大戟色素体B、大戟色素体C等。研究表明，京大戟醋制后三萜类成分大戟二烯醇、甘遂甾醇含量下降。

（3）药理作用研究　京大戟经醋制后，其LD_{50}与生品比较，毒性显著降低；动物模型实验表明，京大戟经醋制后，肝功能损伤指标明显降低，氧化损伤指标减轻，降低大戟对LO2细胞的毒性，可显著降低京大戟生品对肠细胞的增殖抑制作用，增加细胞核Hoechst荧光强度、线粒体膜电位荧光强度，降低Annexin V–FITC和PI荧光强度、细胞膜通透性荧光强度。京大戟有类似巴豆油和斑蝥毒素的刺激作用，能刺激肠道，产生强烈的泻下作用，醋制后致炎及肠推进作用均可显著减弱，药性缓和。对肾亦有刺激性，过量能引起咽喉肿胀、充血，呕吐，剧烈腹痛及腹泻，继而累及中枢神经系统，则引起眩晕、昏迷、痉挛、瞳孔放大，终因虚脱而麻痹死亡。与甘草配伍毒性增强，随着甘草剂量增大而毒性愈强。

附药：红大戟

本品为茜草科植物红大戟 *Knoxia valerianoides* Thorel et Pitard 的干燥块根。药材以个大、质壮实、根长肥壮、红褐色者为佳。味苦，性寒，有小毒；入肺、脾、肾经。具有泻水逐饮，消肿散结之效。

京大戟与红大戟分属于大戟科和茜草科，其性能、功用、炮制、用法用量相近，故不少中医文献均以"大戟"统称。《中国药典》自1995年版起已将两味单列，适应证亦有所侧重，京大戟偏于泻水逐饮，红大戟偏于消肿散结；同时，京大戟比红大戟毒性更大，京大戟要求用醋煮法炮制，以确保临床用药的安全。而茜草科的红大戟因毒性相对较小，《中国药典》2020年版未作法定性要求，各地规范有醋煮、醋蒸、醋炙等炮制方法。

芫　花

本品为瑞香科植物芫花 *Daphne genkwa* Sieb. et Zucc. 的干燥花蕾。春季花未开放时采收，除去杂质，干燥。药材以花蕾多而整齐、色淡而紫、无杂质者为佳。味苦、辛，性温，有毒；入肺、脾、肾经。内服具有泻水逐饮，外用具有杀虫疗疮之效。

【炮制应用】

1. 芫花　取原药材，除去杂质，筛去泥土。生用有毒，峻泻逐水力较猛。内服较少，多外用。

头疮、顽癣　单味研末，或与雄黄共研细末，猪脂调膏外涂，具有杀虫疗疮的作用。可用于寒毒痈肿，无头恶疮，顽癣，如治痈肿初起方（《备急千金要方》）。

2. 醋芫花　取净芫花，加醋拌匀，润透，用文火炒至醋被吸尽时，取出阴干（每10kg芫花，用醋3kg）。经醋炙后能降低毒性，缓和泻下作用和腹痛症状。

（1）胸腹水肿　常与大黄、甘遂、青皮等同用，具有逐水退肿的作用。可用于水肿胸腹胀满，身面浮肿，如舟车丸（《景岳全书》）。

（2）悬饮喘急　常与甘遂、大戟、大枣同用，具有泻水逐饮的作用。可用于痰饮留于胸膈，心下痞满，痛引两胁，干呕咳喘，如十枣汤（《伤寒论》）。

（3）湿壅经闭　常与巴戟天、秦艽、吴茱萸等同用，具有通经破癥的作用。可用于寒湿内壅，月经不通，甚或结成鬼胎癥瘕，如芫花散（《沈氏尊生书》）。

【处方配给】写芫花，配给醋制品；生品随方配给。

【用法用量】1.5~3g。醋芫花研末吞服，每次0.6~0.9g，每日1次。外用适量。

【使用注意】虚弱者及孕妇禁用。不宜与甘草同用。

【相关研究】

（1）古代文献研究　《本草纲目》："芫花留数年陈久者良"；《仁术便览》："醋浸，微火焙黄色，去毒"；《本草必读》："好醋煮过，晒干则毒减"；《本草正》："若捣汁浸线，亦能系落痔疮，惟其有毒，虚者不可轻用"；《握灵本草》："心痛有虫，芫花一两醋炒"。

（2）化学成分研究　水煮芫花中芫花酯甲的含量比生芫花高约11%。而其他炮制品芫花酯甲含量均降低。另外，芫花醋炙后挥发油含量降低，颜色加深，化学组分及组分间的相对含量均发生了改变。醋炙后其中棕榈酸、油酸和亚油酸的含量相对增加。

（3）药理作用研究　芫花中二萜原甲内酯类成分芫花酯甲等具较强的毒性，对皮肤、黏膜的刺激作用强烈，并能直接兴奋子宫平滑肌，具有引产作用；芫花烯具有抗白血病和抗肿瘤活性；芫花素和羟基芫花素等黄酮类成分具有镇咳、祛痰、平喘、抗菌作用；挥发油具有泻下作用和毒副作用。醋炙芫花对小鼠的LD_{50}比生芫花提高了1倍，说明芫花醋炙后可以降低其毒性。生芫花与醋芫花对兔离体回肠的作用相似，小剂量兴奋，大剂量抑制；对小鼠肠蠕动作用，生芫花呈抑制作用而醋芫花似有轻度兴奋作用。生芫花与醋芫花的醇浸剂对小鼠与大鼠均无导泻作用，但对兔有轻度导泻作用，对犬则产生呕吐和轻度导泻作用，生芫花与醋芫花对兔与犬的作用无明显区别。刺激性实验表明，芫花挥发油对眼结膜有一定刺激作用，醋炙后可降低其刺激性。

商　陆

本品为商陆科植物商陆 *Phytolacca acinosa* Roxb. 或垂序商陆 *Phytolacca americana* L. 的干燥根。秋季至次春采挖，除去须根和泥沙，切成块或片，晒干或阴干。药材以身干、片大、色黄白、有罗盘纹及筋脉者为佳。味苦，性寒，有毒；入肺、脾、肾、大肠经。内服具有逐水消肿，通利二便和外用具有解毒散结之效。

【炮制应用】

1. 商陆　取原药材，除去杂质，洗净润透，切厚片干燥。生用有毒，泻下力峻猛，易伤脾胃，以消肿解毒为主。

（1）痈疽肿毒　常单味鲜品与食盐少许共捣糊，外敷局部，具有消痈解毒的作用。可用于痈疽肿毒。若症势剧者，常与当归、赤芍、红花等配合，熬膏外敷，可增强消痈解毒之功，如商陆膏（《疡医大全》）。

（2）水肿尿少　本品单味或与瘦猪肉适量煎服，或与赤小豆适量，装入鲫鱼腹中煮服，具有利尿消肿的作用。可用于水肿尿少，或治妊娠手脚肿满挛急，如商陆赤小豆方（《三因极一病证方论》）。

2. 醋商陆　取商陆片，加醋拌匀，稍闷，待醋被吸尽后，用文火炒干（每10kg商陆，用醋3kg）。醋炙后可降低毒性，缓和泻下作用，以逐水消肿为主。

（1）湿盛水肿　常与羌活、茯苓、木通等同用，具有疏风透表，逐水消肿的作用。可用于水湿壅阻，全身浮肿，二便不利，喘满口渴，如疏凿饮子（《济生方》）。

（2）腹水胀满　常与甘遂、大黄、芫花等同用，具有泻下逐水的作用。可用于腹水胀满，胸脘满闷，大便秘结，小便不利，如商陆丸（《圣济总录》）；亦可用于治肾炎或血吸虫肝硬化引起的腹水症。据临床报道，本品久蒸后，药性偏温，能温化寒痰而奏祛痰止咳之效，治慢性气管炎属于虚寒型者，且效果良好，宜作丸服。

【处方配给】写商陆，配给生品；其余随方配给。

【用法用量】3~9g。外用适量，煎汤熏洗。

【使用注意】脾虚水肿及孕妇忌用。

【相关研究】

（1）古代文献研究　《本草辑要》："瘰疬、痈肿、喉痹，薄切醋炒。涂喉中良"。《握灵本草》："湿气脚软，商陆切细煮熟，更以绿豆同煮为饭，每餐食之，以瘥为度，最效"。

（2）化学成分研究　商陆的毒性成分主要为三萜皂苷中的商陆毒素，可溶于水，易水解成苷元和糖，商陆药材在淋润软化过程中，商陆毒素部分溶解和水解是其含量减少的主要原因。商陆的皂苷及其苷元部分均有致泻作用，醋炙后皂苷及苷元含量皆降低，毒性与泻下作用亦缓和。

（3）药理作用研究　以 LD_{50}、祛痰、利尿指数为药理指标，对生商陆片、醋炙品、醋煮品、醋蒸品、水煮品、清蒸品等饮片与商陆原生药比较，毒性皆降低，其中局部刺激性降低 16.7%~83.3%，LD_{50} 提高 1.66~10.47 倍；而祛痰作用提高 1.10~1.57 倍，但利尿作用降低 16.0%~45.0%。这与商陆传统炮制目的主要是降低毒性，提高祛痰作用，以及缓和利尿逐水功能是一致的。另有研究表明，商陆毒性成分具有显著的致炎毒性，可导致家兔眼结膜水肿、小鼠腹腔渗出液中 PGE_2 含量升高以及巨噬细胞释放 NO 含量升高；经醋制后，对家兔眼结膜刺激性减弱，使小鼠腹腔渗出液中 PGE_2 含量降低、巨噬细胞释放 NO 含量降低。HE 染色和 PAS 染色研究发现，生商陆小鼠肠黏膜见多量淋巴细胞弥漫性浸润，并有淋巴滤泡形成，提示有炎症病变，而醋商陆无此现象。

牵牛子

本品为旋花科植物裂叶牵牛 *Pharbitis nil*（L.）Choisy 或圆叶牵牛 *Pharbitis purpurea*（L.）Voigt 的干燥成熟种子。秋末果实成熟、果壳未开裂时采割植株，晒干，打下种子，除去杂质。药材以颗粒饱满者为佳。味苦，性寒，有毒；入肺、肾、大肠经。具有泻水通便，消痰涤饮，杀虫攻积之效。

【炮制应用】

1. 牵牛子　取原药材，除去杂质，洗净干燥，用时捣碎。生用有小毒，气味峻烈，泻下力猛，能耗伤元气，对体虚患者不宜。

腹水胀满　常与木通、白术、桑白皮等同用，能增强逐水退肿的作用。可用于水湿壅阻，肢体浮肿，大小便涩，上气喘促，如牵牛子散（《普济方》）。若水邪泛滥，水肿胀满，腹大如鼓，形气俱实，口渴，气粗，二便秘涩，常与甘遂、芫花、大黄等同用，具有泻下逐水的作用，如舟车丸（《景岳全书》）。

2. 炒牵牛子　取净牵牛子，用文火炒至有爆裂声，鼓起，并透出香气时取出，用时捣碎。炒后降低毒性，缓和泻下作用，并易于粉碎和煎出。

（1）痰喘咳逆　常与葶苈子、苦杏仁、陈皮等同用，能增强祛痰逐饮的作用。可用于痰壅气阻，肺气不顺，咳逆喘急，胸腹胀满，大便不利，如牵牛子汤（《太平圣惠方》）。

（2）饮食停积　常与槟榔、焦山楂、木香等同用，具有祛积消滞的作用。可用于饮食停积，三焦气滞，湿热郁结，肠胃积滞，便秘腹胀，大便秘结。

（3）虫积腹痛　常与槟榔、雄黄、大黄同用，既能杀灭肠虫，又有驱泻虫体的作用。可用于虫积腹痛，大便秘结，如牵牛散（《沈氏尊生书》）。

【处方配给】写牵牛子配给炒牵牛子；生品随方配给。

【用法用量】3~6g。入丸散服，每次1.5~3g。

【使用注意】孕妇、脾虚水肿者应慎用或忌用。不宜与巴豆、巴豆霜同用。

【相关研究】

（1）古代文献研究　《履巉岩本草》："治大便涩不通，牵牛子半生半熟，捣为散，每服二钱"；《医学入门》："生者尤急，治水肿以乌牛尿浸，治风气积滞以童便浸"；《本草通玄》："碾去头末，去皮微炒，亦有半生半熟用者，皮能滞气，勿得误用"；《握灵本草》："治下焦阳虚天真丹，用牵牛以盐水炒黑……肾气作痛，黑白牵牛炒为末"。

（2）化学成分研究　有研究认为，牵牛子炒制泻下作用缓和的主要原因是牵牛子苷在肠内遇胆汁和肠液分解出牵牛子素，对肠道有强烈刺激作用，增加肠蠕动，引起肠黏膜充血，分泌增加而致泻。炒制破坏部分牵牛子苷从而使泻下作用缓和，毒性降低，除牵牛子苷外，尚含其他泻下成分。牵牛子中咖啡酸、绿原酸、异绿原酸B炒后含量降低，新绿原酸、隐绿原酸、异绿原酸A及异绿原酸C炒后含量升高；且牵牛子炒后水溶性浸出物含量升高，脂肪油含量降低。

（3）药理作用研究　牵牛子炒后泻下作用缓和，毒性降低。过量的牵牛子对肾脏有刺激性，可引起血尿或语言障碍。

巴　豆

本品为大戟科植物巴豆 *Croton tiglium* L. 的干燥成熟果实。秋季果实成熟时采收，堆置2~3天，摊开，干燥。药材以粒饱满、胚乳黄白色、不泛油者为佳。味辛，性热，有大毒；入胃、大肠经。具有峻下积滞，逐水消肿，豁痰利咽，蚀疮之效。

【炮制应用】

1. 巴豆　取原药材拣尽杂质，暴晒或烘干后搓去种皮。生巴豆有大毒，泻下猛烈，只可外用。

恶疮疥癣　将本品研膏贴患处，具有拔毒医疮的作用。或与乳香、没药、蓖麻子同捣外敷患处，具有腐蚀皮肤，促其溃破的作用。可用于一切疮毒，腐化恶肉，风瘙瘾疹，如拔头膏（《经验方》）。又能解斑蝥蛇蝎等毒，如乌金膏（《痈疽神秘验方》）。

2. 巴豆霜　取净巴豆仁，碾如泥状，里层用纸、外层用布包严，蒸热，用压榨器榨去油，如此反复数次，至药物松散成粉，不再粘结成饼为度。少量者可将巴豆仁碾后用数层粗纸包裹，放热炉台上，受热后，反复压榨换纸，达到上述要求为度。

注意事项：①生巴豆有剧毒，在制霜过程中，往往由于接触巴豆种仁、油蒸气而引起皮炎，局部出现红斑或红肿，有灼热感或瘙痒，眼（鼻）部亦有灼热感等。操作时应加注意，戴手套及口罩加以防护；②工作结束时，可用冷水洗涤裸露部分，不宜用热水洗。如有皮炎症状时，可用绿豆、防风、甘草煎汤内服；③压榨去油时，药物要加热才易出油；如用粗纸包压时要勤换纸，以使油充分渗入在纸上；④用过的布或纸立即烧毁，以免误用。经制霜后降低毒性，缓和泻下作用。

（1）寒湿滞积　常与干姜、大黄同用，具有温肠通便的作用。可用于寒滞湿积阻结于肠胃，猝然心腹胀痛，痛如锥刺，甚至面青气喘，大便秘结，如三物备急丸（《金匮要略》）。

（2）癥瘕积聚　常与丁香、莪术、木香等同用，具有化滞破癥的作用。可用于属寒属实的经闭不通，癥瘕积聚，寒痰实闭，心腹胀痛，如秘方化滞丸（《经验方》）。

（3）大腹水肿　常与杏仁同用，具有逐水退肿的作用。可用于水湿为患，结于腹部，满闷胀痛，如治水肿方（《千金备急方》）。

（4）痰涎壅塞　常与芫花、贝母、桔梗同用，具有攻痰除癖的作用。可用于痰癖，或寒痰阻闭，不得喘息，满闷目暗，如中军候黑丸（《普济方》）；亦可与贝母、桔梗同用，如用于涌吐寒痰，泻下寒积的三物小白散（《伤寒论》）。.

【处方配给】写巴豆、巴豆米，配给生品；巴豆霜随方配给。

【用法用量】巴豆霜 0.1~0.3g，多入丸散剂。巴豆专供外用，不做内服，适量研末涂患处，或捣烂以纱布包擦患处。

【使用注意】服巴豆时，不宜食热粥、饮开水等热物，以免加剧泻下。若服巴豆后泻下不止者，用黄连、黄柏煎汤冷服，或食冷粥以缓解。体弱者及孕妇忌用。不宜与牵牛子同用。

【相关研究】

（1）古代文献研究　《汤液本草》："得火则良，若急治为水谷道路之剂，去心皮、膜油，生用。若缓治为消坚磨积之剂，炒烟去令紫黑研用，可以通肠，可以止泄"；《医宗粹言》："本草云生温有毒，熟寒无毒，今之去油生用为避寒也，殊不知寒不足避，当避其大毒，况本经全无去油之制法，陶氏煮令黄黑，然亦太过，不如去其心膜者五度换水，各煮一沸为佳。局方化滞丸而巴豆不去油，只以巴豆煮熟用之，深得其性也"；《奇效良方》："巴豆不去膜则伤胃，不去心则作呕，以沉香水浸能升能降"；《炮炙大法》："为疮疡专药，须炒黑存性，能去瘀肉，生新肉有神"；《本草通玄》："巴豆壳烧灰存性，能止泻痢"；《串雅内编》："须生熟得中，焦则少力，生又损人"；《本草便读》："生用则力速，炒黑则力缓"；《本草问答》："外用巴豆为末，加雄黄炒至黑色，为乌金膏，化腐肉，炒不伤好肉，皆是善于制药之法"。

（2）化学作用研究　巴豆主要含巴豆脂肪油 34%~57%，油中主要成分为巴豆油酸、巴豆酸，以及由棕榈酸、硬脂酸、油酸、巴豆油酸、巴豆醇等形成的甘油酯，巴豆醇 –12,13– 二脂，巴豆醇三酯。还含有毒性球蛋白（巴豆素Ⅰ、巴豆素Ⅱ）、巴豆苷、生物碱等。其毒性成分只要是巴豆脂肪油和巴豆毒蛋白。GC-MS 分析发现，炮制后 10 个相同的化合物相对百分含量都有不同程度的变化；另外，巴豆霜中 2,4- 壬二烯醛、12- 甲基 – 十四碳酸甲酯、亚油酸甲酯等 3 个成分消失，新检测到十一碳酸。

（3）药理作用研究　口服半滴至1滴巴豆油可产生严重的口腔、咽喉、胃部灼热感，并有催吐作用；在0.5~3小时内即有多次大量水泻，产生严重口腔刺激症状及胃肠炎。20滴巴豆油可致死。至肠内遇碱性肠液水解后释放出巴豆酸，刺激肠黏膜促发炎症，增加分泌，促进肠蠕动，导致剧烈腹泻，伴有剧烈腹痛和里急后重，消化道腐蚀出血，并损坏肾脏，出现尿血。此外，巴豆油有弱致癌性，并能增强某些致癌物质的致癌作用。巴豆所含毒性蛋白是一种细胞原浆毒，能溶解红细胞，使局部细胞坏死、变性。外用巴豆油对皮肤有强烈刺激作用，引起发红，可发展为腺癌甚至坏死。为了用药安全，巴豆向来以加热后，除去大部分油脂，制霜入药。现亦可加淀粉稀释至含油量18%~20%。

巴豆毒素对红细胞的作用，种属差异较大。对人、马、豚鼠及猫的红细胞几乎没有作用，但能溶解兔、猪、蛇、鸡的红细胞，对牛、羊、猪、蛙血细胞有凝集作用。另据研究，生巴豆渣、冷冻生巴豆渣和生榨霜3个样品均有溶血作用，而经炒、煮、常压蒸、高压蒸等加热处理的各种巴豆制品的残渣或霜均未显示有溶血作用。巴豆霜可以明显降低小鼠炭粒廓清率，降低小鼠腹腔巨噬细胞的吞噬功能，胸腺指数和脾指数也都有显著降低。

千金子

本品为大戟科植物续随子 *Euphorbia lathyris* L. 的干燥成熟种子。夏、秋二季果实成熟时采收，除去杂质，干燥。药材以身干、粒饱满、种仁色白、油性足者为佳。味辛，性温，有毒；入肝、肾、大肠经。具有泻下逐水，破血消癥；外用疗腐蚀疣之效。

【炮制应用】

1.千金子　原取药材，除去杂质，筛去泥沙，洗净，捞出，干燥，用时打碎。生用泻下峻烈，有毒，多外用。

顽癣、疣赘及毒蛇咬伤　单味捣烂外敷，可用于虫蛇咬伤。

2.千金子霜　取净千金子仁，碾成泥状，用布包严，蒸热，压榨去油，如此反复操作，至药物松散不再粘结成饼为度。少量者，碾碎用吸油纸数层包裹，加热，反复压榨换纸，以纸上不显油痕即可。制霜后可缓和泻下作用，并降低毒性。

（1）水肿胀满　常与槟榔、葶苈子、防己等同用，具有逐水退肿的作用。可用于水肿腹满，二便不利，周身肿满，喘息不快，如续随子丸（《证治准绳》）。

（2）癥瘕、经闭　常与轻粉、青黛同用，具有破血通经的作用。可用于妇女瘀血阻滞，月经闭止，癥瘕痞块，如续随子丸（《圣济总录》）。

（3）恶疮肿毒　常与大戟、山慈菇、麝香等同用，具有攻毒医疮的作用。可用于痈疽疔疮，肿块结核，如紫金锭（《外科正宗》）。

【处方配给】写千金子、续随子，配给千金子霜；生品随方配给。

【用法用量】千金子1~2g，去壳、去油用，多入丸散服；外用适量，捣烂敷患处。千金子霜0.5~1g，多入丸散服；外用适量。

【使用注意】体弱者及孕妇忌用。

【相关研究】

（1）古代文献研究　《证类本草》："治水气用联步（千金子）一两，去壳，研，以纸裹，用物压出油重研末分作七服，每治一人只可一服"。

（2）化学成分研究　千金子含脂肪油 40%~50%。研究表明，其脂肪油中千金子甾醇和千金二萜醇二乙酸苯甲酸酯为其泻下主要成分。制霜后，千金子油减少 35%~50%，经不同炮制方法制备，毒性成分脂肪油含量均显著降低，各炮制品脂肪油相对密度差异不大，而折光率则显著低于生品。以秦皮乙素为指标，对千金子炒品、酒制品、冷霜、热霜和蒸霜进行测定，结果发现，除冷霜外，秦皮乙素的含量均有所下降，以蒸霜和热霜的降低最为显著，提示不同的加工过程（加热、酒制等）均能使秦皮乙素的含量下降。

（3）药理作用研究　千金子脂肪油对胃肠有刺激性，可产生峻泻作用，强度为蓖麻油的 3 倍。千金子霜的疗效和毒性，与其含油量有关。制霜可除去大部分油脂，故可大大降低毒性，缓和泻下作用。不同含油量的千金子霜均具有明显加快小肠蠕动的作用，但作用比生品强度有所减弱，随着千金子霜含油量的降低，其肠蠕动作用逐渐减慢，与霜中含油量呈现一定程度的线性关系。说明千金子制霜炮制后泻下作用缓和，千金子霜含油量在 22% 以下其小肠蠕动作用明显减弱。

第十一章　祛风湿药

本类药物具有祛风湿，活络，止痛的作用。适用于风湿痹痛，筋脉拘急，麻木不仁，半身不遂，腰膝酸痛，下肢痿弱等症。

炮制对祛风湿药的影响：本类药物多采用酒炙。酒辛、甘，大热，能通行血脉，故经酒炙后能增强药物活血，通络，止痛的作用，从而增强祛风除湿的效果。

威灵仙

本品为毛茛科植物威灵仙 *Clematis chinensis* Osbeck、棉团铁线莲 *Clematis hexapetala* Pall. 或东北铁线莲 *Clematis manshurica* Rupr. 的干燥根和根茎。多在秋季采挖，除去茎叶及泥土，晒干。药材以根长、色黑、无地上残基者为佳。味辛、咸，性温；入膀胱经。具有祛风湿，通经络之效。

【炮制应用】

1. 威灵仙　取原药材，拣尽杂质，洗净润透，切段，干燥。生品以利湿祛痰，消诸骨鲠喉为主。

（1）积湿停痰　常与葶苈子、半夏、皂角等同用，具有祛痰行水的作用。可用于宿痰水饮，停留胸膈，喘咳呕逆，食纳不佳等症。

（2）鱼骨鲠喉　常与米醋、砂糖同用，亦可与乌梅同用，具有消鱼骨鲠的作用。可用于鱼骨鲠喉，如去骨汤（《中药临床应用》）。

2. 酒炙威灵仙　取净威灵仙加黄酒拌匀，闷透，置锅内用文火炒干，取出（每 10kg 威灵仙，用黄酒 1kg）。酒炙后，以祛风除痹，通经止痛为主。

（1）风湿痹痛　常与桂枝、白芷、独活等同用，具有祛风通痹的作用。可用于风湿侵袭肌肉、经络，肢体疼痛，骨节不利，筋脉拘急，以及脚气疼痛等症，如灵仙除痛饮（《沈氏尊生书》）。

（2）血气滞痛　常与当归、没药、木香等同用，具有消滞止痛的作用。可用于腹内气血冷滞，久积癥瘕等症，如灵仙散（《妇人良方大全》）。

【处方配给】写灵仙、威灵仙，配给生品；其余随方配给。

【用法用量】6~10g；治鱼骨鲠喉可用 30~50g。

【使用注意】本品性走窜，久服易伤正气，气血虚弱者宜慎用。

【相关研究】

（1）古代文献研究　《药品辨义》："酒拌治两臂痛"；《成方切用》："酒拌，上下行"。

（2）药理作用研究　采用小鼠扭体法、热板法进行镇痛实验，小鼠耳肿法及毛细血管通透性实验法进行抗炎实验，研究表明威灵仙不同炮制品均具镇痛、抗炎作用，以酒炙威灵仙的作用较强。

川　乌

本品为毛茛科植物乌头 *Aconitum carmichaelii* Debx. 的干燥母根。6月下旬至8月上旬采挖，除去子根、须根及泥沙，晒干。药材以个匀、肥满、坚实、无空心、断面色白者为佳。味辛、苦，性热，有大毒；入心、肝、肾、脾经。具有祛风除湿，温经止痛的作用。

【炮制应用】

1. 生川乌　取原药材拣净杂质，洗净灰屑，晒干，用时捣碎。生品有大毒，多外用，以祛寒止痛为主。

（1）腰脚冷痛　取本品去皮脐，捣细为散，以醋调涂于故帛，敷之，具有祛寒止痛的作用。可用于风寒客于经脉，腰脚冷痛，活动不利等症。

（2）头风头痛　常与天南星研为细末，葱汁涂太阳穴，具有祛风止痛的作用。可用于寒邪凝滞，阳气被遏，头痛日久不愈等症。

（3）疥癣瘙痒　常单味煎水外洗，具有祛风毒，止瘙痒的作用。可用于风毒侵入肌肤，致生疥癣，刺痒难忍等症。

2. 制川乌　取川乌，大小个分开，用水浸泡至内无干心，取出，加水煮沸4~6小时（或蒸6~8小时）至取大个实心者切开无白心，口尝微有麻舌感时，取出晾至六成干，切片，干燥。制后降低了毒性，以祛寒止痛为主，内服仍需先煎。

（1）风寒湿痹　常与五灵脂、苍术、自然铜同用，具有祛寒止痛的作用。可用于风寒湿痹，挛痛不能步履，如乌术丸（《普济方》）。

（2）口眼㖞斜　常与五灵脂、龙脑、麝香同用，具有祛风治瘫的作用。可用于瘫缓风，手足弹曳，口眼㖞斜，语言謇涩，步履不正，如神验乌龙丹（《梅师集验方》）。

（3）寒疝腹痛　常与桂枝、芍药、甘草等同用，具有散寒止痛的作用。可用于寒邪壅滞，寒疝腹痛，手足厥冷，周身疼痛，如乌头桂枝汤（《金匮要略》）。

（4）阴毒伤寒　常与干姜同用，具有祛寒攻毒的作用。可用于阴毒伤寒，手足逆冷，头痛腰重，脉息沉细，如退阴散（《博济方》）。

【处方配给】写川乌、乌头，配给制川乌；生品随方配给。

【用法用量】制川乌1.5~3g，先煎、久煎。生品外用适量。

【使用注意】本品毒性较大，内服宜慎，孕妇忌用。不宜与半夏、瓜蒌、瓜蒌子、瓜蒌皮、天花粉、川贝母、浙贝母、平贝母、伊贝母、湖北贝母、白蔹、白及同用。

【相关研究】

（1）古代文献研究　《金匮要略》："熬，破，不㕮咀，治寒疝绕脐痛，自汗出""炮，治心痛彻背，背痛彻心"；《外台秘要》："炮，去皮尖，四片，入蜜炙令黄色，治手足逆冷，自汗，补诸不足"；《太平圣惠方》："盐拌炒令黄，去皮脐，治历节风疼痛"；《太平惠民和剂局方》："去皮、尖，乌豆蒸三次，治一切中风头痛"；《三因极一病证方论》："洗净，细沙炒令黑。不吹咀，治寒疝""水浸一宿，切作蒜条子，粳米泔浸一宿，不洗，日干，麸炒微赤为度，治中风，四肢疼痛"；《妇人良方》："用好清油四两，一处于铫内炭火炒，不住手搅。候裂者仍须如桑根色为度，遂旋取出了，于新瓦上。或不裂者不用，裂者则去皮、尖、脐，治血虚风冷、头面浮肿顽麻"；《丹溪心法》："童便浸炒去毒"；《本草述钩元》："大豆同煮熟去其毒用"。

（2）化学成分研究　川乌中主要含双酯型二萜类生物碱，毒性很大。川乌经蒸或煮法炮制后可降低其毒性，其原理是通过加水、加热处理，使极毒的双酯型乌头碱 C_8 位上的乙酰基水解（或分解），失去 1 分子乙酸，得到相应的苯甲酰单酯型生物碱，其毒性为双酯型乌头碱的（1/50）~（1/500）；再进一步将 C_{14} 位上的苯甲酰基水解（或分解），失去 1 分子苯甲酸，得到亲水性氨基醇类乌头原碱，其毒性仅为双酯型乌头碱的（1/2000）~（1/4000）。炮制减毒的另一原因可能是由于在炮制过程中脂肪酰基取代了 C_8—OH 上的乙酰基，生成脂碱，从而降低了毒性。

另有研究报道：川乌与甘草配伍后，乌头碱类生物碱的含量降低 28.68%；随着甘草用量的增加，乌头生物碱含量减少，且对 3 种生物碱的影响有明显的一致性。加之对甘草中黄酮类成分的药理研究发现：甘草次酸、甘草总黄酮和异甘草素均可对抗乌头碱引起的心律失常。因此，对川乌加辅料炮制的一些传统方法应重新审视，并深入研究。

（3）药理作用研究　川乌有大毒，历代对其炮制均十分重视，但仍时有中毒事件发生。其毒性成分为乌头碱，误服 0.2mg，会令人中毒，3~4mg 会中毒死亡。乌头碱由消化道和破损的皮肤被吸收，故中毒极为迅速，因误服或过量，或煎熬不当，可于数分钟内出现中毒症状。主要作用于中枢神经系统及周围神经使其先兴奋后麻痹；且能直接作用于心肌而使心律失常；由于延脑中枢被麻痹而发生血压下降，呼吸抑制；又因麻痹运动中枢致使肢体活动障碍；最后可使心脏骤停及呼吸衰竭而死亡。小鼠热板法和电刺激鼠尾法实验均证明乌头碱具有明显的镇痛作用，炮制后由于双酯型乌头碱类成分的水解破坏而使其毒性降低，但其镇痛、抗炎作用仍很明显，大致与生品相近；但若炮制太过，水解完全，则药效降低。乌头碱具有表面麻醉作用，效力相当于可卡因 2 倍。

草 乌

本品为毛茛科植物北乌头 *Aconitum kusnezoffii* Reichb. 的干燥块根。秋季茎叶枯萎时采挖，分开子根，除去须根及泥沙，干燥。药材以个大、肥壮、质坚实、断面色灰白者为佳。味辛、苦，性热，有大毒；入心、肝、肾、脾经。具有祛风除湿，温经止痛的作用。

【炮制应用】

1. **生草乌**　取原药材，除去杂质，洗净，干燥。草乌生品有大毒，多作外用。

（1）痈疽肿痛　常与半夏、天南星、狼毒等外用，具有消肿止痛的作用。可用于喉痹，痈疽肿硬，厚如牛皮，疔疮肿痛，瘰疬痰核等症，如四虎散（《外科正宗》）或草乌头散（《景岳全书》）。

（2）跌打损伤　常与乳香、没药、自然铜等外用，具有活血止痛的作用。可用于跌打损伤，筋骨折断，疼痛浮肿，内有瘀血等症，如活血丹（《仙授理伤续断秘方》）。

2. 制草乌　取草乌，大小个分开，用水浸泡至内无干心，取出，加水煮至取大个切开内无白心、口尝微有麻舌感时，取出，晾至六成干后切薄片，干燥。制后毒性降低，可供内服。

（1）风湿痹痛　常与炮川乌、制天南星、地龙等同用，具有祛风散寒止痛的作用。可用于寒湿痹痛，关节疼痛，跌仆疼痛，心腹冷痛，如小活络丹（《全国中成药处方集》）。

（2）头项痛、偏头痛　常与细辛、麝香、川芎等同用，具有散寒止痛的作用。可用于虚阳上攻，头项俱痛，偏正头痛，痛不可忍，如乌香散（《普济本事方》）。

【**处方配给**】写草乌、草乌头，配给制草乌；生品随方配给。

【**用法用量**】制草乌 1.5~3g，先煎、久煎。生品外用适量。

【**使用注意**】本品毒性较大，内服宜慎，孕妇忌用。不宜与半夏、瓜蒌、瓜蒌子、瓜蒌皮、天花粉、川贝母、浙贝母、平贝母、伊贝母、湖北贝母、白蔹、白及同用。

【**相关研究**】

（1）古代文献研究　《刘涓子鬼遗方》："剉碎，用蚌粉和炒熟，去蚌粉，治痈水脓未尽"；《圣济总录》："炮裂，去皮脐，治中风半身不遂""用净水浸，一半生，一半炒熟，去皮尖，治风走注循入经络疼痛""童子小便浸三日，治大风疾""草乌，半斤，用油四两，炒令黄色，治风邪引颊口喝""草乌，米泔浸一宿，去皮切作片，炒，治牙齿疼痛""草乌，浸，切去皮脐，曝干，二两。入盐三两同炒乌头黄褐色，去盐不用，治霍乱吐泻，四肢厥冷"；《三因极一病证方论》："黑豆一合同煮，竹刀切看透黑为度……治半身不遂，手足顽麻"；《类编朱氏集验医方》："生用有力，恐太猛，所以温火略炮"；《急救仙方》："煮时最要斟酌，盖煮太过则药力轻，煮不及则药力又过重也"；《丹溪心法》："童便浸炒去毒"；《普济方》："草乌，剉碎，用葱切作片子，同和匀，碗合一宿，取出，不用葱，治一切风疾疼痛""（草乌）薄荷、生姜、自然汁浸一日一夜，焙用，治小儿惊风""草乌，酒浸一宿，炮制裂，去皮尖，治风毒肿弱，遇寒发栗""草乌，半斤，水浸一夜，切作片子，用盐四两合鸡血过一宿，次日炒干，补虚损"；《先醒斋广笔记》："草乌，温水浸半日，洗去黑毛，刮去皮，切厚片，将无灰酒和匀入砂中，炭火慢煮，渐渐洒酒一日夜，以入口不麻为度，治妇人产难，及中风手足顽麻"。

（2）化学成分研究　草乌的主要成分和炮制解毒机制与川乌类似，可参看"川乌"项。另采用双波长薄层扫描法分别测定生草乌、高压蒸法及煮沸 4 小时的制草乌饮片中的乌头碱、中乌头碱、次乌头碱三种毒性生物碱的含量，结果煮沸 4 小时毒性生物碱含量降低最为明显。在蒸制工艺中，随着压力与温度的增高，总生物碱含量无显著变化，而毒性生物碱的含量显著下降。

（3）药理作用研究　实验研究表明，草乌经炮制或水煎煮后毒性均有不同程度的降低，以高压蒸法降低最多。制草乌能提高小鼠电刺激阈值，具有镇痛作用。制草乌可使小鼠心率略有上升，电压明显下降，且剂量越大，下降越明显，导致严重传导阻滞及心肌缺血性改变。

蕲 蛇

本品为蝰科动物五步蛇 *Agkistrodon acutus*（Güenther）的干燥体。多于夏、秋二季捕捉，剖开蛇腹，除去内脏，洗净，用竹片撑开腹部，盘成圆盘状，干燥后拆除竹片。药材以条大、头尾齐全、花纹明显、腹内洁净为佳。味甘、咸，性温；有毒；归肝经。具有祛风、通络、止痉之效。

【炮制应用】

1. 蕲蛇肉　去头，用黄酒润透后，除去鳞、骨，切段，干燥（每10kg蕲蛇，用黄酒2kg）。蕲蛇肉以祛风湿、通络止痛为主。

（1）无名肿毒　常与川乌、乳香、羌活同用，具有通络、消肿、止痛的作用。可用于无名肿毒，痈疽发背，筋骨疼，痛风流注，如大风门顶（《串雅补》）。

（2）大麻风　常与地龙、当归、川芎等同用，具有祛风除湿的作用。可用于大麻风年深不愈，眉毛脱落，鼻梁崩坏，额颅肿破，身痹肤裂，足趾溃烂及诸般风湿，如蕲蛇酿（《摄生秘剖》）。

2. 酒蕲蛇　取净蕲蛇段，用黄酒拌匀，稍闷润，待酒被吸尽后，置炒制容器内，用文火加热，炒至黄色，取出晾凉（每10kg蕲蛇，用黄酒2kg）。酒炙后能增强祛风除湿，通络止痛的作用，并减少腥气。

（1）中风痰迷　常与全蝎、防风、天麻等同用，具有祛风通络的作用。可用于痰迷厥气，左瘫右痪，半身不遂，口眼歪斜，腰腿疼痛，手足麻木，筋骨拘挛，步履艰难及小儿急慢惊风，如回天再造丸（《经验百病内外方》）。

（2）肝风内动　常与僵蚕、地龙、全蝎同用，具有平肝息风，化痰通络的作用。可用于肝阳上亢、肝风内动所致的头目眩晕、项强头胀、胸中闷热、惊恐虚烦、痰涎壅盛、言语不清、肢体麻木、口眼歪斜、半身不遂，如清眩治瘫丸（《中国药典》2020年版）。

（3）破伤风　常与蜈蚣、乌蛇同用，具有息风止痉的作用。可用于破伤风，项颈紧硬，身体强直，如定命散（《圣济总录》）。

【处方配给】写蕲蛇、白花蛇，配给蕲蛇肉；其余随方配给。

【用法用量】3~9g；研末吞服，每次1~1.5g，每日2~3次。

【使用注意】阴虚内热及血虚生风者禁用。

【相关研究】

（1）古代文献研究　《本草图经》："然有大毒，头、尾各一尺尤甚，不可用，只用中段。干者以酒浸，去皮、骨，炙过收之，不复蛀坏"；《本草纲目》："凡用去头、尾，换酒浸三日，火炙，去尽皮骨，此物甚毒，不可不防"；《嵩崖尊生全书》："头、尾各有大毒，中段以酒浸过，骨刺须远弃之"。

（2）化学成分研究　蕲蛇炮制后，肌苷含量有所升高，可能与蕲蛇炮制后功效的增强有关；核苷总量变化不大，酒蕲蛇的有所降低，而蕲蛇肉则有所提高。二甲基硫醚可能为蕲蛇特异气味的主要物质基础，而二硫化碳、己醛可能是蕲蛇腥臭等不良气味的物质基础。蕲蛇不同炮制品中二甲基硫醚的相对含量：蕲蛇 > 蕲蛇药材 > 蕲蛇肉 > 酒蕲蛇；二硫化碳相对含量：蕲蛇药材 > 蕲蛇肉 > 蕲蛇；己醛相对含量：蕲蛇药材 > 蕲蛇肉 > 蕲蛇 > 酒蕲蛇；另外，炮制后新增了 3- 甲基 –1- 丁醇、异戊酸乙酯、香茅醛、乙酸苯乙酯、L- 香芹酮等 5 种偏香味物质，所以，炮制后气味改善可能与这些成分的改变密切相关。

（3）药理作用研究　蕲蛇具有抗炎镇痛、镇静降压、抗肿瘤等药理作用。蕲蛇头部有毒，除去头部入药能消除毒性。

附药：金钱白花蛇

本品为眼镜蛇科动物银环蛇 *Bungarus multicinctus* Blyth 的幼蛇干燥体。夏、秋二季捕捉，剖开腹部，除去内脏，擦净血迹，用乙醇浸泡处理后，盘成圆形，用竹签固定，干燥。药材以头尾齐全、干燥、色泽明亮、盘小者为佳。味甘、咸，性温，有毒；入肝经。具有祛风，通络，止痉之效。

本品药性、功效、炮制方法、临床应用、使用注意与蕲蛇相似而力较强。

【用法用量】2~5g；研粉吞服，1~1.5g。亦可浸酒服。

乌梢蛇

本品为游蛇科动物乌梢蛇 *Zaocys dhumnades*（Cantor）的干燥体。多于夏、秋二季捕捉，剖开腹部，或先剥去蛇皮留头尾，除去内脏，卷成圆盘状，晒干。药材以头尾齐全、皮黑肉黄、质坚实者为佳。味甘，性平；入肝经。具有祛风，通络，止痉之效。

【炮制应用】

1.乌梢蛇　取原药材，除去头及鳞片，切寸段。生用以祛风止痒，解痉为主。

（1）瘾疹瘙痒　常与细辛、全蝎、白芷等同用，具有祛风止痒的作用。可用于风寒湿邪滞于肌肤而致的丘疹隐隐，皮肤瘙痒反复发作，经久不愈，如乌蛇膏（《外台秘要》）。另载以本品配防风、细辛、苦参、天麻等为丸治麻风。

（2）中风口噤　常与全蝎、僵蚕、天南星等同用，具有息风止痉的作用。可用于小儿惊痫、破伤风之筋脉痉挛，牙关紧闭，如乌蛇散（《证治准绳》）。

2.酒乌梢蛇　取乌梢蛇段用黄酒拌匀，闷润，用文火炒至微黄色时取出，晾凉（每10kg 乌梢蛇，用黄酒 2kg）。酒炙后能增强祛风通络的作用，并能矫臭，防腐，利于保存和服用。

寒湿痹痛 常与白附子、羌活、防风等同用，具有搜风通痹的作用。可用于风痹，手足缓弱不能伸举，骨节疼痛，如乌蛇丸（《太平圣惠方》）。若与天麻同用，则内风外风皆可治，尤善治风痹、中风口眼歪斜，半身不遂等症。

【处方配给】写乌梢蛇，配给生品；酒炙品随方配给。

【用法用量】6~12g。

【使用注意】血虚生风者慎用。

【相关研究】

（1）古代文献研究 《握灵本草》："紫白癜风，乌蛇肉酒炙……酒浸密封七日温服"。

（2）化学成分研究 酒炙后可使不溶于水的脂类成分容易煎出，提高其抗惊厥作用。并可防止乌梢蛇霉烂、变质和虫蛀。

木 瓜

本品为蔷薇科植物贴梗海棠 *Chaenomeles speciosa*（Sweet）Nakai 的干燥近成熟果实。夏、秋二季果实绿黄时采收，置沸水中烫至外皮灰白色，对半纵剖，晒干。药材以质实、肉厚、色紫红、味酸者为佳。味酸，性温；入肝、脾经。具有舒筋活络，和胃化湿之效。

【炮制应用】 洗净，润透或蒸透后切薄片，晒干。木瓜质地坚硬，水分难以渗入，长时间水处理成分易损失，采用蒸法易于软化药材，便于切片，减少成分损失且片型美观。生品以舒筋活络，和胃化湿为主。

（1）手脚拘挛 常与五加皮、酒当归、人参等同用，具有补气血，补肝肾舒筋作用，用于治肝肾不足，气血俱虚，筋骨失养，手脚拘挛，十指甲痛，数转筋，甚则舌卷囊缩，唇青，面色苍白，不得饮食等，如木瓜散（《重订严氏济生方》）。

（2）脚气 常与制川乌、黄芪、当归等同用，具有除湿止痛作用，用于脚气，游走两足，转上腰腿，疼痛不能转等，如慈济丸（《仁斋直指方》）。

（3）寒湿水肿 常与姜厚朴、白术、炮姜等同用，具有温化寒湿作用，用于阳虚阴水，下半身肿较甚，胸腹胀满，身重食少，手足不温，大便溏，小便短等，如实脾饮（《重订严氏济生方》）。

【处方配给】写木瓜、宣木瓜、酸木瓜，配给木瓜；其余随方配给。

【用法用量】6~9g。

【使用注意】不可多食，损齿伤筋；胃酸过多者不宜服用。

【相关研究】

（1）古代文献研究 《本草经集注》："主治湿痹邪气，霍乱，大吐下，转筋不止。其枝亦可煮用"；《博济方》："去皮瓤，入硇砂一两，去砂石，蒸令熟，研烂极。治脾肾久冷，积成气块，或发疼痛"；《证类本草》："木瓜，谨按枝叶煮之饮，亦治霍乱。不可多食，损齿及骨"；《医学纲目》："脚筋急痛，煮木瓜令烂，研作粥浆样，用裹痛处"；《医学入门》："消肿痹，最治霍乱与香港脚，止渴消痰和腹心，嫩者佳，枝亦可用"；《仁术便览》："木瓜酒浸，切，晒"；《本草发挥》："木瓜得木之正，故入筋。以铅霜涂之，则失醋味，受金之制故也"。

（2）化学成分研究　木瓜经不同炮制法处理后其有机酸含量高低顺序为：生制＞炒制＞炒焦＞酒制＞盐制；木瓜经炮制后齐墩果酸含量高低顺序为：盐制＞炒制＞酒制＞生制＞炒焦；熊果酸含量高低顺序为：炒黄＞盐制＞酒制＞生制＞炒焦；绿原酸含量由高到低的顺序为：生制＞炒制＞酒制＞盐制＞炒焦；没食子酸含量高低变化顺序为：生制＞炒制＞炒焦＞盐制＞酒制，其含量变化总体均是下降；总皂苷含量高低顺序为：酒制＞炒焦＞炒制＞生制＞盐制。

（3）药理作用研究　①中药木瓜籽75%乙醇提取物、宣木瓜总有机酸及木瓜水提液均可抑制乙酸引起的小鼠扭体反应，对二甲苯致小鼠耳肿胀有一定的抑制作用；②木瓜籽75%乙醇提取物可显著抑制大鼠棉球肉芽，木瓜水提液对小鼠巨噬细胞的吞噬功能具有明显增强作用；③木瓜多糖具有抗炎、免疫调节、抗氧化及减轻肝组织的病理损伤的作用；④木瓜乙酸乙酯萃取部位、木瓜三萜对实验性胃溃疡小鼠的胃黏膜损伤有较好的保护作用，木瓜总三萜对大鼠小肠损伤具有较好的保护作用；⑤木瓜总黄酮促进机体对肿瘤的免疫应答，抑制肿瘤生长；⑥木瓜中的挥发油成分具有抗菌作用，特别是对革兰阳性菌较革兰阴性菌更加敏感。

桑　枝

本品为桑科植物桑 *Morus alba* L. 的干燥嫩枝。春末夏初采收，去叶晒干，或趁鲜切片晒干。药材以枝细质嫩，断面色黄白者为佳。味微苦，性平；入肝经。具有祛风湿，利关节之效。

【炮制应用】

1. 桑枝　取原药材，洗净润透，切薄片，干燥。生用以祛风行水为主。

（1）风湿热痹　常与忍冬藤、浮萍、生地黄等同用，具有清热祛风，滋阴凉血的作用。可用于热邪壅滞经脉，气血被阻，关节疼痛，尤宜上肢臂痛，局部红肿等症。

（2）脚气水肿　常与生姜皮、苍术、黄柏等同用，具有祛风，行水的作用。可用于脚气足胫肿大，浮肿软弱麻木，行动不便，如桑枝膏（《景岳全书》）。

2. 酒桑枝　取桑枝片，用黄酒拌匀，待酒被吸尽后，用文火炒至黄色时，取出晾凉（每10kg桑枝，用黄酒1.2kg）。酒炙后，增强祛风除湿，通络止痛的作用。

（1）风寒湿痹　常与防己、牛膝、丝瓜络同用，具有祛风除湿的作用。可用于风湿浸阻，关节疼痛，肢拘挛，活动不利，如桑尖汤（《中药临床应用》）。

（2）跌打损伤　常与红花、乳香、当归等同用，具有通络利节，活血止痛的作用。可用于四肢跌打损伤，气血运行失畅，局部疼痛，活动不利等症。

《中国药典》2020年版收载炒桑枝。炒桑枝善达四肢经络，通利关节，用于肩臂关节酸痛麻木，水肿脚气等。

【处方配给】写桑枝，配给生品；其余随方配给。

【用法用量】9~15g。外用适量。

【使用注意】寒饮束肺者忌用。

【相关研究】

（1）古代文献研究 《医学入门》："细剉炒香，水煎浓汁，服之疗遍体风痒"；《得配本草》："酒蒸治风湿，消食煅炭"。

（2）化学成分研究 桑枝炒后总黄酮的含量降低。有研究表明，桑枝酒炙后桑皮苷A、白藜芦醇和桑辛素的含量增加最明显；醋炙后白藜芦醇苷的含量增加最明显；而绿原酸经炮制后含量均有所下降。

豨莶草

本品为菊科植物豨莶 *Siegesbeckia orientalis* L.、腺梗豨莶 *Siegesbeckia pubescens* Makino 或毛梗豨莶 *Siegesbeckia glabrescens* Makino 的干燥地上部分。夏、秋二季花开前和花期均可采割，除去杂质，晒干。药材以干燥、茎粗、叶多、枝嫩而壮、花未开放、鲜绿色、洁净者为佳。味辛、苦，性寒；入肝、肾经。具有祛风湿，利关节，解毒之效。

【炮制应用】

1. 豨莶草 除去残根和杂质，用水淋洗润透，切节，干燥。生用清肝热，解毒邪为主。

（1）头痛目眩 常与菊花、蔓荆子、白蒺藜等同用，具有清肝潜阳的作用。可用于肝经湿热，肝阳上亢，头目眩晕，或时时作痛等症。

（2）湿热黄疸 常与垂盆草、茵陈、栀子等同用，具有除湿退黄的作用。可用于湿热中阻，熏蒸肝胆，致胆汁外溢肌肤，身黄目黄等症。

（3）痈疽肿毒 常与蒲公英、紫花地丁、乳香等同用，具有清热解毒的作用。可用于痈疽初起，漫肿疼痛等症。也可用于虫伤蛇咬，以豨莶草捣烂敷患处（《贵州省中医验方秘方》）。

2. 酒豨莶草 取净豨莶草节，加黄酒拌匀，闷润，蒸透，取出干燥（每10kg豨莶草，用黄酒2kg）。酒蒸后以祛风湿，强筋骨为主。

（1）风湿痹痛 常与苍术、薏苡仁、威灵仙等同用，具有祛风蠲痹的作用。可用于风寒湿邪侵入肌肉、筋脉，骨节疼痛，活动不利，慢性腰腿痛如豨桐丸（《济世养生集》）。若病久伤及营血，寒邪凝滞，则与当归、芍药、川芎等同用，具有养血和营，散寒止痛的作用，如豨莶丸（《景岳全书》）。

（2）中风瘫痪 常与当归、蕲蛇等同用，具有祛风健骨的作用。可用于中风口眼歪斜，语言謇涩，口角流涎，半身不遂，腰酸软无力等症，如豨莶丸（《张氏医通》）。

【处方配给】写豨莶草，配给酒炙品；生品随方配给。

【用法用量】9~12g。外用适量。

【相关研究】

（1）古代文献研究　《握灵本草》："生则性寒，熟则性温"。《本草正》："用蜜酒层层和洒，九蒸九曝，蜜丸空心酒吞，多寡随宜，善治中风……生者酒煎，逐破伤风危急如神"。

（2）化学成分研究　豨莶草酒炙后其主要活性成分奇壬醇、豨莶酸、豨莶酮、槲皮素含量均明显升高，且炮制后新增了化合物 3,4- 去二磺酸基苍术苷成分，可作为区分豨莶草生品与炮制品（酒炙）的指标成分。

（3）药理作用研究　豨莶草具有促伤口愈合作用，其促修复作用可能与促进成纤维细胞增殖有关。豨莶草炮制品对佐剂性关节炎炎症具有明显的抑制作用，明显好于生品；炮制品和生品对卡拉胶引起的炎症具有明显的抑制作用，但两者无明显的差异。豨莶草用黄酒蒸 8 小时抗炎作用最佳。小鼠耳廓微循环实验证实豨莶草乙醇提取物具有良好的改善微循环作用。

丝瓜络

本品为葫芦科植物丝瓜 *Luffa cylindrica*（L.）Roem. 的干燥成熟果实的维管束。夏、秋二季果实成熟、果皮变黄、内部干枯时采摘，除去外皮和果肉，洗净，晒干，除去种子。药材以个大、淡黄白色、质韧、筋络细者为佳。味甘，平。归肺、胃、肝经。具有祛风，通络，活血，下乳之效。

【炮制应用】

1. 丝瓜络　取原药材，除去杂质及残留种子，切段。生品长于祛风化痰，通络除痹。

（1）肺热咳嗽　常与麻黄、杏仁、甘草等同用，具有发汗解表的作用。可用于外感风邪，身热口渴，咳喘气急等。

（2）热痹疼痛　常与防己、桑枝、怀牛膝等同用，具有祛风蠲痹的作用。可用于风湿郁久化热，或素体阳气偏盛，内有蕴热，复感风湿，肌肉、关节疼痛，如桑尖汤（《中药临床应用》）。

（3）跌打损伤　常与枳壳、乳香、没药等同用，具有行气活血，通络止痛的作用。可用于跌打损伤，局部肿痛，尤其胸胁及腰部疼痛，如通络止痛汤（《中药临床应用》）。

（4）血滞经闭　常与川芎、当归、红花等同用，具有活血行瘀的作用。可用于血滞经闭，小腹疼痛；亦治经来腹痛，色紫有块。

（5）乳汁不下　常与瓜蒌、当归、青皮等同用，具有通络下乳的作用。可用于产后乳汁不下，或两胁作痛，如通经活络汤（《中医妇科治疗学》）。

2. 丝瓜络炭　取净丝瓜络小块，置预热的炒制容器内，用武火加热，炒至表面焦黑色，内部焦褐色时，喷淋清水，取出，晾干。或取净丝瓜络小块，置锅内，上扣一小锅，两锅结合处先用湿纸再用盐泥封固，上压重物，并贴白纸条或放大米数粒，用文武火加热，煅至白纸条或大米呈焦黄色时，停火，冷却后取出。丝瓜络炒炭或煅炭后，有止血作用。

（1）肠风下血　常与槐花、地榆、侧柏叶等同用，具有凉血止血的作用。可用于风热灼伤肠络，血下鲜红如溅。

（2）崩漏下血　常与阿胶、生地黄、焦栀子等同用，具有清热凉血，滋阴止血的作用。可用于崩中漏下，大量下血或淋漓日久，血色深红。

【处方配给】写丝瓜络，配给丝瓜络；其余随方配给。

【用法用量】5~12g。

【相关研究】

（1）古代文献研究　《串雅内编》："去子剪碎"；《证治准绳》："近蒂三寸，连子烧灰存性，此初发痘疮最妙"；《握灵本草》："烧存性为末酒服，疗肠风下血"；《奇效良方》："擦盐火烧成灰存性，研为末"；《外科启玄》："火煅为末"；《得配本草》："经霜雪者，煅炭存性，治痘后毒气，能治吐血不止"；《本草辑要》："稀痘疮出不快者，烧存性……蜜水调服"。

（2）化学成分研究　丝瓜络中含多缩木糖及纤维素，可能还有多缩甘露糖，多缩半乳糖及木质素等；不同产地不同品种的丝瓜络具有较高含量的多糖；丝瓜络中含有镍、铝、磷、硫、硅、钾、钙等多种人体必需的无机元素等。

（3）药理作用研究　研究表明，丝瓜络具有降血脂、利尿、改善心脏功能、抗炎镇痛等功效。炒丝瓜络和丝瓜络炭两种炮制品对小鼠功能失调性子宫出血的作用，结果显示，两种炮制品均有显著的止血作用。

狗　脊

本品为蚌壳蕨科植物金毛狗脊 *Cibotium barometz*（L.）J. Sm. 的干燥根茎。秋、冬二季采挖，除去泥沙，干燥；或去硬根、叶柄及金黄色绒毛，切厚片，干燥，为"生狗脊片"；蒸后晒至六七成干，切厚片，干燥，为"熟狗脊片"。药材以肥大、质坚实、无空心、外表略有金黄色绒毛者为佳。味苦、甘，性温；入肝、肾经。具有祛风湿，补肝肾，强腰膝之效。

【炮制应用】

1.狗脊　取原药材，除去杂质，浸泡，刮去毛。狗脊质地坚硬，并在边缘覆有金黄色绒毛，不易除去。润透或用酒蒸软后切片干燥。生用以祛风湿，利关节为主。

风寒湿痹　常与制乌头、草薢、苏木同用，具有活络通痹的作用。可用于风寒湿邪阻于经络，诸节疼痛，屈伸不利，腰脊疼痛，手足麻木，如四宝丹（《普济方》）。其毛有止血生肌之效，可用于跌打损伤等症。

2.烫狗脊　将砂置锅内炒至容易翻动，有滑利感时，投入狗脊片，不断翻动至鼓起，绒毛呈褐色时取出，去砂后再除去绒毛。炒后质地酥脆，利于粉碎和煎出，以补肝肾，强筋骨为主。

（1）腰痛脚软　常与杜仲、萆薢、菟丝子等同用，具有补肾强腰的作用。可用于肝肾不足，腰部疼痛，脚膝无力，如狗脊饮（《太平圣惠方》）。

（2）白带、遗尿　常与白蔹、鹿茸同用，具有温肾固下的作用。可用于肾气与带脉冲任俱虚所致遗精，遗尿及女子带下，如白蔹丸（《太平圣惠方》）。

另外，狗脊还有蒸制和酒拌蒸，主要是为了增强补肝肾，强腰膝的作用。但临床不常用。

【处方配给】写狗脊、金毛狗脊，配给烫狗脊；生品随方配给。

【用法用量】6~12g。

【使用注意】因有温补固摄作用，所以肾虚有热，小便不利或短涩黄赤、口苦舌干者均忌服。

【相关研究】

（1）古代文献研究　《本草纲目》："今人惟炒去毛须用"；《医学入门》："去毛切，酒拌蒸，熬膏良"。

（2）化学成分研究　狗脊中挥发油含量很低，且炮制后更低，挥发油的气味与炮制时逸出的气味相同。比较狗脊生品及单蒸、酒蒸、砂烫、盐炙等不同炮制品总糖、氨基酸和鞣质含量，结果表明，炮制可使这3种成分含量降低。另有研究表明，砂烫后3-羟基-γ-吡喃酮、麦芽酚、多糖含量增加，新增5-羟基-麦芽酚、3,5-二甲氧基麦芽酚和2-（hydroxyacetyl）furan，推测狗脊炮制过程可能发生了美拉德反应。挥发油、氨基酸、鞣质、总酚酸含量降低。

（3）药理作用研究　实验表明，狗脊及其不同炮制品均能对抗凝血酶诱导的兔血小板聚集作用，而砂烫品的作用最强。狗脊及狗脊毛均未见止血作用，却具有活血作用，而砂烫品的活血作用最强。镇痛实验表明，狗脊毛及低剂量的生品、砂烫品均未见显著镇痛作用，但高剂量时二者均有显著镇痛作用，砂烫品强于生品。此外，烫狗脊对羟自由基、超氧阴离子自由基、过氧化氢的清除作用均强于生狗脊。狗脊能够改善佐剂性关节炎大鼠及肾阳虚佐剂性关节炎大鼠血液流变性，通过活血化瘀起到一定的治疗作用且砂烫炮制后作用增强。

第十二章　化湿药

凡气味芳香，性偏温燥，以化湿运脾为主要功效的药物，称为化湿药。

化湿药辛香温燥，能舒畅气机，宣化湿浊，醒脾和胃，适用于脾被湿困，运化失职而致的脘腹痞满，呕吐泛酸，食少体倦，口甘多涎，食少，便溏，舌苔白腻等。此外，湿痰壅滞、暑湿、湿温之湿热阻中等症，亦可选用。

炮制对化湿药的影响：本类药多芳香而化湿，以生用为主，但有的药物过于辛香温燥，易耗气伤阴，常采用麸炒或盐炙，可缓其辛温苦燥之性，避免耗气伤阴，盐炙还可引药入肾。至于姜炙则在于消除"戟人咽喉"的副作用，或增强温中，祛寒止痛的作用。

苍　术

本品为菊科植物茅苍术 *Atractylodes lancea*（Thunb.）DC. 或北苍术 *Atractylodes chinensis*（DC.）Koidz. 的干燥根茎。春、秋二季挖取根茎，除去茎叶、细根、泥土，晒干，撞去须根。药材以个大、质坚实、断面朱砂点多、香气浓者为佳。味辛、苦，性温；入脾、胃经。具有燥湿健脾，祛风散寒，明目之效。

【炮制应用】

1. 苍术　取原药材，除去杂质，洗净，浸泡，润透，切片干燥。生品辛、温，苦燥，以祛风湿发汗为主。

（1）风湿痹痛　常与薏苡仁、独活、川芎等同用，具有祛湿除痹的作用。可用于风湿阻于经络，肢体关节疼痛，肌肤麻木不仁，如薏苡仁汤（《类证治裁》）。

（2）时行感冒　常与白芷、川芎、细辛等同用，具有发汗解表的作用。可用于外邪侵袭肌表，头痛项强，发热憎寒，肢体疼痛，如神术散（《太平惠民和剂局方》）。

（3）湿温发热　常与石膏、甘草、知母同用，具有化湿清热的作用。可用于湿温发热，肢节酸痛，如白虎加苍术汤（《类证活人书》）。

（4）脚膝疼痛　常与黄柏同用，具有燥湿清热的作用。可用于湿热下注，脚膝筋骨疼痛，软弱无力，如二妙丸（《丹溪心法》）。

2. 麸炒苍术　先将麦麸炒至冒烟时，投入苍术片，不断翻炒至深黄色时，取出筛去麦麸（每 10kg 苍术，用麦麸 1kg）。麸炒后缓和燥性，气变芳香，增强健脾燥湿的作用。

（1）脾胃不和　常与厚朴、炙甘草、陈皮等同用，具有燥湿运脾的作用。可用于湿邪中阻，脾胃不和，饮食减退，脘腹痞满，舌苔白腻或恶心血吐，或大便泄泻，如平胃散（《太平惠民和剂局方》）。

（2）痰饮停滞　常与大枣、麻油为丸，具有燥湿化痰的作用。可用于湿痰弥漫，胸痞满闷，或夹瘀血，结成窠囊，如神术丸（《直括方》）。若兼暑邪内阻，宜再加配藿香、半夏以祛暑邪，如不换金正气散（《太平惠民和剂局方》）。

（3）青盲、雀目　常与白术、蝉蜕、枸杞子等同用，具有滋肝明目的作用。可用于肝肾不足所致的眼疾，如青盲，雀目，眼目昏涩、翳障，睑硬眼痛，如二术散（《证治准绳》）。

（4）妇女带浊　常与土茯苓、草薢、萹蓄等同用，具有除湿止带的作用。可用于湿邪注于下焦的淋带白浊。

3. 焦苍术　取苍术片置锅内，炒至褐色时喷淋少许清水，文火炒干取出。炒焦后辛燥之性大减，以固肠止泻为主。

脾虚泄泻　常与椒目同用，具有健脾止泻的作用。可用于湿阻中焦，脾虚泄泻，以及飧泻久痢，如椒术丸（《素问病机气宜保命集》）。

【处方配给】写苍术、炒苍术，配给麸炒苍术；其余随方配给。

【用法用量】3~9g。

【使用注意】阴虚内热及气虚多汗者忌用。

【相关研究】

（1）古代文献研究　《本草纲目》："苍术性燥，故以糯米泔浸去其油，切片焙干用。亦有用脂麻同炒，以制其燥者"；《医宗粹言》："盐水制过，其燥之烈性颇纯，不伤真液"；《本草述钩元》："拌黑豆蒸引之，合水气也，又拌蜜酒蒸，又拌人乳透蒸，皆润之使更合于金气而不燥也，凡三次蒸时，须烘晒极干，气方透。胎中酒蒸，平用泔制"。

（2）化学成分研究　苍术炮制后，挥发油中苍术酮、苍术素、茅术醇及 β– 桉油醇含量均有减少，物理常数（比重、比旋度、折光率）有所不同，挥发油的组分无明显改变。另有报道，苍术经麸炒后，所含成分在质的方面变化不明显，但相对含量发生了变化，低沸点成分含量降低，高沸点成分含量上升，其中有 12 个成分含量下降，7 个成分含量上升。

（3）药理作用研究　古人已认识到苍术之燥性与其所含之"油"有关。研究表明，苍术挥发油对青蛙有镇静作用，并略使脊髓反射功能亢进。大剂量可使中枢神经抑制，终致呼吸麻痹而死亡，可见过量的苍术挥发油对生物体是有害的。苍术挥发油过量对人体表现出明显的副作用，中医称之为"燥性"，常用米泔水浸炒、麸炒、清炒等方法炮制，制后可使挥发油含量减少约 15%，并以麸炒和米泔水制效果为佳。说明古人利用炮制的方法去除苍术的燥性是有科学道理的。

另有研究表明，苍术各炮制品（麸炒、泔润炒、泔浸品、泔浸炒）均能明显增加脾虚小鼠体重，改善小鼠脾虚症状，抑制炭末在小肠中的推进率，延长游泳时间；且以麸炒及润炒的作用明显，生品作用不明显。麸炒苍术挥发油能显著降低小鼠血清丙氨酸氨基转移酶和天冬氨酸氨基转移酶水平，其保肝作用强于生品。生苍术乙酸乙酯提取物具有很好的抗氧化活性，麸炒之后，其抗氧化活性降低，故苍术抗氧化宜生用。

砂 仁

本品为姜科植物阳春砂 *Amomum villosum* Lour.、绿壳砂 *Amomum villosum* Lour. var. *xanthioides* T. L. Wu et Senjen 或海南砂 *Amomum longiligulare* T. L. Wu 的干燥成熟果实。夏、秋二季果实成熟时采收，晒干或低温干燥。药材以个大、坚实、仁饱满、气味浓香者为佳。味辛，性温；入脾、胃、肾经。具有化湿开胃，温脾止泻，理气安胎之效。

【炮制应用】

1. 砂仁　取原药材，除去杂质，用时捣碎。生品以化湿行气，醒脾和胃为主。

（1）胃呆食滞　常与白术、香附、白豆蔻等同用，具有化湿醒脾、理气止痛的作用。可用于脾胃气虚，寒湿阻于中焦，脘腹痞满，不思饮食，如香砂六君子（《医方集解》）。

（2）腹痛痞胀　常与枳实、白术、香附等同用，具有行气调中的作用。可用于脾胃气滞，脘腹胀痛，食入不化，如香砂枳实丸（《景岳全书》）。

（3）呕吐泄泻　可单用砂仁研末服用，亦可与广藿香、白豆蔻、干姜等同用，具有温中止泻的作用。可用于寒湿冷饮，湿滞中焦，呕吐泄泻，胸闷肢倦，纳呆，嗳气等症。

2. 盐砂仁　取净砂仁，加盐水拌匀，闷润至盐水被吸尽，置炒制容器内，用文火加热，炒干，取出晾凉。盐炙后辛温之性略减，温而不燥，以温肾缩尿，降气安胎为主。

（1）胎动不安　常与香附、阿胶、艾叶等同用，具有行气安胎的作用。可用于妊娠恶阻，胃失和降，恶心呕吐，而致胎动不安，如铁罩散（《朱氏集验方》）。亦可治妊娠腹痛，呕吐不食，可单用炒砂仁研末服用，如独圣散（《景岳全书》）。

（2）尿频、遗尿　常与覆盆子、桑螵蛸、益智仁等同用，具有温肾缩尿的作用。可用于肾气不固所致的腰痛，小便频数，遗尿等症。

（3）奔豚气痛　常与小茴香、吴茱萸等配伍，取其温中暖肾止痛之功。可用于肾脏阴寒之气上逆，上冲胸脘，奔豚气痛。亦可用于疝气疼痛，与茄蒂配伍，具有温肾止痛的作用，如疝气方（《静耘斋集验方》）。

【处方配给】写砂仁，配给生品；盐炙砂仁随方配给。

【用法用量】3~6g，后下。

【使用注意】阴虚有热者忌用。

【相关研究】

（1）古代文献研究　《仁术便览》："去皮，熨斗内微火炒用行气，研碎，有生用者"；《景岳全书》《本草正》："欲其温暖，须用炒研，入肺、肾、膀胱，各随引使"；《玉楸药解》："去壳，炒研，汤冲服，则气足"；《得配本草》："安胎带壳炒熟，研用。阴虚者宜盐水浸透，炒黑用。理肾气，焙燥用"；《本草便读》："密藏于根，能引诸气归束于下，故有缩砂密之名，今人用以制熟地黄，不特使之不腻，且有归束密藏之意，合于肾尔"。

（2）化学成分研究　砂仁的化学成分包括以乙酸龙脑酯、樟脑、龙脑等为代表的挥发性成分和以多糖、黄酮苷类、无机成分以及有机酸类的非挥发性成分。经炒焦和炒炭后，挥发油含量显著降低，但薄层色谱（TLC）结果表明其挥发油组分未显示明显变化。

（3）药理作用研究　抗菌实验表明，砂仁生品不同溶剂萃取物抑菌效果显著（$P<0.05$）优于盐制砂仁。此外，砂仁生品、盐制砂仁石油醚萃取物对 3 种菌的抑制能力顺序分别为：枯草芽孢杆菌＞金黄色葡萄球菌＞大肠埃希菌，枯草芽孢杆菌＞大肠埃希菌＞金黄色葡萄球菌，推测这种差异是由于盐炙改变了砂仁中的抑菌活性成分造成的。抗氧化实验表明，砂仁经盐制、姜制后，抗氧化能力增强。在水负荷小鼠尿多模型上，观察到盐炙品低剂量有显著的"缩尿"作用，优于生品及盐炙品其他剂量组。

厚　朴

本品为木兰科植物厚朴 *Magnolia officinalis* Rehd. et Wils. 或凹叶厚朴 *Magnolia officinalis* Rehd. et Wils. var. *biloba* Rehd. et Wils. 的干燥干皮、根皮及枝皮。4~6 月剥取根皮及枝皮直接阴干；干皮置沸水中微烫后，堆置阴湿处"发汗"至内表面变紫褐色时，再蒸软，取出，卷成筒状，干燥。药材以肉厚、内表面紫棕色、油性足、断面有小亮星、香气浓者为佳。味苦、辛，性温；入脾、胃、肺、大肠经。具有燥湿消痰，下气除满之效。

【炮制应用】

1. **厚朴**　取原药材，刮去粗皮，洗净润透，切丝，晒干。生品作用较为峻烈，其味辛辣，对咽喉有刺激性，一般不直接入药，但有的地区亦用。

咳逆气喘　常与杏仁、桂枝、生姜等同用，具有下气散满的作用。可用于风寒客肺，恶风而喘，如桂枝加厚朴杏仁汤（《伤寒论》）。若寒饮化热，上气咳喘，喉中痰声辘辘，胸闷烦躁，常与麻黄、杏仁、细辛等同用，具有化饮平喘，清热除烦的作用，如厚朴麻黄汤（《金匮要略》）。

2. **姜厚朴**　取厚朴丝加姜汁拌匀，待姜汁被吸尽后，用文火炒干。或将厚朴捆扎，置姜汤中，用微火加热共煮至姜液被吸尽，取出切丝干燥（每 10kg 厚朴，用生姜 1kg）。姜炙后消除对咽喉的刺激性，并增强宽中和胃的功效。

（1）腹中痛泻　常与枳实、木香、诃子等同用，具有行滞调便的作用。可用于宿食不化，寒湿积滞，进而影响大便不调，或闭结不通，如厚朴枳实汤（《素问病机气宜保命集》）。

（2）痞满胀痛　常与草豆蔻、陈皮、木香等同用，具有温中止痛，燥湿散满的作用。可用于寒湿中阻，气滞不畅，脘腹胀满疼痛，如厚朴温中汤（《内外伤辨惑论》）。若配伍陈皮、苍术，可用于湿滞脾胃，如平胃散（《太平惠民和剂局方》）。若中虚腹满者，宜与人参、半夏等同用，具有益气健脾，宽中散满的作用，如厚朴生姜半夏甘草人参汤（《伤寒论》）。对积滞便秘、腹部胀闷，可与厚朴、枳实配伍，具有消积通便的作用，如厚朴三物汤（《金匮要略》）。

（3）胃虚呕逆　常与白术、人参、吴茱萸等同用，具有健胃止呕的作用。可用于上焦闭塞干呕，呕而不出，痞满不食，或痰涎壅逆，吞酸吐酸等症，如厚朴汤（《备急千金要方》）。

【处方配给】写厚朴、川朴、制厚朴，配给姜厚朴；生品随方配给。

【用法用量】3~10g；外用适量。

【使用注意】孕妇慎用。

【相关研究】

（1）古代文献研究 《本草衍义》："味苦，不以姜制，则棘人喉舌"；《汤液本草》："如腹胀，用姜制厚朴"；《医学入门》："入汤药用生姜汁炒，入丸药用醋炙或酥炙"。

（2）化学成分研究 对厚朴生品、清炒品、姜炙品、姜煮品、姜浸品中的厚朴酚进行含量测定。结果表明，以清炒品含量最高，三种姜炙品亦高于生品，其中又以姜炙品含量较高。另有实验报道，厚朴经姜炙后，其厚朴酚及和厚朴酚含量低于生品，但两者总量仍符合《中国药典》所规定的限量标准。用气相色谱－质谱法研究厚朴及其炮制品中挥发油，结果厚朴炮制后挥发油总量降低，但其组成未发生明显改变。

对厚朴生品及姜汁炒、姜汁浸、姜汁煮后药材中的挥发油、水或醇浸出物、水煎液中的厚朴酚及和厚朴酚测定的结果表明，其挥发油含量大小顺序：姜汁炒＞姜汁煮＞生品；水浸出物含量大小顺序：姜汁煮＞姜汁炒＞姜汁浸＞生品；醇浸出物含量大小顺序：姜汁炒＞姜汁浸＞姜汁煮＞生品；水煎液中厚朴酚及和厚朴酚含量大小顺序：生品＞姜汁浸＞姜汁炒＞姜汁煮。

厚朴贮藏3年后厚朴酚及和厚朴酚类总量均值分别为：1年增加22.5%、2年增加33.0%、3年增加25.7%，认为在一定的贮藏年限内，贮藏不仅不会降低厚朴酚类含量，可能还有利于酚类成分的转化和积累。

（3）药理作用研究 厚朴干皮未发汗品、发汗品均有一定的抗菌、镇痛作用，且厚朴干皮未发汗品作用强于发汗品。对小鼠的毒性，厚朴干皮未发汗品的毒性低于发汗品。厚朴清炒品中厚朴酚的含量最高，但没有抗胃溃疡作用，而生品、姜炙品均有抗胃溃疡作用，且姜炙厚朴作用较优，表明厚朴姜炙后和胃作用较生品增强。

草 果

本品为姜科植物草果 *Amomum tsao-ko* Crevost et Lemaire 的干燥成熟果实。秋季果实成熟时采收，除去杂质，晒干或低温干燥。药材以个大、饱满、表面红棕色者为佳。味辛，性温；入脾、胃经。具有燥湿温中，除痰截疟之效。

【炮制应用】

1.草果仁 取原药材，除去杂质，捶破取种仁，去隔膜，以净仁入药，或以炒至果皮焦黄色并鼓起，捣碎取仁。生品不易煎出，多炒用，以散寒除湿为主。

（1）痰饮积聚 常与天南星、半夏、茯苓等同用，具有燥湿化痰的作用。可用于痰饮积聚，头痛背痛，饮食呕恶，如驱痰饮子（《奇效良方》）。

（2）瘟疫 常与黄芩、知母、槟榔等同用，具有避解瘟疫的作用。可用于瘟疫初起，先憎寒而后发热，日后但热而无寒，昼夜发热，日晡益甚，头痛身痛，如达原饮（《温疫论》）。

2.姜草果仁 取草果仁加姜汁拌匀，用文火炒至深黄色，稍有裂口时取出，用时捣碎（每10kg草果仁，用生姜1kg）。姜炙后以温中，祛寒止痛的作用为主，并增强化痰截疟的作用。

（1）疟疾 常与柴胡、黄芩、半夏等同用，具有截疟祛痰作用。可用于瘴疟但热不寒，或热多寒少，脉来弦数等，如清脾饮（《济生方》）。若疟疾寒痰凝结，不易开解，常与常山、槟榔、穿山甲等同用，具有散寒祛痰的作用，如草果饮（《太平惠民和剂局方》）。若久疟不愈，憎寒少热，不思饮食，大便溏泻，则常与附子同用，具有温阳散寒和健脾截疟的作用，如果附汤（《济生方》）。治疟疾数发不止，常与常山、厚朴、青皮等同用，具有祛痰截疟的作用，如截疟七宝饮（《伤寒保命集》）。

（2）心腹冷痛 常与丁香、高良姜、厚朴等同用，具有祛寒止痛的作用。可用于寒湿中阻，寒多热少，手足厥冷，遍身浮肿，心腹冷痛，如草果饮（《证治准绳》）。

（3）饮食停滞 常与厚朴、鸡内金、陈皮等同用，具有温中祛寒，行气消食的作用。可用于寒食互滞，胃脘痞胀，恶心呕吐，吐出物有酸腐臭味等症，如草果饮（《太平惠民和剂局方》）。

（4）痰饮呕逆 常与陈皮、厚朴、苍术等同用，具有温中止呕的作用。可用于痰饮积聚，吞吐酸水，反胃呕吐，如草果平胃散（《太平惠民和剂局方》）。

【**处方配给**】写草果、草果仁，配给姜草果仁；其余随方配给。

【**用法用量**】3~6g。

【**使用注意**】阴虚血燥者慎用。体虚及无寒湿邪者忌用。

【**相关研究**】

（1）化学成分研究 挥发油为草果的主要成分，测定不同部位挥发油的含量，草果含1.40%，草果仁含1.67%，草果壳含0.30%，说明草果入药前去壳取仁是有一定道理的。不同部位草果生品、炮制品的挥发油含量也不同，其折光率、比旋度、比重变化不大，薄层分析也显示其化学组分基本无变化，只有挥发油的含量降低用以缓和辛散之性。浸出物量数据表明，姜炙草果仁与清炒草果仁较生品的含量有明显提高，姜炙草果仁也高于生品草果仁。炮制后水煎液微量元素铅含量下降，炒草果仁比姜炙草果仁更明显；锌、铜、镍等含量均增加，其中以姜炙草果仁最高，炒草果仁次之。

（2）药理作用研究 生草果、炒草果、姜草果均可拮抗肾上腺素（Adr）引起的兔回肠运动抑制和改善乙酰胆碱（Ach）引起的回肠痉挛，其中姜草果作用较佳；亦可拮抗由乙酸腹腔注射引起的小鼠腹痛，且以姜草果效果最佳。说明草果姜炙后可使药理作用增强。

石 燕

本品为石燕科动物中华弓石燕 *Cyrtiospirifer sinensis*（Graban）或弓石燕 *Cyrtiospirifer sp.* 的化石，主要成分为碳酸钙（$CaCO_3$）。全年均可采挖，采得后水洗除去泥沙及杂质。药材以状如蚶、色青黑、质坚硬、无杂石者为佳。味咸，性凉；入肾、膀胱经。具清湿热、利小便、退目翳之效。

【炮制应用】

1. 石燕 取原药材，除去杂质，洗净，干燥，碾碎或捣碎。生品具有除湿热、利小便、退目翳的功效。

（1）淋病 常与瞿麦、滑石、木通等同用，具有清湿热、利尿的作用。可用于小便淋涩痛闷，如石燕丸（《太平圣惠方》）。

（2）赤白带下 石燕一枚，磨水服，可治赤白带下，多年不止（《徐氏家传方》）。

（3）肠风痔漏 用石燕温水磨服，若欲作散，须研细，水飞过，取白汁如米泔者，澄，去水，晒干。每服 1.5~3g，清饭饮调下，温水亦得。可治久患肠风痔漏，多年不愈。（《灵苑方》）

（4）外障诸翳 常与炉甘石、琥珀、朱砂等同用，具有明目退翳的作用。可用于外障诸翳，如石燕丹（《张氏医通》）。

2. 煅石燕 取净石燕碎块，置耐火容器内，用武火加热，煅至红透，取出，放冷，研成细粉。煅淬后使药物质地酥脆，便于粉碎和有效成分煎出。临床应用同生品。

3. 醋石燕 取净石燕碎块，置耐火容器内，用武火加热，煅至红透，取出后立即投入醋中浸淬，取出，干燥，研成细粉（每 100kg 石燕块，用醋 3kg）。煅淬后使药物质地酥脆，便于粉碎和有效成分煎出。临床应用同生品。

【处方配给】写石燕，配给石燕；其余随方配给。

【用法用量】3~9g。外用适量，水飞点眼。

【相关研究】

（1）古代文献研究 《本草品汇精要》："石燕，研细，水飞过用"；《医学入门》："石燕，火煅醋淬七次，另研""偏治年久肠风痔漏，煮汁饮之"；《新修本草》："以水煮汁饮之，主淋"；《本草拾遗》："主消渴，取水牛鼻和煮之"；《本草纲目》："疗眼目障翳"；《玉楸药解》："利水通经，止带，催生。治淋沥热涩，尿血便秘，消渴，带下，痔漏"；《医林纂要》："功同石蟹，能祛风去瘀"。

（2）化学成分研究 研究表明，石燕主要含碳酸钙、少量磷酸及二氧化硅。炮制后水煎液中 Ca^{2+} 浓度是炮制前的25倍，表明石燕经火煅醋淬后增加了水煮液中 Ca^{2+} 的浓度。对石燕生品和制品（煅制）粗粒微量元素测定，结果表明：除个别微量元素外，大多数的微量元素经煅制后的粉粒均比生品粗粒的含量高，个别的甚至高出几百倍。从而可提示：在中医临床运用中尽量用煅制品，内服外用，以提高临床治疗效果。

第十三章　利水渗湿药

本类药物具有通利水道，渗泄水湿的作用。适用于水湿停滞在体内的病证，如小便不利、水肿、淋病、痰饮、湿温、黄疸、湿疮等。

炮制对利水渗湿药的影响：本类药物多用盐炙，因盐味咸，性寒，能引药下行，增强滋阴降火之功，故经盐炙后，可增强其利水除湿的作用。至于炒或朱砂拌，在于扩大药用范围，水飞则在于纯洁药物。

茯　苓

本品为多孔菌科真菌茯苓 *Poria cocos*（Schw.）Wolf 的干燥菌核。多于 7~9 月采挖，挖出后除去泥沙，堆置"发汗"后，摊开晾至表面干燥，再"发汗"，反复数次至现皱纹、内部水分大部散失后，阴干，称"茯苓个"；或将鲜茯苓按不同部位切制，阴干，分别称"茯苓块"和"茯苓片"。加工"茯苓片""茯苓块"时，收集削下的外皮，阴干，称"茯苓皮"。药材以体重坚实、外皮呈褐色而略带光泽、皱纹深、断面白色细腻、粘牙力强者为佳。味甘、淡，性平；入心、肺、脾、肾经。具有利水渗湿，健脾，宁心之效。

【炮制应用】

1. 茯苓　取茯苓个，浸泡，洗净，润后稍蒸，及时削去外皮，切制成块或切厚片，晒干。生用以渗湿利水，益脾和胃为主。

（1）水湿内停　常与猪苓、白术、泽泻等同用，具有渗湿利水，健脾化气的作用。可用于水湿内阻，肢体浮肿，小便不利，如五苓散（《伤寒论》）。

（2）痰饮　常与桂枝、白术、甘草同用，具有利水化饮的作用。可用于痰饮内停，胸胁支满，头晕目眩，如苓桂术甘汤（《伤寒论》）。

（3）呕吐　常与半夏、生姜同用，具有祛湿和胃的作用。可用于水湿中阻，胃气上逆，呕吐水液，胃脘痞满，如小半夏加茯苓汤（《金匮要略》）。

（4）脾虚泄泻　常与白术、人参、茯苓等同用，具有健脾益胃的作用。可用于脾胃虚弱，大便泄泻，食欲减退，如参苓白术散（《太平惠民和剂局方》）；又如治少气懒言，倦怠乏力，食少便溏的四君子汤（《太平惠民和剂局方》）。

2. 朱茯苓　取茯苓片，用清水喷湿，加朱砂拌匀，至茯苓表面"挂衣"，取出，晾干（每 10kg 茯苓片，用朱砂 0.2kg）。朱砂拌后，以宁心安神为主。

（1）心烦不寐　常与酸枣仁、知母、川芎等同用，具有宁心安神的作用。可用于心神失宁，夜不安寐，如酸枣仁汤（《金匮要略》）。

（2）心悸、心惊　常与人参、龙齿、远志等同用，具有养心定惊的作用。可用于心神不宁，心悸善惊，坐卧不安，遇事善忘，如平补镇心丹（《太平惠民和剂局方》）。

【处方配给】写茯苓、白茯苓、云苓，配给茯苓；其余随方配给。

【用法用量】10~15g。

【相关研究】

（1）古代文献研究 《本草发挥》："酒浸与光明朱砂同用，能秘真，其味甘、平，利小便"。《医宗粹言》："去皮净，若消浮肿、水肿、肿病，不必去皮，五皮散单用茯苓皮是也"；《本草正》："但补少利多，故多服最能损目，久弱极不相宜，若以人乳拌晒，乳粉即多，补阴亦妙"；《得配本草》："去皮补阴，人乳拌蒸，利水生用。补脾炒用"。

（2）化学成分研究 茯苓不同部位的药材微量元素含量有别：如茯苓皮中锌、锰元素含量均高于茯神和茯苓，且还含有后两者所没有的铜元素与硒元素。采用薄层色谱法分析比较茯神和茯苓所含成分的差异，发现茯神有 7 个斑点，而茯苓仅有 6 个斑点。朱砂制茯苓的总糖及多糖含量高于生品。

附药：茯苓皮、茯神、茯苓木

（一）茯苓皮

本品为多孔菌科真菌茯苓 *Poria cocos*（Schw.）Wolf 菌核的干燥外皮。加工"茯苓片""茯苓块"时，收集削下的外皮，阴干即得。味甘、淡，性平；入肺、脾、肾经。具有利水消肿之效。

水肿 常与生姜皮、桑白皮、大腹皮等同用，具有利水消肿的作用。可用于水湿外泛，皮肤浮肿，肢体沉重，心腹胀满，小便不利，如五皮饮（《中藏经》）。

【处方配给】写茯苓皮，配给茯苓皮。

【用法用量】15~30g。

（二）茯神

本品为多孔菌科真菌茯苓 *Poria cocos*（Schw.）Wolf 干燥菌核中间带有松根的部分。蒸软切片入药，亦有朱砂拌者。味甘、淡，性平；入心、肺、脾、肾经。具有宁心安神之效。

（1）虚烦不眠 常与人参、酸枣仁用同，具有宁心安神的作用。可用于热病后期，余热未清，胸中烦热，睡眠不宁，如茯神汤（《圣济总录》）。

（2）心虚血少 常与黄芪、熟地黄、当归等同用，具有补心安神的作用。可用于心神不安，神思恍惚，惊悸健忘，睡卧不宁，如茯神丸（《杨氏家藏方》）。

【处方配给】写茯神，配给茯神。

【用法用量】10~15g。

（三）茯苓木

本品为多孔菌科真菌茯苓 *Poria cocos*（Schw.）Wolf 菌核中间的松根。用时劈成小块或碾碎用。以平肝安神为主。

（1）转筋挛痛 常与松节、乳香、木瓜同用，具有温筋止痉的作用。可用于脚气冷搏于筋，而致转筋挛痛，屈伸不利，如松节散（《脚气治法总要》）。

（2）舌强语謇 常与薄荷、全蝎梢共研末用，具有平肝安神的作用。可用于肝风内动，舌体强硬，语音謇涩，或昏厥不省，或口眼歪斜，如茯神散（《卫生宝鉴》）。

薏苡仁

本品为禾本科植物薏米 *Coix lacryma-jobi* L. var. *ma-yuen*（Roman.）Stapf 的干燥成熟种仁。秋季果实成熟时采割植株，晒干，打下果实，再晒干，除去外壳、黄褐色种皮及杂质，收集种仁。药材以粒大、饱满、色白、完整者为佳。味甘、淡，性凉；入脾、胃、肺经。具有利水渗湿，健脾止泻，除痹，排脓，解毒散结之效。

【炮制应用】

1. **薏苡仁** 取原药材，筛去灰屑及杂质。生用以清热利水，排脓，除湿为主。

（1）脚气水肿 常与附子、败酱草同用，具有利水消肿的作用。可用于脾虚湿阻，肠痈，肢体水肿，如薏苡附子败酱散（《金匮要略》）。若兼肾阳虚弱，则宜与杜仲、黄芪等同用，具有补益脾肾，化湿消肿的作用，如薏苡杜仲汤（《中药临床应用》）。

（2）风湿痹痛 常与苍术、羌活、独活等同用，具有祛湿除痹的作用。可用于湿邪阻滞，肢体重着，骨节疼痛，肌肤麻木不仁，如薏苡仁汤（《类证治裁》）。若用于湿温病在气分，湿邪偏盛者，常与杏仁、白豆蔻、苍术等同用，如三仁汤（《温病条辨》）。

（3）肺痈肠痈 常与苇茎、冬瓜子、桃仁同用，具有排脓消痈的作用。可用于肺痈胸痛，咳唾脓血，如苇茎汤（《备急千金要方》）。治肠痈，可与牡丹皮、桃仁、瓜蒌同用，如金鉴薏苡汤（《医宗金鉴》）。

2. **炒薏苡仁** 取净薏苡仁，用文火炒至微黄色，鼓起，微有香气时取出。炒后增强健脾止泻的作用。

（1）脾虚泄泻 常与党参、白术、茯苓等同用，具有健脾止泻的作用。可用于湿邪阻脾，脾困不纳，脘腹作胀，大便泄泻，神疲乏力，如参苓白术散（《太平惠民和剂局方》）。

（2）筋脉拘挛 可单味捣散，或加粳米煮粥食之，具有祛风解痉的作用。可用于风热，筋脉拘挛，不得屈伸，如薏苡仁散（《中药方大全》）。

3. **麸炒薏苡仁** 先将炒制容器用中火加热至撒入麦麸即刻烟起，均匀撒入麦麸，投入净薏苡仁，炒至薏苡仁表面淡黄色，略鼓起时，取出，筛去麦麸，晾凉（每 10kg 净薏苡仁，用麦麸 1kg）。麸炒薏苡仁和炒薏苡仁产生香气，利于煎出，作用相近，增强健脾止泻作用，用于脾虚泄泻。

【处方配给】写薏苡仁、苡仁，配给生品；其余随方配给。

【用法用量】9~30g。

【使用注意】孕妇慎用。

【相关研究】

（1）古代文献研究　《本经逢原》："入理肺药姜汁拌炒，入利水湿药生用"；《本草述钩元》："清肺热者生用"；《得配本草》："微炒用治疝气，引药下行盐水煮，或用陈壁土炒，治泻痢糯米炒，治肺痈、利二便生用"。

（2）化学成分研究　用爆花的方法炮制薏苡仁，得到的水煎液成分最多。水煎液旋光性皆为右旋，爆薏仁煎出液与麸炒薏仁煎出液相同。不同方法炮制后薏苡仁中甘油三油酸酯的含量较生品均有提高，且土炒法较其他炮制方法增加明显，含量高低顺序为：土炒品 > 清炒品 > 麸炒品 > 生品。

（3）药理作用研究　研究表明，生薏苡仁和炒薏苡仁均能够提高并促进正常及脾虚小鼠胃肠动力，改善脾虚大鼠胃肠激素紊乱异常水平，且炒薏苡仁作用强于生薏苡仁。

泽　泻

本品为泽泻科植物东方泽泻 *Alisma orientale*（Sam.）Juzep. 或泽泻 *Alisma plantago-aquatica* Linn. 的干燥块茎。冬季茎叶开始枯萎时采挖，洗净，干燥，除去须根及粗皮。药材以个大、质坚、色黄白、粉性足者为佳。味甘、淡，性寒；入肾、膀胱经。具有利水透湿，泻热之效。

【炮制应用】

1.泽泻　取原药材，除去杂质，大小分档，浸泡，润透，切厚片，干燥。生用利水透湿为主。

（1）水湿壅盛　常与茯苓、猪苓、桂枝等同用，具有利水消肿的作用。可用于湿热内阻，腰以下浮肿明显，小便不利，如五苓散（《伤寒论》）。

（2）湿热黄疸　常与茵陈、滑石、栀子等同用，具有渗湿退黄的作用。可用于湿热黄疸，身目俱黄，小便赤黄，如茵陈五苓散（《金匮要略》）。

2.盐泽泻　取泽泻片，用盐水拌匀，闷润，待盐水被吸尽后，用文火炒至微黄色时取出（每 10kg 泽泻，用食盐 0.2kg）。盐炙后能引药下行，增强滋阴，泄热，利尿的作用。

（1）小便淋涩　常与茯苓、猪苓、陈皮同用，具有利水通淋的作用。可用于湿热壅滞膀胱，小便不利，淋浊；亦治脚气，水湿肿胀，如四苓散（《瘟疫论》）。

（2）遗精淋漓　常与熟地黄、黄柏、山茱萸等同用，具有泻火止遗的作用。可用于阴虚火旺，骨蒸劳热，遗精梦泄，耳鸣耳聋，头目眩晕，如知柏地黄丸（《医宗金鉴》）。

（3）腰部重痛　常与茯苓、杜仲、干姜等同用，具有益肾强腰的作用。可用于寒湿壅于腰府，经脉不通，腰部重痛，如圣济泽泻汤（《圣济总录》）。

3.麸炒泽泻　先将麦麸炒至冒烟时，投入泽泻片，不断翻炒至药物呈黄色时取出，筛去麦麸（每 10kg 泽泻，用麦麸 1kg）。麸炒后缓和药性，以渗湿和脾为主。

（1）脾湿泄泻　常与白术、茯苓、神曲等同用，具有渗湿和脾的作用。可用于湿阻中焦，脾失健运，大便泄泻如水，小便不利。如夹有寒者，可加炮姜、木香等，以散寒调气，如泄泻方（《类证治裁》）。

（2）头目眩晕　常与白术同用，具有涤饮定眩的作用。可用于水饮中停，清阳不升，头目眩晕，时时发作，如泽泻汤（《金匮要略》）。

【处方配给】写泽泻、淡泽泻，配给麸炒品；其余随方配给。

【用法用量】6~10g。

【相关研究】

（1）古代文献研究　《幼幼集成》："滋阴利水盐炒用"；《本经逢原》："利小便生用，入补剂盐、酒炒。油者伐胃伤脾，不可用"；《得配本草》："健脾生用，或酒炒用。滋阴利水盐水炒"。

（2）化学成分研究　泽泻经炮制后，其水溶性煎出物均有不同程度的增加，尤以盐制品最高。在高温炮制过程中，泽泻药材中三萜类主成分 23- 乙酰泽泻醇 B 出现两条转变途径，一条是氧环开裂并重排生成 24- 乙酰泽泻醇 A，进一步脱乙酰基转化成泽泻醇 A；另一条是先脱乙酰基生成泽泻醇 B，继而氧环开裂转化成泽泻醇 A。而其极性成分有一定差异：泽泻醇 A>24- 乙酰泽泻醇 A> 泽泻醇 B>23- 乙酰泽泻醇 B，这也符合极性大的成分水煎煮提取率高的相似相溶原理。

（3）药理作用研究　大鼠利尿实验表明，泽泻不同产季和不同药用部位的利尿效果不同。冬季产的正品泽泻利尿力最大，春泽泻效力稍差，泽泻须和草根几无利尿作用。生泽泻、酒泽泻、麸炒泽泻均有一定的利尿作用，而盐泽泻几无利尿作用，但在五苓散方中，无论选用生泽泻或盐泽泻均有利尿作用。各炮制品的保肝实验中，盐泽泻作用最突出，且盐泽泻的水煎组表现出很好的疗效。另有研究表明，泽泻及其炮制品对小鼠耳廓二甲苯致炎肿胀和大鼠蛋清性足肿胀均有抗炎作用，其作用程度依次为：盐炙品 > 麸炒品 > 生品。泽泻及其炮制品均能明显对抗小鼠急性肝损伤，其中以盐炙品作用最佳。

车前子

本品为车前科植物车前 *Plantago asiatica* L. 或平车前 *Plantago depressa* Willd. 的干燥成熟种子。夏、秋二季种子成熟时采收果穗，晒干，搓出种子，除去杂质。药材以粒大、色黑、饱满者为佳。味甘，性寒；入肝、肾、肺、小肠经。具有清热利尿通淋，渗湿止泻，明目，化痰之效。

【炮制应用】

1. 车前子　取原药材，除去杂质，筛去灰屑。生品以利水通淋，清肝明目为主，但不易煎出药性，必须捣烂入药。

肢体水肿　常与泽泻、冬瓜皮、白术等相同，具有利水消肿的作用。可用于水湿内阻，肢体浮肿，小便不利等症，如决流汤（《石室秘录》）。

2. 炒车前子　取净车前子，用文火炒至略有爆声，并有香气溢出时取出。炒后稍缓其寒性，种皮破裂，易于煎出药性，以渗湿止泻，祛痰止咳为主。

（1）湿盛泄泻　常与猪苓、白茯苓、灯心草等同用，具有利湿止泻的作用。可用于暑湿阻于中焦，脾运不健，大便溏泻，小便不利，如车前子散（《杨氏家藏方》）。

（2）肺热咳嗽　常与杏仁、前胡、桔梗等同用，具有清肺化痰的作用。可用于痰热阻肺，咳嗽痰多，不易咯出等症。

（3）妇人难产　可单味为末，兑酒或水服，具有滑胎助产的作用。可用于妇人难产或胞衣不下，如治妇人难产方（《妇人良方》）。

3. 盐车前子　取净车前子，用文火炒至略有爆声时，喷洒盐水，炒干取出（每10kg车前子，用食盐0.2kg）。盐炙后增强补肝肾，明目，利水的作用。

（1）淋证尿痛　常与瞿麦、萹蓄、滑石等同用，具有利水通淋的作用。可用于湿热阻于膀胱，小便频数，溺道刺痛，如八正散（《太平惠民和剂局方》）。

（2）目赤肿痛　常与密蒙花、草决明、菊花等同用，具有清肝明目的作用。可用于肝经积热，上攻头目，目生翳障，血注瞳仁，畏光多泪，如车前散（《证治准绳》）。

（3）眼目昏花　常与熟地黄、菟丝子同用，具有滋肝肾，明目的作用。可用于肝肾虚弱，眼目昏花，迎风流泪，如驻景丸（《太平惠民和剂局方》）。

【处方配给】写车前子，配给盐炙品；生品、炒品随方配给。

【用法用量】9~15g，包煎。

【使用注意】凡内伤劳倦、阳气下陷、肾虚精滑及内无湿热者忌用。

【相关研究】

（1）古代文献研究　《本草纲目》："入汤液，炒过用；入丸散，则以酒浸一夜，蒸熟研烂，作饼晒干"；《炮炙大法》："入补益药中用米泔淘净蒸，入利水治泄泻药炒为末用"；《得配本草》："入补药酒蒸捣研，入泻药炒研"；《本草备要》："酒蒸捣饼，入滋补药；炒研，入利水泄泻药"。

（2）化学成分研究　清炒、盐炙对车前子苷的影响不明显，车前子苷性质较稳定。车前子经清炒或盐炙后，其多糖含量较生品都有所降低。

（3）药理作用研究　研究认为，车前子多糖在肠内不被吸收，可吸收大量水分而膨胀，使肠容积增加，对肠黏膜产生刺激，引起肠蠕动增强而达到缓泻的功能。清炒或盐炙后泻下作用稍缓。车前子生品、盐炙品、清炒品对慢性功能性便秘的疗效具有显著性差异，其中以生品疗效最佳。车前子炒品、酒品和盐品对腹泻有一定抑制作用，抑制作用强弱顺序为：炒品 > 酒品 ≥ 盐品，而生品有进一步加重腹泻的趋势。

滑　石

本品为硅酸盐类矿物滑石族滑石，主要成分为含水硅酸镁 $[Mg_3(Si_4O_{10})(OH)_2]$。采挖后，除去泥沙及杂石。药材以整洁、色青白、滑润、无杂石者为佳。味甘、淡，性寒；入膀胱、肺、胃经。具有利尿通淋，清热解暑；外用祛湿敛疮之效。

【炮制应用】

1. **滑石**　取原药材，除去杂石，洗净，干燥，捣碎。原药材一般不直接入药，多以水飞呈极细粉末入药。

2. **滑石粉**　取净滑石，砸碎，碾成细粉。或取滑石粗粉，加入少量水，碾磨至细，再加适量清水搅拌，倾出上层混悬液，下沉部分再按上法反复操作数次，合并混悬液，静置沉淀，倾去上清液，将沉淀物晒干后再研细粉。水飞后可使药物达到极细和纯净，便于内服或外用，以利水通淋，清热解毒为主。

（1）湿热淋证　常与通草、车前子、冬葵子同用，具有利水通淋的作用。可用于湿热下注，小便淋涩赤痛；并治脚气水肿，小便不利者，如滑石散（《备急千金要方》）。

（2）暑热烦渴　常与石膏、甘草同用，具有清热解暑的作用。可用于夏季感受暑邪，多汗烦躁，口渴，如玉泉散（《景岳全书》）；或与甘草同用，治身热烦渴，小便不利，如六一散（《伤寒直格论方》）。

（3）湿热泄泻　常与甘草、辰砂同研为散剂，灯心汤调服，具有利湿止泻的作用，可用于湿热引起的大便水泻，小便赤黄，烦渴，或小儿伤暑所致热泻，如益元散（《伤寒直格论方》）。

（4）胎产难下　常与冬葵子、甘草同用，具有滑胎助产的作用。可用于妇人胎产难下，乳汁不通，或临产用力太早，如滑胎散（《沈氏尊生书》）。

（5）疮毒湿烂　常与薄荷、白芷为末外用，具有收湿防腐的作用。可用于夏天皮肤湿疹，或疮毒湿烂，渗出物较多，如润肤灭痱方（《临床常用中药手册》）。

【处方配给】写滑石，配给滑石粉。

【用法用量】10~20g，滑石块先煎，滑石粉包煎。外用适量。

【使用注意】脾虚、热病伤津及孕妇慎用。

【相关研究】古代文献研究　《本草蒙筌》："研细以水为净，服下方得滑通"；《医宗粹言》："拣去粗者，择细腻者研为极细末，水飞入药，今粗入煎汤皆不作效"。

灯心草

本品为灯心草科植物灯心草 *Juncus effusus* L. 的干燥茎髓。夏末至秋季割取茎，晒干，取出茎髓，理直，扎成小把。药材以色白、条长、粗细均匀、有弹性者为佳。味甘、淡，性微寒；入心、肺、小肠经。具有清心火，利小便之效。

【炮制应用】

1. **灯心草**　取原药材，拣尽杂质，剪成段。生用以清热利水为主。

（1）淋证癃闭　常与滑石、猪苓、白茯苓等同用，具有利水通淋的作用。可用于湿热壅阻膀胱，小便癃闭涩痛，四肢水肿，如天一丸（《韩氏医通》）。

（2）湿热黄疸　常与白英、虎杖、茵陈等同用，具有除湿退黄的作用。可用于湿热黄疸，小便短赤等症。

（3）胃热呕吐　常与竹叶同用，具有清胃止呕的作用。可用于胃热呕吐，口渴，如灯心竹叶汤（《证治准绳》）。

2. 灯心草炭　取灯心草置锅内，上扣一较小的锅密闭，加热煅透，待冷后取出。煅炭后以凉血止血为主。

（1）风热喉痹　常与冰片同研末吹喉，具有清热利喉的作用。可用于风热喉痹，如走马喉痹，则常与壁钱窠（烧灰）、枯矾共研细末吹之；肺热咳嗽，喉痹咽痛，常与鳖甲同用，如灯心汤（《庞安常伤寒论》）。

（2）金疮出血　常与金银花、牛黄、冰片等同用，具有解毒医疮的作用。可用于金疮痈疡，斑疹丹毒，口舌生疮等症，如卧龙散（《卫生鸿宝》）。

3. 朱砂拌灯心草　取灯心草加朱砂拌匀即可（每10kg灯心草，用朱砂0.625kg）。朱砂拌后，以清心安神为主。

（1）心烦不寐　常与竹叶卷心、焦栀子、玄参等同用，具有降火安神的作用。可用于心火偏旺，心肾不交，烦躁不寐，口干，舌尖糜烂等症。

（2）小儿夜啼　常与麦冬同用，具有清心安神的作用。可用于小儿夜间烦躁啼哭。

另外，还有青黛拌灯心草，方法同朱砂拌，以清肝凉血为主。

【处方配给】写灯心、灯心草，配给生品；其余随方配给。

【用法用量】1~3g。

【相关研究】

（1）古代文献研究　《本草述钩元》："灯心草最难成炭，一烧即过，要能得炭必紧扎作一把，令实塞入罐内，固济煅之，罐红为度，待冷取出方有存性黑炭"；《医学入门》："丹溪云，灯心草属土，火烧灰存性，取少许吹喉痹甚捷"；《握灵本草》："入药宜生用。喉痹……灯心草灰（酒服，或吹入喉）"；《本草害利》："入药宜用生灯心草，宁心辰砂拌用，入丸散以梗粉浆染过晒干研末，入水澄之，浮者是灯心草"。

（2）药理作用研究　灯心草炭能缩短实验动物的出血时间和凝血时间。

第十四章　温里药

本类药物性味多辛、热，具有温中散寒，回阳救逆的作用。适用于因寒引起的胃腹冷痛、呕吐、泄泻，以及大汗、大吐、大下后四肢发凉，脉微欲绝等症。

炮制对温里药的影响：本类药物辛热而燥，且部分有毒，常采用加辅料共煮或砂炮法处理，使毒性成分水解或减少毒性成分的含量，以降低药物的毒性，保证临床用药安全。盐炙或甘草水炙，可降低药物辛燥之性，避免耗伤津液。姜炙能增强温中散寒的作用。炒炭则增强其温经止血的作用。

附　子

本品为毛茛科植物乌头 *Aconitum carmichaelii* Debx. 的子根的加工品。6月下旬至8月上旬采挖，除去母根、须根及泥沙，习称"泥附子"，再根据不同的加工方法可制成盐附子、黑顺片、白附片等。味辛、甘，性大热，有毒；入心、肾、脾经。具有回阳救逆，补阳助火，散寒止痛之效。

【炮制应用】

1. 淡附片　取盐附子，用清水漂尽盐分，与甘草、黑豆加水共煮至透心，至切开后口尝无麻舌感，取出去甘草、黑豆，切薄片，晒干（每10kg盐附子，用甘草0.5kg，黑豆1kg）。淡附片以回阳救逆，散寒止痛为主。

（1）四肢厥逆　常与干姜、甘草同用，具有回阳救逆的作用。可用于阴气内盛，阳气欲脱，而有腹痛下利，四肢厥冷，脉微欲绝，如四逆汤（《伤寒论》）。

（2）寒湿痹痛　常与桂枝、白术、甘草同用，具有祛寒通痹，止痛的作用。可用于寒湿痹证的身体关节疼痛，寒邪所致的心腹疼痛，形寒肢冷，活动不利，如甘草附子汤（《伤寒论》）。

（3）阳虚水肿　常与泽泻、桂枝、茯苓等同用，具有温肾逐水的作用。可用于肾阳虚衰，足冷，腰膝软弱，水肿，消渴，如八味肾气丸（《金匮要略》）。

（4）阳虚感冒　常与麻黄、细辛同用，具有助阳解表的作用。可用于素体阳虚，感受风寒所致恶寒发热，而脉反沉者，如麻黄附子细辛汤（《伤寒论》）。

2. 炮附子　先将砂加热炒至滑利感，投入净附子，不断翻炒至鼓起，并微变色时取出，去砂。砂烫后毒性降低，以温肾暖脾为主。

（1）虚寒泄泻　常与干姜、人参、白术等同用，具有温肾补脾的作用。可用于脾肾阳虚，泄泻时作，或下利清谷，面色㿠白，手足不温，如附子理中丸（《太平惠民和剂局方》）。

（2）冷痢腹痛　常与干姜、大黄、党参等同用，具有温脾攻冷积的作用。可用于脾阳不足，阳气不行，冷积便秘，腹满疼痛，或久痢赤白，如温脾汤（《备急千金要方》）。

3. 黑附片　取泥附子，按大小分别洗净，浸入食用胆巴的水溶液中数日，连同浸液煮至透心，捞出，水漂，纵切成约0.5cm的厚片，再用水浸漂，用调色液使附片染成浓茶色，取出，蒸至出现油面、光泽，烘至半干，再晒干或继续烘干，习称"黑顺片"。它是一种商品规格，与淡附片作用近似，但以通络止痛，温化痰湿为主。

（1）中风瘫痪　常与白花蛇、制草乌、地龙等同用，具有温经止痛，化痰通络的作用。可用于中风瘫痪，痰阻脑窍，拘挛疼痛，跌仆损伤等症，如大活络丹（《兰台轨范》）。

（2）痰涎壅盛　常与沉香、天麻、半夏等同用，具有理气散寒，祛风化痰的作用。可用于小儿因恐惧发搐，痰阻清窍，目光呆滞，项背强急，喉中有声等症，如沉香天麻汤（《卫生宝鉴》）。

4. 白附片　取泥附子，按大小分别洗净，浸入食用胆巴的水溶液中数日，连同浸液煮至透心，捞出，剥去外皮，纵切成约0.3cm的厚片，再用水浸漂，取出，蒸透，晒至半干，以硫黄熏后晒干，习称"白顺片"。亦是一种商品规格，作用类似于淡附片。

5. 炮附片　取净河砂，置炒制容器内，用武火加热，炒至灵活状态，加入净附片，不断翻炒，炒至鼓起并微变色，取出，筛去砂，摊晾。炮附片毒性较低，以温肾暖脾，补命门之火力胜。

（1）腹痛泻痢　常与人参、炮干姜、白术等同用，具有温阳祛寒，补气健脾的作用。可用于脾胃虚寒较甚，或脾肾阳虚证，见脘腹疼痛，下利清谷，恶心呕吐，畏寒肢冷，或霍乱吐利转筋等，如附子理中丸（《太平惠民和剂局方》）。

（2）大便下血　常与熟白艾、炮川姜等同用，具有温经止血的作用。可用于脏寒，大便下血，如艾附汤（《魏氏家藏方》）。

（3）惊悸不宁　常与朱砂、全蝎、白茯苓等同用，具有镇静安神的作用。可用于小儿心虚多惊，恍惚不宁，腹痛便青，及吐泻之后，欲生慢惊，如安神膏（《普济方》）。

（4）身体不仁　常与防风、黄芪、独活等同用，具有通经除痹的作用。可用于五缓六急不随，身体不仁，下重，腹中雷鸣，失小便等症，如八风汤（《外台秘要》）。

【处方配给】写附片、淡附片、制附片，配给淡附片；炮附子随方配给。

【用法用量】3~15g，先煎，久煎。

【使用注意】孕妇忌用。不宜与半夏、瓜蒌、瓜蒌子、瓜蒌皮、天花粉、川贝母、浙贝母、平贝母、伊贝母、湖北贝母、白及、白蔹同用。

【相关研究】

（1）古代文献研究　《伤寒总病论》："丸散炮，惟汤生用"；《证类本草》："醋浸，削如小指，内耳中，去聋"；《疮疡经验全书》："加甘草以解其毒"；《汤液本草》："须炮以制毒也"；《本草发挥》："如治风治寒有必须用附子、乌头者，当以童便浸之以杀其毒，且可以助引下之力，入盐尤捷也"；《医宗说约》："厥冷回阳生用，引诸药行经面裹火煨"；《本草述钩元》："生用发散，熟用则峻补"；《本经逢原》："生用则散阴寒，熟用则助真元"。

（2）化学成分研究　附子的毒性成分为乌头碱等二萜双酯类生物碱。炮制后毒性降低，减毒机制与川乌相似。附子具有明显的强心作用，其中所含有的一种微量成分为消旋去甲乌药碱，证明具有显著的强心作用，稀释至十亿分之一仍有活性。其他强心成分还有撑棍碱（氯化甲基多巴胺）、去甲猪毛菜碱等。

各种炮制方法和工艺均能使附子中生物碱含量下降。但附子中总生物碱含量的多少不能准确反映其毒性大小，而双酯型生物碱的含量是决定其毒性大小的主要因素。

（3）药理作用研究　附子具有强心作用：煎剂使离体哺乳动物心脏的心肌收缩力加强、收缩幅度增加，频率增加；可增加血流量，降低外周阻力。实验发现，炮附子在5~20分钟内产生明显的强心作用，比生附子的强心作用强度和作用范围都增大。生附子和炮附子的有效部位对心衰大鼠血流动力学指标都有显著性差异，且对心衰大鼠血流动力学作用较正常大鼠作用显著。急性毒性试验表明，白附片和黑顺片毒性较小，做不出LD_{50}，其最大给药剂量均为 20.56g/kg，盐附子有一定毒性，其 LD_{50} 为 11.30g/kg。盐附子、白附片和黑顺片的临床安全指数（急性毒性剂量除以抗室颤最低有效剂量）依次为生品的 18.08 倍、32.89 倍和 131.79 倍。盐附子和黑顺片均可抑制乙酸所致小鼠扭体反应次数，黑顺片可明显降低二甲苯所致的小鼠耳肿胀度。由此可见，附子制后不仅不降低其强心、镇痛、抗炎的作用效果，而且增加了其安全剂量。

干　姜

本品为姜科植物姜 *Zingiber officinale* Rosc. 的干燥根茎。冬季前采挖根茎，除去茎叶及须根，洗净晒干，或微火烘干。药材以质坚实、断面色黄白、粉性足、气味浓者为佳。味辛，性热；入脾、胃、心、肺经。具有温中散寒，回阳通脉，温肺化饮之效。

【炮制应用】

1. **干姜**　取原药材，用水微泡，洗净润透，切片干燥。味辛，性热，以温中祛寒，回阳救逆为主。

（1）脾胃虚寒　常与人参、白术、炙甘草同用，具有温脾止泻的作用。可用于中焦虚寒，脾胃阳虚，呕吐泄泻，四肢不温，如理中丸（《伤寒论》）。

（2）亡阳虚脱　常与附子、炙甘草同用，具有回阳救逆的作用。可用于阳气欲脱，四肢厥逆，下利清谷，脉微欲绝，如通脉四逆汤（《伤寒论》）。

（3）寒疝腹痛　常与蜀椒、人参同用，具有祛寒止痛的作用。可用于心胸寒痛，呕不能食，寒疝腹痛，如大建中汤（《金匮要略》）。

（4）肺寒咳喘　常与半夏、五味子、麻黄等同用，具有温肺止咳的作用。可用于外感风寒，痰饮内停，恶寒发热，咳嗽痰白，喘咳，如小青龙汤（《伤寒论》）。

2. **姜炭**　取干姜丁或块，置炒制容器内，用武火加热，炒至发泡，外表焦黑色，内部棕褐色，喷洒少量清水，灭尽火星，炒干即得。炒炭后味苦、涩，性温，其辛味消失，守而不走，具有温中散寒，止血温经之效。

崩漏下血　常与棕榈炭、乌梅同用，具有温经止血的作用。可用于冲任不固，崩中漏下，淋漓不止，或吐血、衄血，或肠风痔瘘出血，如如圣散（《成方切用》）。

3.炮姜　先将净河砂置锅内，用武火加热，再加入干姜丁或块，不断翻炒，炒至鼓起发泡，外表棕褐色，筛去砂即得。砂炮后味苦、辛，性温，具有温中散寒、温经止血之效。

（1）产后腹痛　常与当归、川芎、桃仁等同用，具有化瘀，温经，止痛的作用。可用于产后恶露不行，瘀血内阻，小腹疼痛，如生化汤（《景岳全书》）。

（2）脾寒便血　常与当归、焦艾叶、炮附子等同用，具有温脾止血的作用。可用于妇人肚腹胀痛，以脐下为甚，大便下血不止等症，如艾叶丸（《太平圣惠方》）。

【处方配给】写干姜、炮姜、姜炭，均随方配给。

【用法用量】3~10g。

【使用注意】干姜辛热燥烈，阴虚内热、血热妄行者忌用。孕妇慎用。

【备注】清代开始有炮姜炭、黑炮姜等名称，把炮姜和姜炭混为一个品种，近代有一部分地区也把两者作为一个炮制品，火候标准实为姜炭的标准。

【相关研究】

（1）古代文献研究　《丹溪心法》："烧灰取其不走"；《本草发挥》："经炮则苦味，温脾燥胃，所以理中，其实主气而泄脾"；《医学入门》："童便炒黑，止鼻衄、唾血、血痢、崩漏"；《本草通玄》："干姜生辛、炮苦，阳也。生则逐寒邪而发表，炮则除胃冷而守中"；《炮炙大法》："若治产后血虚发热及止血俱炒黑；温中炮用，散寒邪理肺气，止呕生用"；《本草正》："生者能散寒发汗，熟者能温中调脾……凡脾寒呕吐宜兼温散者，当以生姜煨熟用之。若下元虚冷而为腹痛下痢，专宜温补者，当以干姜炒黄用之；若产后虚热火盛而唾血、痢血者，炒焦用之。若炒至黑炭，已失姜性矣，其亦有用以止血者，用其黑涩之已耳，若阴盛隔阳，火不归元及阳虚不能摄血，而为吐血、衄血、下血者，但宜炒熟留性用之，最为止血之要药"；《医宗说约》："炒黑能止血并治虚热"；《本草徵要》："炒黑则能引补血药入阴分，血得补则阴生热退。且黑为水色，故血不妄行也"；《得配本草》："凡入药并宜炮用，入止泻药煨用，入温中药泡用，入止血药炒炭用"；《汤液本草》："干姜本辛味，及见火候稍苦，故止而不移，所以能治里寒"。

（2）化学成分研究　挥发油含量以干姜含量最高，颜色较浅；炮姜明显下降；姜炭含量低于干姜的1/2，但后两者颜色较深。生姜与干姜的挥发油和醚提取物层析图谱大致相同，炮姜与姜炭亦无明显的差别，但前后两组之间则差异显著；干姜经加热炮制后，部分斑点消失，说明所含化学成分有明显变化，同时出现了一些新斑点，相同 Rf 值之间相对含量也产生了明显变化。对姜的不同炮制品的醚提取液进行气相－质谱分析，从生姜、干姜、炮姜、姜炭中各检出 25 种、22 种、23 种、23 种成分，各炮制品检出成分的质和量都产生了部分变化。炮姜水浸出物高于姜炭，差异显著。说明炮制后组分含量发生了变化，有些成分发生了质的变化。

（3）药理作用研究　抗溃疡实验表明，炮姜除吲哚美辛（消炎痛）模型外，还对应激性胃溃疡、乙酸诱发胃溃疡、幽门结扎型胃溃疡均呈明显的抑制倾向，干姜无此作用。止血实验表明，生姜和干姜均无明显缩短小鼠凝血时间的作用，而炮姜和姜炭均能缩短小鼠的出血时间，与对照组比较，具有非常显著性的差异。姜炭的作用又比炮姜强，两者比较，也有显著性差异。炮姜和姜炭均能缩短小鼠的凝血时间，且姜炭水煎液的凝血作用优于炮姜，也优于本身的醚提取液。姜炭的凝血作用有随剂量增加而凝血作用增强、时间缩短的趋势。小鼠急性毒性试验表明，炮姜水煎液灌胃毒性较干姜增大，表明干姜经加热炮制后水溶性毒性成分可能有某些变化。

吴茱萸

　　本品为芸香科植物吴茱萸 *Euodia rutaecarpa*（Juss.）Benth.、石虎 *Euodia rutaecarpa*（Juss.）Benth. var. *officinalis*（Dode）Huang 或疏毛吴茱萸 *Euodia rutaecarpa*（Juss.）Benth. var. *bodinieri*（Dode）Huang 的干燥近成熟果实。8~11 月果实尚未开裂时，剪下果枝，晒干或低温干燥，除去枝、叶、果梗等杂质。药材以色绿、饱满者为佳。味辛、苦，性热，有小毒；入肝、胃、脾经。具有散寒止痛，降逆止呕，助阳止泻之效。

【炮制应用】

　　1. 吴茱萸　取原药材，除去杂质，洗净干燥。生用有毒，多外用，以散寒定痛为主。

　　（1）口疮、口疳　用本品单味研末，以醋调涂足心，可用于口舌生疮，口疳等症，亦可治咽喉疼痛。

　　（2）湿疹瘙痒　常与海螵蛸、硫黄共研末，如湿疹稠水多者，宜撒干粉；无稠水者，用蓖麻油或猪油调抹，上药后用纱布包扎，亦可单味水煎外洗患处，可用于阴下湿痒生疮及诸疮。

　　（3）牙齿疼痛　可单味酒煎含漱之，用于风冷牙疼等症。

　　2. 制吴茱萸　取甘草切片或碎块，加水适量煎汤，去渣后趁热加入净吴茱萸泡至裂开，或煮沸至透，汤液被吸尽时再用文火炒至微干，取出晒干（每 10kg 吴茱萸，用甘草0.6kg）。甘草水制后，降低毒性或燥性，以散寒止痛为主。

　　（1）胃寒呕吐　常与人参、生姜、大枣同用，具有温中散寒，降逆止呕的作用。可用于胃中虚寒，胃脘痞满，干呕时作，呕吐酸水，亦治厥阴头痛，少阴吐利，手足厥冷，如吴茱萸汤（《伤寒论》）。

　　（2）肝郁胁痛　常与黄连同用，具有疏肝解郁的作用。可用于肝经积热，横逆犯胃，呕泛酸水，嘈杂嗳气等症，如左金丸（《丹溪心法》）。

　　（3）腹满泄泻　常与黄连、白芍同用，具有燥湿止泻的作用。可用于寒湿内搏，脾被湿困，下痢腹痛，水谷不化等症，如戊己丸（《太平惠民和剂局方》）。

　　（4）寒湿脚气　常与槟榔、木瓜、苏叶等同用，可用于寒湿脚气，肿痛麻木，筋脉弛缓，行走困难，如鸡鸣散（《证治准绳》）。

　　（5）寒滞经痛　常与桂枝、当归、川芎等同用，具有散寒，调经，止痛的作用。可用于冲任虚寒，气滞血瘀，经来小腹冷痛等症，如温经汤（《金匮要略》）。

3. 盐吴茱萸 取净吴茱萸，用盐水拌匀，置锅内文火炒至裂开，稍鼓起；或泡至裂开或煮沸至透，汤液被吸尽，再用文火炒至微干，取出，晒干（每 10kg 吴茱萸，用食盐0.3kg）。盐炙后引药入肾，以温经散寒为主。

寒疝疼痛 常与橘核、山楂、荔枝核等同用，具有祛寒止痛的作用。可用于寒入厥阴之疝痛，阴毒腹痛，以及风湿流注足痛等症，如疝气方（《丹溪心法》）。

原有酒制治心腹气滞作痛，醋制疏肝镇痛，姜制祛寒镇痛，黄连水制用于止呕。

【处方配给】写吴茱萸、炒吴萸、制吴萸，配给制吴茱萸；其余随方配给。

【用法用量】2~5g；外用适量。

【使用注意】本品辛热燥烈，易损气动火，不宜多用久服，阴虚有热者忌用。

【相关研究】

（1）古代文献研究 《仁术便览》："滚水加盐泡五次，去毒炒用"；《本草通玄》："盐汤浸去烈汁焙干用，陈久者良，闭口者多毒"；《景岳全书》："气虚者，当以甘补药制而用之"；《握灵本草》："治赤白痢，日夜无度，肠风下血，用川黄连二两，吴茱萸二两，汤泡七次，同炒香，拣出，各自为末……赤痢甘草汤下黄连丸，白痢干姜汤下茱萸丸，赤白痢各用十五丸米饮下"；《本草备要》："散寒酒炒，生嚼数粒，擦痘疮口噤……止呕黄连水炒，治疝盐水炒，治血醋炒"；《得配本草》："闭口者有毒……散寒酒炒"；《本草辑要》："得干姜治吞酸"；《本草害利》："阴干，须深滚汤泡去苦烈汁七次始可焙用，治疝盐水炒，治血醋炒，止呕姜汁炒，疏肝胃黄连木香汁炒"。

（2）化学成分研究 研究表明，吴茱萸及其炮制品均含生物碱（吴茱萸碱、吴茱萸次碱）和辛内弗林。炒品总生物碱含量明显高于烘品及晒品，吴茱萸碱含量最高为醋制品，最低为甘草制品；吴茱萸次碱含量最高为盐制品，最低为醋制品；经盐制后吴茱萸碱与吴茱萸次碱含量均较生品高，说明古人多用盐制吴茱萸治疗寒疝腹痛具有一定道理。研究炮制对吴茱萸内酯、吴茱萸碱和吴茱萸次碱 3 种成分在药材中含量及水煎液中溶出的影响：加热处理药材中吴茱萸碱和吴茱萸次碱含量显著增高，而吴茱萸内酯变化不明显；加甘草汁炮制显著降低药材中吴茱萸内酯含量，而吴茱萸碱和吴茱萸次碱含量与不加甘草汁制品无明显差异；加热处理对 3 种成分在水煎液中的溶出无显著影响，加甘草汁制品吴茱萸碱和吴茱萸次碱的溶出显著增高，吴茱萸内酯变化不明显。对吴茱萸炮制前后挥发油成分进行分析，结果吴茱萸经不同方法（炒、烘、晒）炮制后，生品及炮制品中挥发油成分的相对含量略有变化，但未有成分的消失或新化合物生成，说明三种不同炮制方法对其中挥发油未产生质的影响。对吴茱萸生品、甘草制品、醋制品、盐制品的挥发油进行了气相色谱分析，挥发油总量依次按生品及醋、甘草、盐制品下降，盐制品仅为生品含量的一半。同时，气相色谱－质谱法结果表明：生品和甘草制品挥发油组分有明显区别，组分含量也发生了明显改变。甘草制品挥发油中有 13 个化合物在生品中未被检出，生品挥发油中有 3 个化合物在甘草制品中未被检出。另外，经甘草炮制后，挥发油各组分含量发生了改变，其中 β－水芹烯、β－罗勒烯及月桂烯等主要成分的含量也有较大变化。对吴茱萸生品、盐制品、醋制品、甘草制品水解氨基酸进行分析，炮制后氨基酸总量有所下降，但变化不大。

（3）药理作用研究 急性毒性试验显示，吴茱萸毒性很小，炮制前后亦无显著性差异。药理实验结果表明，吴茱萸不同制品均有镇痛抗炎作用，而以甘草制吴茱萸作用最强。对吴茱萸不同炮制品的药理作用进行了观察比较，结果表明，吴茱萸不同炮制品均有较好的镇痛、抗炎、止泻作用。镇痛作用盐制品最好，依次为醋制、甘草制、生品。抗炎作用甘草制品与生品强于其他组，止泻作用强弱依次为生品＞甘草制品＞盐制品＞醋制品。

小茴香

本品为伞形科植物茴香 *Foeniculum vulgare* Mill. 的干燥成熟果实。秋季果实成熟时采割植株，晒干，打下果实，除去杂质。药材以颗粒均匀、饱满、黄绿色、气浓味甜者为佳。味辛，性温；入肝、肾、脾、胃经。具有散寒止痛，理气和胃之效。

【炮制应用】

1. 小茴香 取药材，除去杂质及残梗，筛去灰屑。生品辛散理气作用较强，以理气调中，开胃进食为主。

（1）脾胃虚冷 常与厚朴、干姜、附子等同用，具有开胃进食的作用。可用于脾胃虚冷，胸膈痞闷，脐腹疼痛，不思饮食，如厚朴煎丸（《易简方》）。如用于脾虚冷痛，久泄腹痛的大圣散（《普济方》）；常与吴茱萸、胡芦巴、川楝子等同用，具有散寒理气，止痛作用，故用于小腹冷癖、有形如卵、上下走痛不可忍等症，如茴香丸（《杂病源流犀烛》）。亦可单味布包，温熨脐腹部，对寒证腹痛有良好的止痛效果。

（2）呕逆食少 常与白豆蔻、半夏、陈皮等同用，具有调中醒脾的作用。可用于胃气不和，呕恶，呃逆，不思饮食等症。

（3）吐逆胀满 常与火麻仁、生葱白、藿香等同用，具有下气宽胀的作用。可用于霍乱腹痛，吐逆胀满，肾气冲胁，喘息不得，大小便难等，如治便秘臌胀气促方（《普济方》）。

2. 盐小茴香 取净小茴香，加盐水拌匀，闷至盐水吸尽，用文火炒至微黄色，香气溢出时，取出（每 10kg 吴茱萸，用食盐 0.2kg）。盐炙后缓和辛散之性，直入下焦，以温肾暖肝，疗疝止痛为主。

（1）寒疝腹痛 常与吴茱萸、木香、川楝子同用，具有散寒，疏肝，止痛的作用。可用于寒凝气滞，疝气疼痛，睾丸偏坠，如导气汤（《医方简义》）。又如用于肝肾阴寒所致之小腹疼痛或疝痛，睾丸肿胀偏坠的香橘散（《张氏医通》）

（2）气虚积冷 常与附子、人参、丁香等同用，具有祛寒止痛的作用。可用于气虚积冷，心腹绞痛，肾虚腰部冷痛等症，如附子茴香散（《和汉药考》）。又如用于下元虚冷，腰膝疼痛，消瘦无力的茴香子丸（《太平圣惠方》）。

【处方配给】写茴香、小茴香、小茴，配给盐小茴香；生品随方配给。

【用法用量】3~6g。

【相关研究】

（1）古代文献研究　《本草原始》："炒黄用，入肾经须用盐制"；《仁术便览》："青盐水炒，入肾经"；《握灵本草》："茴香，连皮生姜四两，同入瓷器内淹一伏时，慢火炒之，入盐一两为末，糊丸……此方本治脾胃虚弱，茴香得盐则引入肾经……亦治小肠疝气"；《本草从新》："得盐则入肾"；《本草分经》："理气开胃，得盐则入肾亦治寒疝"；《本草述钩元》："得酒良，上行宜酒炒黄。下行盐水炒用"。

（2）化学成分研究　小茴香生碎品及各种炮制品的水浸出物含量均高于生品，其中生碎品、盐炙品及盐水浸品含量较高。小茴香含有大量挥发油，各炮制品的挥发油含量均低于生品。小茴香生品、清炒品、盐炙品中，以盐炙品挥发油含量减少最多。小茴香炮制前后，挥发油的比重、折光率、比旋度等物理常数均有变化，而挥发油中的组分基本未变，各炮制品挥发油中含有相同的主要活性成分，其中以反式－茴香脑含量最高，但挥发油中有24种化合物经不同方法炮制后含量均发生了明显变化或转化，共产生了18种新化合物。

（3）药理作用研究　小茴香及其挥发油有抗炎镇痛、抗溃疡、利胆、雌激素样作用；小茴香及其炮制品均能促进小鼠肠蠕动，炮制品比生品作用降低，但差别不显著；盐炙小茴香可使小鼠有稀软便排出，而生品却无此便样；生品小茴香及其炮制品水煎液均有促进小鼠气管排泌酚红，增加分泌物的作用。小茴香生品及各炮制品挥发油还能降低全血还原黏度、红细胞刚性指数和变形指数，且血浆比黏度、血细胞比容、红细胞沉降率和红细胞聚集指数也呈下降趋势。

花　椒

本品为芸香科植物青椒 *Zanthoxylum schinifolium* Sieb. et Zucc. 或花椒 *Zanthoxylum bungeanum* Maxim. 的干燥成熟果皮。野生或栽培。秋季果实成熟采收，晒干，除去种子及杂质。药材以鲜红、光艳、皮细、均匀、无杂质者为佳。味辛，性温；入脾、胃、肾经。具有温中止痛，杀虫止痒的作用。

【炮制应用】

1. 花椒　取原药材，除去椒目（另作药用）、果柄及杂质。生品辛热之性强，以除湿止痒为主。

皮肤瘙痒　常与蛇床子、陈茶、吴茱萸等同用，具有除湿，杀虫止痒的作用。可用于皮肤湿痒，妇人阴痒不可忍者及一切痒症，如椒茱汤（《医级》）。

2. 炒花椒　取净花椒，置炒制容器内，用文火炒至出汗，呈油亮光泽，颜色加深，有香气逸出时，取出晾凉。炒后毒性降低，辛散缓和，以温中止痛，杀虫为主。

（1）中焦虚寒　常与干姜、人参、饴糖同用，具有温中散寒止痛的作用。可用于中焦虚寒，脘腹冷痛，呕吐泄泻等症，如大建中汤（《金匮要略》）。

（2）虫积腹痛　常与乌梅、川楝子、黄连等同用，具有驱蛔杀虫，止痛的作用。可用于虫积腹痛，时发时止，食入吐蛔，嗜食异物等症，如乌梅丸（《伤寒论》）。

3. 椒目　花椒的种仁，去净种皮即得。以利水消肿，降气定喘为主。

（1）水肿胀满　常与防己、葶苈子、大黄同用，具有利水消肿的作用。可用于腹水胀满，舌干燥，肠间有水气等症，如己椒苈黄丸（《金匮要略》）。单味炒后捣如膏，服之亦效。

（2）脾虚泄泻　常与苍术同用，具有实脾利水，固肠止泻的作用。可用于脾虚久泻，久痢，或妇女淋带白浊等症，如椒术丸《素问病机气宜保命集》。

（3）气逆咳喘　可单味炒，研为末，开水冲服，具有降气定喘的作用。可用于气逆喘满等症。

【**处方配给**】写花椒、川椒，配给花椒；其余随方配给。

【**用法用量**】3~6g。外用适量，煎汤熏洗。

【**相关研究**】

（1）古代文献研究　《食疗本草》："患齿痛，醋煮含之""又损成疮中风者，以面裹作馄饨，灰中烧（炮）之使热，断使口开，封疮上"；《新修本草》《本草蒙筌》："口闭者煞人"；《证类本草》："凡用椒，皆火微熬之，令汗出，谓之汗椒，令有势力……治心腹俱痛，以布裹椒，薄注，上火熨令椒汗出良"；《汤液本草》："去汗，辛热，以润心寒"；《本草正义》："闭口者炒出汗以去毒"；《握灵本草》："治傅尸劳瘵及白虎历节风痛甚，用川椒炒出汗，取放地上，以砂盆盖定，以火灰密围四旁约一时许，取红为末"；《得配本草》："炒熟，熨冷湿诸痛"；《本草辑要》："得盐良，入肾"；《本草分经》："黄土能解其毒"。

（2）药理作用研究　花椒有局部麻醉作用，兔角膜表面麻醉作用稍逊于丁卡因，豚鼠之浸润麻醉作用比普鲁卡因强。对溶血性链球菌、金黄色葡萄球菌、肺炎链球菌、志贺菌、伤寒杆菌和某些皮肤真菌有抑制作用。

（3）化学成分研究　花椒的主要活性成分是黄酮类、挥发性成分、生物碱类化合物。花椒为两基原药材，花椒、青椒在 TLC 鉴别、挥发油含量等方面均存在明显差异。花椒中主要有芦丁、金丝桃苷、槲皮素 3 种黄酮类成分，未检测出陈皮苷，而青椒中仅检测出陈皮苷。花椒经炒制后，其中芦丁、金丝桃苷、槲皮素、总黄酮含量均降低，挥发性成分组成无明显变化。

第十五章　理气药

本类药物具有调理气分，疏畅气机，治疗气分疾病的作用。适用于气滞的疾病，如脾胃气滞，腹部胀闷，嗳气吐酸，恶心呕吐，便秘或腹泻；肝气郁滞，胁肋胀痛，胸闷，月经不调；肺气壅滞，咳嗽气喘等。

炮制对理气药的影响：本类药物辛燥者居多，易耗气伤阴，多用麦麸炒制。麸炒后即可缓和辛燥之性，免耗气伤阴之弊；盐炙后能润燥，引药入下焦，以治寒疝气滞疼痛等症；至于姜炙，煨制亦是缓其辛燥之性，或扩大药用范围。

陈　皮

本品为芸香科植物橘 *Citrus reticulata* Blanco 及其栽培变种的干燥成熟果皮。药材分为"陈皮"和"广陈皮"。采摘成熟果实，剥取果皮，阴干或低温干燥。药材以瓣大、整齐、色鲜艳、质柔软，香气浓者为佳。味辛、苦，性温；入肺、脾经。具有理气健脾，燥湿化痰之效。

【炮制应用】

1. **陈皮**　将原药材，拣去杂质，用清水喷润，切丝，干燥。生品以燥湿化痰为主。

（1）湿痰咳嗽　常与半夏、茯苓、甘草同用，具有燥湿化痰的作用。可用于脾肺俱病，湿痰内阻，胸膈满闷，咳嗽痰白量多，如二陈汤（《太平惠民和剂局方》）。本品虽属燥湿之药，但与蛇胆、地龙等同用，能缓其燥性，可用于痰热阻肺，宣降不利，咳嗽痰黄，如蛇胆陈皮末（《中药临床应用》）。

（2）心腹胀满　常与炒白术同用，具有理气宽胀的作用。可用于脾气不和，冷气客于中宫壅遏不通，心腹胀满疼痛，甚至大小便闭塞或不畅，如宽中丸（《全生指迷方》）。

2. **炒陈皮**　取净陈皮，文火炒至深黄色。炒后缓其燥性，以理气和中为主。

（1）湿邪中阻　常与厚朴、苍术、甘草同用，具有理气燥湿，健脾和胃的作用。可用于湿邪中阻，脾胃不和，脘腹胀满，不思饮食，口中无味，呕吐泄泻，如平胃散（《太平惠民和剂局方》）。

（2）胃寒气逆　常与生姜同用，具有温胃止呕的作用。可用于胃寒气逆上冲，呕呃噎嗳，嘈杂吐水及脚气冲心等症，如橘皮汤（《金匮要略》）。

（3）脾虚食滞　常与人参、白术、茯苓同用，具有健脾进食的作用。可用于脾胃虚弱，气虚食滞，消化不良，不思饮食等症，如异功散（《小儿药证直诀》）。

【处方配给】写橘皮、陈皮，配给生品；炒品随方配给。

【用法用量】3~10g；外用适量。

【使用注意】本品辛散苦燥，温能助热，故内有实热，舌赤少津者慎用。

【备注】栽培变种主要有茶枝柑 *Citrus reticulata* 'Chachi'（广陈皮）、大红袍 *Citrus reticulata* 'Dahongpao'、温州蜜柑 *Citrus reticulata* 'Unsh'、福橘 *Citrus reticulata* 'Tangerina'。

【相关研究】

（1）古代文献研究　《汤液本草》："若补脾胃不去白，若理胸中肺气须去白"；《医宗粹言》："炒则气耗而力微"；《本草备要》："治痰咳，童便浸晒；治痰积，姜汁炒；治下焦，盐水炒，去核皮，炒用"；《得配本草》："治痰，姜汁炒；下气，童便炒；理下焦，盐水炒；虚人气滞，生甘草、乌梅汁煮炒"；《本草辑要》："治痰咳，童便浸晒；治痰积，姜汁炒；治下焦，盐水炒"；《药品辨义》："留白，取其入肺，取其陈久，燥气全消，温中而不燥，行气而不峻，故曰陈皮"；《本草辑要》："陈久者良……陈则烈气消，无燥散之患"。

（2）化学成分研究　研究表明，炒炭对橙皮苷似无影响（炒炭品橙皮苷明显增高，但折合成干品后，其含量较其他干燥品略有降低）。测定陈皮中的橙皮苷含量，陈皮略高于广陈皮；炮制后除麸炒、四制、糠炒广陈皮有不同程度下降外，其余均无明显差别。陈皮经炮制后，其橙皮苷的含量依次为：生品＞蜜制品＞盐制品＞麸制品＞土制品＞炭制品，其中以生品含量最高。

（3）药理作用研究　根据研究，炒陈皮所含的挥发油可缓和对消化道的刺激，有利于胃肠胀气的排出，促进胃液的分泌，有助于消化，对胃肠平滑肌有松弛作用。焙成炭药能缩短凝血时间，较生药作用有所增强。

橘　核

本品为芸香科植物橘 *Citrus reticulata* Blanco 及其栽培变种的干燥成熟种子。果实成熟后收集种子，洗净，晒干。药材以色白、饱满、子粒均匀者为佳。味苦，性平，入肝、肾经。具有理气，散结，止痛的功能。

【炮制应用】

1.橘核　取原药材，除去杂质，洗净，干燥。用时捣碎。生品理气散结作用较强。

乳痈　用本品研细末，以25%酒精调湿，摊于纱布上敷患处，干后即换；若病情较重者，可另用橘核加酒煎服，能行气散结，用于乳痈早期有效。

2.盐橘核　取净橘核，用盐水拌匀，闷润，至盐水被吸尽后，置炒制容器内，用文火加热，炒至微黄色并有香气逸出时，取出晾凉（橘核每10kg，用食盐0.2kg）。用时捣碎。盐炙能引药下行，增强理气止痛作用。

疝气疼痛　常与盐小茴香、川楝子、醋青皮等同用，能散寒行气，消肿止痛，用于寒疝，睾丸肿痛，如茴香橘核丸（《中国药典》）。

【处方配给】写橘核，配给生品；写盐橘核、盐水炒橘核，配给盐橘核；其余随方配给。

【用法用量】3~9g。

【相关研究】

（1）古代文献研究　宋代和明代有炒法（《证类本草》《普济方》）。清代增加了盐炒（《嵩崖尊生全书》）、炒焦（《幼幼集成》）、青盐拌炒、酒焙（《类证治裁》）和盐酒炒（《笔花医镜》）等炮制方法。

（2）化学成分研究　盐制品中圣草枸橼苷、柠檬苦素、诺米林、黄柏酮含量升高，并发现柠檬苦素、黄柏酮、诺米林成分。

（3）药理作用研究　橘核生品及盐炙品具有镇痛、抗炎及促进肠运动的作用。两者对二甲苯所致小鼠耳廓炎症模型均具显著抑制作用；对乙酸所致的小鼠疼痛均有显著的镇痛作用，且盐炙品作用较强；盐炙品能显著增强正常小鼠的肠推进运动。

青 皮

本品为芸香科植物橘 *Citrus reticulata* Blanco 及其栽培变种的干燥幼果或未成熟果实的果皮。5~6月收集自落的幼果，晒干，习称"个青皮"；7~8月采收未成熟的果实，在果皮上纵剖成四瓣至基部，除尽瓤瓣，晒干，习称"四花青皮"。药材以坚实、皮厚、香气浓者为佳；四花青皮以皮黑绿色、内面黄白色、油性足、香气浓者为佳。味苦、辛，性温；入肝、胆、胃经。具有疏肝破气，消积化滞之效。

【炮制应用】

1.青皮　将原药材，拣去杂质，清水润透，切片，晒干。生品性烈，辛散破气力强，疏肝之中兼有发汗作用，以破气消积为主。

癥积痞块　常与枳实、三棱、莪术等同用，具有破气消结，活血祛瘀的作用。可用于气滞血瘀，腹中癥块，或兼脘腹胀痛等症。

2.麸炒青皮　取净青皮投入炒至冒烟的麦麸中，不断翻炒，至较原色加深，筛去麦麸。麸炒后缓解破气之力。

（1）食积停滞　常与山楂、神曲、麦芽等同用，具有破气消食的作用。可用于饮食停滞，胃脘痞满，腹胀腹痛，如青皮丸（《沈氏尊生书》）。

（2）痰积成疟　常与草果仁、柴胡、半夏等同用，具有化痰截疟的作用。可用于痰积成疟，脉来弦数，但热不寒，或热多寒少，口苦咽干，溺赤便秘，如清脾饮（《济生方》）。

3.醋青皮　取净青皮片或丝，加醋拌匀，闷润，文火炒至微黄色为度（每10kg青皮，用醋1.5kg）。醋炙后能引药入肝，消除发汗作用，以免伤伐正气，增强疏肝止痛，消积化滞的作用。

（1）胁肋疼痛　常与柴胡、香附、郁金等同用，具有疏肝止痛的作用。可用于肝气郁滞，胁肋疼痛；若肝胃不和，气机失畅，胁肋胀痛，嗳气纳呆，则常与香附、木香、砂仁等同用，如具有疏肝和胃的七味调气汤（《中药临床应用》）。

（2）疝气疼痛　常与金铃子、橘核、茴香等同用，具有疏肝气，止疝痛的作用。可用于肝经气滞，疝气疼痛等症，如疝气内消丸（《北京市中药成方选集》）。

（3）乳痈初起　常与柴胡、郁金、香附等同用，具有疏肝消痈，理气止痛的作用。可用于肝气郁结所致的乳房胀痛或结块，乳痈初起等症，如青皮散（《疡科选粹》）。又如治肝经有寒，气机郁结，致成肝胀胁下满而痛引小腹的青阳汤（《医醇賸义》）。

【处方配给】写青皮、炒青皮，配给麸炒青皮；其余随方配给。

【用法用量】3~10g

【使用注意】本品辛烈耗气，舌赤少津及气虚者慎用。

【相关研究】

（1）古代文献研究　《医学入门》："消积定痛醋炒"；《医宗粹言》："疏肝气积滞用醋炒燥"；《本草便读》："用醋炒者缓之敛之，制其剽悍之性，引以入肝也"；《药品辨义》："醋炒治胁痛，炒黑入血分"。

（2）化学成分研究　不同炮制方法均能降低青皮中挥发油的含量，青皮炭最低。另对青皮不同炮制品（生品、醋炙品）中的橙皮苷进行含量测定表明，青皮醋炙后橙皮苷含量下降。青皮贮存期为1年时，成分基本稳定，饮片的外观无显著性变化。

（3）药理作用研究　青皮能明显抑制肠管平滑肌痉挛而有解痉作用。其与陈皮的相比，舒张肠管平滑肌的作用更强。所含挥发油对胃肠道有温和刺激作用，能促进消化液分泌和排除肠内积气。采用小鼠扭体法、热板法对青皮不同炮制品进行镇痛作用比较，结果表明，青皮经醋制后，镇痛作用较强而持久。

枳　壳

本品为芸香科植物酸橙 *Citrus aurantium* L. 及其栽培变种的干燥未成熟果实。7月果皮尚绿时采收，自中部横切为两半，晒干或低温干燥。药材以外皮色绿褐、果肉厚、质坚实、香气浓者为佳。味苦、辛、酸，性微寒；入脾、胃经。具有理气宽中，行滞消胀之效。

【炮制应用】

1. 枳壳　取原药材，除去杂质，洗净润透，切片，干燥，筛去脱落的瓤核。生品有一定燥性，以理气消胀为主。

（1）胁肋胀痛　常与白术、香附、槟榔等同用，具有疏肝理气止痛的作用。可用于肝气郁结，胸腹痞胀疼痛，消化不良，二便俱少，如枳壳散（《普济本事方》）。

（2）瘀血疼痛　常与五灵脂、桃仁、延胡索等同用，具有破气散结，活血逐瘀的作用。可用于气滞血瘀形成结块，痛处不移，卧则腹坠者，如膈下逐瘀汤（《医林改错》）。

2. 麸炒枳壳　将麦麸炒至冒烟时，投入枳壳片，不断翻炒至淡黄色时，取出筛去麦麸（每10kg枳壳，用麦麸1kg）。麸炒后可缓其燥性，以理气消食为主。

（1）宿食停滞　常与木香、槟榔、香附等同用，具有行气导滞的作用。可用于积滞内停，脘腹胀痛，胃脘痞满，里急后重，不思饮食，如木香槟榔丸（《儒门事亲》）。

（2）呕逆嗳气　常与木香、白豆蔻、砂仁等同用，具有理气降逆的作用。可用于胃气不和，脾运失健，呕逆嗳气，不思饮食。若兼脾胃虚弱，纳运无权，或大肠气滞，里急后重，常与炙甘草同用，如宽肠枳壳汤（《婴童百问》）。

（3）肺气不利　常与瓜蒌皮、苏子、杏仁等同用，具有利肺行痰的作用。可用于肺气不利，通降失调，咳嗽多痰，胸膈痞闷。若偏于热痰者，常与贝母、黄芩等同用；若偏于湿痰者，常与半夏、陈皮等同用。

（4）子宫脱垂　常与黄芪、党参、升麻等同用，具有升提举陷的作用。可用于产后子宫脱垂，或久泻脱肛等症，如枳壳益气汤（《山东医刊》）。

另外，有的地区还有以蜜炙品和炒炭品入药。

【处方配给】写枳壳，配给麸炒枳壳；其余随方配给。

【用法用量】3~10g。

【使用注意】本品辛散耗气，孕妇慎用。

【相关研究】

（1）古代文献研究　《医学纲目》："（苍术、萝卜子、干漆、茴香）四炒枳壳丸，治气血凝滞，腹内蛊胀"；《医学粹言》："消食去积滞用麸炒，不尔气刚，恐伤元气"；《本草便读》："如欲制其燥性，助其消导，以炒黑用之"；《本草正义》："苦凉微炒，炒熟性平"。

（2）化学成分研究　枳壳及其果瓤和中心柱均含挥发油、柚皮苷及具有升压作用的辛弗林和 N– 甲基酪胺。但果瓤和中心柱中挥发油含量甚少，且不含柠檬烯，柚皮苷含量也低于枳壳。枳壳瓤约占整个药材重量的20%，并极易发霉变质和虫蛀，水煎液味极苦、酸、涩，不堪入口，传统炮制中将枳壳瓤作为质次部分和非药用部位除去具有科学依据。枳壳经麸炒后，其挥发油含量有所降低，挥发油比重、折光率、颜色及成分组成也发生了变化。采用薄层色谱法和高效液相色谱法对麸炒前后的枳壳进行成分分析，麸炒前后的枳壳薄层色谱行为基本一致，但麸炒枳壳中新橙皮苷和柚皮苷含量减少，说明麸炒对枳壳中黄酮苷含量有一定影响。

（3）药理作用研究　生枳壳、麸炒枳壳水煎液对胃肠蠕动作用相似，但生枳壳水煎液较炒枳壳水煎液作用为强，说明生品所含挥发油对肠道有一定刺激性。枳壳及其炮制品均能加强小鼠肠推进作用，麸炒品对小鼠肠推进作用比生品作用缓和。经麸炒后挥发油含量降低，从而降低其对肠道的刺激性，符合"生用峻烈、麸炒略缓"的说法，以缓和其峻烈破气的副作用。枳壳对大鼠肠道平滑肌有一定兴奋作用，可使胃肠运动收缩节律增强而有力。对未孕及已孕家兔离体或在体子宫均有兴奋作用，使子宫收缩有力、肌张力增强。

枳　实

本品为芸香科植物酸橙 *Citrus aurantium* L. 及其栽培变种或甜橙 *Citrus sinensis* Osbeck

的干燥幼果。5~6月收集自落的果实，除去杂质，自中部横切为两半，晒干或低温干燥，较小者直接晒干或低温干燥。药材以外皮黑绿色、肉厚色白、瓤小、体坚实、香气浓者为佳。味苦、辛、酸，性微寒；入脾、胃经。具有破气消积，化痰除痞之效。

【炮制应用】

1. **枳实**　取原药材，除去杂质，洗净润透，切片，干燥。生品破气之力较强，有损伤正气之虑，适宜气壮邪实者，以破气化痰为主。

（1）胸痹　常与薤白、瓜蒌、桂枝等同用，具有调气止痛，通阳开结的作用。可用于脾胃气滞，痰浊内阻，胸阳不展，胸痹疼痛彻背，或兼胃脘痞塞不舒，如枳实薤白桂枝汤（《金匮要略》）。

（2）痰饮　常与半夏、茯苓、制天南星等同用，具有祛痰化饮，宽中畅膈的作用。可用于痰涎壅盛，留饮胸膈，咳嗽气喘，涎唾稠腻；亦治痰厥吐逆，头目眩晕，如导痰汤（《济生方》）。

（3）中风　常与胆南星、石菖蒲、竹茹等同用，具有豁痰开窍的作用。可用于卒然中风，痰迷心窍，舌强不能言语，如涤痰汤（《济生方》）。

2. **麸炒枳实**　将麦麸炒至冒烟时，投入枳实片，炒至黄色时取出，筛去麦麸（每10kg枳实，用麦麸 1kg）。麸炒后可缓其峻烈之性，以散积消痞为主。

（1）胃脘痞满　常与厚朴、白术、半夏等同用，具有散结消痞的作用。可用于脾胃运化失常，饮食积滞，胃脘痞满，不思饮食，如枳实消痞丸（《兰室秘藏》）。

（2）下痢泄泻　常与大黄、黄连、神曲等同用，具有散结止痛的作用。可用于湿热内阻，饮食积滞，下痢或泄泻，腹中疼痛，如枳实导滞丸（《内外伤辨惑论》）。

（3）大便秘结　常与大黄、芒硝、厚朴同用，具有散结通便的作用。可用于大肠热结，便秘腹满，矢气频繁等，如大承气汤（《伤寒论》）。

【处方配给】写枳实，配给麸炒枳实；其余随方配给。

【用法用量】3~10g。

【使用注意】本品辛散耗气，脾胃虚弱及孕妇慎用。

【相关研究】

（1）古代文献研究　《汤液本草》："若寒炙用，破水积以泄里除气"；《本草纲目》："以蜜炙用，则破水积以泄气，除内热"；《女科要旨》："枳实烧黑，得火化而善攻停积"；《证治准绳》："面炒，若恶心加姜汁炒"。

（2）化学成分研究　枳实麸炒后，各类成分含量如挥发油、辛弗林、橙皮苷均降低。麸炒枳实长期贮存后，辛弗林、挥发油含量明显降低，水溶性浸出物、醇溶性浸出物也均有降低。

（3）药理作用研究　枳实挥发油使肠蠕动频率增加，振幅降低，肠蠕动收缩张力加强，舒张不完全，平滑肌处于痉挛状态。麸炒后，挥发油减少，减弱枳实对肠道平滑肌的刺激。这点完全符合古代文献对枳实生用峻烈，麸炒略缓的记载。

木 香

本品为菊科植物木香 *Aucklandia lappa* Decne. 的干燥根。秋、冬二季采挖，除去泥沙和须根，切段，大的再纵剖成瓣，干燥后撞去粗皮。药材以质坚实、香气浓、油性足者为佳。味辛、苦，性温；入脾、胃、大肠、三焦、胆经。具有行气止痛，健脾消食之效。

【炮制应用】

1. 生木香 取原药材，除去杂质，洗净闷润，切片，晒干。生品以温中行气为主。

（1）胃脘疼痛 常与白豆蔻、丁香、砂仁等同用，具有行气止痛的作用。可用于寒湿内阻，胃肠气滞，脘腹胀痛，如木香调气散（《太平惠民和剂局方》）。若脾胃运化不健，气行不畅，饮食不消，则多与山楂、青皮同用，具有行气化食的作用，如匀气散（《证治准绳》）。亦可用于脘腹胀痛，如木香槟榔丸（《儒门事亲》）。

（2）肝郁气逆 常与青皮、草豆蔻、荜澄茄等同用，具有疏肝解郁，行气止痛的作用。可用于肝郁气逆，胁肋疼痛，结为癥瘕，腹大坚满而痛，如木香散（《证治准绳》）。

（3）腹胀呕吐 常与砂仁、陈皮、茯苓等同用，具有行气宽中，止呕的作用。可用于饮食不节，脾胃失健所致的腹胀呕吐，不思饮食，如香砂二陈汤（《临床常用手册》）。

2. 煨木香 取净木香片，平铺于吸油纸上，按铺一层木香，隔一层纸，如此平铺数层，上下用平坦木板夹住，用绳捆扎结实，置火炉旁或烘干室内，至木香中所含的挥发油渗于纸上，取出木香；亦有用麦麸煨者。煨后增强实肠止泻的作用。

（1）湿热痢疾 常与黄连同用，具有理肠止痢的作用。可用于湿热内阻，腹痛下痢，里急后重等症，如香连丸（《太平惠民和剂局方》）。

（2）脾虚泄泻 常与当归、诃子、党参等同用，具有健脾止泻的作用。可用于脾胃虚弱，兼夹风冷泄泻注下，肠鸣腹痛，如木香散（《太平惠民和剂局方》）。

【处方配给】 写木香、云木香、广木香，配给生木香；煨木香随方配给。

【用法用量】 3~6g

【使用注意】 本品辛温香燥，故阴虚、津亏、火旺者慎用。

【相关研究】

（1）古代文献研究 《本草征要》："生用理气，煨熟止泻"；《本草发挥》："理气则生用磨冲，止泻则面煨取用……煨熟可止泻痢，因木香气味俱厚，且熟则无走散之性，惟觉香燥而守，故能实大肠，凡治泄泻恒用之"；《医宗说约》："治血分醋磨，入气分汤磨，治湿治痰姜汁磨不见火"；《本草纲目》："凡入理气药，只生用，不见火。若实大肠，宜面煨熟用"。

（2）化学成分研究 木香在纸煨、麸煨、清炒后挥发油含量降低，挥发油组分无明显变化，但折光率、旋光度、比重等理化性质略有改变。

（3）药理作用研究 煨木香水煎剂抑制肠管蠕动的作用显著。经将生木香及煨木香蒸馏所得挥发油分别制成乳剂，再对离体肠管进行实验，结果煨木香的挥发油抑制作用明显比生木香挥发油作用强。故临床上固肠止泻多用煨木香。

川楝子

本品为楝科植物川楝 *Melia toosendan* Sieb. et Zucc. 的干燥成熟果实。冬季果实成熟时采收，除去杂质，干燥。以个大、外皮金黄色、肉黄白色、饱满、有弹性者为佳。味苦，性寒，有小毒；入肝、小肠、膀胱经。具有疏肝泄热，行气止痛，杀虫之效。

【炮制应用】

1. **川楝子** 取原药材，除去杂质，捶成碎块。生品苦、寒中，有毒，以杀虫疗癣为主，但亦能止痛。

（1）虫积腹痛 常与鹤虱、枯矾、槟榔等同用，具有杀虫安蛔的作用。可用于蛔虫积滞，脐腹疼痛；亦治蛲虫病，如安虫散（《小儿药证直诀》）。

（2）头癣 将本品晒干或焙干研成细末，用猪油或麻油调成油膏，涂于患处（在涂药前，用明矾水先将患处洗净），每日1次，连续敷7日，具有杀虫止痒的作用。可用于头癣等症。

2. **炒川楝子** 取净川楝子碎块，置炒制容器内，用中火炒至外表焦黄色或焦褐色时，取出。炒后降低毒性，缓和苦寒之性，以免伤胃，减少滑肠之弊，以疏肝行气止痛为主。

（1）脘腹胀痛 常与延胡索同用，具有行气止痛的作用。可用于肝经郁火，胁肋胀痛，或脘腹疼痛等，如金铃子散（《素问病机气宜保命集》）。

（2）赤白带下 常与茴香、当归同用，具有调经止带的作用。可用于下焦湿热，月经疼痛，赤白带下等症，如苦楝丸（《证治准绳》）。

3. **盐川楝子** 取川楝子碎块，用盐水拌匀，稍闷，用文火炒至深黄色时取出（每10kg川楝子，用食盐0.2kg）。盐炙后引药下行，作用专于下焦，以治下腹部痛及疝痛为主。

（1）疝气疼痛 常与小茴香、吴茱萸、木香等同用，具有调气化滞，散结止痛的作用。可用于疝气时作，睾丸偏坠等症，如导气汤（《证治准绳》）。

（2）湿热膏淋 常与小茴香同用，具有利尿通淋的作用。可用于小肠、膀胱湿热壅遏，小便不利，甚至结成膏淋，如消膏淋方（《太平圣惠方》）。

本品还有麸炒、酒炒、醋炒、炒炭等炮制品。

【处方配给】 写川楝子、金铃子、川楝炭，配给炒制品；其余随方配给。

【用法用量】 5~10g。外用适量，研末调涂。

【使用注意】 本品苦、寒，有毒，不宜过量或持续服用，脾胃虚寒者慎用。

【相关研究】

（1）古代文献研究 《得配本草》："清火生用。治疝煨用。气痛酒蒸用"；《本草害利》："近憔酒炒，亦有去肉取皮用则苦寒性减"；《握灵本草》："脏毒下血，川楝子炒黄为末"；《药品辨义》："酒蒸俟皮软，寒因热用"；《本草正义》："有与巴豆同炒，去巴豆以治疝者"。

（2）化学成分研究 川楝素为驱虫的有效成分。有小毒，毒性成分可能是毒性蛋白。

加热后毒性降低，这可能是毒性蛋白被破坏的缘故。

（3）药理作用研究　川楝子各炮制品均有一定的镇痛、抗炎作用，以盐川楝子作用最强，与盐制后增强理气止痛的中医理论相吻合。此外，川楝子炒制后可降低肝肾毒性反应。

荔枝核

本品为无患子科植物荔枝 Litchi chinensis Sonn. 的干燥成熟种子。夏季采摘成熟果实，除去果皮及肉质假种皮，洗净，晒干。药材以粒大、饱满，光亮者为佳。性温，味甘、微苦；入归肝、肾经。具有行气散结，祛寒止痛之效。

【炮制应用】

1.荔枝核　取原药材，除去杂质，洗净，干燥。用时捣碎。生品偏于治肝气郁滞，胃脘疼痛，妇女少腹刺痛；亦治疝气疼痛。

（1）胃气痛　常与木香同用，具有理气止痛作用。可用于心腹胃脘久痛，屡触屡发，如荔香散（《景岳全书》）。亦可与木香、香附、小茴香等同用，具有理气散结，祛寒止痛的作用，可用于寒凝气滞所致的脘腹疼痛及疝气胀痛，如十香丸（《实用中成药》）。

（2）妇女少腹刺痛　常与延胡索、五灵脂、香附等同用，治妇女气血寒滞，少腹刺痛，具有理气散寒，行瘀止痛的作用。

2.盐荔枝核　取净荔枝核，捣碎，加盐水拌匀，闷润至盐水被吸尽，置炒制容器内，用文火加热，炒干，取出晾凉（每10kg荔枝核，用食盐0.2kg）。盐炙后可引药入肾，专于疗疝止痛。

疝气疼痛　常与盐橘核、肉桂、盐小茴香等同用，具有理气散寒，消肿止痛的作用。可用于寒滞肝脉引起的小肠疝气、睾丸肿痛发凉，如疝气内消丸（《中药成药制剂手册》）。

【处方配给】写荔枝核，配给生品；其余随方配给。

【用法用量】5~10g。

【相关研究】古代文献研究　《本草辑要》："连壳煅研止呃逆"；《本草正义》："治心胃痛，制用火烧熟"。

香　附

本品为莎草科植物莎草 Cyperus rotundus L. 的干燥根茎。秋季采挖，燎去毛须，置沸水中略煮或蒸透后晒干，或燎后直接干燥。药材以个大、质坚实、色棕褐、气香浓者为佳。味辛、微苦、微甘，性平；入肝、脾、三焦经。具有疏肝解郁，理气宽中，调经止痛之效。

【炮制应用】

1.香附　取原药材，除去毛须及杂质，碾碎或润透切薄片，干燥。生用上行胸膈，外达肌肤，故多入解表剂中，以理气解郁为主。

（1）风寒感冒 常与苍术、苏叶、陈皮等同用，具有理气解表的作用。可用于四时疫温伤寒，头痛无汗，脾胃气滞，胸腹痞满，不思饮食，如香苏散（《通俗伤寒论》）。

（2）胸膈痞闷 常与苍术、神曲、川芎等同用，具有行气解郁的作用。可用于气郁血阻，胸膈痞闷，胁肋疼痛，嗳腐吞酸，少量饮食，如越鞠丸（《丹溪心法》）。

（3）食滞不化 常与砂仁、木香、肉豆蔻等同用，具有健胃消食的作用。可用于食滞不化，脘腹胀闷，呕恶便泻，饮食不进，如香砂养胃汤（《沈氏尊生书》）。

2. 醋香附 取净香附粒块或片，加入定量米醋拌匀，稍闷润，待醋被吸尽后，置炒制容器内，用文火加热，炒干，取出晾凉，筛去碎屑。或取净香附，加入定量米醋、与米醋等量的水，共煮至醋液基本吸尽，再蒸5小时，闷片刻，取出微凉，切薄片，干燥，筛去碎屑；或取出干燥后碾成绿豆大粒块（每10kg香附粒块或片，用米醋2kg）。醋炙后能增强疏肝止痛和消食化滞的作用。

（1）疝气疼痛 常与乌药同用，具有散寒调气，破结止痛的作用。可用于肝气失疏，流注不定，聚散无常，阴囊偏坠，时大时小，时作疼痛，如青囊丸（《韩氏医通》）。

（2）气滞出血 常与当归、川芎、艾叶等同用，具有活血，调经，止痛的作用。可用于血中气滞，吐血，下血，尿血，妇人崩漏下血，或月经不调，经来腹痛胀满，如香附芎归汤（《沈氏尊生书》）。

（3）胃脘疼痛 常与高良姜同用，具有散寒理气的作用。可用于寒凝气滞，胃脘疼痛，如良附丸（《良方集腋》）。

3. 四制香附 取净香附粒块或片，加入定量的生姜汁、米醋、黄酒、盐水拌匀，稍闷润，待汁液被吸尽后，置炒制容器内，用文火加热，炒干，取出晾凉。筛去碎屑（香附每10kg，用生姜0.5kg，取汁；米醋、黄酒各1kg；食盐0.2kg，清水溶化）。四制香附，以行气解郁，调经散结为主。

乳房胀痛 常与柴胡、当归、瓜蒌等同用，具有行气解郁，疏肝散结的作用。多用于肝郁气滞所致的乳房结块，或胁痛、痛经、月经不调等症。如治中虚气滞胃痛的香砂六君丸（《重订通俗伤寒论》）以及治瘰疬流注肿块的香附饼（《外科发挥》）。

4. 酒香附 取净香附粒块或片，加入定量黄酒拌匀，稍闷润，待酒被吸尽后，置炒制容器内，用文火加热，炒干，取出晾凉。筛去碎屑（香附粒块或片每10kg，用黄酒2kg）。酒炙后，能通经脉，散结滞。

（1）寒疝胀痛 常与海藻同用，具有散寒止痛的作用，可用于治寒疝胀痛及小肠气，如《濒湖集简方》就有"香附末二钱，海藻一钱，煎酒空心调下"，治疗寒疝胀痛的记载。

（2）瘰疬肿块 可取香附为末，酒和，量疮大小，做饼覆患处，以热熨斗熨之，具有散结滞、消肿块的作用。可用于瘰疬流注肿块，或风寒袭于经络，结块而痛等症，《外科发挥》有此记载。

5. 香附炭 取净香附，大小分开，置炒制容器内，用中火加热，炒至表面焦黑色，内部焦褐色，喷淋清水少许，灭尽火星，取出晾干，凉透。筛去灰屑。炒炭后具有止血作用。

崩漏不止　常与血余炭、茜草炭、仙鹤草等同用，具有收敛止血的作用。可用于妇女崩漏，出血不止因血中气滞等症。

【处方配给】写香附、炙香附，配给醋香附；其余随方配给。

【用法用量】6~10g

【使用注意】凡气虚无郁滞，阴虚血热者忌用。

【相关研究】

（1）古代文献研究　《医学入门》："气病，略炒；血病，酒煮；痰病，姜汁煮；下虚堕，水煮；血虚有火，童便煮过则凉；积冷，醋浸炒则热"；《景岳全书》："童便炒欲其下行，醋炒则理气痛"；《本草纲目》《本草通玄》："生则上行胸膈，外达皮肤；熟则下走肝肾，外彻腰足。炒黑则止血；便制则入血补虚，盐炒则入血润燥；酒炒则行经络；醋炒则消积聚；姜汁炒则化痰饮"；《本草必读》："惧燥蜜水炒，惧散醋炒"；《本草备要》："青盐炒则补肾气，炒黑又能止血，忌铁"；《药品辨义》："因气香燥，用童便制之……因味辛散，佐入肝以理两胁及小腹痛，凡血瘀经滞，借以行气而快滞也。若炒黑治淋沥及崩漏，盖因气郁以此疏之，吸其气而血自止也"；《医宗说约》："椿（桩）去毛，发散消食生用。入血分酒炒。软坚止痛盐水炒。降虚火童便浸。开郁醋炒。止血童便浸炒黑。温经艾汁炒。消痰姜汁炒"；《妇科玉尺》："四制香附（一斤）分四制，能调和经脉，一盐水姜汁煮略炒，主降痰；一醋煮略炒，主补血；一山栀四两同炒去栀，主散瘀；一童便洗不炒，主降火"；《本经逢原》："入血分补虚，童便浸炒；调气，盐水浸炒；行经络，酒浸炒；消积聚，醋浸炒；气血不调，胸膈不利，则四者兼制；肥盛多痰，姜汁浸炒；止崩漏血，便制炒黑；走表药中，则生用之"。

（2）化学成分研究　香附中含有挥发油，香附经醋炙后，总挥发油含量比生香附降低约35%，有利于降低香附的刺激性。对生香附和醋炙香附的水溶性浸出物的含量进行测定，结果醋炙品的水溶性浸出物含量明显高于生品。

（3）药理作用研究　药效学实验表明，醋制香附的解痉、镇痛作用明显优于生品。生香附、制香附均有降低大鼠离体子宫张力，缓解子宫痉挛，以及提高小鼠痛阈的作用，但以醋制香附作用较强，且醋蒸法优于醋炙法。香附炮制后能增加燥结便秘动物的排便频率。香附及其炮制品对小鼠肠推进速度都有所增加，而炮制品比生品作用更好。

九香虫

本品为蝽科昆虫九香虫 *Aspongopus chinensis* Dallas 的干燥体。11月至次年3月前捕捉，置适宜容器内，用酒少许将其闷死，取出阴干；或置沸水中烫死，取出，干燥。药材以个均匀、棕褐色、油性大、无虫蛀者为佳。味咸，性温；入肝、脾、肾经。具有理气止痛，温肾助阳之效。

【炮制应用】

1. 九香虫　取原药材，除去杂质，筛去灰屑。生品具有特异的臭气，不便于服用，临床较少应用。

（1）脾虚腹泻　南沙参、白术、山药等同用，具有健脾消食的作用。可用于小儿慢性腹泻，食欲不振及营养不良等症，如消食健儿糖浆（《卫生部药品标准中药成方制剂第十册》）。

（2）月经不调　常与川芎、青皮、干姜等同用，具有温经散寒，活血化瘀，理气止痛的作用。可用于宫寒血滞引起的月经不调，经期腹痛，腹冷经闭，腰痛带下等，如妇科万应膏（《卫生部药品标准中药成方制剂第十四册》）。

2. 炒九香虫　取净九香虫，置加热容器内，用文火加热，炒至有香气逸出，颜色加深时，取出，晾凉。炒后除去腥臭之气，增强行气温阳作用。以理气温中为主。

心悸失眠　常与鹿茸血、川芎、首乌藤等同用，具有益气养血，养心安神的作用。可用于心悸气虚，神志不安，失眠不寐及神经衰弱，如茸血补心丸（《卫生部药品标准中药成方制剂第四册》）。

【处方配给】写九香虫、炒九香虫，配给炒九香虫；其余随方配给。

【用法用量】3~9g。

【使用注意】肝胆火旺，阴虚内热者禁服。

【相关研究】

（1）古代文献研究　《本草纲目》："咸，温，无毒。主治膈脘滞气，脾肾亏损，壮元阳"；《本草新编》："九香虫，味甘、辛，气微温。入肾经命门。专兴阳益精，且能安神魄，亦虫中之至佳者"；《本草品汇精要》："冬月取之，至冬伏于石下，土人多取之，以充人事至惊蛰后即飞出，不可用矣（采）。全用（用）"。

（2）化学成分研究　九香虫主要含有脂肪酸、蛋白质、氨基酸等营养成分，以及臭气类成分、核苷类和多巴胺类化合物等；九香虫含有丰富的维生素、微量元素、磷脂等成分；活体九香虫主要含烷烃、烯烃和醛类化合物，炒制九香虫主要含脂肪酸、酯类和烷烃类化合物；九香虫体内含常见核苷类成分，包括尿嘧啶、黄嘌呤、腺苷等，以及大量多巴胺类衍生物；炒制九香虫体内多巴胺二聚体的含量随着温度的升高而降低。

（3）药理作用研究　①九香虫的多种提取物及血淋巴等具有抗肿瘤作用，能抑制胃癌、乳腺癌、肝癌、结肠癌等多种肿瘤细胞增殖。②九香虫醇提物有助于提高训练大鼠的运动能力及骨骼肌抗氧化酶活性，九香虫石油醚提取物、水提物及粉末均具有改善生殖能力及保护生殖损伤的作用。③九香虫对革兰阳性菌和革兰阴性菌均具有一定的抑制作用。④九香虫还具有抗凝血、抗溃疡、抗疲劳等多种药理活性。⑤九香虫具有止痛的药效作用，其水煎液腹腔注射后镇痛作用明显。⑥冷冻与传统炮制（酒炙）方法处理的九香虫对胃癌细胞增殖均有一定的抑制作用，但冷冻处理的九香虫抑制率更高，且在该条件下九香虫的抑癌活性组分主要分布于血淋巴和腹部。

第十六章　消导药

本类药物具有消食化积的作用。此外，其中部分药物还具有健脾益胃的作用。适用于宿食不消所致的脘腹胀闷，嗳气吞酸，恶心呕吐，大便失常，以及脾胃虚弱，消化不良等症。

炮制对消导药的影响：消导药多以炒法（炒黄或炒焦）炮制，能使药物产生焦香气，以顺应脾胃的生理特点，胃主受纳，脾主运化，又喜香恶臭，味香以诱发脾胃之所喜，改善脾胃的受纳职能，起到了醒脾开胃，助脾健运的作用。同时还能赋色，使饮片外表美观，表皮破裂，易于煎出成分，从而增强了消食化积的作用。

山　楂

本品为蔷薇科植物山里红 *Crataegus pinnatifida* Bge. var. *major* N. E. Br. 或山楂 *Crataegus pinnatifida* Bge. 的干燥成熟果实。秋季果实成熟时采收，切片，干燥。药材以个大、皮红、肉厚、外皮鲜红、核少者为佳。味酸、甘，性微温；入脾、胃、肝经。具有消食健胃，行气散瘀，化浊降脂之效。

【炮制应用】

1. **山楂**　取原药材，除去脱落的果核。生用能开胃消食，但以活血化瘀为主。

（1）产后瘀阻腹痛　常与牛膝、益母草、蒲黄等同用，具有祛瘀生新的作用。可用于产后恶露不尽，腹痛拒按，儿枕作痛，血瘀癥瘕，如治产后儿枕痛方（《经验方》）。又如治疗妇女气滞血瘀而致经闭的通瘀煎（《景岳全书》）；用于痛经、闭经的散结定痛丸（《傅青主女科》）。

（2）心血瘀阻胸痛　常与丹参、延胡索、人参等同用，具有活血散瘀止痛的作用。可用于心气虚弱，心血瘀阻，胸痛气短，心悸怔忡等症。亦可与夏枯草、菊花、黄芩同用，治疗高血压。

（3）疝气偏坠胀痛　常与橘核、小茴香、荔枝核同用，具有散瘀止痛的作用。可用于疝气偏坠，睾丸肿痛，如疝气方（《卫生易简方》）。

2. **炒山楂**　取净山楂，置炒制容器内，用中火炒至颜色加深时取出。炒后酸味减弱，缓和对胃的刺激性，以消食化积为主。

（1）食积停滞　常与麦芽、陈皮、莱菔子等同用，能增强消食化积的作用。可用于食积停滞，脘腹胀痛，不思饮食，如保和丸（《丹溪心法》）。

（2）脾虚食少　常与白术、神曲、茯苓等同用，具有健脾进食的作用。可用于脾胃虚弱，运化失常，纳谷不香，大便不实，如小保和丸（《医方集解》）。

3. 焦山楂 取净山楂，用武火炒至外表焦褐色，内部焦黄色时取出。炒焦后不仅减弱了酸味，而且产生了苦味，以消食、止泻痢为主。

（1）食积泄泻 常与麦芽、神曲、葛根等同用，具有健脾止泻的作用。可用于饮食停积，脾失健运，腹满肠鸣，大便泄泻，如大安丸（《丹溪心法》）。

（2）湿热痢疾 常与黄连、黄芩、木香等同用，具有祛湿止痢的作用。可用于湿热与食积互结，腹痛下痢，里急后重，红白相兼等症。

4. 山楂炭 取净山楂，用武火炒至表面黑褐色，内部焦褐色时取出。炒炭后有机酸破坏较多，其性收涩，以治食积血痢为主。

肉积血痢 常与青皮、木香同用，具有消积止血痢的作用。可用于肉食积滞不化，脘腹饱胀疼痛，下痢脓血，以及小儿乳积泄泻，如匀气散（《证治准绳》）。

【处方配给】写山楂，配生品；其余随方配给。

【用法用量】9~12g。入汤剂或中成药制剂。

【备注】野山楂 *Crataegus cuneata* Sieb. et Zucc. 的果实亦作药用，习称"南山楂"。果实较小，肉薄核大，酸味较弱，含有黄酮类成分。具有活血化瘀功效，但消食作用逊于"北山楂"。炮制方法同北山楂。

【相关研究】

（1）古代文献研究 《本草通玄》："核有功力不可去"；《本经逢原》："去核则不发热"；《握灵本草》："蒸熟去皮核，捣作饼，生食损齿"；《医宗说约》："炒黑能治血积"；《得配本草》："去核用，核能化食磨积，治疝、催生、研碎化瘀，勿研消食，童便浸、姜汁炒炭，去积血甚效"。

（2）化学成分研究 山楂中总黄酮和总有机酸基本集中在果肉中，核中含量甚微，且山楂核占整个药材重量的40%，故去核的要求是合理的。山楂不同炮制品中，总黄酮和有机酸含量差异很大，加热时间越长，温度越高，两类成分被破坏越多；炒山楂对黄酮类成分无明显影响，有机酸稍有减量；焦山楂和山楂炭中黄酮类成分分别保留41.9%与25.8%，有机酸仅保留了10.7%与2.8%；熊果酸和齐墩果酸含量，生山楂和焦山楂无显著性差异。

（3）药理作用研究 山楂各炮制品的水煎液，对小鼠胃排空均有抑制作用，而焦山楂明显优于其他炮制品；对离体兔肠的抑制作用和对志贺菌的抑制作用均以焦山楂为优，说明临床上用焦山楂消积止泻是有一定道理的。生山楂酸味较甚，古有"损齿伤筋"的认识，经炒后有机酸部分损失，从而减少对胃肠的刺激，避免黏膜受损，从药理实验已经证实山楂炮制前后其作用是有所差别的。生山楂、炒山楂、焦山楂均能促进小鼠胃排空，其中尤以焦山楂效果为优，山楂炭效果降低；各组对大鼠胃酸分泌都有促进作用，以焦山楂效果为佳。

六神曲

本品为鲜苍耳草、鲜辣蓼、鲜青蒿、苦杏仁及赤小豆等药加入面粉或麸皮混合后经发酵而成的曲剂。药材以色黄棕、整块、具有香气、无虫蛀者为佳。味甘、辛，性温；入脾、胃经。具有消食和胃之效。

【炮制应用】

1. 六神曲　取杏仁、赤小豆粉碎，与面粉混匀，加入鲜青蒿、鲜辣蓼、鲜苍耳草药汁，揉搓成捏之成团、掷之即散的粗颗粒状软材，置模具中压制成扁平方块，用鲜荷麻叶包严，放入箱内，按品字形堆放，上面覆盖鲜青蒿。置 30~37℃，经 4~6 天即能发酵，待药表面生出黄白色霉衣时取出，除去荷麻叶，切成 2.5cm 见方的小块，干燥（每 10kg 面粉，用杏仁、赤小豆各 0.4kg，鲜青蒿、鲜辣蓼、鲜苍耳草各 0.7kg。药汁为鲜草汁和其药渣煎出液）。生用健脾开胃，并有发散作用。

（1）感冒食滞　常与山楂、紫苏、藿香等同用，具有消食和解表的作用。可用于外感风寒，内伤饮食，脘腹胀满，不思饮食，恶寒发热等症，如宽中降逆汤（《温病刍言》）。

（2）消金化石　在使用磁石、朱砂等矿石类药物时，佐用一些神曲，能助运化，促进消化的作用。又可作为赋形剂，如磁朱丸（《备急千金要方》）。

2. 炒六神曲　将麦麸置于热锅内，用火炒至冒烟时，倒入神曲，迅速拌炒，至神曲表面呈棕黄色时，取出除去麦麸（每 10kg 神曲，用麦麸 1kg）；或用清炒法炒至棕黄色。经麸炒后具有甘香气，以醒脾和胃为主。

（1）脾困纳呆　常与麦芽、干姜、乌梅同用，具有醒脾开胃的作用。可用于饮食停滞，脘腹胀满，食欲不振，口淡无味，不思饮食，如健脾思食方（《太平惠民和剂局方》）。

（2）饮食积滞　常与山楂、陈皮、法半夏等同用，具有行气导滞的作用。可用于饮食久积，胸脘痞满，腹胀时痛，嗳腐吞酸，厌恶饮食等症，如保和丸（《丹溪心法》）。

3. 焦六神曲　将六神曲块投入热锅内，用中火炒至表面焦褐色，有焦香气时取出。炒焦后产生焦香气，能增强消积止泻的功能。

（1）脾虚食少　常与党参、白术、谷芽等同用，具有补脾益气，增强食欲的作用。可用于脾胃虚弱，运化不健，大便稀溏，倦怠乏力等症。

（2）食积泄泻　常与枳实、白术、麦芽同用，具有消积止泻的作用。可用于食积停滞，脾胃受损，大便泄泻，脘腹痞胀，如曲蘗枳术丸（《医学正传》）。又如治时暑暴泻及饮食所伤，胸膈痞闷的曲术丸（《太平惠民和剂局方》）。

【处方配给】写六曲、神曲，配给炒六神曲；其余随方配给。

【用法用量】6~12g。

【备注】在发酵时应充分做好药料的清洗消毒处理；赤小豆、杏仁粉应粉碎成细粉，鲜青蒿、鲜辣蓼、鲜苍耳等榨汁后药渣煎汁与榨汁合并与药料混匀。无鲜品时也可以用干品，用量一般为鲜品的 1/3。古时制作神曲，面粉一般用带麸白面，现一般以 40% 面粉，60%麦麸混合代替。

【相关研究】

（1）古代文献研究　《炮炙大法》："凡用须火炒黄，以助土气，陈久者良"；《本草纲目》："昔人用曲，多是造酒之曲。后医乃选神曲，专以从药，力更胜之。五月五日、六月六日或三伏日，用白面百斤，青蒿自然汁三升，赤小豆、杏仁泥各三升，苍耳自然汁、鲜蓼自然汁各三升，用汁和面、豆、杏仁作饼，麻叶或楮叶包罨，如造酱黄法，待生黄衣晒收之。临用炒令香入药"；《本草正》："炒黄入药，善助中焦土脏，健脾暖胃……若妇人产后回乳者，炒后酒服……若闪挫腰痛者，淬酒温服最良"。

（2）化学成分研究　研究表明，六神曲生品和炒制品均含有淀粉酶、蛋白酶成分，可以促进胃肠动力效应；六神曲生品中淀粉酶活力较高，而炒制后蛋白酶活力明显增高。六神曲中的消化淀粉效价，经炒黄后一般保存了生品的60%，而炒焦后基本消失。六神曲外观质量不同，其酶活力及pH亦不同。另据研究表明，Zn、Mn、Fe等人体必需的微量元素含量较高，而焦神曲所含的微量元素较生品为高。

（3）药理作用研究　六神曲麸炒品和炒焦品均能较好地促进胃的分泌功能，增强胃肠的推动功能。神曲具有对脾虚小鼠肠组织和细胞异常改变的恢复作用，对脾虚状态有改善的作用。另有实验证明，神曲及其复方制剂具有改善肠道菌群失调以及减少自由基对机体损害的作用。

建　曲

本品为面粉、麸皮与藿香、青蒿等中药混合后，经发酵制成的曲剂。药材以干燥、完整、质松、无虫蛀霉变者为佳。味辛、微苦，性温。归脾、胃经。具有消食化积，发散风寒，健脾和中，理气化湿之效。

【炮制应用】

1. 建曲　取炒麦芽、炒谷芽、炒山楂各9kg，青蒿、辣蓼草、苍耳草各6.5kg，藿香、陈皮、紫苏、香附、苍术各6kg，苦杏仁、赤小豆各4kg，槟榔、薄荷、白芷、厚朴、木香、炒枳壳各3kg，官桂、甘草各1.5kg，以及生麸皮21kg和面粉10.5kg。各药共研细粉，与生麸皮混匀，再将面粉制成稀糊，趁热与上述药粉揉合制成软材，压成小块状，使充分发酵，外表长出黄色菌丝时，取出，干燥。本品发酵法制备后，产生新的功效，长于健脾消食，并能发散风寒。

（1）外感腹泻　常与藿香、厚朴、茯苓等同用，具有发散风寒，止泻的作用。可用于外感风寒，发热无汗，呕吐腹泻，如藿香正气散（《温热经解》）。

（2）脾虚腹泻　常与茯苓、芡实、楂肉等同用。具有益气健脾，收敛止泻作用。可用于脾胃虚弱泄泻，如健脾止泻汤（《麻疹集成》）。

（3）食积呕吐　常与麦芽、藿香、山楂等同用。治外感风寒，内停食滞及不服水土，腹泻腹痛，如午时茶（《经验百病内外方》）。

2. 炒建曲 取净建曲或将其打成小碎块，置炒药锅内，用文火加热，炒至表面深黄色，有香气逸出时，取出、放凉。炒后，能增强醒脾和胃作用。

脾虚食少 可与茯苓、白术等药物配伍，用于脾胃虚弱，不思饮食，大便溏泻。

3. 焦建曲 取净建曲或将其打成小块，置炒药锅内，用文火炒至表面呈焦黄色，有焦香气味逸出时，取出，放凉。炒焦后，焦香醒脾，增强健脾消食，止泻作用。

脾虚腹泻 可与扁豆、茯苓、土炒白术等配伍，用于时暑暴泻，霍乱吐泻，呕吐不食，赤白痢疾等。

【处方配给】写建曲、建神曲，配给炒建曲，其余随方配给。

【用法用量】6~15g。

【相关研究】化学成分研究 建神曲中含有酵母菌、乳酸菌及霉菌、蛋白酶、淀粉酶，另含挥发油、苷类、脂肪油及维生素 B 等。建曲发酵过程产生消化酶，其含量与发酵时间有关，淀粉酶活力先下降再上升，最后微有下降，脂肪酶活力和蛋白酶活力都呈先上升后下降。消化酶能促进消化液的分泌，酶的性质不稳定，经过高温炒焦会失去活性而失效，但临床实践证实炒制后的建曲健脾消食作用增强，究竟炒制品健脾消食的作用机制如何尚需进一步研究。米酵菌酸成分的产生与发酵过程中感染椰毒假单胞菌有关。

红 曲

本品为曲霉科真菌紫色红曲霉 *Monascus purpureus* Went 的菌丝及孢子，经人工培养，接种于粳米，经过发酵，使整个米粒成为红色的曲制品。药材以红透质酥、陈久者为佳。味甘，性温；入肝、脾、大肠经。具有消食健脾，活血化瘀，降脂化浊之效。

【炮制应用】

1. 红曲 方法有二：①传统发酵法：选择红色土壤地，挖一深坑，在坑上下周围铺以篾席，将粳米倒入其中，上压以重石，使其发酵，经 3~4 天后，米粒外皮变紫红色，内心亦变为红色。②现代发酵法：将白粳米放入发酵容器，加水淹没白粳米，浸泡 12~24 小时，使其充分吸水，然后取出蒸 20 分钟；另将 40℃的无菌水配制成 5% 的乙酸溶液，加入菌种母液，每瓶 100ml，在 32℃孵育 6 小时，待温度降到 40℃时，与上述粳米充分搅拌，使米变为通红色。接下来进行发酵，开始的 24 小时温度控制在 26~30℃，由于曲米发酵产生热量，因此在发酵过程中需要控制温度。48 小时后需要补充纯净水，每隔 2 小时淋水一次，使含水量维持在 38%~40%，并适当搅拌使发酵均匀。待粳米完全变为紫色时，倒出，堆积，加盖布袋放置一夜。当掰开米粒，内断面为红色，晒干，即可。炮制后产生新功效，生品长于活血化瘀，健脾消食。

（1）瘀血胸痛 常与红花、当归、桃仁等同用，能活血散瘀止痛，用于血积上焦，内伤胸痛，如红花当归汤（《症因脉治》）

（2）产后瘀血 用红曲酒浸煮，服用后具有活血化瘀作用，可用于腹中及产后瘀血，如红曲酒（《本草纲目》）。

（3）食积腹泻　常与苍术、厚朴、神曲（陈皮、甘草、红曲、山楂、鲜麦芽）等同用，能健脾消食，行气止泻，用于饮食伤脾，积痢不止，如家秘消积散（《症因脉治》）。

2. 红曲炭　将净红曲，置热锅内，用武火微炒，使外部呈黑色，内部呈老黄色为度，喷淋清水，冷却，取出晾干。炮制后收涩性增强，以收敛止血、止泻见长。可与蒲黄、地榆等配伍，用于崩漏、便血等。

【处方配给】写红曲，配给红曲，其余随方配给。

【用法用量】6~12g，入丸散。泡服每次 2~3g。

【使用注意】脾阴不足，内无瘀血者、孕妇慎用。

【相关研究】

（1）古代文献研究　《本草纲目》："红曲，本草不载，法出近世，亦奇术也""造红曲者，以白米饭受湿热郁蒸变而为红，即成真色""入药以陈久者良"；《医学便读》："以粳米蒸害而成……导滞化食，行血和营，即其蒸害变化之性"；《本草经疏》："红曲，消食健脾胃与神曲相同，而活血和伤，惟红曲为能，故治血病尤为要药"。

（2）化学成分研究　红曲主要有酶类、色素、Monacolin 类化合物、麦角甾醇类、氨基酸和脂肪酸等。红曲中共检出 20 种氨基酸，其中蛋白质氨基酸 17 种和非蛋白质氨基酸 3 种（鸟氨酸、牛磺酸和 γ- 氨基丁酸）。

（3）药理作用研究　红曲发酵后能调节脾虚食积证小鼠的胃肠功能；红曲煎剂有明显降低血脂作用，有保护血管内皮等作用；红曲的现代药理学研究表明具有降血脂、抗肥胖、降血压、降血糖、抗炎和抗癌等作用。

麦 芽

本品为禾本科植物大麦 *Hordeum vulgare* L. 的成熟果实经发芽干燥的炮制加工品。将麦粒用水浸泡后，保持适宜温、湿度，待幼芽长至约 5mm 时，晒干或低温干燥。药材以芽完整、色黄、粒大、有胚芽者为佳。味甘，性平；入脾、胃经。具有行气消食，健脾开胃，回乳消胀之效。

【炮制应用】

1. 麦芽　取成熟饱满的净大麦，用水泡至六七成透，捞出置适宜的容器内，每日淋水 2~3 次，以保持湿润，待叶芽长到 0.5cm 左右时，取出晒干。生用消食，健脾和胃，疏肝通乳。

（1）食滞化热　常与沙参、黄芩、谷芽等同用，具有清热导滞的作用。可用于饮食积滞，随而化热，脘腹痞满，四肢手足心热等症；如治饱食便卧，得谷劳病者，用大麦蘖一升，配花椒、干姜等同用（《补辑肘后方》）。

（2）乳癖　常与香附、柴胡、丝瓜络等同用，具有舒肝气，消癖块的作用。可用于肝郁气滞，痰阻乳络，乳房结块，形如鸡卵，表面光滑能移动，无痛或轻微胀痛者。

（3）乳痈　常与蒲公英、金银花、冬瓜仁等同用，具有舒肝调气，清热解毒的作用。

可用于肝气郁结，乳汁积滞，或感染热毒，或湿热蕴结，形成乳房部痈结，亦可加芒硝捣烂外敷，增强软坚散结之效。

2. 炒麦芽　取净麦芽于热锅内，用文火炒至深黄色，鼓起，并有香气溢出时取出。炒后增强开胃消食的作用，并能回乳。

（1）饮食积滞　常与鸡内金、山楂、陈皮等同用，具有消积和中的作用。可用于饮食停滞，脘腹胀满，嗳腐吞酸，不饥恶食，若小儿乳食不化，吐乳频发，可单味煎服。如治饮食过饱，心胸满闷不快的曲蘖枳术丸（《内外伤辨惑论》）。

（2）中虚食少　常与党参、茯苓、山药等同用，具有健脾进食的作用。可用于脾胃虚弱，不思饮食，或食后不消，如补脾汤（《三因极一病证方论》）。

（3）回乳　可单味较大剂量研末或煎水服，具有行滞退乳的作用。可用于小儿断奶或产妇无子，乳汁郁积而致乳房胀痛者，如消乳汁汤（《丹溪心法》）。

3. 焦麦芽　取净麦芽置热锅内，用中火炒至焦黄色时取出。炒焦后消食化积力甚，以治食积泄泻为主。

（1）食积泄泻　常与焦神曲、焦山楂、陈皮等同用，具有消积止泻的作用。可用于饮食停滞，大便溏泻，腹中肠鸣，胸腹痞满，如三仙散（《经验方》）。

（2）脾虚泄泻　常与白术、党参、干姜等同用，具有补气健脾，和中止泻的作用。可用于脾胃虚寒，运化失常，饮食不消，大便溏泻，神疲乏力等症。

【处方配给】写麦芽，配给炒制品；其余随方配给。

【用法用量】10~15g；回乳炒用60g。

【使用注意】凡授乳期妇女不宜使用。

【相关研究】

（1）古代文献研究　《药品辨义》："炒香开胃，以除烦闷。生用力猛，主消面食积滞。又能行上焦滞血，若……产后无儿饮乳，乳房胀痛，以麦芽二两，炒香研末去皮，分四服立消"；《嵩崖尊生全书》："炒香开胃除烦，生用除积消满"；《本草问答》："用芽者，取其发泄。如麦本不疏利，而发芽，则其气透达，疏泄水谷，以利肝气"；《本草纲目》："麦蘖、谷芽、粟蘖皆能消导米面诸果食积"。

（2）化学成分研究　据报道麦芽出芽较不出芽者对淀粉分解能力强5倍。麦芽微炒不影响淀粉酶的含量，炒焦则明显降低，煎煮也能损耗淀粉酶。麦芽炒制过程中5-羟甲基糠醛、丙烯酰胺含量明显升高，儿茶素表现为先升高后降低，阿魏酸的含量呈现先降低后达到平衡的趋势，而麦黄酮（槲皮素、麦黄酮）含量变化不明显，山柰酚含量略有增加；另外D-果糖、D-葡萄糖、蔗糖、D-麦芽糖含量呈降低趋势，因此认为麦芽在炒制过程中还原糖、非还原糖与氨基酸等成分直接或间接发生美拉德反应而导致其量的下降，其产物可能与麦芽消食作用有关。单从淀粉酶的分解效力来看，以生品、炒品为佳，焦品较差。麦芽发芽要控制一定的长度，因为大麦种子发芽程度与酶的活性有关，长出胚芽与无胚芽者酶的活性有显著差异，长出胚芽者酶的活性约是未长出胚芽的5倍左右；乳酸含量也以长出胚芽者为高。芽发太长，内含物质消耗，成为纤维素，以致失去药用价值，故《中国药典》规定麦芽胚芽长度为 0.5cm 是完全必要的。据研究，炒焦后乳酸含量似有增加的趋势。

（3）药理作用研究　中医对麦芽消导作用的认识，包括健胃与消食两个方面。生麦芽、炒麦芽和焦麦芽高剂量组均能显著降低胃残留率，增加小肠推进率，提高 MTL 和 PG 含量，且生麦芽强于炒麦芽、焦麦芽，证明生麦芽消食作用强于其炮制品，印证了"麦芽生用疏肝健脾，消食通乳"之说。有人用麦芽水煎剂，对无消化道病史的成年人作胃内灌注实验，观察到可以轻度增加胃酸分泌，对胃蛋白酶的分泌也有轻度的促进作用，而对淀粉酶的分泌无影响。这提示酶类并非麦芽消导作用的唯一有效成分，麦芽炒制和入煎剂，有长期的临床实践为依据，是有科学道理的。根据临床报道，单用炒麦芽回乳 23 例，收到满意的效果，其作用比己烯雌酚等雌性激素的作用快而强。亦有报道，生、炒麦芽均有回乳作用，其回乳作用，关键不在生、炒与否，而是在于用量的差别，小剂量则消食开胃而催乳，大剂量则耗气散血而回乳。

谷　芽

本品为禾本科植物稻 *Oryza sativa* L. 或粟 *Setaria italica*（L.）Beauv. 的成熟果实经发芽干燥的炮制加工品。前者又称"稻芽"，后者又称"粟芽"。药材以身干、质充实、芽完整者为佳。味甘，性温；入脾、胃经。具有消食和中，健脾开胃之效。

【炮制应用】

1. **谷芽**　取成熟饱满的净稻谷，用水泡至六七成透，捞出置适宜的容器内，每日淋水 2~3 次，以保持湿润，待须根长至 1cm 时，取出晒干。或将粟谷用水浸泡后，保持适宜的温、湿度，待须根长至约 6mm 时，晒干或低温干燥。生用以健脾开胃为主。

（1）热灼胃阴　常与麦冬、山药、北沙参等同用，具有养胃益阴的作用。可用于热病后期，胃中气阴两伤，唇燥口干，不思饮食，胸腹痞闷，大便干结等症，如谷芽露（《中国医学大辞典》）。

（2）脾虚纳差　常与神曲、砂仁、白术同用，具有开胃进食的作用。可用于久病脾胃虚弱，消化不良，饥不欲食，或食即呕吐，如谷神丸（《澹寮方》）。

2. **炒谷芽**　取净谷芽置热锅内，用文火炒至深黄色，并有香气时取出。炒后可增强健脾消食的作用。

（1）食积不化　常与山楂、神曲、莱菔子同用，具有消食化积的作用。可用于谷食积滞不化，脘腹胀满，不饥恶食。

（2）中虚不食　常与党参、白术、茯苓等同用，具有补中进食的作用。可用于脾胃虚弱，运化不健，饮食不思，完谷不化，大便稀溏等症。

3. **焦谷芽**　将谷芽置锅内，用中火炒至谷芽焦黄色，并有香气时取出。炒焦后增强健脾消食的作用，以食积泄泻为主。

食积泄泻　常与焦麦芽、焦山楂、焦神曲等同用，具有消积止泻的作用。可用于脾胃虚弱，饮食停积，大便溏泄，腹中肠鸣，胸腹痞满，如健脾止泻汤（《麻疹集成》）；亦可用于热毒下痢。

【处方配给】写谷芽、稻芽，配给炒品；其余随方配给。

【用法用量】9~15g。

【备注】过去曾以稻、粟、黍等植物的果实发芽作谷芽入药，认为药效亦相近。《中国药典》1985 年版始将粟芽以谷芽为正名收载，并同时收载且单列稻芽。但谷芽的性能、功效、用法用量等均与稻芽相似，临床多相互使用，故此处一并介绍，仍以谷芽名之。

【相关研究】

（1）古代文献研究 《本草纲目》："有粟、黍、谷、麦、豆诸蘖，皆水浸胀，候生芽曝干去须，取其中米，炒研面用，其功皆主消导"；《本草通玄》："即大米谷水浸生芽者，启脾进食、宽中消谷"；《本草正义》："用芽者取发生之火，用其助土化食耳"；《本草问答》："谷本不行滞，因为发芽，则能疏土，而消米谷"。

（2）化学成分研究 谷芽含有淀粉酶，能助消化，减轻胃肠负担，使脾胃功能恢复正常。谷芽在干燥状态下，其所含的淀粉酶经过 100℃半小时加热，仍能保持酶活力，但提取液在相同条件下，酶被完全破坏。另外对不同炮制程度的谷芽进行测定，炒黄对淀粉酶含量影响不大，而炒焦则降低很多。谷芽经过加热炒制后，其 α- 淀粉酶激活剂含量均有所下降。

（3）药理作用研究 谷芽消食作用温和，并具有健脾开胃之功效，临床上主要使用的是生谷芽和炒谷芽。

莱菔子

本品为十字花科植物萝卜 *Raphanus sativus* L. 的干燥成熟种子。夏季果实成熟时采割植株，晒干，搓出种子，除去杂质，再晒干。药材以粒均匀、饱满者为佳。味辛、甘，性平；入脾、胃、肺经。具有消食除胀，降气化痰之效。

【炮制应用】

1. **莱菔子** 取原药材，除去杂质，洗净，干燥。用时捣碎。生用能升能散，以涌吐风痰为主。

（1）痰涎壅塞 以本品单味水研服，具有涌吐风痰的作用（《日华子本草》）。

（2）痰多浮肿 常与厚朴、白术、赤茯苓同用，具有利尿消肿的作用。可用于脚气水肿气喘，痰多浮肿，小便不利，如莱服丸（《集验方》）。

2. **炒莱菔子** 取净莱菔子置热锅内，用文火炒至鼓起，有爆裂声，并有香气时取出，用时捣烂。炒后药性缓和，降多于升，以下气祛痰，消食除胀为主。

（1）痰气互结 常与白芥子、苏子、陈皮等同用，具有顺气除痰的作用。可用于中运不健，水湿不化，致使痰气互结，咳嗽痰多，胸闷气喘，如三子养亲汤（《韩氏医通》）。

（2）咳逆多痰 常与葶苈子、紫菀、枇杷叶等同用，具有降逆祛痰的作用。可用于咳嗽痰多，上气呕逆，亦可单味研末，姜汁服用，如清金丸（《医学集成》）。

（3）食积停饮　常与山楂、半夏、神曲等同用，具有消食化积的作用。可用于食积停饮，胸脘痞满，腹胀时痛，嗳气吞酸，如保和丸（《丹溪心法》）。

（4）食滞腹胀　常与白术、厚朴、槟榔等同用，具有行气除胀的作用。可用于饮食停滞，中焦气滞，脘腹胀闷，嗳气频作，腹部胀满等症，如大安丸《丹溪心法》。

【处方配给】写莱菔子，配给炒品；生品随方配给。

【用法用量】5~12g。

【使用注意】本品辛散耗气，故气虚及无食积、痰滞者慎用。

【相关研究】

（1）古代文献研究　《本草必读》："生研堪吐风痰，醋调能消肿毒"；《本草述钩元》："治痰证喘促必炒用，而宣吐风痰则生用"；《握灵本草》："凡痰气喘促，炒黄为末"；《本草求真》："莱菔子气味甚辛，生用研汁，能祛风痰，有倒墙推壁之功……若醋研敷，则痈肿立消。炒熟则下气定喘，消食宽胀"；《本草便读》："生用则能升能散，善吐胸膈风痰，炒熟则性降，气降则痰消，一切喘嗽因痰者皆可用之"；《本草害利》："生用能吐风痰，散风寒，炒熟下气定喘、消食除胀，醋调能消肿毒"；《药品辨义》："丹溪云：莱菔子治痰有冲墙倒壁之功，必取其生用耳……味辛能升，熟则能降。入肺生用，吐风痰，散风寒，发疮疹；降则定喘嗽，调下痢后重治气痛"。

（2）化学成分研究　研究表明，莱菔子素的含量，以生品最高，烘制品次之，炒制品最低。莱菔子经炒或烘制后，其脂肪油的含量、物理常数、化学组分均有不同程度的变化。层析结果表明，烘制品比生品多一个斑点，清炒品比烘制品又多一个斑点，说明加热后产生了一些质的变化。有研究认为，生品和炒品脂肪油组分和含量相近，炒后多糖的含量升高，芥子碱硫氰酸盐含量有所增加，且可明显增加其总成分、芥子碱和脂肪油在水煎液中的溶出；莱菔子炮制前后挥发油部位组分及相对含量有较明显差别，生品挥发性成分中的具有毒性的二甲基二硫醚的含量较炒制品要高，生品检出了特有的异硫氰酯类成分。此外，莱菔子中的萝卜苷可在内源性酶作用下生成莱菔子素，莱菔子在不同的煎煮条件下可生成含硫化合物。上述物质的转化，可能是莱菔子"生熟异治""生升熟降"药性的物质基础。

（3）药理作用研究　莱菔子各种炮制品有增强离体兔回肠节律性收缩的作用和抑制小鼠胃排空率的作用。对胃排空的延迟，可使食物不至过快地进入小肠，从而有利于减轻小肠消化的负担；对小肠运动的增强，则可加强机械性消化的作用。两者均有利于小肠内消化，这可能就是莱菔子"消食除胀""生升熟降"的机制之一。莱菔子各炮制品均能明显对抗肾上腺素对离体兔回肠节律性收缩的抑制作用，提示莱菔子对小肠运动的兴奋作用可能与对抗交感神经末梢释放的递质有关。在对离体豚鼠胃肌条节律性收缩和紧张性收缩方面，以及对抗肾上腺素抑制兔回肠运动方面，生品作用弱于炒品（内部黄色）和老品（表面黑褐色，内部黄褐色），故临床运用炒品作消导药是有一定道理的。

鸡内金

本品为雉科动物家鸡 *Gallus gallus domesticus* Brisson 的干燥沙囊内壁。杀鸡后，取出鸡肫，趁热剖开，剥取内壁，洗净，晒干。药材以个大、色黄、完整少破碎者为佳。味甘，性平；入脾、胃、小肠、膀胱经。具有健胃消食，涩精止遗，通淋化石之效。

【炮制应用】

1.**鸡内金**　取原药材，洗净干燥。生用消食磨积，化石通淋为主。

（1）食滞固结　常与枳实、山楂、麦芽等同用，具有化食攻积的作用。可用于饮食停滞，不能及时消散，相反固结而成痞块，胃脘硬满，按之疼痛，不思饮食。

（2）砂石淋证　常与金钱草、冬葵子、木通等同用，具有通淋化石的作用。可用于湿热互结，酿成砂石，小便淋漓疼痛，或尿中夹有砂石者，如沙淋丸（《医学衷中参西录》）。

2.**砂炒鸡内金**　将砂置锅内炒至滑利容易翻动时，投入大小一致的鸡内金，再炒至发泡卷曲，呈淡黄色时，取出去砂。砂炒后以健脾消积为主。

（1）饮食停积　常与藿香、山楂、麦芽等同用，具有消积开胃的作用。可用于年老体弱的饮食停滞，食积不化，脘腹发胀，呕吐泄泻，如治反胃吐食方（《备急千金要方》）。

（2）小儿疳积　常与胡黄连、银柴胡、槟榔等同用，具有治疳积，助消化的作用。可用于小儿饮食失节或病后失调，以及虫积脾伤，营养吸收障碍，面黄肌瘦，下午低热等症。

（3）脬气不固　常与桑螵蛸、益智仁、石菖蒲同用，具有固脬缩尿的作用。可用于膀胱虚弱，或肾气不足，夜间遗尿，或小便频数，如鸡脬胵丸（《圣藏经验方》）。

3.**焦鸡内金**　取净鸡内金，置炒制容器内，用中火炒至焦黄色时取出。炒焦后增强消食止泻的作用。

（1）伤食泄泻　常与山楂、神曲、白术等同用，具有消食止泻的作用。可用于各种食积，大便泄泻，脘腹痞胀，食欲不振。若症势较轻者，单味研粉吞服亦效。

（2）脾虚泄泻　常与白术、山药、党参等同用，具有健脾实便的作用。可用于脾胃虚弱，饮食减少，大便泄泻，日久不愈，如益脾饼（《医学衷中参西录》）。

4.**醋鸡内金**　将鸡内金小块置锅内，用中火炒至发泡卷曲，呈淡黄色时，喷淋醋液，再略炒干取出（每 10kg 鸡内金，用醋 1.5kg）。醋炙后以疏肝助脾为主。

气郁膨胀　常与白术、柴胡、陈皮等同用，具有运脾疏肝，化瘀破滞的作用。可用于肝脾失调，腹满膨胀，消化失常，如鸡胵汤（《医学衷中参西录》）。

【处方配给】写鸡内金，配给炒品；其余随方配给。

【用法用量】3~10g。研末服，1.5~3g。

【相关研究】

（1）古代文献研究　《本草纲目》："鸡内金（不落水）拭净，新瓦焙脆，出火毒，为细末。先以米泔水洗疮，乃搽之"；《握灵本草》："治小便淋沥涩痛，五钱烧研"；《本草问答》："不煅，其性亦不发"。

（2）化学成分研究　研究表明，鸡内金经清炒、砂烫、醋制、烘制后，水和乙醇浸出物含量均较生品有所增加，三氯甲烷浸出物清炒和烘制品也高于生品。亚硝酸盐含量清炒、烘制和砂烫均较生品明显降低。清炒和醋制鸡内金中的微量元素含量略有升高，铅（Pb）降低。清炒后水解氨基酸略降低，但 7 种人体必需氨基酸含量基本不变；醋制水解氨基酸略有升高。两种炮制品都显著地增加了微量元素的溶出率。鸡内金生品和各炮制品相比，蛋白酶（对温度不敏感，且适于酸性环境）活力都有提高，醋制品的蛋白酶活力明显高于生品，淀粉酶活性则生品与醋炙品相当，其他炮制品则降低。氨基酸含量以醋炙品最高，其次为生品和其他炮制品。

（3）药理作用研究　研究表明，口服炮制后的鸡内金，胃肠功能明显增强，表现在胃运动期延长及蠕动增强，胃排空率加快，以及胃液的分泌量、酸度及消化力均增加。认为是由于鸡内金消化吸收后，通过体液因素兴奋胃壁的神经肌肉的原因。鸡内金生品与炒品两组能使大鼠胃游离酸浓度增加，生品对胃蛋白酶活性无明显影响，炒品能显著增加大鼠胃蛋白酶活性。另外，炮制品都减少小肠推进率，生品无显著性差异。另有实验表明，鸡内金对凝血系统有抑制作用，同时还有改善血液流变学的作用，对动脉粥样硬化的发生有一定的预防作用。

第十七章　驱虫药

本类药物具有驱除或杀灭体内寄生虫的作用。适用于绦虫、蛲虫、蛔虫、钩虫、阴道滴虫等证。

炮制对驱虫药的影响：本类药物多具小毒，多以炒法炮制，因炒后具有香气，香以诱虫，增强杀虫效果；因虫积能损伤脾胃，不思饮食，香气又能启脾开胃，增强食欲，起到治疗疳积的作用；且能缓其毒性，免伤正气；至于炒焦或炒炭，则在于增强止泻或止血的作用，以扩大药用范围。

使君子

本品为使君子科植物使君子 *Quisqualis indica* L. 的干燥成熟果实。秋季果皮变紫黑色时采收，除去杂质，干燥。药材以个大、色紫黑、具光泽、仁饱满、色黄白者为佳。味甘，性温；入脾、胃经。具有杀虫消积之效。

【炮制应用】

1.**使君子**　取原药材捶破去壳，取仁或连壳捣碎用。使君子与使君子仁功用相同，多入丸、散剂或嚼食，生用以杀虫力胜。

虫积腹痛　常与胡黄连、黄连、芜荑等同用，具有杀虫消积的作用。可用于肠道寄生虫扰动，脐腹疼痛，口吐涎沫，腹胀吐蛔，以及蛲虫病，肛门瘙痒，如如圣丸（《小儿药证直诀》）。又如用于胆道蛔虫、肠道蛔虫、蛔虫性肠梗阻的驱蛔汤（《医方发挥》）；治蛲虫病的驱虫粉（《中医儿科学》）。

2.**炒使君子**　取净使君子，置炒制容器内，用文火炒香。炒后以健脾疗疳为主，亦能杀虫。

（1）小儿疳积　常与肉豆蔻、麦芽、黄连等同用，具有健脾疗疳的作用。可用于小儿疳积，形体消瘦，腹部胀大，烦躁不安，多食善饥，如肥儿丸（《太平惠民和剂局方》）。如治脾虚甚者，可加党参、白术、山药之类，以增强补脾益气作用。单用炒使君子仁嚼服或为末冲服，1 岁 1 粒，总量不超过 20 粒，治虫积腹痛，小儿疳积，亦有良好效果。

（2）脾虚便泻　常与厚朴、陈皮、诃子等同用，具有健脾止泻的作用，可用于小儿脾虚泄泻，疳瘦下利，腹胁胀满，不思饮食，或乳汁停积，日久不化，大便失常，如使君子散（《证治准绳》）。

【处方配给】写使君子，配连壳使君子（需捣碎）；炒使君子、使君子仁随方配给。

【用法用量】使君子 9~12g，捣碎入煎剂；使君子仁 6~9g，多入丸散或单用，作 1~2 次分服。小儿每岁 1~1.5 粒，炒香嚼服，1 日总量不超过 20 粒。

【使用注意】大量服用能引起呃逆、眩晕、呕吐等反应；与热茶同服，亦能引起呃逆。一般在停药后即可缓解。必要时可对症用药。

【相关研究】

（1）古代文献研究　《医宗粹言》"慢火煨香熟用"；《婴童百问》："炒熟"。

（2）化学成分研究　水浸出物中使君子酸钾的含量，种仁是果壳的7.07倍，是果实的1.59倍。各炮制品水浸出物中使君子酸钾含量随炮制温度的升高而降低。水煎液中使君子酸钾含量，炒果壳比生果壳溶出量增高47.3%；炒种仁与生种仁的溶出量无明显变化。使君子仁中脂肪油含量远远高于果壳，为果实的14倍，种仁炒后脂肪油含量增加。

（3）药理作用研究　使君子具有驱蛔虫作用，其有效部位是水溶物。使君子酸钾为驱虫的有效成分之一，脂肪油也有驱虫作用。通过大量医药文献的考查，使君子在历代应用中，种仁和果实入药并存，且二者均主用炮制品。小儿服用则以炒使君子仁为主，单味嚼服或研粉服；复方入煎剂或丸、散剂，则可连壳使用，并主用加热后的炮制品。目前连壳打碎生用的用法，缺乏充分的文献依据，又不利于减缓其副作用，应以炮制后入药为宜。临床观察发现，成年人服果壳（与泻剂合用）排虫率为75%，全果为80%，可见驱虫效果差别不大，并且多组成复方应用。因此，认为统一以果实入药，经低温均匀加热炮制后应用为宜。这既符合临床用药需要，又能降低副作用，简化操作。

槟　榔

本品为棕榈科植物槟榔 *Areca catechu* L. 的干燥成熟种子。春末至秋初采收成熟果实，用水煮后，干燥，剥去果皮，取出种子，干燥。药材以个大、坚实、身重、断面颜色鲜明、无破裂者为佳。味苦、辛，性温；入胃、大肠经。具有杀虫，消积，行气，利水，截疟之效。

【炮制应用】

1. **槟榔**　取原药材，置水中浸泡，每日换水，泡3~5天捞起，置容器内，常淋水，润透，切薄片干燥。生品力峻，以杀虫破积，行水消肿，截疟为主。

（1）虫积腹痛　常与鹤虱、川楝子、枯矾等同用，具有杀虫止痛的作用。可用于肠中诸虫，发作时腹中疼痛，如安虫散（《小儿药证直诀》）。若肠中虫积阻滞，腹痛拒按，大便秘结，则常与大黄、牵牛子、木香等同用，具有攻积杀虫之效，如万应丸（《医学正传》）。

（2）脚气水肿　常与木瓜、吴茱萸、紫苏等同用，具有行水消肿的作用。可用于寒湿阻滞，遍身水肿，脚气初起，两脚肿痛、不可着地、筋脉弛缓，或麻痹冷痛，如鸡鸣散（《类编朱氏集验方》）。

（3）疟疾日久　常与常山、草果、青皮等同用，具有除痰截疟的作用。可用于疟疾先寒后热，发作定时，数发不止，胸闷脘痞，口腻无味，如截疟七宝饮（《杨氏家藏方》）。

2. **炒槟榔**　取净槟榔片，置炒制容器内，用中火炒至微黄色时取出。炒后药性缓和，不致克伐正气，并可减少恶心、腹泻、腹痛的副作用，可用于夹虚患者，以消食除胀为主。

（1）饮食停滞　常与厚朴、陈皮、三棱等同用，具有消积化滞的作用。可用于饮食停滞，胃脘痞满，呕吐，嗳气，或腹中胀痛，大便不畅，如开胸顺气丸（《寿世保元》）。

（2）赤白痢疾　常与木香、黄连、大黄等同用，具有调气止痢的作用。可用于湿热内阻，肠胃受伤，赤白痢疾，里急后重。亦治积滞内停，脘腹胀痛，大便秘结，如木香槟榔丸（《儒门事亲》）。

3. 焦槟榔　取槟榔片，用中火炒至焦黄色，取出放凉。炒焦后以消积治血痢为主。

食积血痢　常与神曲、山楂、三棱等同用，具有消积止血痢的作用。可用于伤食伤乳，日久成痢，或大便脓血，腹胀便秘，肚大青筋，如小儿化食丹（《济南市中药成方选辑》）。

另有炒炭法，以炒至黑褐色为度。其功用与焦槟榔相似，可用于食积血痢。

【处方配给】 写槟榔，配炒槟榔；其余随方配给。

【用法用量】 3~10g；驱绦虫、姜片虫 30~60g。

【使用注意】 脾虚便溏、气虚下陷者忌用。孕妇慎用。

【相关研究】

（1）古代文献研究　《雷公炮炙论》："勿经火，恐无力效。若熟使，不如不用"；《本草纲目》："头圆矮毗者为榔，形尖紫文者为槟，槟力小，榔力大。凡使，用白槟及存坐稳正心坚有锦文者为妙，半白半黑并心虚者，不入药用。以刀刮去底细切之，勿令经火，恐无力。若熟使，不如不用"；《本草乘雅半偈》："刮去底细切之，经火则无力。雷公云，生用为良，熟使绝无用矣"；《医学入门》："急治生用，经火则无力，缓治略炒，或醋煮过"；《本草正》："槟榔得石灰则滑而不涩，石灰蒌叶得槟榔则甘而不辣，服后必身面俱暖，微汗微醉，而胸腹豁然，善解吞酸，消宿食，辟岚瘴，化痰醒酒，下气健脾"；《握灵本草》："呕吐痰涎……白槟榔一颗煨熟……水煎服"。

（2）化学成分研究　本品质地坚硬，为了切片，需长时间浸泡，其槟榔碱损失较大。据报道，水浸后醚溶性生物碱损失 16.29%，而暴晒又比阴干多损失 23.4%，颜色也发生了变化，这可能是传统认为槟榔不宜暴晒的原因。故槟榔切片后以阴干或烘干为宜。槟榔中所含槟榔碱为驱虫的有效成分，随着加热时间的增加，槟榔碱有不同程度的下降，炒黄品低于生品，炒焦品含量很低，炒炭品含量甚微。但随着加热时间的增加，其油性则有所增加，槟榔炭油性最大。氨基酸总量和必需氨基酸总量出现不同程度的降低，为生槟榔＞炒槟榔＞焦槟榔；微量元素的变化则是随炮制程度加重而逐渐增加；并同时产生 3 个新成分，其中之一为 5- 羟甲基糠醛。目前研究表明，槟榔加热炮制过程中会发生美拉德反应，对槟榔碱去甲基化和甲基化的转化过程具有抑制作用，可使槟榔碱的含量维持在适当水平，保证槟榔炮制品的药理活性。另外，有研究表明焦槟榔中生物碱与鞣质的含量比生品更低。

（3）药理作用研究　生槟榔对正常小鼠胃排空有轻微抑制作用，炒槟榔、焦槟榔、槟榔炭能促进胃排空；炒制程度较深的焦槟榔有明显促肠推进作用；槟榔炭、炒槟榔、焦槟榔对肠推进迟缓均有改善作用；各槟榔组胃液量均增加，其中焦槟榔组最明显；除槟榔炭组外，各槟榔组胃液 pH 值均降低，其中焦槟榔组胃液 pH 值最低。此外，生槟榔对离体胃肠平滑肌可产生强直收缩作用，炮制后强直收缩作用减弱。促进胃底平滑肌收缩作用以焦槟榔为佳。槟榔具有驱虫作用，以驱绦虫为主，对猪肉绦虫的疗效优于牛肉绦虫，其麻痹虫体作用部位可能在神经系统而不在肌肉。该药对蛲虫和血吸虫也有一定作用。

榧　子

本品为红豆杉科植物榧 *Torreya grandis* Fort. 的干燥成熟种子。冬季种子成熟时采摘，除去肉质假种皮，洗净，晒干。药材以个大、饱满、种仁黄白色、不泛油，不破碎者为佳。味甘，性平；入肺、胃、大肠经。具有杀虫消积，润肺止咳，润燥通便之效。

【炮制应用】

1. **榧子**　取原药材，拣净杂质或去壳取仁，捣碎用。生用以杀虫去积，润肺滑肠为主。

（1）虫积腹痛　常与乌梅、小茴香、槟榔等同用，具有杀虫消积的作用。可用于蛔虫、钩虫、绦虫等扰动而致腹痛，如榧子杀虫丸（《中药临床应用》）。

（2）肺燥干咳　常与杏仁、贝母、麦冬等同用，具有润肺止咳的作用。可用于肺燥咳嗽，咽喉痛痒，语音不出等症。

（3）肠燥便秘　常与火麻仁、郁李仁、桃仁等同用，具有润肠通便的作用。可用于津枯肠燥，大便秘结，或痔疮便难等症。

2. **炒榧子**　取净榧子，置炒制容器内，用中火炒至外部黑褐色，内部黄色，并具焦香味时取出。炒后以益中疗痔为主。

小儿疳证　常与山药、鸡内金、芜荑等同用，具有益气疗疳的作用。可用于小儿疳积，脾胃虚弱，形体消瘦，面色无华，肚腹胀满等症。

【处方配给】 写榧子，配给生品，炒品随方配给。

【用法用量】 9~15g。

【使用注意】 大便溏薄者不宜用。

【相关研究】 古代文献研究　《本草新编》："榧子杀虫最胜，但从未有入汤药者，切片生用之至妙。余用入汤剂，虫痛者立时安定，亲试屡验"。

鹤　虱

本品为菊科植物天名精 *Carpesium abrotanoides* L. 的干燥成熟果实。秋季果实成熟时采收，晒干，除去杂质。药材以粒均匀、饱满者为佳。味苦、辛，性平，有小毒；入脾、胃经。具有杀虫消积之效。

【炮制应用】

1.鹤虱 取原药材，拣尽杂质。生品以解毒疗疮为主。

恶疮肿毒 常用本品单味捣烂外敷，具有解毒医疮的作用。可用于恶疮肿毒，虫蛇所伤等症。

2.炒鹤虱 取净鹤虱，置炒制容器内，用文火炒黄，有香味时取出。炒后易于煎出，缓其毒性，以杀虫消积为主。

虫积腹痛 常与槟榔、使君子、芜荑等同用，具有消积杀虫的作用。可用于肠道多种寄生虫，如蛔虫、蛲虫、绦虫扰动而致腹痛，如化虫丸（《医方集解》）。

【处方配给】写鹤虱，配给炒品；生品随方配给。

【用法用量】3~9g。

第十八章　止血药

凡能以制止人体内外出血为主要作用的药物，称为止血药。主要适用于各种出血，如吐血、衄血、便血、尿血、崩漏及创伤出血等症。在应用时，应根据出血的原因和症状不同，选择适当的药物进行配伍，以增强疗效。如出血属于血热妄行者，应与清热凉血药同用；属于阴虚阳亢者，应与滋阴清热药同用；属于气虚不能摄血者，应与补气药同用；若有瘀血未尽者，应与活血化瘀药同用，以免留瘀之弊。

炮制对止血药的影响：本类药物多以制炭入药（有的药物制炭后，才具止血作用）。制炭后具有收敛固涩之性，能增强药物的止血效果，古人用"红见黑止"来解释其止血的机制。据现代研究证明，绝大多数药物制炭后，能缩短实验动物的凝血时间，说明药物制炭后确能增强其止血效果。

大　蓟

本品为菊科植物蓟 *Cirsium japonicum* Fisch. ex DC. 的干燥地上部分。夏、秋二季花开时采收，割取地上部分，除去杂质，晒干。药材以色灰绿、叶多者为佳。味甘、苦，性凉；入心、肝经。具有凉血止血，散瘀解毒消痈之效。

【炮制应用】

1. **大蓟**　取原药材，洗净，润软，切段或片，干燥。生用以散瘀消肿为主，但亦具有凉血止血之效。

（1）肠痈腹痛　常与茜草、川牛膝、金银花等同用，具有散瘀消肿的作用。可用于肠、腹瘀积，痈肿疼痛，如治肠痈腹痛的少腹痛方（《临床常用中药手册》）。

（2）疔疮恶肿　常与乳香、明矾、地丁等同用，亦可单味捣烂外敷，具有解毒疗疮的作用。可用于痈肿疮毒，小儿浸淫疮痛，妇人阴痒疮毒，如治疔疮恶肿方（《普济方》）。

（3）血热出血　可单味用其根或叶捣汁服，或与地黄汁、白茅根等同用，具有凉血止血的作用。可用于血热妄行的吐血、衄血、崩中下血，热结血淋，如大蓟汁饮（《重订严氏济生方》）。亦可单味捣烂外敷，治疗创伤出血，以及金疮出血。

2. **大蓟炭**　取大蓟段或片，用武火炒至外表焦黑色或黑褐色，喷淋清水灭尽火星，炒干取出。炒炭后凉性减弱，增强涩血止血的作用。

（1）热病出血　常与侧柏炭、茅根炭、牡丹皮炭等同用，能增强凉血止血的作用。可用于气火上冲，迫血妄行而致的吐血、咯血、呕血等，如十灰散（《十药神书》）。

（2）崩漏、尿血　常与蒲黄炭、莲房炭、陈棕炭等同用，能增强涩血止血的作用。

可用于下焦结热，尿血成淋，崩漏下血，以及堕胎出血等症。

【处方配给】写大蓟、大蓟根，配给生品；其余随方配给。

【用法用量】9~15g；鲜品可用30~60g；外用适量，捣烂敷患处。

【使用注意】生品性寒，凡脾胃虚寒、胃虚食少便溏者慎用。

【相关研究】

（1）古代文献研究 《十药神书》："烧存性，研极细末，用纸包，碗盖于地上一夕，出火毒"；《炮炙大法》："消肿捣汁，止血烧灰存性"。

（2）化学成分研究 大蓟主含黄酮和黄酮苷类、长链（烯）炔醇类、三萜和甾醇类、挥发油类、木脂素类等成分。研究表明，黄酮类成分与大蓟药效相关，柳穿鱼叶苷常作为大蓟饮片及其炭品的质量控制指标。从现在研究成果来看，对大蓟炒炭止血原理的研究多集中于药物在制炭后鞣质、Ca^{2+}、炭素、化学成分等物质基础变化上。大蓟炒炭后，多种无机元素含量均较生品有所升高，但鞣质含量降低。

（3）药理作用研究 大蓟有抑菌、降压、抑制心脏作用，此外还有降低脂质过氧化物形成、抗肿瘤、杀线虫、抗糖尿病作用、抗骨质疏松、促进脂肪代谢、保肝和利尿等作用。大蓟生品凉血消肿，制炭后收敛止血作用增强。动物实验也表明，大蓟炭能缩短出血和凝血时间。由此说明大蓟炭的止血作用并不与鞣质含量呈平行关系。

小 蓟

本品为菊科植物刺儿菜 *Cirsium setosum*（Willd.）MB. 的干燥地上部分。夏、秋二季花开时采挖，除去杂质，干燥。药材以叶多、色绿者为佳。味甘、苦，性凉；入心、肝经。具有凉血止血，散瘀解毒消痈之效。

【炮制应用】

1. 小蓟 取原药材，洗净，润软，切段或片，干燥。生用凉血止血，但以解毒消肿为主。

痈肿疮毒 常与地丁、金银花、乳香等同用，能增强解毒消肿的作用。可用于血热、火毒郁结不散的疮疖，亦可单味捣烂外敷，如小蓟药膏（《太平圣惠方》）。

2. 小蓟炭 取小蓟段或片，用武火炒至外表焦黑色或黑褐色，喷淋清水灭尽火星，炒干取出。炒炭后增强收涩止血的作用。

（1）血热出血 常与牡丹皮炭、侧柏炭、大黄炭等同用，能增强凉血止血的作用。可用于血热夹瘀的吐血、咯血、衄血，如十灰散（《十药神书》）。

（2）尿血、血淋 常与蒲黄炭、滑石、木香等同用，具有清热止血的作用。可用于下焦结热，小便涩痛或尿血成淋，以及妊娠堕胎后出血不止，如小蓟饮（《圣济总录》）。

【处方配给】写小蓟，配给生品；其余随方配给。

【用法用量】5~12g；鲜品加倍；外用适量，捣烂敷患处。

【使用注意】生品性寒，易伤脾阳，凡脾胃虚寒者慎用。

【相关研究】

（1）古代文献研究 《炮炙大法》："消肿捣汁，止血烧灰存性"；《本草述钩元》："消肿，捣汁用；止血，烧灰存性用"。

（2）化学成分研究 小蓟含黄酮类、有机酸类、生物碱类、皂苷类、胆碱等化学成分。小蓟炒炭后总黄酮量明显下降，蒙花苷和芦丁为小蓟的主要黄酮类成分，炒炭后蒙花苷含量明显降低，为小蓟药材蒙花苷含量的十分之一到几十分之一。酸性物质的含量较生品有所升高。小蓟炭样品中所含微量元素 Zn、Ca、Pb、Co、Mn、Cr、Cu、P、Fe、K 含量较生品明显增加。鞣质的含量随着炮制温度的升高及加热时间的延长而降低。

（3）药理作用研究 小蓟具有明显的促进血液凝固作用，小蓟止血主要通过使局部血管收缩，抑制纤溶而发挥作用。生小蓟及 210℃炮制的小蓟炭样品均具有显著的缩短小鼠凝血时间的作用，但小蓟炭作用更强。

地 榆

本品为蔷薇科植物地榆 *Sanguisorba officinalis* L. 或长叶地榆 *Sanguisorba officinalis* L. var. *longifolia*（Bert.）Yü et Li 的干燥根。后者习称"绵地榆"。春季发芽时或秋季植株枯萎后采挖，除去须根，洗净，干燥；或趁鲜切片干燥。药材均以条粗、质硬、断面色红者为佳。味苦、酸、涩，性微寒；入肝、大肠经。具有凉血止血，解毒敛疮之效。

【炮制应用】

1.地榆 取原药材，除去杂质及残茎，洗净，润透，切片，干燥。生用泻火解毒，凉血止血为主。

（1）烫伤、湿疹 常与煅石膏、枯矾、黄柏同研粉，亦可单味研粉，麻油调敷患处，具有解毒，敛伤，生肌的作用。可用于水火烫伤，湿疹，皮肤溃烂等症（《中药学》）。

（2）湿热带下 常与椿根皮、墓头回、茯苓等同用，具有清热，利湿，止带的作用。可用于湿热内阻，浸淫带脉，赤白带下，如地榆膏（《妇人良方》）。

（3）热毒恶疮 常与金银花、乳香、没药等同用，具有解毒疗疮的作用。可用于小儿面疮赤肿，以及虫、蛇、犬咬伤，亦可单味应用，如治小儿面疮赤肿痛方（《小儿卫生总微方论》）。

（4）湿热痢疾 常与黄连、赤芍、金银花等同用，具有凉血止痢的作用。可用于湿热蕴结大肠，腹痛下痢。若痢疾反复不愈，大肠虚滑，则与诃子、当归、乌梅等同用，具有实肠止痢的作用，如地榆丸（《普济方》）。

2.地榆炭 取净地榆片，用武火炒至外表焦黑色，内部棕褐色时取出。炒炭后可增强收涩止血的作用。

（1）肠风便血 常与槐花、黄芩、侧柏叶等同用，具有涩血止血的作用。可用于下焦湿热，肠风下血，血色鲜红，如地榆散（《沈氏尊生书》）。又如用于痔疮出血，肿痛的凉血地黄汤（《外科大成》）；用于清热止血的脏连丸（《中药成药制剂手册》）。

（2）尿血淋痛　常与小蓟、白茅根、牡丹皮等同用，具有凉血止血，利尿通淋的作用。可用于热结膀胱，尿血淋痛，尿道刺痛等症。

（3）崩漏下血　常与椿根皮、棕榈炭、生地黄炭等同用，具有凉血止崩的作用。可用于冲任夹热，侵淫胞宫，崩中漏下，血色鲜红等症。

【处方配给】写地榆，配给生品；地榆炭随方配给。

【用法用量】9~15g；炭品5~10g；外用适量，研末涂敷患处。

【使用注意】凡虚寒性的下痢、便血、崩漏及出血有瘀滞者慎用。

【相关研究】

（1）古代文献研究　《本草通玄》："地榆虽能止血，多用能伤中气，梢能行血，必当去之。多以生用，见火新功"；《本草纲目》："地榆除下焦热，治大小便血证。止血取上截切片炒用，其梢则能行血，不可不知"；《沈氏尊生书》："下梢行血无功，止血上截炒过"；《医宗说约》："炒黑止血"。

（2）化学成分研究　地榆炒炭后鞣质含量减少，皂苷受到一定破坏，部分地榆皂苷转化成一些新的产物。在制炭过程中产生地榆皂苷元Z，在生品以及炒炭不到或炒炭太过的饮片中无法检出，只有在炒炭程度适当的饮片中能够检出，当地榆炒炭至外观达到最佳（炒制11分钟）时，地榆皂苷元Z的含量最高，此方法与传统要求相符，因此，该成分可以作为地榆炭炮制程度的指标成分。炒炭后地榆的组织结构发生了变化，草酸钙簇晶和方晶的体积减小且数量减少，显示部分不溶于水的草酸钙晶体在高温条件下释放出能促进血液凝固的可溶性钙离子；淀粉粒、导管、韧皮纤维和木栓细胞部分炭化，说明炒炭产生了一定数量的炭素，炭素具有吸附、收敛作用，可促进止血。这与传统理论"红见黑则止"是符合的。

（3）药理作用研究　地榆炒炭后止血作用增强，能缩短小鼠出血时间和凝血时间，对血小板有良好的促凝作用。地榆炒炭后不仅保存了生地榆的止血作用，而且具备炭的吸附性，并释放出可溶性钙，故地榆炭的止血作用优于生地榆。地榆炭除局部的收敛止血作用外，还通过全身作用以消除局部病灶。说明中医用地榆炭止血是有一定道理的。用炒地榆及生地榆粉对犬、兔烫伤的实验表明，炒地榆炭对犬、兔Ⅰ~Ⅱ度烧伤有显著的疗效，且不感染化脓，渗出物少，有类似西医鞣酸的收敛作用。此外，炒地榆在体外有抑制某些细菌的作用。

槐　花

本品为豆科植物槐 *Sophora japonica* L. 的干燥花及花蕾。前者习称"槐花"，后者习称"槐米"。夏季花开放或花蕾形成时采收，及时干燥，除去枝、梗及杂质。药材以个大、紧缩、色黄绿者为佳。味苦，性微寒；入肝、大肠经。具有凉血止血，清肝泻火之效。

【炮制应用】

1.**槐花**　取原药材，除去杂质及枝梗。生用以清肝泻火，清热凉血为主。

（1）头目眩晕　可单用煎水代茶饮，亦可与夏枯草、菊花、决明子等同用，具有清肝明目的作用。可用于肝阳上亢，头目眩晕，或兼头痛等症。本品又能降血压，改善毛细血管的弹性，故近年临床常用于高血压。

（2）血热妄行　常与地榆、牡丹皮、生地黄等同用，具有清热凉血的作用。可用于邪热壅盛，迫血妄行所致的出血病证，色红量多，或兼身热烦渴等症。

（3）疔疮痈肿　可单味入酒煎服，亦可与丹参、金银花、地丁等同用，具有解毒疗疮的作用。可用于一切疔疮痈肿发背，焮热肿痛，如槐花酒（《证治准绳》）。

2.炒槐花　取净槐花，用文火炒至深黄色，并有香气时取出。炒黄后苦寒之性缓和，免伤中之弊，并因破坏了所含的酶，利于药性的煎出。

（1）中风失音　常与桔梗、胖大海、牛蒡子等同用，亦可单味嚼服，具有清喉利嗓的作用。可用于中风失音，咽喉肿痛，喉痹等症，如独行散（《世医得效方》）。

（2）疳蛊腹胀　常与黄芪、生地黄、天冬等同用，具有杀虫消疳的作用。可用于疳蛊腹胀，口干火盛之症，如槐芷汤（《中药临床常用手册》）。

3.槐花炭　取净槐花，用中火炒至黑褐色，喷洒清水灭尽火星，炒干取出。炒炭后清热凉血作用极弱，但产生涩性，以涩血止血作用为主。

（1）便血、痔血　常与侧柏叶、荆芥炭、枳壳等同用，具有清肠消痔的作用。可用于大肠积热，时时便血，或痔疮出血，如槐花散（《普济本事方》）。

（2）咯血、衄血　常与白茅根、侧柏叶、仙鹤草等同用，具有清热止血的作用。可用于肝肺郁热，而致咯血，衄血，或痰中带血等症。

（3）崩漏下血　常与当归、赤芍、棕榈炭等同用，具有固经止血的作用。可用于冲任不固，崩中漏下，如固冲汤（《医学衷中参西录》）。

【处方配给】 写槐米、槐花，配给炒槐花；其余随方配给。

【用法用量】 5~10g。

【使用注意】 脾胃虚寒及阴虚发热无实火者慎用。

【相关研究】

（1）古代文献研究　《本草原始》："肠风泻血赤白痢，并炒研服，凉大肠炒香"；《炮炙大法》："若止血，炒黑"；《本草辨义》："陈久者良，止血炒黑用"。

（2）化学成分研究　槐米炒黄后，鞣质含量增加 2~3 倍，醋炒后鞣质含量增加更多。另有报道，槐米在 150~190℃范围内，鞣质含量随温度升高而增加；185~195℃时含量最高；超过 200℃含量下降。槐米炒黄和醋炒后，芦丁含量略有升高，尤以醋炒品含量增加多，炒炭后含量下降。另测 200℃槐米炭品中微量元素含量，Zn、Pb、Mn、Cr、Cu、P、K 含量均明显提高，Cd、Co 含量持平，Fe 含量稍降。对槐米中槲皮素含量进行测定，150~180℃炒制品含量增高；210℃炒制含量下降，但仍高于生品。槐花制炭后，大部分氨基酸、糖类成分被破坏，而又产生了一种棕色色素。

（3）药理作用研究　生槐花水煎液凝血止血作用不明显，炒炭后凝血作用明显增强。经研究，可能与以下作用有关：①鞣质含量增加。如果除去鞣质，则凝血作用不明显。同时发现 190℃以前，槐花炭的凝血作用随制炭温度增高而增强，190~195℃制得的槐花炭凝血作用最强，这与其鞣质含量变化吻合，提示其凝血止血作用与鞣质含量有关。②槲皮素含量增加。研究报道，发现槐米炒炭后，无论鞣质含量增减，止血作用均增强。后又发现槲皮素亦有良好的止血活性。而槐花炒炭后，槲皮素含量确有升高，提示槲皮素为槐花炭止血的主要成分。③异鼠李黄素含量降低。研究报道，槐花中存在抑制槲皮素止血作用的物质异鼠李黄素，另含有一种能增强异鼠李黄素对槲皮素作用的物质。炒炭后异鼠李黄素的含量几乎减少一半，故认为槐米炒炭止血作用增强是由于止血成分增加，抗止血成分降低。槐花炭的止血作用与以上几个环节有关。

槐 角

本品为豆科植物槐 *Sophora japonica* L. 的干燥成熟果实。冬季采收，除去杂质，干燥。药材以肥大、角长、黄绿色、充实饱满者为佳。味苦，性寒；入肝、大肠经。具有清热泻火，凉血止血之效。

【炮制应用】

1. 槐角 取原药材，除去杂质。生用苦、寒，以凉血止血，清热润肠为主。

（1）血热妄行 常与生地黄、牡丹皮、白茅根等同用，能增强凉血止血的作用。可用于邪热炽盛，迫血妄行，便血溲血，或鼻衄牙血，发热烦躁等症。

（2）头目眩晕 常与菊花、夏枯草、牛膝等同用，具有清热平肝的作用。可用于肝阳上亢，头目眩晕；与黄连同用，可治肝火目赤，如明目槐子丸（《太平圣惠方》）。

（3）胎衣不下 常与木通、榆白皮、火麻仁等同用，具有催生下胎的作用。可用于胎衣不出，如槐子汤（《陈氏产宝》）。

（4）阴疮湿痒 常与苦参、地肤子、蛇床子等同用，具有燥湿止痒的作用，可用于湿热内蕴，阴疮湿痒等症。

2. 槐角炭 取净槐角，用武火炒至表面焦黑色，内部老黄色时取出。炒炭后缓其苦寒之性，增强其止血作用。

（1）崩漏下血 常与丹参、香附、茜草等同用，具有清热凉血，涩血止血的作用。可用于冲任夹热，胞宫受伤，崩中漏下等症。

（2）血淋尿痛 常与贯众炭、血余炭、甘草梢等同用，具有止血，通淋的作用。可用于湿热蕴结下焦，小便下血，淋沥不畅，茎中刺痛，如槐子散（《良朋汇集》）。

（3）便血、痔血 常与地榆、当归、黄芩等同用，具有清热消痔的作用。可用于湿热蕴结大肠所致的痔疮肿胀，大便出血，如槐角丸（《太平惠民和剂局方》）。

3. 蜜槐角 取净槐角，用中火炒至鼓起时，喷洒蜜水，再炒至外表光亮，疏松不粘手时取出（每 10kg 槐角，用炼蜜 0.5kg）。蜜炙后可缓其苦寒之性，具有滋润肠燥的作用。

（1）脏毒下血 常与阿胶珠、黄连、地榆炭等同用，具有润肠止血的作用。可用于肠胃风热，转入血分引起的脏毒下血，日久不止，肛门坠痛，痔疮焮肿，如脏连丸（《外科正宗》)。

（2）赤白痢疾　常与赤芍、木香、白头翁等同用，具有清热止痢的作用。可用于大肠积热，赤痢脓血，腹痛，里急后重等症。

【处方配给】写槐角，配给生品；其余随方配给。

【用法用量】6~9g。

【使用注意】孕妇慎用。

【相关研究】

（1）古代文献研究　《本草述钩元》："若以止血，须炒黑"。

（2）化学成分研究　研究表明，槐角炒炭后黄酮苷染料木苷、槐角苷、芦丁含量降低的同时，黄酮苷元染料木素、槲皮素、山奈素含量升高。蜜炙槐角与生品比较，染料木素、槲皮素、山奈素含量升高。

（3）药理作用研究　槐角中的槲皮素具有较好的祛痰、止咳作用，并有一定的平喘作用，证明槐角蜜炙增强止咳平喘作用确有科学道理；染料木素是一种大豆异黄酮类植物雌激素，具有雌激素样作用、抗肿瘤、抗糖尿病、预防心血管系统疾病等多种药效，蜜炙后其量升高，可为蜜炙槐角保健食品的研究打下基础。

侧柏叶

本品为柏科植物侧柏 *Platycladus orientalis*（L.）Franco 的干燥枝梢及叶。全年均可采收，多于夏、秋二季采收嫩叶，阴干。药材以枝嫩、色深绿、无碎末者为佳。味苦、涩，性寒；入肺、肝、脾经。具有凉血止血，化痰止咳，生发乌发之效。

【炮制应用】

1. 侧柏叶　取原药材，除去枝梗及杂质。生用以凉血止血，祛痰止咳为主。

（1）血热妄行　常与生地黄、生荷叶、生艾叶同用，能增强清热凉血的作用。可用于火邪内扰，血热妄行而致的吐血，衄血，咯血，咽燥口干，如四生丸（《妇人良方》)。

（2）咳嗽气喘　常与杏仁、枇杷叶、前胡等同用，能增强止咳祛痰的作用。可用于痰热阻肺，咳嗽气喘等症，如治疗慢性支气管炎的复方侧柏片（《全国中草药汇编》)。

（3）赤白带下　常与椿根皮、香附、黄柏等同用，具有利湿止带的作用。可用于湿热蕴结下焦所致的赤白带下，四肢重着，如侧柏樗皮丸（《沈氏尊生书》)。

（4）疠风癞疾　可单味研细末，蜜丸内服，具有祛风止痒的作用。可用于疠风癞疾，眉发不生；用60%乙醇浸泡7天后涂搽可治脂溢性皮炎；亦可与当归、桑枝、独活等同用，具有祛风除湿的作用。可用于风湿诸痛，历节风痛，如侧柏叶丸（《证治准绳》)。

2. 侧柏炭　取净侧柏叶，用中火炒至外表焦褐色、内部焦黄色时取出。炒炭后寒凉之性趋于平和，增强涩血止血的作用。

（1）吐血、咳血　常与藕节炭、艾叶炭、白茅根等同用，具有清肺止血的作用。可用于热邪伤肺，咳吐鲜血，或痰中带血，或血不归经的吐血，如柏叶汤（《金匮要略》)。

若与艾叶、炮姜等温性药合用，还可治虚寒性出血证。

（2）大便下血　常与槐花炭、黄芩炭、陈棕炭等同用，具有清肠止血的作用。可用于湿热内阻，损伤肠络，下扰血分，而致大便下血；亦治肠风脏毒，下血不止。常用于热邪不盛的各种出血证，如十灰散（《十药神书》）。

（3）小便下血　常与小蓟炭、滑石、白茅根等同用，具有止血，利尿的作用。可用于湿热蕴结下焦，壅于肾脬，时时尿血。

（4）崩漏下血　常与白芍、当归、血余炭等同用，具有固经止血的作用。可用于冲任热盛，崩中漏下，如总录芍药汤（《圣济总录》）。又如用于崩中漏下的柏叶散（《妇人良方》）。

【处方配给】写侧柏叶、侧柏炭，配给侧柏炭；其余随方配给。

【用法用量】6~12g。外用适量。

【使用注意】生品苦、寒，虚寒证不能单独使用，以免导致胃部不适。

【相关研究】

（1）古代文献研究　《握灵本草》："酒毒下血，柏叶九蒸九晒……月水不断，侧柏叶炙……水酒煎服"；《得配本草》："生用凉，炙用温"；《本草求真》："借炒黑以止血耳"。

（2）化学成分研究　不同制炭程度对侧柏叶化学成分有不同程度的影响，侧柏叶炒炭后产生新的成分槲皮素，其含量可以明显指示侧柏炭的炮制程度，可以作为侧柏炭的指标性成分。同时，侧柏叶炒炭后，约50%的挥发油成分消失，黄酮及鞣质含量有所降低，常量元素 Ca、Mg 含量显著增加，黄酮类成分总含量有所减少，但其中杨梅素、槲皮素及山柰酚等增加。

（3）药理作用研究　侧柏叶煎剂对小鼠出血时间及兔凝血时间均有明显缩短，其有效成分为槲皮苷和鞣质，炒炭和煅炭后止血作用较生品增强。侧柏叶烘烤温度在 100~200℃时，止血作用非常显著，焦侧柏叶与 200℃烘烤品止血作用相近，它们与 0.9% 氯化钠注射液对照组相比，均有非常显著的差异。另据报道，对侧柏叶醇提物研究表明，其含有较强的抗炎成分，作用机制与花生四烯酸的代谢有关。研究还发现，黄酮类成分对凝血系统以及血管内皮系统的多个环节都表现出不同程度的药理活性。槲皮素、山柰酚可抵抗高糖诱导的血管内皮细胞的损伤；穗花杉双黄酮可促进血管内皮细胞的增殖，促进血管新生，推测侧柏叶炒炭后止血功效的增强可能与这些黄酮类成分含量的增加有关。

白茅根

本品为禾本科植物白茅 Imperata cylindrica Beauv. var. *major*（Nees）C. E. Hubb. 的干燥根茎。春、秋二季采挖，洗净，晒干，除去须根及膜质叶鞘，捆成小把。药材以条粗、色白、无须根、味甜者为佳。味甘，性寒；入肺、胃、膀胱经。具有凉血止血，清热利尿之效。

【炮制应用】

1. 白茅根 取原药材洗净微润，切段，干燥，除去碎屑。生用以凉血止血，清热利尿为主。

（1）血热妄行 可单用大剂量煎服，尤其对尿血可起到利尿与止血二者兼顾的作用。亦可与牡丹皮、生地黄、黄芩等同用，能增强清热凉血的作用。可用于血热妄行，吐血，衄血，量多色红，身热口干，烦躁不安，如茅根饮子（《外台秘要》）。

（2）肺热咳喘 常与桑白皮同用，具有清泄肺热的作用。可用于肺热壅阻，咳嗽气喘，口干咽燥，如如神汤（《太平圣惠方》）。

（3）胃热呕哕 常与葛根同用，具有清胃止呕的作用。可用于胃热壅盛，气逆呕哕，如茅葛汤（《沈氏尊生书》）。

（4）热结水肿 常与杏仁、木通、芒硝等同用，具有行水消肿的作用。可用于水肿气壅，咳喘上气，肢体浮肿，小便赤涩，如杏仁散（《太平圣惠方》）。

（5）湿热黄疸 常与黄芩、大黄、茵陈等同用，具有利湿退黄的作用。可用于湿热内阻，心脾热壅，皮肉面目悉黄，小便赤涩，如茅根散（《普济方》）。

2. 白茅根炭 取白茅根段，用中火炒至焦褐色，喷淋清水灭尽火星时取出。炒炭后清热凉血作用减弱，清热止血作用增强，并偏于收敛止血。

（1）吐血、衄血 常与墨旱莲、白及、血余炭等同用，具有清热止血的作用。可用于肝肺郁热，而化火上炎，吐血，衄血，色赤量多，如十灰散（《十药神书》）。

（2）尿血 常与小蓟、生地黄、滑石等同用，具有利尿，止血的作用。可用于湿热蕴结，郁阻膀胱，尿血时作。

【处方配给】 写白茅根、茅根，配给生品；炭品随方配给。

【用法用量】 9~30g。鲜品加倍。

【相关研究】

（1）古代文献研究 《得配本草》："消瘀血，童便浸，捣汁用"；《中药炮制经验集成》："炒炭止血"；《医学衷中参西录》："白茅根必用鲜者，其效方著"。

（2）化学成分研究 白茅根经炒炭后，鞣质含量明显升高；除元素 Cd、Co、Cu 含量有所降低外，其余元素如 Zn、Pb、Mn、Cr、P、Fe、K、Ca 等均明显增加。

（3）药理作用研究 白茅根的利尿作用可能与多种钾盐有关。动物实验证明，炒炭后止血作用比生品强，出血时间和凝血时间均比炒炭前缩短。同时，白茅根生、炭品均能缩短小鼠血浆复钙时间，炭品与生品比较有差异，可能与其影响内源性凝血因子的能力较强有关。

三 七

本品为五加科植物三七 *Panax notoginseng*（Burk.）F. H. Chen 的干燥根和根茎。秋季花开前采挖，洗净，分开主根、支根及根茎，干燥。药材以个大、坚实、体重皮细、断面灰黑色、无裂隙，俗称"铜皮、铁骨"者为佳。味甘、微苦，性温；入肝、胃经。具有散瘀止血，消肿定痛之效。

【炮制应用】

1.三七、三七粉 取原药材，除去杂质，用时捣碎；或取三七，洗净，干燥，研细粉。生用以散瘀止血，消肿定痛为主。

（1）各种出血证 常与花蕊石、血余炭同用，能增强化瘀止血的作用。可用于吐血、衄血、咳血以及二便出血而兼有瘀滞者，如化血丹（《医学衷中参西录》）。亦可取三七粉单味调服。

（2）外伤出血 常与血竭、没药等同用，具有活血止血的作用。可用于刀斧砍伤、箭伤、跌仆、杖疮出血不止，如胜金散（《外科证治全生集》）。

（3）跌打肿痛 常与乳香、没药、麝香等同用，具有活血止痛的作用。可用于跌打损伤，气滞血瘀，或筋断骨折，以致络损血溢，作肿作痛者，如嶍峒丸（《医宗金鉴》）。

（4）疮疡肿痛 常与没药、血竭、儿茶等同用，具有散瘀止痛，消肿生肌的作用。可用于痈疽溃烂，久不敛口等症。

（5）胸痹绞痛 常与人参、黄芪、丹参等同用，具有益气活血，通脉止痛的作用。可用于胸阳闭阻，气血瘀阻而致的胸痹绞痛等症。

（6）癥瘕痞块 常与三棱、莪术、鳖甲等同用，具有散瘀消癥的作用。可用于气郁血阻，癥瘕痞块；亦可用于经闭，痛经，产后腹痛等症。

2.熟三七 取净三七，打碎，分开大小块，用食油炸至表面棕黄色，取出，沥去油，研细粉；或取三七，洗净，蒸透，取出，及时切片，干燥，或打粉。熟三七化瘀作用稍缓和，以滋补力胜。

虚损劳伤 常与人参、鹿茸、当归等同用，具滋补强壮的作用。可用于气血不足，身体虚弱，面色苍白，四肢无力者，如参茸三七片，民间常用三七同肉炖服，亦取其强壮补益的作用。

【处方配给】 写三七，配给三七或三七粉；其余随方配给。

【用法用量】 3~9g；研粉吞服，每次 1~3g。外用适量。

【使用注意】 孕妇慎用。阴虚血热之出血不宜单用。

【相关研究】

（1）化学成分研究 三七经油炸后，总皂苷含量及水浸出物含量均较生品显著降低，总皂苷含量仅为生品的 60%~70%，且随着油炸程度的加深，总皂苷含量急剧下降。生三七粉加工炮制成熟三七粉后，总皂苷含量平均降低约14%，其中三七皂苷 R_i、人参皂苷 R_{gi}、人参皂苷 Rb_i 的含量分别降低约 9%、12%、9%。另有报道，三七蒸制品中的三七皂苷 R_1、人参皂苷 R_{g1}、Re、Rb_1、Rd 这 5 种皂苷含量与生品相比较均有不同程度的降低；三七油炸品中人参皂苷 R_{g1}、Re、Rb_1、Rd 含量与生品相比均有不同程度的降低。

（2）药理作用研究 实验表明，三七中所含三七素为毒性成分，又是止血的活性成分，采用干热处理使三七毒性大为降低，而被作为滋补强壮药使用，三七粉高温消毒后失去止血作用。通过比较生、熟三七对大鼠实验性高血脂水平的影响，发现高温处理的三七（熟三七）能使高脂饲料喂养的大鼠血清胆固醇、甘油三酯及 β- 脂蛋白水平升高，而生三七在一定程度上可减轻其血清胆固醇升高幅度，但降低程度有限，提示三七的药理作用可因其生、熟不同而异。三七及其炮制品对血虚模型大鼠的补血益气作用研究结果表明，熟三七（蒸三七、油炸三七）在提高面温、肛温、促进造血作用方面优于生三七，说明三七"熟补"。其中，蒸三七改善微循环效果较好，生三七止血作用最明显。对急性血瘀模型大鼠，生三七在改善血黏度、抗凝方面具有较好作用，炮制后作用减弱，生三七可能具有较优的破瘀效果。在考察三七不同炮制品补益作用的实验中，发现生三七及不同炮制品水、醇提取物均能显著增加小鼠的抓力，延长悬尾活动时间及耐缺氧时间，缩短小鼠水迷宫游泳持续时间；蒸三七水提物及油炒制三七水、醇提取物能显著缩短第 4 象限游泳时间，结果表明三七及其不同炮制品均具有增强小鼠体力、改善记忆能力及提高耐缺氧能力的作用；生品与炮制品之间在各作用上存在一定的差异。在益智方面，油炒制三七的作用较其他品种明显。同时，生三七和熟三七总皂苷给小鼠灌胃对肝脏、肾脏和血清蛋白质的合成都有促进作用。

茜 草

本品为茜草科植物茜草 *Rubia cordifolia* L. 的干燥根及根茎。春、秋二季采挖，除去泥沙，干燥。药材以条粗长、外皮色红棕、断面黄红色者为佳。味苦，性寒；入肝经。具有凉血，祛瘀，止血，通经之效。

【炮制应用】

1. 茜草 取原药材，除去残茎和杂质，洗净，润软，切片，干燥。生用凉血止血，但以活血祛瘀为主。

（1）月经停闭 常与川芎、当归、香附等同用，具有活血通经的作用。可用于冲任不调，气滞血凝，月经闭塞，小腹疼痛。

（2）恶露不下 常与当归、桃仁、益母草等同用，具有祛瘀生新的作用。可用于产后恶露不尽，小腹作痛等症。

（3）跌仆损伤 常与红花、当归、乳香等同用，具有活血通络的作用。可用于跌仆损伤，局部红肿疼痛；亦治内伤气滞血瘀，胸胁疼痛等症。

（4）风湿痹痛 常与五加皮、鸡血藤、威灵仙等同用，具有活血通痹的作用。可用于血热血瘀，痹着不行，骨节疼痛等症。

（5）痈疽肿毒 常与牡丹皮、蒲公英、赤芍等同用，具有活血消肿的作用。可用于痈疽初起，红肿疼痛等症。

2. 茜草炭 取茜草片，置炒制容器内，用武火炒至外表焦黑色时取出。炒炭后性变收涩，以凉血止血为主。

（1）咯血、衄血 常与侧柏叶、阿胶、黄芩等同用，具有凉血止血的作用。可用于阴虚内热，咯血时作，咽喉干燥；亦治阴虚火旺，心神烦闷，牙龈出血，鼻衄，如茜根散（《景岳全书》）。

（2）血痢　常与黄柏、黄连、地榆等同用，具有清肠止血的作用。可用于大肠湿热，血痢常作；亦治痔疮出血。

（3）尿血　常与小蓟、白茅根、牡丹皮等同用，具有清热止血的作用。可用于邪热伤阴，尿血鲜红或带血块；亦治其他血热出血，如十灰散（《十药神书》）。

（4）崩漏　常与海螵蛸、牡蛎、牡丹皮等同用，具有固经止血的作用。可用于冲任虚损，崩中漏下，如固冲汤（《医学衷中参西录》）。

有的地区有酒炒品，能增强活血，通经络，消瘀滞的作用。

【处方配给】写茜草，配给生品；茜草炭随方配给。

【用法用量】6~10g。

【使用注意】脾胃虚寒及无瘀滞者慎用。孕妇慎用。

【相关研究】

（1）古代文献研究　《得配本草》："酒炒行血，童便炒止血"。

（2）化学成分研究　茜草炒炭后总蒽醌、大叶茜草素含量降低。1,3-二羟基蒽醌含量明显增加，且与其止血作用增强密切相关，被认为是茜草炒炭后止血作用增强的有效成分。

（3）药理作用研究　茜草生用能行血活血、消瘀通经，炒炭后其寒性降低，药性收敛，止血作用增强，是传统止血方剂"十灰散"的主药之一。有实验表明，茜草根温浸液能明显促进家兔血液凝固时间，表现为复钙时间、凝血酶原时间及白陶土部分凝血活酶时间缩短，而炒炭后口服能明显缩短小鼠尾部出血时间。茜草制炭后，抗炎、镇痛、活血化瘀等作用减弱，止血作用增强。茜草能够显著改善不同切变率下血瘀模型大鼠的全血黏度及血浆黏度，在止血方面体现了一定的双向调节作用，对由二磷酸腺苷诱导的血小板聚集率表现出一定的影响，但弱于茜草炭。茜草炭主要通过影响内、外源性凝血酶以及纤维蛋白原来达到促凝效果，能明显提高血瘀模型大鼠血小板聚集率。茜草既能化瘀，又能止血，茜草炭主要发挥其止血作用，进一步论证了茜草、茜草炭"生行熟止"的传统炮制理论。

蒲　黄

本品为香蒲科植物水烛香蒲 *Typha angustifolia* L.、东方香蒲 *Typha orientalis* Presl 或同属植物的干燥花粉。6~7月花刚开时，剪取蒲棒顶端雄花序，晒干，碾碎，除去花茎等杂质，所得带雄花的花粉，习称"草蒲黄"；再经细筛，得到纯花粉，习称"蒲黄"。药材以粉细、质轻、色鲜黄、滑腻感强者为佳。味甘，性平；入肝、心包经。具有止血，化瘀，通淋之效。

【炮制应用】

1.蒲黄　取原药材，揉碎结块，除去花丝及杂质。生用性滑，以活血行瘀止痛，利尿通淋为主。

（1）闭经、痛经　常与当归、川芎、香附等同用，能增强活血通经的作用。可用于冲任失调，瘀血阻滞，月经停闭，小腹胀痛等症。

（2）恶露不下　常与五灵脂同用，具有化腐生新的作用。可用于产后腹痛，恶露不下，或下而不畅，亦治心腹疼痛，如失笑散（《太平惠民和剂局方》）。

（3）胞衣不出　常与槐子酒煎温服，具有堕胎助产的作用。可用于妊娠堕胎，胞衣不出，如蒲黄酒（《证治准绳》）。

（4）小便涩痛　常与滑石、冬葵子、生地黄等同用，具有利尿通淋的作用。可用于湿热蕴结下焦，小便淋涩不利，血淋涩痛，尿血时作，如蒲黄散（《证治准绳》）。

（5）跌打损伤　常与当归、红花、桃仁等同用，能增强活血化瘀的作用。可用于坠伤仆损，瘀血内阻，局部疼痛等症。外伤出血亦可直接敷于伤口上，具有止血，行瘀，止痛的作用。

2. 蒲黄炭　取蒲黄，置炒制容器内，用中火炒至黑褐色，喷洒清水灭尽火星，取出摊凉。炒炭后性涩，偏于涩血止血。

（1）呕血、咯血、衄血　常与墨旱莲、棕榈炭、茜草炭等同用，能增强涩血止血的作用。可用于血不归经的各种出血。

（2）便血、崩漏出血　常与槐角、龙骨、艾叶炭同用，可增强收涩止血的作用。可用于大肠湿热，脉络受阻，时时便血，以及冲任不固，崩中漏下，如蒲黄丸（《圣济总录》）。又如用于崩漏下血的五灰散（《沈氏尊生书》）。

原还有酒蒲黄，以增强活血祛瘀之力；醋蒲黄，以增强祛瘀止痛之力，现已较少应用。

【处方配给】写蒲黄，配给生品；其余随方配给。

【用法用量】5~10g，包煎。外用适量，敷患处。

【使用注意】生品性滑，孕妇慎用。

【相关研究】

（1）古代文献研究　《证类本草》："入药要破血、消肿，即生使；要补血、止血，即炒用"；《本草从新》："炒黑性涩，止一切血"；《得配本草》："行血生用，止血炒黑"；《本草分经》："凡欲利者宜生用，行血消瘀……炒黑性涩止血"；《本草正义》："欲利生用，欲固炒熟"；《本草求真》："以生用，熟用炒黑，分其治法耳。以生而论，则凡瘀血停滞，肿毒积块，跌仆伤损……服之立能宣泄解除。以熟焦黑，则凡吐血、下血、肠风、血尿、血痢，服之立能止血"；《增补万病回春》："补血须炒，破血宜生"；《本草原始》："止血须炒，破血消肿宜生"；《本草正》："凡欲利者宜生用，欲固者宜炒熟用"；《医宗说约》："逐瘀、止崩、止血，炒黑。破血宜生"；《药品辨义》："凡诸失血，久而不止炒黑用，又取体轻，上行治吐血、衄血、咯血，炒黑下降，止肠红崩漏。生用凉血消肿之效也"；《本草便读》："炒黑则能止血，以红见黑则止，水胜火也"。

（2）化学成分研究　蒲黄主要含有甾类、黄酮类、酸性成分、多糖类、无机成分及长链脂肪烃类。炒蒲黄和蒲黄炭的总黄酮部位可明显缩短小鼠凝血时间，初步认为总黄酮为炒蒲黄、蒲黄炭止血作用的主要活性部位。蒲黄炒黄或炒炭后鞣质含量明显降低，蒲黄炮制后各炮制品中总黄酮含量为：生蒲黄＞酒炒蒲黄＞醋炒蒲黄＞140℃烘蒲黄＞炒蒲黄＞180℃烘蒲黄＞焦蒲黄＞220℃烘蒲黄＞炒蒲黄炭。蒲黄的生药材经炮制后，金属元素的含量有较大的变化，Fe、Zn、Mn、Cu、Cr、Ni等具有活血作用的金属元素在生蒲黄中的含量较高，故蒲黄的临床应用常是"止血多炒用，散瘀多生用"。

（3）药理作用研究　蒲黄具有降血脂、抗动脉粥样硬化、保护心肌、镇痛、抗炎、增强免疫力、抗低血压及低血氧、抗微生物、兴奋子宫及肠平滑肌和促进凝血等药理作用。四个品种蒲黄的促凝血作用强弱顺序为：长苞香蒲＞蒙古香蒲＞宽叶香蒲＞狭叶香蒲。蒲黄生、炒品均有止血作用；蒲黄炭具有加快血小板凝聚速度的作用，能缩短出血时间和凝血时间，其作用的强弱主要与炒制程度有关，而与剂量的高低关系不大。蒲黄炭对实验动物凝血系统有显著影响，可以通过影响其凝血系统的多个环节发挥其止血作用。蒲黄生品及蒲黄炭均能改善血瘀大鼠异常的血液流变学指标，缩短凝血时间，降低纤维蛋白原（FIB）含量，表现出一定的化瘀止血功效，蒲黄炭还可改善舌象血瘀体征。蒲黄炭的凝血途径多于生品，生品在降低FIB方面强于炭品。

花蕊石

本品为变质岩类岩石蛇纹大理岩，主要含碳酸钙（$CaCO_3$）。采挖后，除去杂石和泥沙。药材以质坚硬、色白带"彩晕"者为佳。味酸、涩，性平；入肝经。具有化瘀止血之效。

【炮制应用】

1.花蕊石　取原药材，洗净，晒干，砸成小块。生用其质难化，不易粉碎和煎出，但亦有生用者，以化瘀止血为主。

（1）猝暴吐血、呕血　常与三七、代赭石、侧柏叶等同用，具有化瘀止血的作用。可用于热壅肺胃，血不循经，猝然吐血、呕血，量多色红，如化血丹（《医学衷中参西录》）。又如用于咯血，吐血，外伤出血，跌仆伤痛，如花蕊石散（《十药神书》）。

（2）死胎不下　常与牛膝、益母草、桃仁等同用，具有化瘀血，下死胎的作用。可用于胎死腹中，或胞衣不下，或产后败血不尽，血迷、血晕等症，如花蕊石散（《太平惠民和剂局方》）。

2.煅花蕊石　取净花蕊石，捶碎，置耐火容器内，煅至红透时取出，放凉。煅后能使质地疏松，易于粉碎，便于制剂和煎出，并消除伤脾胃的副作用，利于内服，故一般均煅用，以收敛止血为主。

（1）呕血、咯血反复不止　常与白及、红参、棕榈炭等同用，具有益气扶正，收敛止血的作用。可用于气虚不能摄血，肺胃受损，时时吐血，咯血，或痰中带血，如花蕊石散（《十药神书》）。

（2）创伤出血　可单味研细末撒患处，或与白及、煅海螵蛸、煅牡蛎等同用，具有收敛止血的作用。可用于各种外伤出血。

3. 醋淬花蕊石　取花蕊石小块在炉火上煅至红透，趁热投入醋中，反复煅淬至透，冷后研细粉（每 10kg 花蕊石，用醋 2.5kg）。经醋淬后质脆易于粉碎，增强化瘀止血，止痛的作用。

（1）跌伤肿痛　常与乳香、没药、白芷等同用，具有祛痰消肿的作用。可用于跌打损伤，瘀血肿痛等症。

（2）目生翳障　常与防风、川芎、蝉蜕等同用，具有祛翳明目的作用。可用于肝肾两亏或脾胃虚衰，运化失常而致目生翳障，视力下降，如治多年障翳方（《卫生家宝方》）。

【处方配给】写花蕊石，配给煅淬品；其余随方配给。

【用法用量】4.5~9g，多研末服。外用适量。

【备注】古代尚有童便煅，以增强其清热凉血作用；硫黄煅，多用于外科疮疡及外伤出血。

【相关研究】

（1）古代文献研究　《本草蒙筌》："煅研粉霜，治诸血证神效"；《医宗粹言》："以土罐大火煅细粉，研极细用，傅金疮神效"。

（2）化学成分研究　花蕊石主要成分为含水硅酸镁，多煅后制成散剂用。花蕊石炮制前后金属元素溶出量差异有显著性，即生品煎液中 Mg 元素溶出量较大，Ca、Fe 元素溶出较少，而煅制后 Mg 元素溶出量明显降低，Ca、Fe 元素溶出量明显增加且与煅制温度呈正相关性，As 元素溶出量与煅制温度呈负向相关关系。结合红外图谱分析可知，随着煅制温度的增加，$CaCO_3$ 逐渐分解。$CaCO_3$ 经高温煅烧的分解产物为 CaO，$CaCO_3$ 难溶于水，而 CaO 易溶于水，因此 Ca 元素溶出量显著增加。经煅制 $CaCO_3$、$Mg_3Si_2O_5(OH)_4$ 晶质结构破坏，花蕊石质地变疏松，因此多数元素的溶出量增加。

（3）药理作用研究　据临床观察，花蕊石是矿物药中最好的止血药之一，并多是煅后制成散剂用。实验表明，能缩短凝血时间和出血时间，减少出血量，但煅制前后作用差异不明显。炮制作用主要在于煅后质地疏松，易于粉碎。花蕊石煎剂给小鼠静脉注射的 LD_{50} 为 4.22g/kg，煅品 LD_{50} 为 21.5g/kg。

卷　柏

本品为卷柏科植物卷柏 *Selaginella tamariscina*（Beauv.）Spring 或垫状卷柏 *Selaginella pulvinata*（Hook. et Grev.）Maxim. 的干燥全草。全年均可采挖，除去须根及泥沙，晒干。药材以色青绿、不带大根、叶多、完整不碎者为佳。味辛，性平；入肝、心经。具有活血通经之效。

【炮制应用】

1. 卷柏　取原药材，除去残留须根及杂质，洗净，切段，干燥。生用味辛，性平，以活血破瘀为主。

（1）血滞经闭　常与红花、川芎、当归等同用，具有活血通经的作用。可用于瘀血内阻，经闭不行，小腹疼痛，亦治经来腹痛。

（2）癥瘕积块　常与三棱、莪术、䗪虫等同用，具有化癥消积的作用。可用于瘀血凝滞胁下或腹中癥瘕积块等症。

（3）跌仆损伤　常与当归、乳香、没药等同用，具有活血止痛的作用。可用于跌仆损伤，瘀血阻滞，局部疼痛，皮肤青紫等症。

2.卷柏炭　取净卷柏段，用中火炒至焦黑色，喷洒清水灭尽火星，炒干取出。炒炭后性偏温，具收涩之性，以收敛止血和血为主。

（1）鼻衄　常与墨旱莲、白茅根、栀子等同用，具有清肺止血的作用。可用于肺热上扰鼻窍而致鼻中出血；亦治经来鼻衄，即所谓倒经等症。

（2）便血　常与槐角炭、地榆、黄连等同用，具有清肠止血的作用。可用于大肠被湿热所侵，大便下血，痔血，肛门灼热等症。

（3）崩漏　常与黄芩、生地黄炭、茜草等同用，具有和血止血的作用。可用于肝郁化热，扰及冲任，崩中漏下；亦治经来色红量多者。

【处方配给】写卷柏，配给生品；其余随方配给。

【用法用量】5~10g。

【相关研究】

（1）古代文献研究　《证类本草》："生用破血，炙用止血"；《本草蒙筌》："止血宜炙，去血宜生"；《本草分经》："生用辛平破血，治淋结。炙用辛温止血，治肠风"。

（2）化学成分研究　卷柏的主要成分为黄酮类、苯丙素类、生物碱类、有机酸类和蒽醌类等成分。炒炭炮制后卷柏中总黄酮含量降低，总黄酮中有许多活血成分，总黄酮含量的降低有利于增强止血作用。

（3）药理作用研究　研究表明，卷柏能增强人体免疫功能、抑菌抗炎、镇痛及中枢抑制、抗肿瘤、降血压、降血糖等。在对血液影响方面，卷柏能缩短凝血时间、凝血酶原时间和活化部分凝血酶原时间，从而促进止血过程，但无血管收缩作用，有一定血管舒张作用。采用玻璃毛细管法和玻片法分别测定卷柏炭灌胃后对小鼠出血时间和凝血时间的影响，发现卷柏生品高剂量组出血时间、凝血时间显著延长；卷柏炭与卷柏生品对比，出血时间、凝血时间均显著减少。

莲　房

本品为睡莲科植物莲 *Nelumbo nucifera* Gaertn. 的干燥花托。秋季果实成熟时采收，除去果实，晒干。药材以个大、色紫红者为佳。味苦、涩，性温；入肝经。具有化瘀止血之效。

【炮制应用】

1.莲房　取莲房，除去杂质，切成小块。莲房生品化瘀之力偏胜，止血力较弱，以祛湿化瘀为主。

（1）暑湿　常与厚朴、扁豆、薏苡仁等同用，具有祛湿和中的作用。可用于暑湿内阻，胸闷脘痞，大便泄泻等症。单用本品甜酒煎服，还可治胎衣不下（《岭南采药录》）。

（2）痔疮　常与地榆、白芷、枳壳等同用，具有祛湿，化瘀的作用。可用于湿热壅阻，气血不和成痔，痒痛交作，稠水绵下，亦可加枳壳煎汤熏洗，以增强祛瘀止痛的作用，如莲房枳壳汤（《疡科选粹》）。

2. 莲房炭　取莲房块，用中火炒至外表焦黑色时，取出放凉。炒炭后增强其收敛止血的作用。

（1）血崩　常与棕榈炭、香附、侧柏叶等同用，能增强收敛止血的作用。可用于妇女月经非时而下，量多而崩，如莲壳散（《儒门事亲》）。又如治经血不止的瑞莲散（《妇人经验方》）。

（2）血淋　常与琥珀、车前子、海金沙等同用，具有通淋止血的作用。可用于湿热蕴结膀胱，血从下溢，尿血淋痛。

（3）天疱湿疮　本品研细末，香油调涂患处，具有祛湿敛疮的作用。可用于天疱湿疮等症。

【处方配给】写莲房、莲蓬，配给生品；炭品随方配给。

【用法用量】5~10g。

【备注】莲房也可用闷煅法制炭，功用与炒炭相同，均作莲房炭用。

【相关研究】

（1）古代文献研究　《握灵本草》：“止血方中，烧而用之”。

（2）化学成分研究　研究表明，加热炮制对莲房中金丝桃苷和槲皮素含量有显著影响，煅炭和炒炭后，金丝桃苷含量分别降低了 91.54% 和 87.69%，槲皮素含量则分别增加 97.96% 和 108.16%。

棕　榈

本品为棕榈科植物棕榈 *Trachycarpus fortunei*（Hook. f.）H. Wendl. 的干燥叶柄。采棕时割取旧叶柄下延部分和鞘片，除去纤维状的棕毛，晒干。棕榈以片大质厚、色棕红者为佳。味苦、涩，性平；入肺、肝、大肠经。具有收敛止血之效。生品一般不入药，经煅炭或炒炭才具有药效。

【炮制应用】　其方法有两种，①煅炭：取净棕榈段或棕板块置锅内，上扣一较小锅，两锅结合处用盐泥封固，上压重物，并贴一块白纸条或大米数粒，用文武火加热，煅至白纸或大米呈深黄色时，停火，待锅凉后，取出。棕毛多用其法炮制；②炒炭：取净棕板，切成小块，用武火炒至黑棕色，喷淋少量清水，取出干燥。生棕不入药，经制炭后具有收敛止血的作用。

（1）吐血、衄血　常与牡丹皮、白茅根、侧柏叶等同用；亦可单味研末开水冲服，具有涩血止血的作用。可用于血热妄行，血不归经而无瘀滞的各种出血，如十灰散（《十药神书》）。

（2）崩漏、便血　常与黄芩、海螵蛸、茜草炭等同用，具有益气止血的作用。可用于冲任不固，脾气虚衰，气不摄血，崩漏不止，或大便下血，如固冲汤（《医学衷中参西录》）。又如治血崩不止的乌金散（《奇效良方》）和治诸窍出血的黑散子（《奇效良方》）。

【处方配给】写棕榈炭、棕榈、陈棕炭，配给炭品。

【用法用量】3~9g。

【相关研究】

（1）古代文献研究　《太平圣惠方》："烧作灰。治妇人崩中、下血"；《本草蒙筌》："药求陈者，烧研汤调，止鼻洪吐衄殊功"；《本草纲目》："棕灰性涩，若失血去多，瘀滞已尽者，用之切当，所谓涩可去脱也"；《本草备要》："烧黑能止血"；《本草分经》："烧黑能止远年下血"；《玉楸药解》："收涩之性，最能止血……烧灰存性用上品也"；《本草便读》："炒黑功长……炒黑能入血分，止一切血"。

（2）化学成分研究　棕榈经制炭后，所含化学成分的组成和含量发生复杂变化，总鞣质含量有所下降，但棕榈炭的主要止血有效成分之一，$D-$儿茶素在生品中未检出，制炭后则可检出，没食子酸等成分含量制炭后升高。高效液相色谱分析，棕榈中检出19个成分，棕榈炭中则可检出26个成分，而且羟基苯甲酸的含量成倍增长。

（3）药理作用研究　动物实验表明，棕榈炭能缩短出血时间和凝血时间。由凝血实验结果可知，不论新棕皮炭或新棕板炭均无作用；陈棕炭、陈棕皮则有明显作用，尤其是取自多年的破旧陈棕则作用更为明显。说明古人"年久败棕入药尤妙"的经验是有道理的，用药以陈久者为宜。

血余炭

本品为人发制成的炭化物。药材以体轻、质脆、色黑光亮者为佳。味苦，性平；入肝、胃经。具有收敛止血，化瘀，利尿之效。生品不入药，闷煅成炭后，才产生药效。

【炮制应用】　取人发，除去杂质，用稀碱水洗净油垢，清水漂净，晒干，放入铁锅内，上扣小铁锅，两锅结合处用盐泥封固，盖锅上放米少许，用文武火煅烧至米呈焦黄色为度，冷后开锅。煅炭后产生止血消瘀，补阴利尿的作用。

（1）吐血、衄血、咯血　可单味研末与鲜藕汁内服，亦可与白茅根、花蕊石、仙鹤草等同用，能增强止血消瘀的作用。可用于血虚有瘀的吐血、衄血、咯血，如三奇散（《太平圣惠方》）。

（2）血淋、便血、崩漏　常与陈棕炭、莲房炭、槐角炭等同用，具有收敛止血的作用。可用于下部各种出血，如治出血的化血丹（《医学衷中参西录》）。

（3）小便不利　常与滑石、金钱草、猪膏等同用，具有补阴利尿的作用。可用于身目发黄，小便不利，少腹满急，如猪膏发煎（《金匮要略》）。

（4）疮疡溃烂　常与露蜂房炭、蛇皮炭同研为散，用酒调服。亦可研细撒敷或调膏外涂，可用于诸疮溃烂，久不敛口，以及斑疹痒痛，如治疮口不敛方（《苏沈良方》）。

【处方配给】　写血余、血余炭，配给煅制品。

【用法用量】　5~10g。外用适量。

【使用注意】　本品气浊，胃弱者易致呕吐，故宜慎用。

【相关研究】

（1）古代文献研究　《五十二病方》："止血出者，燔发，以安（按）其猜（创伤也）"；《医学入门》："皂角水洗净，入罐内烧存性，止血"；《本草正》："烧灰吹鼻可止衄血等证。以火炮制其色甚黑，大能壮肾，其气甚雄，大能补肺"；《本草必读》："与川椒同煅，令本体乌头、吐血衄红取效。发者血之余也，故于血证多功，入罐中盐固封，煅成性"；《历代中药炮制法汇典》："发者血之余也，发灰走血分而滞散，故所主一切出血症，亦是血见黑则止，治标之义居多，未可全信其为"。

（2）化学成分研究　人的头发主要含优角蛋白，此外尚含脂肪及黑色素和铁、锌、铜、钙、镁等。制炭后有机物被破坏，灰分中主要含钠、钾、钙、铁、铜、锌等元素。对血余炭的水提取液无机离子含量测定，发现血余炭提取液中的钙离子比正常血清中钙离子浓度高1倍多。

（3）药理作用研究　血余煅炭后，临床和药理实验皆证明确有较好的止血作用。这种止血作用可能是通过缩短凝血时间，促进血小板聚集，降低血浆中环磷酸腺苷（cAMP）的含量，提示属于促进内源性系统凝血功能实现的。除去血余炭中的钙、铁离子后，其凝血时间延长，说明血余炭的止血作用可能与其所含的钙、铁离子有关。血余炭不同条件炮制时，其药理活性作用性质亦有变化，350℃煅制的血余炭口服止血作用最强，300℃以下煅制的血余炭煎剂注射则表现为中枢兴奋作用。血余炭煎剂对金黄色葡萄球菌、伤寒杆菌、甲型副伤寒杆菌及福氏志贺菌有较强的抑制作用。血余炭毒性较小，水煎液口服 LD_{50} 为 90.90g/kg，醇提取液口服 LD_{50} 为 109.27g/kg。

藕　节

本品为睡莲科植物莲 *Nelumbo nucifera* Gaertn. 的干燥根茎节部。秋、冬二季采挖根茎（藕），切取节部，洗净，除去须根，干燥。药材以节部黑褐色、两头白色、无须根者为佳。味甘、涩，性平；入肝、肺、胃经。具有收涩止血，化瘀之效。

【炮制应用】

1. 藕节　取原药材，除去杂质及残留的须根，洗净，切片，干燥。生用凉血止血，兼能化瘀，故止血而不留瘀。

（1）急暴吐血　常与荷蒂蒸服，具有凉血止血的作用。可用于邪热伤胃的突然吐血、呕血，血色紫红，如双荷散（《太平圣惠方》）。

（2）咳血、衄血　常与牡丹皮、白草霜、白茅根等同用，具有凉血散瘀的作用。可用于肝肺郁火，猝然咳血、衄血，量多色红，如疏血丸（《医宗金鉴》）。又如用于血热妄行所致之吐血、衄血的清热凉血汤（《秦伯未经验方》）。

（3）尿痛血淋　常与血余炭、琥珀、小蓟等同用，具有利尿通淋的作用。可用于湿热蕴结膀胱，小便淋涩刺痛，或尿中带血等症，如小蓟饮子（《重订严氏济生方》）。

2.藕节炭　取净藕节，用武火炒至表面焦黑色，内部深褐色时，喷淋清水灭净火星，炒干取出。炒炭后收涩之性增强，化瘀作用较弱，以收敛止血为主。

（1）吐血、咳血、衄血　常与仙鹤草、棕榈炭、三七等同用，具有收敛止血的作用。可用于肺胃虚弱，血不循经，吐血，咳血，衄血时作时止，反复不愈。

（2）便血、痔血、崩漏　常与地榆、侧柏叶、槐角炭等同用，具有清肠止血的作用。可用于邪热蕴结大肠，时时便血，或痔疮出血。亦可用于崩漏出血，如用于妇女崩漏的凝血汤（《河北中医》）。

【**处方配给**】写藕节，配给生品；炭品随方配给。

【**用法用量**】9~15g。

【**相关研究**】

（1）古代文献研究　《济生方》："烧存性为灰"；《串雅内编》："有须处，烧灰存性，为末"。

（2）化学成分研究　不同炮制方法制成的藕节炭（轻炭、中炭、重炭、闷煅炭）中鞣质及钙含量相对增加。炒制成标准炭（表面焦黑色，内部黄褐色）时其鞣质含量最高，生品及其余程度炭品鞣质含量均低于标准炭。研究表明，乙酸乙酯与水提取部位为藕节炭止血作用的主要活性部位，3-表白桦脂酸为藕节炭止血作用的有效成分之一。

（3）药理作用研究　生品和各制炭品给药后凝血时间均有所缩短，但生品与给药前无显著差别；炒轻炭、炒中炭和闷煅炭则有显著差别；炒重炭有极显著的差别。由此初步证明，藕节炒重炭止血作用较生品显著增强。藕节炭凝血作用靶点涉及凝血、抗凝及其血栓形成的整个过程，并由此导致血流动力学的改变，起到凝血作用。

艾 叶

本品为菊科植物艾 *Artemisia argyi* Lévl. et Vant. 的干燥叶。夏季花未开时采摘，除去杂质，晒干。药材以背面灰白色、绒毛多、香气浓郁、无杂质者为佳。味苦、辛，性温；入肝、脾、肾经。具有温经止血，散寒止痛；外用祛湿止痒之效。

【**炮制应用**】

1.艾叶　取原药材，除去杂质及茎梗。生用性燥，以祛寒燥湿力甚，且对胃有刺激性，故多外用，或捣绒做成艾卷或艾炷，用作穴位烧灸。

（1）湿疹瘙痒　本品单味或加雄黄、硫黄煎水外洗，具有燥湿止痒的作用。可用于寒湿邪毒，外溢肌肤而致的皮肤湿疹瘙痒等症（《卫生易简方》）。

（2）胸腹冷痛　本品单味捣绒制成艾条，用作穴位烧灸，具有温通气血，透达经络的作用。适用于胸腹冷痛，寒客胞宫等症。也可用于痈疽不合，疮口冷滞，以艾煎汤洗后，白胶熏之（《仁斋直指方》）。

2. 醋艾叶　取净艾叶，用醋拌匀，用文火炒至微焦时取出（每 10kg 艾叶，用醋 1.5kg）。醋炙后温而不燥，缓和对胃的刺激性，并能增强逐寒止痛的作用。

（1）经行腹痛　常与香附、当归、肉桂等同用，具有散寒，调经止痛的作用。可用于寒客胞宫，冲任不调，月经愆期，经来腹痛，少腹冷痛，如艾附暖宫丸（《仁斋直指方》）。又如治妇人血滞虚冷的艾附丸（《杨氏家藏家》）。

（2）宫寒不孕或胎动不安　常与当归、人参、生姜等同用，具有暖宫安胎的作用。可用于子宫虚寒不孕，或胎为风寒所侵而致胎动不安，如艾叶汤（《圣济总录》）。又如治妊娠伤寒，汗下后血崩不止，胎气受损的胶艾六合汤（《医垒元戎》）。

（3）下焦虚寒　常与附片、肉桂、吴茱萸等同用，具有逐寒湿而止冷痛的作用。可用于寒湿滞于经络，阻于中焦而致的心腹冷痛等症，如艾附暖宫丸（《仁斋直指方》）。

3. 艾叶炭　取净艾叶，用中火炒至外表焦黑色，喷水灭尽火星，炒干取出。经炒炭后辛散之性大减，缓和对胃的刺激性，增强温经止血的作用。

崩中漏下　常与当归、阿胶、地黄炭等同用，具有温经止血的作用。可用于妇女冲任虚损，下焦摄纳无权所致的崩漏下血，月经过多或妊娠下血，如胶艾汤（《金匮要略》）。

4. 醋艾叶炭　取净艾叶，用中火炒至外表焦黑色，喷入定量米醋（每 10kg 艾叶，用醋 1.5kg），炒干取出。醋炙艾叶炭可增强温经止血，止痛的作用。

妊娠下血　常与阿胶、熟地黄、当归等同用。具有补血止血，安胎的作用。常用于妇人妊娠，血虚不养胎或胎动下血，如胶艾四物汤（《古今医鉴》）。又治湿冷下痢脓血，腹痛，妇人下血的艾姜汤（《世医得效方》）。

【处方配给】写艾叶、焦艾、艾叶炭，配给醋炙品；其余随方配给。

【用法用量】3~9g；外用适量，供灸治或熏洗用。

【使用注意】阴虚血热者慎用。

【相关研究】

（1）古代文献研究　《本草纲目》："凡用艾叶，须用陈久者，治令细软，谓之熟艾。若生艾灸人，则伤人肌脉"；《炮炙大法》："入药用新，灸火用陈"；《本草通玄》："生用则凉，熟用则热"；《本草便读》："芳香可以入血，辛热可以解寒，故生者能理血气，解散风寒湿邪。或炒黑，或揉熟，能温暖下元……生者能散，熟者能守"；《医方集解》："调经加醋艾"；《沈氏尊生书》："醋炒治其燥偏，酒制益其焰性"；《本草害利》："煎服宜鲜者生用，或烧炭入女科"。

（2）化学成分研究　艾叶经加热炮制后，挥发油含量大幅度降低，且随温度的升高、时间的延长呈逐渐降低的趋势。而焖煅品挥发油含量较其他制炭品高。砂烫艾叶炭水浸出物量明显高于炒炭品和煅炭品。对艾叶及其炮制品中挥发油成分进行对比研究，生品中共检出 42 个成分，其中广藿香烷为首次检测到；醋炒品中检出 42 个成分；清炒品中检出 44 个；清炒拌醋品中检出 37 个；生拌醋品中检出 36 个。醋炒品、清炒拌醋品及生拌醋品中检出了生品中没有的新成分龙脑，醋炒品与清炒拌醋品中检出了新成分蓝桉醇，清炒品与生拌醋品中检出了新成分愈创木烯。说明炮制对艾叶的挥发油成分有显著影响。通过对艾叶及其炮制品醋艾叶炭化学成分的比较研究，发现艾叶经炒炭法炮制成醋艾叶炭或艾叶炭后，产生新的化合物——间羟基安息香酸，其具有杀菌、防腐作用，可以作为醋艾叶炭含量测定的指标物质。

（3）药理作用研究　实验表明，艾叶经炒炭后，毒性降低，止血作用显著增强。制炭后则能显著缩短凝血时间，并以闷煅炭品作用最好；经小鼠出凝血实验表明，艾叶炒炭或烘制后有明显的止血作用，其中以 180℃烘 20 分钟和 200℃烘 10 分钟所得样品水煎液止血作用最明显。另有研究表明，艾叶对脂多糖诱导小鼠巨噬细胞产生 NO 具有抑制作用，推测艾叶止血机制可能与调节 NO 的水平有关。通过对艾叶不同炮制品的研究，发现炒焦、醋炒炭与生艾叶对血小板聚集率有较强抑制作用，并发现艾叶中 β- 谷甾醇、异泽兰黄素均对血小板聚集有显著的抑制作用。艾叶同时具有促凝血和抗血小板聚集作用，提示艾叶可能具有促凝血和抗凝血双向调节作用。

第十九章　活血祛瘀药

本类药物具有通利血脉，促进血行，消散瘀血的作用。适用于瘀血停滞引起的诸症，如痛经，经闭，产后瘀血腹痛，月经不调，跌打损伤，痈肿疼痛等症。按其作用的强弱，又有活血，破血，止痛的区别。活血药的祛瘀作用较破血药缓和，破血药祛瘀的力量较强。止痛药除少数以镇痛为主要作用外，其余都是以通经活血逐瘀而达到止痛目的。

本类药物应用时，月经过多及孕妇忌用。

炮制对活血祛瘀药的影响：对该类药物多采用酒炙或醋炙。因酒辛、甘，大热，气味芳香，能升能散，宣行药势，具有活血通络的作用，经酒炙后能增强药物活血通络的作用。气滞血瘀多伴有疼痛，故又常用醋炙，因醋味酸、苦，性微温，能入肝经血分，具有散瘀止痛的作用，经醋炙后能增强其活血止痛的作用；醋又能缓和破血峻猛之性，使其破血而不伤正。同时气与血相互联系，往往气滞则血凝，血凝则气滞，酒入气分能增强其发散作用，醋入血分能增强其活血止痛作用。活血祛瘀药经醋炙或酒炙后，能大大增强其活血祛瘀之效。至于炒或煅，主要是为了降低毒性或便于粉碎、煎出药效。

川　芎

本品为伞形科植物川芎 *Ligusticum chuanxiong* Hort. 的干燥根茎。夏季当茎上的节盘显著突出，并略带紫色时采挖，除去泥沙，晒后烘干，再去须根。药材以个大、质坚实、断面色黄白、油性大、气香浓者为佳。味辛，性温；入肝、胆、心包经。具有活血行气，祛风止痛之效。

【炮制应用】

1.川芎　取原药材，分开大小，洗净，润透，切薄片，干燥。生用气厚味薄，辛香走窜，以行气开郁，祛风燥湿，调经止痛为主。

（1）风湿疼痛　常与羌活、独活、蔓荆子等同用，具有祛风湿，止痛的作用。可用于湿邪阻于肌表，头痛头重，腰脊重痛，或一身疼痛，恶寒发热，如羌活胜湿汤（《内外伤辨惑论》）。

（2）风热头痛　常与僵蚕、菊花、石膏同用，具有散风热，止头痛的作用。可用于风热侵袭，头痛头胀，发热恶风，如川芎散（《卫生宝鉴》）。

（3）月经不调　常与当归、白芍、熟地黄等同用，可增强活血调经的作用。可用于血虚血滞所致的月经不调，腰痛，少腹疼痛，如四物汤（《太平惠民和剂局方》）。

（4）痈肿疮疡　常与白芷、香附、紫苏等同用，具有排脓消痈的作用。可用于感受外邪，邪气郁于肌肉筋骨之间，气血凝滞而成的痈肿疮疡，如芎芷香苏饮（《世医得效方》)。

（5）肝气郁结　常与枳壳、香附、红花等同用，具有理气解郁的作用。常用于肝经气郁，胸脘痞闷，胁肋胀痛，产后胁痛，如芎归泻肝汤（《临床常用中药手册》)。

2. 酒川芎　取川芎片，用黄酒拌匀，稍闷，用文火炒至棕黄色时，取出晾凉（每10kg川芎，用黄酒1kg)。经酒炙后，能引药上行，增强活血，行气，止痛的作用。

（1）产后瘀阻腹痛　常与当归、桃仁、炮姜等同用，具有活血祛瘀止痛的作用。可用于产后恶露不下，瘀血腹痛，证属血虚有寒，并有瘀滞者，如生化汤（《傅青主女科》)。治产后心腹痛，可与桂心、木香、当归等同用，如川芎散（《卫生家宝方》)。治胎死腹中疼痛不止者，与酒当归共煎黄酒送服，如佛手散（《普济本事方》)。

（2）经闭腹痛　常与桃仁、红花、当归等同用，具有活血通经止痛的作用。可用于血瘀经闭，腹中结块疼痛者，或血瘀痛经，经色紫暗有块者，如桃红四物汤（《医宗金鉴》)。

（3）风寒湿痹　常与独活、天麻、当归等同用，可增强逐寒通痹的作用。可用于寒痹、筋骨拘挛，其痛颇剧，或骤然痛不可忍，形寒身痛，两足至膝冷如冰，如通痹散（《普济方》)。

（4）风寒头痛　常与细辛、白芷、防风等同用，具有祛风寒，止头痛的作用。可用于外感风寒，正偏头痛，恶寒发热，目眩鼻塞，如川芎茶调散（《太平惠民和剂局方》)。亦可用于血瘀头痛，胸中瘀血，头面上部血瘀，如通窍活血汤（《医林改错》)。

【处方配给】写川芎，配给酒川芎；其余随方配给。

【用法用量】3~10g。

【使用注意】本品辛、温、升散，凡阴虚火旺、舌红口干者不宜应用；妇女月经过多及出血性疾病亦不宜应用。

【相关研究】

（1）古代文献研究　《证类本草》："古方单用芎藭含咀以主口齿疾，近世或蜜和作指大丸，欲寝服之治风痰殊佳"；《本草纲目》："偏头风痛，京芎细剉，浸酒日饮之"。

（2）化学成分研究　川芎炮制品中总生物碱含量大小顺序为：醋炙＞酒炙＞生品；川芎嗪含量大小顺序为：醋炙＞生品＞酒炙；川芎各炮制品挥发油含量大小顺序为：生品＞酒炙品＞醋炙品＞炒黄品＞酒煮品；水煎液中阿魏酸含量大小顺序为：酒炙品＞酒煮品＞炒黄品＞醋炙品＞生品；酒川芎水煎液中铁、锰、锂、镍、钴等含量增加，铜、铬含量减少；炒品水煎液中，铁、锰、锂、钴、钒含量增加，锌、铜、铬、镍含量减少。

（3）药理作用研究　川芎煎剂对心脏作用表现为低浓度兴奋，心率减慢；高浓度抑制，甚至完全舒张或停止跳动。川芎提取物有增加冠脉流量，降压等作用。黄酒炙、白酒炙川芎水煎液和生川芎醇提液均有明显降低全血黏度、血浆黏度、血细胞比容、血沉、红细胞聚集指数等作用。

延胡索（元胡）

本品为罂粟科植物延胡索 *Corydalis yanhusuo* W. T. Wang 的干燥块茎。夏初茎叶枯萎时采挖，除去须根，洗净，置沸水中煮或蒸至恰无白心时，取出，晒干。药材以个大、饱满、质坚实、断面黄色者为佳。味辛、苦，性温；入肝、脾经。具有活血，行气，止痛之效。

【炮制应用】

1. 延胡索　除去杂质，洗净，干燥，切厚片或用时捣碎。除直接提取有效成分外，作为汤剂生品止痛成分不易溶出，效果欠佳，故多制用。

2. 醋延胡索　方法有二：①醋炒：取净延胡索片或延胡索碎粒，加醋拌匀，待醋被吸尽后，用文火炒干，取出；②醋煮：加入定量的醋与适量清水（以平药面为宜），置煮制容器内，用文火加热，煮至透心。醋液被吸尽时，取出，晾至六成干，切厚片，晒干；或晒干后捣碎（每 10kg 延胡索片或碎粒，用醋 2kg）。经醋炙后增强行气止痛的作用。

（1）气滞疼痛　常与川楝子、红花、木香等同用，能增强行气镇痛作用。可用于肝郁气滞，胁肋疼痛，以及胃气阻滞疼痛、心腹诸痛，如金铃子散（《太平圣惠方》）。

（2）经闭腹痛　常与当归同用，能增强祛瘀止痛的作用。可用于瘀血阻滞，月经闭塞，小腹疼痛拒按，以及妇人气凝血滞腹痛，如延胡索散（《妇科大全》）。

（3）疝气疼痛　常与白附片、小茴香、荔枝核等同用，具有调气，散结，止痛的作用。可用于厥阴之气不畅，疝气疼痛，肠鸣气走等症，如延附汤（《济生方》）。

3. 酒延胡索　取延胡索片加酒拌匀，闷润，待酒被吸尽后，置锅内，用文火炒干（每 10kg 延胡索，用黄酒 1.5kg）。酒炙后以活血，祛瘀，止痛为主。

（1）心血瘀滞胸痛　常与瓜蒌、薤白、丹参等同用，能增强活血化瘀止痛，宽胸通阳的作用。可用于心血瘀滞而致的疼痛，左胸疼痛为甚，胸闷，心悸等，如瓜蒌薤白汤加减（《伤寒论》）。

（2）跌仆损伤疼痛　常与当归、赤芍、秦艽等同用，能增强活血化瘀的作用，可用于跌仆损伤，瘀血凝滞，伤处疼痛，亦可单味研末酒服，如治坠落车马筋骨痛不止方（《太平圣惠方》）。

【处方配给】写延胡索、玄胡索、玄胡、元胡，配给醋炙品；其余随方配给。

【用法用量】3~10g；研末吞服，每次 1.5~3g。

【使用注意】血虚无瘀及孕妇忌用。

【相关研究】

（1）古代文献研究　《太平圣惠方》："延胡索，微炒，治妇人腹内血气刺痛"；《博济方》："延胡索，于银器内炒，治妇人脐腹冷痛""延胡索，剉碎，醋炒，治一切气攻刺痛"；《圣济总录》："延胡索粳米炒，米熟用，治产后蓐劳、骨节酸痛"；《三因极一病证方论》："延胡索糯米内炒赤色，去米，治妇人产后血刺痛"；《校注妇人良方》："延胡索，醋纸裹煨令热，用布揉去皮，治妇人脐腹痛，血经诸疾"；《严氏济生方》："延胡索，去皮，炒令转色，不可焦，治妇人血刺心痛；延胡索，去皮，醋煮，治室女腹中刺痛、经行涩少"；《增补万病回春》："延胡索，酒炒，治胃脘痛滞气壅塞"；《本草正》："亦善落胎、利小便及产后逆血上冲，俱宜以酒煮服或用酒磨服亦可"；《本草通玄》："上部酒炒用……中部醋炒用。下部盐水炒（理一身上下诸痛）"；《本草汇言》："延胡索，凡用之行血，酒制则行；用之止血，醋制则止，用之破血，非生用不可；用之调血，非炒用不神"；《医宗说约》："生用破血，炒用调血，酒炒行血""醋炒止血"；《本草辨义》："酒炒行血，女人月候不调、崩中淋沥、产后恶露""用醋炒止产后血晕，暴血上冲，胸膈胃气痛，小腹肝气痛……生用破血，炒用调血，凡血凝滞者，悉可治之"；《医学心悟》："延胡索，醋炒，治血积心痛"；《得配本草》："破血生用；调血炒用；行血酒炒；止血醋炒。上部酒炒；中部醋炒；下部盐水炒"；《本草汇纂》："醋炒止血，炒调血"。

（2）化学成分研究　研究表明，本品止痛有效成分为生物碱。但游离生物碱难溶于水，经醋炙后，生物碱与乙酸结合成盐，煎熬时易于溶出。醋炙后，水煎液生物碱含量约增加1倍；另有研究表明，酒炙均能提高延胡索生物碱和延胡索乙素的煎出量，从而增强了止痛效果，与中医临床醋炙后增加理气止痛的作用相符合。

（3）药理作用研究　延胡索中季铵碱（如去氢延胡索甲素等）是治疗冠心病的有效成分，有增强小鼠耐缺氧，增加心肌营养性血流量以及保护缺血心肌的作用，加热醋炒使季铵碱含量下降，以上作用减弱，所以在治疗冠心病时，以延胡索生品为佳。另有报道，延胡索不同炮制品的抗炎镇痛作用，醋煮延胡索镇痛作用较强，酒炙延胡索抗炎作用较强。

郁　金

本品为姜科植物温郁金 *Curcuma wenyujin* Y. H. Chen et C. Ling、姜黄 *Curcuma longa* L.、广西莪术 *Curcuma kwangsiensis* S. G. Lee et C. F. Liang 或蓬莪术 *Curcuma phaeocaulis* Val. 的干燥块根。前两者分别称为"温郁金"和"黄丝郁金"，其余按性状不同称"桂郁金"或"绿丝郁金"。冬季茎叶枯萎后采挖，除去泥沙及细根，蒸或煮至透心，取出，干燥。以质坚实、外皮皱纹细、断面色黄者为佳。味辛、苦，性寒；入肝、心、肺经。具有活血止痛，行气解郁，清心凉血，利胆退黄之效。

【炮制应用】

1.郁金　取原药材，除去杂质，洗净，润透，切薄片，干燥。筛去碎屑。郁金生用长于疏肝行气以解郁，活血祛瘀以止痛。

（1）胸胁胀满疼痛　常与香附、木香、莪术等同用，具有理气止痛的作用，用于寒气郁滞，胃脘疼痛，两胁胀满，如九气拈痛丸（《北京市中药成方集》）；若与黄芩、赤芍、麸炒枳壳等同用，用于心悬急懊痛，如郁金饮子（《太平圣惠方》）。

（2）癫痫发狂　常与炒栀子、鲜竹叶、连翘等同用，具有清心解郁的作用，用于癫痫发狂及烦躁不寐，神志时昏时清，夜多谵语，如菖蒲郁金汤（《温病全书》）；若与白矾同用，用于癫狂因扰郁而得，痰涎阻塞包络心窍者，如白金丸（《普济本事方》）；若与朱砂、白矾同用，用于狂证，痰扰心包者，如郁金丸（《类证治裁》）；若与山栀、大黄、柴胡等同用，用于伤寒发狂谵语，大便不通，心腹胀满欲走，如郁金散（《太平圣惠方》）。

（3）热病神昏　常与牛黄、黄连、辰砂等同用，具有清心安神的作用，用于温邪内陷，热入心包，身热烦躁，神昏谵语，如牛黄清心丸（《痘疹心法》）。

（4）吐血、衄血　常与木香、黄柏、炙甘草等同用，具有清热凉血的作用，用于吐血、衄血，如郁金散（《太平圣惠方》）；若单用郁金为末，水服二钱，甚者再服，用于衄血、吐血（《简易方论》）；若与韭汁、姜汁、童便磨郁金，同饮之，用于呕血（《丹溪心法》）；若与黄芪、莲实同用，用于吐血不止，如郁金散（《圣济总录》）。

（5）血淋及尿血　常与瞿麦、生干地黄、滑石等同用，具有清热止血，利尿的作用，用于血淋及尿血，尿道涩痛，如郁金散（《太平圣惠方》）；若与槐花同用，用于溺血，如郁金散（《杂病源流犀烛》）。

（6）谷疸　常与牛胆、麝香同用，具有利胆退黄的作用，用于谷疸，唇口先黄，腹胀气急，如郁金散（《圣济总录》）。

2. 醋郁金　取郁金片，加入定量米醋拌匀，稍闷润，待醋被吸尽后，置炒制容器内，用文火加热，炒干，取出，晾凉，筛去碎屑（每10kg郁金片，用米醋1kg）。经醋制后，味微辛、酸，性微寒。能引药入血分，增强疏肝止痛的作用。

（1）腹痛吐血　常与白芍、当归、香附等同用，具有疏肝解郁，养血健脾的作用，用于妊娠大怒后，腹疼吐血，因而堕胎，以及堕胎之后，腹疼仍未止者，如引气归血汤（《傅青主女科》）。

（2）经前腹痛　常与白芍、牡丹皮、柴胡等同用，具有疏肝泻火，理气调经的作用，用于妇女经前腹痛，少腹为甚，经来多紫黑瘀块者，如宣郁通经汤（《傅青主女科》）。

（3）厥心痛　常与炮附子、干姜、朱砂同用，具有行气止痛的作用，用于一切厥心痛，小肠膀胱痛不可忍者，如辰砂一粒金丹（《奇效良方》）；若单用郁金温醋摩服，用于女人宿血气心痛（《药性论》）；若单用郁金烧存性为末二钱，米醋一呷，调灌，用于产后心痛，血气上冲欲死（《袖珍方》）。

【处方配给】写郁金，配给郁金；其余随方配给。

【用法用量】3~10g。

【使用注意】不宜与丁香、母丁香同用。

【相关研究】

（1）古代文献研究　《握灵本草》："产后心痛血气上冲欲死，郁金烧存性为末二钱，米醋一呷调灌""斑痘……郁金一枚，甘草二钱半，水煮去甘草焙研末……毒气从手足心出。"

（2）化学成分研究　经醋炙或酒炙后，黄丝郁金出膏率和姜黄素类成分含量增加，GC-MS研究结果表明挥发油含量及其成分类型也存在变化。不同炮制因素对温郁金饮片中姜黄素和吉马酮含量影响不一，其中姜黄素含量为生拌醋品＞生品＞清炒拌醋品、醋炙品＞清炒品；吉马酮含量为生拌醋品＞生品＝清炒拌醋品＞清炒品＞醋炙品。

（3）药理作用研究　黄丝郁金对气滞血瘀模型大鼠的肝脏功能性损伤、神经－内分泌－免疫网络紊乱、血管内皮功能损伤、血小板活化及凝集等均有较好效果；醋炙后可增强机体镇痛作用，同时增强对胃肠激素和内分泌的改善作用；酒炙后可增强活血化瘀作用。

乳　香

本品为橄榄科植物乳香树 *Boswellia carterii* Birdw. 及其同属物 *Boswellia bhaw-dajiana* Birdw. 皮部切伤后渗出的油胶树脂。分为索马里乳香和埃塞俄比亚乳香，每种乳香又分为乳香珠和原乳香。春、夏二季均可采收，采收时将树干的皮部由下向上顺序切伤，使树脂从伤口渗出，数天后凝成块状，即可采收。药材以淡黄色颗粒状、半透明、无砂石、无树皮等杂质、粉末粘手、气芳香者为佳。味苦、辛，性温；入心、肝、脾经。具有活血定痛，消肿生肌之效。

【炮制应用】

1. 乳香　取原药材，除去杂质，将大块者打碎。生品气味辛烈，对胃有较强烈的刺激性，胃弱者易致呕吐，多外用。

（1）疮疡不敛　常与没药、寒水石、冰片等研粉，外敷患处，具有去腐生肌、止痛的作用。可用于痈疽肿毒溃后，经久不敛，气血凝滞，疮疡痛不可忍，如乳香定痛散（《外科发挥》）。

（2）跌打损伤　常与没药、血竭、红花等同用，具有活血止痛的作用。可用于跌打损伤，瘀血阻滞，局部肿痛，如七厘散（《良方集腋》）。

2. 炒乳香　取净乳香，置锅内，用中火炒至表面溶化，显亮光泽并有气味逸出时，取出，晾凉。炒后缓和刺激性，利于服用，便于粉碎。

（1）痈疮肿痛　常与天花粉、穿山甲、当归等同用，能增强活血消肿的作用。可用于阳证痈疡初起，赤肿焮痛，如仙方活命饮（《外科发挥》）。

（2）风湿痹痛　常与羌活、独活、当归等同用，具有活血通络的作用。可用于风湿侵袭肌肉、经络，骨节疼痛，筋脉拘挛，如程氏蠲痹汤（《医学心悟》）。

3. 醋炙乳香　取净乳香置锅内，用中火炒至表面微溶时喷醋，再炒至表面明亮（出油）时，出锅晾凉（每10kg乳香，用醋0.5kg）。醋炙后能增强活血止痛的作用，并可缓和刺激性，矫味矫臭，利于服用，便于粉碎。

（1）心腹诸痛　常与没药、川芎、丁香等同用，能增强行气止痛的作用。可用于心血瘀阻，心胸疼痛或绞痛，以及一切痛证，如乳香定痛丸（《沈氏尊生书》）。

（2）血滞经闭　常与大黄、香附、延胡索等同用，可增强活血通经的作用，可用于妇女血滞经闭，产后腹痛，癥瘕腹痛，如乌金丸（《北京市中药成方选集》）。

【处方配给】写乳香、炙乳香，配给炒制品；其余随方配给。

【用法用量】煎汤或入丸、散，3~5g；外用适量，研末调敷。

【使用注意】本品味苦，入煎剂汤液混浊，胃弱者多服易致呕吐，故用量不宜过多，对胃弱者尤应慎用；无瘀滞者及孕妇不宜用。

【相关研究】

（1）古代文献研究　《证类本草》："入丸散，微炒杀毒，得不粘"；《本草正义》："煎膏止痛长肉"。

（2）化学成分研究　乳香经不同方法炮制后，挥发油的组分及含量均有不同程度的变化，分子量较大的组分含量有所减少，而分子量较小的组分含量有所增加。亦有研究表明，乳香炮制前后挥发油及树脂的薄层行为一致，说明化学成分变化不大，挥发油及树脂的含量随炮制程度的不同而有不同程度的下降。因此，乳香在炮制过程中温度不宜过高，以免使树脂发生"质变"。另有报道，乳香炮制后，乳香中的 α- 乳香酸、11- 羰基 -β- 乳香酸和 11- 羰基 -β- 乙酰乳香酸的质量分数升高，β- 乳香酸和 3- 乙酰 -β- 乳香酸的质量分数降低。

（3）药理作用研究　乳香挥发油、清炒品、生品及灯心草制品有较强的镇痛作用，且时间较长。另有实验表明，乳香树脂具有镇痛作用，且高温使其树脂类成分发生变化，故乳香炮制温度不宜过高。以小鼠耳廓肿胀抑制率和大鼠足跖肿胀度为指标对乳香各炮制品进行抗炎作用的比较，结果作用大小依次为清炒品、生品、醋炙品，且清炒品和生品、醋炙品有显著性差异；以镇痛实验小鼠扭体镇痛率和热板痛阈值为指标时，各乳香炮制品作用强弱依次为醋炙品、清炒品、生品，且醋炙品和清炒品、生品有显著性差异。

没　药

本品为橄榄科植物地丁树 *Commiphora myrrha* Engl. 或哈地丁树 *Commiphora molmol* Engl. 的干燥树脂。药材以块大、棕红色、香气浓郁、杂质少者为佳。味辛、苦，性平；入心、肝、脾经。具有散瘀定痛，消肿生肌之效。

【炮制应用】

1. 没药　取原药材，除去杂质，将大块者打碎。本品生用气味浓烈，对胃有一定的刺激性，容易引起呕吐，入丸散不易粉碎。

疮疡溃烂　常与乳香共研为散剂外敷疮疡，具有收敛生肌的作用。可用于疮疡溃破，经久不敛者，如海乳散（《疡医大全》）。如用于跌仆损伤，骨折筋伤的七厘散（《良方集腋》）。

2. 炒没药　取净没药，置锅内，用中火炒至表面溶化，显亮光泽并有气味逸出时，取出晾凉。炒后缓和刺激性，避免呕吐，利于粉碎。

（1）热毒恶疮　常与乳香、木香等同用，能增强排脓消肿的作用。可用于热毒瘀滞而成的恶疮，痔瘘及外受金刃杖伤作疮，赤热肿痛等症，如醒消丸（《太平惠民和剂局方》)。又如用于疔疮，无名肿毒的舌化丹（《疡医大全》）。

（2）跌仆伤痛　常与乳香、当归、白芷等同用，能增强祛瘀疗伤的作用。可用于金疮，仆损及瘀血积聚，经闭癥瘕等症，如没药乳香散（《御药院方》）。

3.醋没药　取净没药，置锅内，用中火炒至表面微溶时喷醋，再炒至表面明亮（出油）时，出锅晾凉（每10kg没药，用醋0.5kg）。醋制后能增强活血止痛，收敛生肌的作用，并可矫臭矫味。

（1）气滞血瘀　常与穿山甲、马钱子、乳香同用，能增强行气止痛的作用。可用于气血瘀滞，筋骨诸痛以及妇人血气疼痛不可忍，如没药散（《宣明论方》）。

（2）惊风抽搐　常与乳香、沉香等同用，能增强祛风解痉的作用。可用于历节诸风，骨节疼痛以及小儿腹痛惊啼，痉挛抽搐等症，如乳香丸（《证治准绳》）。

【处方配给】 写炙没药、没药，配给炒没药；其余随方配给。

【用法用量】 3~5g，炮制去油，多入丸散用。

【使用注意】 如与乳香同用，两药用量皆须相应减少。

【相关研究】

（1）古代文献研究　《本草正》：“凡治金刃跌坠损伤，筋骨心腹血瘀作痛者，并宜研烂，热酒调服”。

（2）化学成分研究　采用GC-MS法对没药不同炮制品（生品、醋炙品、清炒品）中挥发油的化学成分及含量进行了分析，结果表明，没药炮制后挥发油总量明显减少，挥发油中低沸点化学成分及其含量亦有所减少。生品挥发油含量最高，其化学成分及含量最多，醋炙品次之，炒制品最少。没药所含挥发油及树脂类皆为有效成分，而挥发油又为刺激性成分，炮制的目的主要是去除一部分挥发油，减少刺激性，易于粉碎，增强其活血化瘀，消肿止痛的作用。

（3）药理作用研究　生没药和醋没药都具有止痛作用，醋没药作用较生品显著增强。生没药几乎无降低血小板黏附性的作用，而醋制没药具有显著降低血小板黏附性的作用。给小鼠分别灌胃生没药、清炒没药、醋制没药的水煎液、散剂（粉末）混悬液和醇提物混悬液，结果显示，各样品均对外伤引起的足胀有显著消除血肿作用，生没药的化瘀消肿作用更强。

五灵脂

本品为鼯鼠科动物复齿鼯鼠 *Trogopterus xanthipes* Milne-Edwards 的干燥粪便。全年均可采收，除去杂质，干燥。据外形不同药材分为“灵脂块”及“灵脂米”。灵脂块以黑棕色、有油润光泽者为佳；灵脂米以体轻、黑棕色、断面黄绿者为佳。味苦、咸、甘，性温；入肝经。具有活血止痛，化瘀止血之效。

【炮制应用】

1.五灵脂　取原药材，除去砂石、杂质，劈破或砸碎。本品为动物粪便药物，具腥臭味，不利于服用，多外用，具止血止痛之功。

虫蛇咬伤 常与雄黄、半枝莲等共研细末，用麻油或菜油调涂患处，有止痛止血的作用。用于虫蛇咬伤等。亦可用于跌仆损伤、骨折肿痛，常与骨碎补、马钱子、自然铜等同用，具有续筋接骨、活血止痛的作用，如接骨丹（《儒门事亲》）。

2. **醋五灵脂** 取净五灵脂，置锅内，用文火微炒，随即喷醋，再炒至微干并呈焦黑色时，取出（每10kg五灵脂，用醋1kg）。醋炙后能引药入肝，增强散瘀止痛的作用，并可矫臭矫味。

（1）吐血、衄血 常与芦荟同用，具有祛瘀止血的作用。可用于血脉瘀滞，血行失常，吐血衄血，肠风下血，妇女月经过多，崩中漏下，如五灵脂饼子（《圣济总录》）。

（2）胃脘疼痛 常与草果仁、延胡索、没药同用，具有活血祛瘀，行气止痛的作用。可用于气滞血阻，胃脘疼痛或呕吐酸水等症，如手拈散（《奇效良方》）。

（3）胸胁胀痛 常与薤白、乳香、丹参等同用，具有宽胸利气，行血止痛的作用。可用于心血瘀阻，气行不畅，心胸或胁肋疼痛等症。

（4）小儿疳积 常与砂仁、白豆蔻、使君子等同用，具有杀虫消积的作用。可用于小儿食积不化或兼虫积，不思饮食，面黄肌瘦，腹大如鼓，嗜食异物等症，如灵脂丸（《证治准绳》）。

3. **酒五灵脂** 取净五灵脂置锅内，用文火炒至有腥气逸出，呈黄黑色时，取出，趁热均匀喷酒，晾干（每10kg五灵脂，用黄酒1.5kg）。酒炙后能增强活血止痛的作用，并能矫臭矫味。

（1）经闭腹痛 常与蒲黄同用，能增强活血通经的作用。可用于血滞经闭，或经来腹痛，量少色暗，如失笑散（《太平惠民和剂局方》）。

（2）产后恶露不下 常与当归、川芎、益母草等同用，具有祛恶露，生新血的作用。可用于产后恶露不下，或下血甚少，小腹疼痛，如紫金丸（《杨氏产乳方》）。

【处方配给】写五灵脂，配给酒炙品；其余随方配给。

【用法用量】3~10g，包煎；外用适量，研末调敷。

【使用注意】血虚无瘀及孕妇忌用。不宜与人参同用。

【相关研究】

（1）古代文献研究 《本草蒙筌》："专治妇科，行血宜生，止血须炒"；《本草原始》："生者主行血，炒者主止血"；《本经逢原》："生用则破血，炒用则活血"；《本草正》："若女中血崩，经水过多，赤带不止，宜半炒半生，酒调服之"；《本草辑要》："血闭能通（生用），经多能止（炒用）"；《本草分经》："生用散血，炒用止血"；《证治准绳》："此品要精制净，去砂土，若过用令人膨饱伤胃"；《握灵本草》："卒心痛，五灵脂炒（热酒服）。经血不止，五灵脂炒烟尽研末"；《药品辨义》："其色黑如铁，凡血遇黑即止，炒用以理诸血症"；《嵩崖尊生全书》："生用行血不峻……黑色血见则止，炒用治诸失血"。

（2）化学成分研究 五灵脂及炮制品中钙、镁、铁含量丰富，钙和镁的含量以五灵脂生品为最高，铁的含量以炮制品为高。五灵脂经炮制后铝含量降低。

丹 参

本品为唇形科植物丹参 *Salvia miltiorrhiza* Bge. 的干燥根及根茎。春、秋二季采挖，除去泥沙，干燥。药材以条粗壮、色紫红色者为佳。味苦，性微寒；归心、肝经。具有活血祛瘀，通经止痛，清心除烦，凉血消痈之效。

【炮制应用】

1. 丹参 取丹参，洗净，润透，切薄片，干燥。生用以凉血消肿，养血安神为主。

（1）热病烦躁 常与生地黄、玄参等同用，具有凉血，安神，除烦的作用。可用于温热病邪入营血而致的血热心烦，昼静夜躁，或出斑疹等症，如清营汤（《温病条辨》）。

（2）丹毒、乳痈 常与天花粉、连翘、没药等同用，具有解毒消肿的作用。常用于丹毒红肿灼痛，疮疡痈肿，肤赤发痒，乳痈初起等症，如消乳汤（《医学衷中参西录》）。如丹毒瘙痒则与苦参、蛇床子，煎水外洗，具有祛瘀止痒的作用，如丹参汤（《太平圣惠方》）。

（3）心悸、失眠 常与柏子仁、酸枣仁、远志等同用，具有养心安神的作用。亦有猪血拌丹参，以养血安神力强，用于心悸不眠，脏躁等症，如天王补心丹（《摄生秘剖》）。

2. 酒丹参 取净丹参片，加酒拌匀，闷润，用文火炒至颜色加深时取出，晾凉（每10kg 丹参片，用黄酒 1kg）。酒炙后能缓其寒性，增强活血祛瘀，通经之力。

（1）月经不调 常与泽兰、香附、川芎等同用，具有活血调经的作用。可用于月经不调，或前或后，或多或少，下而不爽，或瘀血内阻，经行腹痛等症，如丹参散加减（《妇人明理论》）。

（2）恶露不下 常与川芎、益母草、桃仁等同用，能增强活血祛瘀的作用。可用于产后腹痛，恶露不下，或下而不爽等症，《太平圣惠方》载有丹参一味，清酒煮服，治妊娠坠胎下血不止者。

（3）心胸疼痛 常与乳香、没药、檀香同用，可增强理气化瘀止痛的作用。可用于气血凝滞，心胸疼痛或绞痛，如活络效灵丹（《医学衷中参西录》）。若胁肋疼痛，可与郁金、柴胡、赤芍等同用，具有舒肝调气，活血祛瘀作用。若胃脘疼痛，可与檀香、砂仁等同用，具有活血调气的作用，如丹参饮（《医宗金鉴》）。

（4）风湿痹痛 常与秦艽、威灵仙、独活等同用，具有活络通痹的作用。常用于风寒湿邪痹阻经络，郁而化热，关节肿痛兼见红热者，如独活散（《普济方》）。

（5）癥瘕积聚 常与牡丹皮、牡蛎、干漆炭等同用，可增强消癥破结的作用。可用于气血阻滞，瘀血内停，日久渐积的腹内结块，或胀或痛等症。

【处方配给】 写丹参、赤丹参，配给生品；其余随方配给。

【用法用量】 10~15g。

【使用注意】 妇女月经过多及无瘀滞者忌用，孕妇慎用。不宜与藜芦同用。

【相关研究】

（1）古代文献研究 《本草辨义》："酒炒用。畏咸水忌醋。渍酒服，能疗足痹"。

（2）化学成分研究　据研究，丹参酚酸类是治疗心血管疾病的有效成分之一。丹参切片前经水浸泡，水溶性成分损失严重，总酚类成分损失约97%，原儿茶醛损失约55%。丹参饮片经酒、醋炙或炒炭后，水溶性总酚浸出量显著增高，尤以丹参炭最为显著，为生品的5倍多。说明丹参经酒、醋等辅料炮制后，能显著提高丹参水溶性总酚浸出量，这一点与炮制理论酒制助其活血调经，镇痛作用是相符的。丹参炮制后，多糖含量高低顺序为：酒丹参＞醋丹参＞米炒丹参＞生丹参＞丹参炭。另有报道，用HPLC–TOF/MS法研究，发现丹参酒炙后，紫草酸或丹酚酸H、丹参酮Ⅱ$_B$色谱峰消失，隐丹参酮、丹参新醌乙、丹参酮Ⅱ$_A$和丹参新酮的峰面积显著降低，二氢丹参酮Ⅰ和丹参酮Ⅰ的峰面积增加。

（3）药理作用研究　丹参生品、酒炙品对丙氨酸氨基转移酶升高有显著的降低作用，以生品为优，醋炒丹参作用不显著。黄酒与白酒炙丹参及丹参均可显著降低血小板黏附与聚集，延长凝血酶原时间、凝血酶时间、凝血活酶时间，白酒炙较黄酒炙好。丹参不同炮制品对小鼠耳廓微循环作用强弱顺序是：生丹参醇提＞白酒炙丹参＞黄酒炙丹参＞生丹参。另有报道认为，丹参及其酒炙品均有一定的止痛作用，且酒炙品的止痛作用大于生品。

牛　膝

本品为苋科植物牛膝 *Achyranthes bidentata* Bl. 的干燥根。冬季茎叶枯萎时采挖，除去须根和泥沙，捆成小把，晒至干皱后，将顶端切齐，晒干。又称"怀牛膝"。药材以根长、肉肥、皮细、黄白色者为佳。味苦、甘、酸，性平；入肝、肾经。具有逐瘀通经，补肝肾，强筋骨，利尿通淋，引血下行之效。

【炮制应用】

1.牛膝　取净牛膝，分开大小，洗净，润透，除去芦头，切段，晒干或低温干燥。生用以活血祛瘀，引血下行为主。

（1）牙龈肿痛　常与知母、生地黄、石膏等同用，具有活血消肿，引热下行的作用。可用于胃火炽盛，火邪上炎，齿龈肿痛，口内灼热或口舌生疮，如玉女煎（《景岳全书》）。

（2）头目眩晕　常与代赭石、龟甲、牡蛎等同用，具有滋肾平肝的作用。可用于阴虚阳亢，气血并走于上而致的头目眩晕，目胀耳鸣等症，如镇肝熄风汤（《医学衷中参西录》）。

（3）胞衣不下　常与当归、冬葵子、瞿麦等同用，具有催生下胎的作用。可用于胞衣不下，肚腹胀满或胎死腹中，亦治小便困难等症，如牛膝汤（《备急千金要方》）。若治产后气滞，月水不通，腹肋疼痛，常与当归、牡丹皮、桂心等同用，如牛膝散（《太平圣惠方》）。

2.酒牛膝　取净牛膝段，加黄酒拌匀，闷透，置锅内，用文火炒至表面颜色加深时取出（每10kg牛膝段，用黄酒1kg）。酒炙后可增强活血通络，通经止痛的作用。

（1）**风湿痹痛** 常与海风藤、独活、当归等同用，具有活血通络，祛风胜湿的作用。可用于风湿侵袭肌肉、经络，以及气血不调，肢体疼痛，活动不利等症，如牛膝酒（《本草纲目》）。

（2）**经闭腹痛** 常与当归、赤芍、桃仁等同用，具有活血通经的作用。可用于瘀血内阻，经闭不潮，或经来腹痛，瘀积癥瘕以及胞衣不下等症，如牛膝散（《证治准绳》）。

3. 盐牛膝 取将牛膝段，加盐水拌匀，闷润，置锅内，用文火炒干取出（每 10kg 牛膝段，用食盐 0.2kg）。盐炙后引药入肾，增强补肝肾，强筋骨的作用。

（1）**肾虚腰痛** 常与杜仲、桑寄生、独活等同用，能增强补益肝肾，强腰止痛的作用。可用于肝肾两亏，腰部疼痛；亦治风湿腰痛，如独活寄生汤（《备急千金要方》）。

（2）**淋证尿血** 常与通草、白茅根、滑石等同用，能增强利尿通淋的作用。可用于湿热下注膀胱，经脉损伤而致的小便淋痛，或尿血、砂石胀痛等症，如牛膝汤（《备急千金要方》）。

（3）**湿热痹痛** 常与黄柏、苍术同用，具有祛湿通痹的作用。可用于湿热下注，下肢痿痹，腰膝关节疼痛，如三妙丸（《医学正传》）。

（4）**筋骨痿软** 常与肉苁蓉、熟地黄、天麻等同用，具有补肝肾，强筋骨的作用。可用于肝肾不足，筋骨痿软，难以行走等，如加味四斤丸（《三因极一病证方论》）。若治妇人阳气虚弱，外寒入侵，腰膝疼痛，胁腹拘急，常与骨碎补、萹蓄、海桐皮等同用，如骨碎补散（《校注妇人良方》）。

【处方配给】写牛膝，配给生品；其余随方配给。

【用法用量】5~12g。

【使用注意】孕妇及月经过多者忌用。

【备注】另有川牛膝为苋科植物川牛膝 *Cyathula officinalis* Kuan 的干燥根。秋、冬二季采挖，除去芦头、须根及泥沙，烘或晒至半干，堆放回润，再烘干或晒干。味甘、微苦，性平；入肝、肾经。具有逐瘀通经，通利关节，利尿通淋之效。其炮制方法、炮制作用与牛膝基本一致。

【相关研究】

（1）**古代文献研究** 《本草纲目》："今惟以酒浸入药。欲下行则生用，滋补则焙用，或酒蒸过用"；《握灵本草》："所主之病，大抵得酒则能补肝肾，生则能去恶血"；《本草通玄》："欲下行则生用，滋补则酒炒"；《得配本草》："下行生用，滋补焙用……破血敷金疮，生用。引火下趋，童便炒"；（川牛膝）《本草求真》："下行生用，入滋补药酒蒸"；《本草汇纂》："酒蒸滋补"。

（2）**化学成分研究** 牛膝炮制后齐墩果酸含量高低顺序为：生牛膝 > 酒牛膝 > 清炒牛膝 > 牛膝炭 > 盐牛膝；不同用酒比例的酒炙品中蜕皮甾酮含量高低顺序为：酒炙品（1:12）> 生品 > 酒炙品（1:8）> 酒炙品（1:10）。炮制后牛膝水溶性甜菜碱未受破坏和损失。牛膝酒蒸、酒炙后，锌含量增加；酒炙、盐炙后，铜含量增加；酒蒸、酒炙、盐炙后的 3 种炮制品中锰含量均较生品有所降低或大体持平。UPLC-Q-TOF/MS 比较牛膝炮制前后化学成分变化，发现牛膝炮制后，其酚苷类和甾体皂苷类成分的含量显著上升，而三萜皂苷类成分的含量则显著降低。苯酚－硫酸法测定不同牛膝炮制品中的多糖的含量，不同牛膝炮制品中的多糖的含量高低顺序为：酒炙牛膝 > 盐制牛膝 > 生牛膝 > 牛膝炭。

（3）药理作用研究　酒牛膝急性毒性剂量与生品接近，盐牛膝毒性明显增加，各炮制品对小鼠骨髓微核率及早孕率无明显影响；牛膝不同炮制品有一定程度的镇痛作用，以酒牛膝镇痛作用强而持久，并且抗炎作用最显著。另有研究表明牛膝、酒牛膝镇痛作用无明显区别，但两者均有明显滋补作用，并都有轻微泻下作用。

桃　仁

本品为蔷薇科植物桃 *Prunus persica*（L.）Batsch 或山桃 *Prunus davidiana*（Carr.）Franch. 的干燥成熟种子。果实成熟后采收，除去果肉和核壳，取出种子，晒干。药材以粒饱满、完整者为佳。味苦、甘，性平；入心、肝、大肠经。具有活血祛瘀，润肠通便，止咳平喘之效。

【炮制应用】

1. 桃仁　取原药材，筛去灰屑杂质，拣净残留的壳及泛油的黑褐色种子，用时捣碎。生用以行血祛瘀，润肠通便，降气止咳，消痈疡为主。

（1）经闭不通　常与大黄、桂枝、芒硝等同用，具有破血通经的作用。可用于妇女经闭不通，产后瘀血结块作痛，久积癥瘕等症，如桃核承气汤（《伤寒论》）。

（2）跌打伤痛　常与䗪虫、川芎、当归等同用，具有祛瘀止痛的作用。可用于跌打损伤，腹中瘀血满痛，如桃红四物汤（《医宗金鉴》）。

（3）气喘咳嗽　常与杏仁、款冬花、贝母等同用，具有泻肺止咳的作用。可用于上气咳嗽，胸满气喘，呼吸迫促，不能平卧等症，如桃仁丸（《普济方》）。

（4）肠痈　常与大黄、冬瓜仁、牡丹皮等同用，具有清热消痈的作用。可用于热毒内聚，气血凝滞，肠道传导不利，蕴结成痈，腹痛拒按，如大黄牡丹皮汤（《金匮要略》）。

（5）肺痈　常与薏苡仁、苇茎、冬瓜仁等同用，具有排脓消痈的作用。可用于热毒内郁，气血壅滞，咳嗽胸痛，咳唾脓血，如千金苇茎汤（《备急千金要方》）。

2. 燀桃仁　取净桃仁，置沸水中，加热烫至种皮微鼓起即捞出，立即投入凉水中稍泡，捞起搓去种皮，干燥，用时捣碎。燀后易于去皮，除去非药用部位，易于煎出药效，提高药效，临床应用与生品同。

3. 炒桃仁　取净桃仁，置锅内，用文火炒至黄色，略带焦斑时取出。用时捣碎。炒用以润燥活血为主。

（1）津枯便秘　常与火麻仁、生地黄、枳壳等同用，具有润肠通便的作用。可用于年老体衰，或久病血虚津亏，或产后失血过多而致肠燥便秘等，如润燥丸（《张氏医通》）。

（2）痈毒初起　常与金银花、天花粉、穿山甲等同用，具有解毒消痈的作用。可用于痈肿疮毒初起，红肿疼痛，如桃仁汤（《证治准绳》）。

【处方配给】写桃仁，配给生品或燀制品；炒桃仁随方配给。

【用法用量】5~10g。

【使用注意】孕妇、血虚、月经过多及便溏者慎用。

【相关研究】

（1）古代文献研究　《本草纲目》："行血宜连皮尖生用；润燥活血宜汤浸去皮尖炒黄用。或麦麸同炒，或烧存性，各随本方"；《本草便读》："欲散连皮尖，欲降去皮尖，均研用"；《证治准绳》："行血连皮尖，润燥活血去皮尖"；《药品辨义》："若连皮研碎，多用，藉其赤色，以走肝经，至破蓄血，逐月水及遍身疼痛，四肢木痹，左半身不遂，左足痛甚者，以舒经活血行血，有去瘀生新之功……若去皮捣碎，少用，取其纯白，以入大肠，治血枯便闭，血燥便难，以其濡润凉血和血，有开结通滞之力"；《本草纂要》："炒用则甘多而缓，能润；去皮尖研治血热，皮肤燥痒。生用则苦辛而行，善攻，连皮尖捣泥治血痢、燥粪、血块、发狂、血秘"。

（2）化学成分研究　燀法去皮可显著提高其水溶性成分的溶出。粉碎入煎时，水溶性浸出物较生品高 2.45 倍。研究表明，制去皮可显著提高桃仁水溶性成分的溶出。另有研究表明，桃仁粉碎后其水溶性煎出物含量明显提高。醇溶性浸出物含量以生品最高，炮制后均有不同程度的降低。有研究认为，生桃仁入煎剂时，苦杏仁苷在煎液中的留存量甚微，通过燀制可杀酶保苷，而在炮制加工过程中，若操作不当，会使苦杏仁苷有不同程度的分解损失现象，而选择适宜的炮制条件，则既可使酶灭活，又避免处理过程本身导致的苦杏仁苷损失。

（3）药理作用研究　比较桃仁的生、燀、炒、蒸品以及桃仁皮对小鼠抗凝血、抗血栓、抗炎、润肠作用，结果表明，生桃仁作用最强，燀、炒、蒸之后作用明显缓和，桃仁皮具有明显的活血、抗炎作用，认为桃仁活血、抗炎以生品为好。炒桃仁总蛋白能够促进抗体形成细胞的产生、血清溶血素的生成，能够提高机体体液免疫功能。研究表明炒桃仁总蛋白对肿瘤坏死因子 –α 的产生有明显的促进作用，提示炒桃仁总蛋白可作为一种重要的活血化瘀药。又有报道，炮制桃仁时用手接触后，出现手痛刺痒，继而出现红色疹块，数小时后自行痊愈。但也有一头昏脑胀患者服用数十枚桃仁而产生继生性抽搐死亡，主要原因是大量的苦杏仁苷在体内分解出较多的氢氰酸，使组织不能利用血中的氧，引起细胞内窒息，而中枢神经系统尤其是呼吸中枢的细胞对缺氧高度敏感，使其由兴奋转入抑制，最后麻痹而死亡。

益母草

本品为唇形科植物益母草 *Leonurus japonicus* Houtt. 的新鲜或干燥地上部分。鲜品春季幼苗期至初夏花前期采割；干品夏季茎叶茂盛、花未开或初开时采割，晒干，或切段晒干。药材以质嫩、叶多、色灰绿者为佳；质老、枯黄、无叶者不可供药用，其果实称茺蔚子。味辛、苦，性微寒；入肝、心包、膀胱经。具有活血调经，利尿消肿，清热解毒之效。

【炮制应用】

1. 益母草　取益母草，除去杂质，用水淋润，切段，干燥。生用活血调经，但以利水消肿为主。

（1）肾虚水肿　常与车前子、桂枝、金钱草等同用，具有利水消肿的作用。可用于肾虚气化不利而小便少，慢性水肿，腰脚酸重，食后腹部胀闷，面色发黄，精神疲倦等症。

（2）恶疮肿毒　常与地丁、金银花、没药等同用，具有解毒疗疮的作用。可用于恶疮疔肿，乳痈，丹毒等红肿疔痛，以及无名肿毒等症。对于湿热蕴蒸皮肤所致的痒疹，既可内服，又可外洗。

（3）胎动不安　常与当归、阿胶、杜仲等同用，具有行气安胎的作用。可用于胎前气滞恶阻而胎动不安等症；亦可用于妇人产后诸疾危证，如济阴返魂丹《（本草纲目）》。

（4）月经不调　常与当归、白芍、柴胡等同用，具有疏肝调经的作用。可用于肝郁气滞而致的月经不调，痛经或闭经等症，如益母草丸（《奇方类编》）。亦可单味熬膏，如益母草膏，治妇女月经不调。

2. 酒益母草　取益母草段，加酒拌匀，闷润，置锅内，用文火炒至微带黑色为度，取出晾凉（每 10kg 益母草，用酒 1.5kg）。经酒炙后稍缓其寒性，增强活血祛瘀，调经止痛的作用。

（1）血瘀经闭　常与当归、木香、赤芍等同用，能增强活血调经的作用。可用于妇人经水不调，血结作痛，腹有癥瘕，久不受孕，如益母丸（《医学入门》）。

（2）恶露不尽　常与当归、红花、川芎等同用，亦可单味水煎服，具活血祛瘀的作用。常用于产后恶露不尽，胞衣不下，少腹胀痛，如益母草膏（《惠直堂经验方》）。

（3）瘀滞疼痛　常与栀子、丹参、乳香等同用，具有消瘀止痛的作用。可用于跌打损伤的瘀血疼痛，如益母膏（《医宗说约》）。

【处方配给】写益母草、坤草，配给生品；酒炙品、茺蔚子随方配给。

【用法用量】9~30g；鲜品 12~40g。

【使用注意】阴虚血少、孕妇及月经过多者忌用。

【相关研究】

（1）古代文献研究　《得配本草》："白花入气分，红花入血分，或酒拌蒸，或蜜水炒，去瘀生用"。

（2）化学成分研究　研究表明，益母草中收缩子宫的有效成分主要在叶部，根部较差，茎部全无，因此益母草采收加工时应尽量保存其叶。且治疗肾水肿用童子益母草为佳。不同炮制方法和炮制温度对益母草中生物碱含量影响较大，而生物碱的组分无明显改变。益母草炒炭后总生物碱有明显损失。益母草酒炙后，其活血祛瘀，调经止痛的有效成分丁香酸含量增加；不同炮制品中，益母草碱、芦丁和金丝桃苷 3 种成分含量高低顺序为：生品 > 醋炙品 > 酒炙品。

（3）药理作用研究　益母草的全草含生物碱，对多种动物的子宫均有明显兴奋作用。药理实验表明，收缩子宫的有效成分主要在益母草的叶部，根部较差，茎部无作用。这与传统经验用药相一致。传统经验认为，益母草以质嫩、色绿、叶多者为佳，质老、无叶者不宜供药用。提示在炮制加工时应尽量保存其叶，方能保证药效。

附药：茺蔚子

本品为唇形科植物益母草 *Leonurus japonicus* Houtt. 的干燥成熟果实。秋季果实成熟时采割地上部分，晒干，打下果实，除去杂质。药材以粒大饱满、无杂质者为佳。味辛、苦，性微寒；入心包、肝经。具有活血调经，清肝明目之效。

【炮制应用】

1. 茺蔚子　取原药材，除去杂质，洗净，干燥，用时捣碎。生品以清肝明目为主。

（1）目赤肿痛　常与防风、白芍、酒大黄等同用，具有疏风清热的作用。可用于白睛赤肿，畏光难开，目赤肿痛，泪出多眵等症，如茺蔚子散（《秘传眼科龙木论》）。

（2）目生翳障　常与青葙子、生地黄、车前子等同用，具有清肝泻热，益肾明目的作用。可用于目生翳障或目赤肿痛，赤涩痒痛，头痛等症，如茺蔚子丸（《审视瑶函》）。

2. 炒茺蔚子　用文火炒至鼓起，色泽加深，并有香气时取出。因生品种皮坚韧致密而不易煎出，故多炒用，炒后寒性减弱，且质地脆，易于煎出，以活血调经为主。

（1）月经不调或痛经　常与当归、香附、延胡索等同用，具有调经止痛的作用。可用于血虚血滞的月经不调，或气血瘀阻的痛经。

（2）产后瘀滞腹痛　常与当归、没药、刘寄奴等同用，具有化瘀止痛的作用。可用于产后恶血瘀阻，腹中刺痛，口干心烦，如益母草子散（《太平圣惠方》）。

【处方配给】写茺蔚子、益母子、益母草子，配给生品；其他随方配给。

【用法用量】生品 5~10g。

王不留行

本品为石竹科植物麦蓝菜 *Vaccaria segetalis*（Neck.）Garcke 的干燥成熟种子。夏季果实成熟、果皮尚未开裂时，割取全株晒干，打下种子，去除杂质，晒干。药材以粒均匀、饱满、色黑者为佳。味苦，性平；入肝、胃经。具有活血通经，下乳消肿，利尿通淋之效。

【炮制应用】

1. 王不留行　取原药材，除去杂质。生品辛散之力较盛，长于消痈肿，但种皮致密，不易煎出和粉碎，多捣烂外敷。

乳痈初起　常与蒲公英、夏枯草一起捣烂敷患处，具有消肿止痛的作用。可用于乳痈初起的红肿疼痛。若其他痈肿未化脓者，可与当归、葛根等同用，如王不留行散（《医学心悟》)。

2.**炒王不留行**　取王不留行，置锅内，用文火炒至大多爆成白花时取出。炒后爆裂发泡，易于粉碎和煎出药效。

（1）经闭不通　常与当归、川芎、桃仁等同用，能增强行血通经的作用。可用于血滞经闭，小腹疼痛；亦治经来不畅，量少色暗等症。

（2）乳汁不通　常与穿山甲、通草、黄芪等同用，能增强下乳汁的作用。可用于产后乳汁不下，如通乳汤（《医宗金鉴》）。

（3）小便涩痛　常与石韦、冬葵子、滑石等同用，具有利尿通淋的作用。可用于一切淋证的小便不利，尿道涩痛，泌尿系结石等症，如驱尿石汤以及用于慢性前列腺炎的前列腺炎汤（《北京市中草药制剂选编》）。

【处方配给】写王不留行、王不留，配给炒制品；生品随方配给。

【用法用量】5~10g。

【使用注意】孕妇、崩漏者忌用。

【相关研究】

（1）古代文献研究　《炮炙大法》：“拌湿蒸之，从巳至未，以浆水浸一宿焙干用”；《得配本草》“内服酒蒸，蜡用”。

（2）化学成分研究　王不留行炒爆后确能提高煎出效果，水浸出物的含量与爆花程度有关。完全爆花者较生品增加 1.1 倍，刚爆花者增加 0.6 倍，不爆花者增加 0.2 倍。总之，爆花率越高，浸出物含量也愈高。根据爆花率与水浸出物含量的关系及实际生产中的可能性，炒爆的标准以完全爆花者占 80% 以上为宜。研究表明，环肽类成分和黄酮类成分可能是王不留行催乳活性的物质基础，而炮制对王不留行环肽 A、王不留行环肽 B、王不留行环肽 E 含量的影响较小，但是黄酮苷类成分含量在王不留行炮制后发生了变化。炮制后，王不留行黄酮苷含量大幅度下降，而 isovitexin-2″-O-arabinoside 的含量则大幅上升。

（2）药理作用研究　研究表明，王不留行与炒王不留行的不同极性溶剂提取物的抗氧化活性，发现炒王不留行的抗氧化活性大于王不留行。

马钱子

本品为马钱科植物马钱 *Strychnos nux-vomica* L. 的干燥成熟种子。冬季采收成熟果实，取出种子，晒干。药材以个大、肉厚饱满、表面灰棕色微带绿、有细密绒毛、质坚硬无破碎者为佳。味苦，性温，有大毒；入肝、脾经。具有通络止痛，通络散结消肿之效。

【炮制应用】

1.**马钱子**　取原药材，除去杂质，筛去灰屑。本品多入丸散剂，生用毒性较大，且生品质地坚实，不易粉碎，多不直接入药，而外用多。

痈疽初起　常与乳香、没药同研粉末外敷患处，具有消肿散瘀止痛的作用。可用于痈疽初起，瘰疬结核，或关节肿痛，或跌仆瘀血凝滞之肿痛，如伤湿止痛膏（《中国药典》2020年版）。

2. 制马钱子 将砂炒至滑利容易翻动时，倾入马钱子不断翻炒至外表呈棕褐色或深褐色，内部鼓起小泡，取出筛去砂后，除去绒毛。砂炒后降低毒性，质变酥脆，易于粉碎，亦便于去绒毛，可供内服，以解毒，散结，活络止痛为主。

（1）跌伤肿痛 常与乳香、没药、穿山甲等同用，具有解毒，散瘀止痛的作用。可用于痈肿初起，跌仆内伤，瘀血阻滞，红肿疼痛，如马前散（《救生苦海》），又如五虎散（《串雅补》）。

（2）风湿疼痛 常与牛膝、乳香、羌活等同用，具有活络止痛的作用。可用于风寒湿邪阻滞经络肌肤，腰酸腿痛，四肢麻木，身体沉重，如疏风定痛丸（《御药院方》）。亦可与麻黄、乳香、没药同为末，每服九分，如九分散（《急救应验良方》）。

（3）麻木瘫痪 常与蜈蚣、当归、穿山甲等同用，具有活血通络的作用。可用于风寒袭入经络，或痰涎壅塞，以致血脉闭阻，肌肉麻木或瘫痪，如振颓丸（《医学衷中参西录》）。

（4）喉痹作痛 常与山豆根、青木香等分研末吹喉，具有消痹止痛的作用。可用于风热邪毒侵袭咽喉，气血瘀滞痹阻，咽喉肿痛，阻塞不利，吞咽不爽或难下等症，如（《医方摘要》）。

现用于多种癌症。

【处方配给】 写马钱子、番木鳖，配给砂炒品；生品随方配给。

【用法用量】 0.3~0.6g，炮制后入丸散用。

【使用注意】 孕妇禁用；不宜多服、久服及生用；运动员慎用；有毒成分能经皮肤吸收，外用不宜大面积涂敷。

【备注】 另可取制马钱子，粉碎成细粉，测定士的宁含量后，加适量淀粉，使含量符合规定，混匀，即得马钱子粉。其功用与制马钱子相同。

【相关研究】

（1）化学成分研究 马钱子经炮制后，总生物碱、士的宁、马钱子碱含量均有下降，以士的宁下降最少，马钱子碱降低最多，因士的宁的熔点为280~282℃，马钱子碱的熔点为180~182℃，在相同条件下，马钱子碱相对比士的宁易于分解破坏。

炮制后士的宁和马钱子碱的含量均有下降，同时异士的宁和异马钱子碱等开环化合物的含量均有增加。这是由于士的宁和马钱子碱在加热过程中醚键断裂开环，转变成相应的异型结构和氮氧化物，被转化的这些生物碱毒性变小，且保留或增强了某些生物活性。当条件在230~240℃、3~4分钟时，士的宁转化了10%~15%，马钱子碱转化了30%~35%，而此时士的宁和马钱子碱的异型氮氧化物含量最高；如果低于或高于该炮制温度、小于或多于该炮制时间，都不利于士的宁转化成异型氮氧化物。

马钱子经过砂烫、油炸等法炮制后，马钱子苷含量均大幅度下降，马钱子砂烫后水煎液中 Zn、Mn、Ca、Fe、P 等 24 种微量元素含量明显增高，而 Hg 等 9 种元素含量大大降低，且大多为有害元素。

马钱子传统要求去皮毛，但皮毛中未检出与种仁不同的生物碱成分，两者成分仅在含量上有所不同，毒性试验结果显示，去毛与不去毛的马钱子两者无显著差异。因此，现已不作去毛的法定要求。

（2）药理作用研究　马钱子具有兴奋脊髓、兴奋呼吸中枢和血管运动中枢、镇痛、止咳、抑制肿瘤细胞等作用，但服用过量易引起中毒，出现强直性的痉挛和惊厥，甚则角弓反张，随后呼吸中枢麻痹而死亡。一般成年人口服 5~10mg 士的宁就会产生中毒现象，口服 30mg 就能致死；口服生品马钱子 7 粒也会中毒死亡。从生品和各炮制品的总碱含量及急性毒性试验的结果可以看出，马钱子炮制主要是通过改变毒性成分的结构，并不是单纯地降低含量来降低其毒性，毒性的下降与生物碱的减少并不呈平行关系。因此马钱子炮制时要尽可能地改变其内在成分的结构，而不是单纯地机械地通过降低其含量来达到降低毒性的目的，否则大幅度地降低士的宁和马钱子碱的含量，必然会影响临床效果。

另根据研究表明，士的宁及马钱子碱的毒性分别比其氮氧化物大 10 倍和 15.3 倍，但其药理作用与氮氧化物相似。而马钱子碱氮氧化物其镇痛作用强于马钱子碱，且具药效发挥迟而药力持久的特点；马钱子碱氮氧化物在化痰和止咳方面优于马钱子碱；马钱子碱氮氧化物对实验性炎症和抗血栓形成有明显作用。马钱子炮制后虽然毒性大幅度降低，但未降低炮制品及经炮制后转化的生物碱对呼吸中枢和血管运动中枢的作用。

实验研究还表明，异马钱子碱、异马钱子碱氮氧化物对心肌细胞有保护作用，而马钱子碱则无此作用。马钱子类生物碱能抑制肿瘤细胞，但以异士的宁氮氧化物和异马钱子碱氮氧化物作用最强。

自然铜

本品为硫化物类矿物黄铁矿族黄铁矿，主要含二硫化铁（FeS_2）。采挖后，除去杂质。药材以块整齐、色黄而光亮、断面有金属光泽者为佳。味辛，性平；入肝经。具有散瘀止痛，续筋接骨之效。

【炮制应用】

1. 自然铜　取原药材，除净杂质，洗净，干燥。生品其质坚硬，不便粉碎和煎出，故一般不生用，多煅淬入药。

2. 煅自然铜　取净自然铜，置耐火容器内，煅至红透，取出，立即倒入醋中淬之，取出再煅烧，醋淬，至色变黑褐色，外表脆裂，光泽消失，质地酥脆为止，干燥后碾碎（每 10kg 自然铜，用醋 3kg）。古时有童便淬者。煅淬后，质脆，易于粉碎和煎出药效，同时增强散瘀止痛的作用。

（1）跌仆骨折　常与当归、泽兰、乳香等同用，能增强接骨疗伤止痛的作用。可用于跌仆损伤而致的骨折，瘀血肿痛等症，如接骨散（《临床常用中药手册》）。

（2）闪腰岔气　常与当归、没药、土鳖虫等同用，能增强散瘀止痛的作用。可用于瘀血肿痛，闪腰岔气，腰痛等症，如自然铜散（《张氏医通》）。

【处方配给】写自然铜、煅自然铜，配给醋淬品。

【用法用量】3~9g，多入丸散服，若入煎剂宜先煎。外用适量。

【相关研究】

（1）古代文献研究　《本经逢原》："出火毒水飞用，铜非煅不可入药，新煅者，火毒燥烈，慎勿用之"；《本草新编》："亦铅之类，未炼矿者也，火煅醋淬研细末……若非煅成，切勿误服"；《本草蒙筌》："宜火煅醋淬末，研绝细，水飞。治跌损接骨续筋"；《握灵本草》："心气刺痛，自然铜火煅醋淬九次，研末醋调二分半服即止"。

（2）化学成分研究　自然铜经火煅后，二硫化铁分解成硫化铁，经醋淬后表面部分生成乙酸铁，且能使药物质地酥脆易碎，并使药物中铁离子溶出增加，易于在体内吸收，促进体内造血系统功能增强。自然铜煅烧后成分发生较大变化，生品主要物相为 FeS，煅品出现了 Fe_7S_8、FeO（OH）、Fe_2O_3、Fe_3O_4 等复杂物相。全铁含量由 400℃煅制 3 小时的 47.10% 升高至 900℃煅制 3 小时的 65.81%；由 600℃煅制 1 小时的 52.55% 升高至 600℃煅制 4 小时的 62.18%。所以认为自然铜在不同温度和不同时间煅制，其物相及铁含量变化较大。其中以煅制温度的影响最大，醋淬次数对于物相转化为氧化物影响大于炮制时间。自然铜经煅淬后铅、砷元素含量降低，其他如钙、铬、锰、铁、钴、镍、铜、锌 9 种被测元素的含量均有不同程度增加。

（3）药理作用研究　研究表明，自然铜煅品促进骨折愈合疗效显著优于生品，且主要作用于骨折中期，其作用机制可能是通过促进成骨细胞合成，分泌 ALP，增加血磷含量，促进钙盐沉积，增加微量元素的吸收，增强骨密度，从而促进骨折的愈合。

骨碎补

本品为水龙骨科植物槲蕨 *Drynaria fortunei*（Kunze）J. Sm. 的干燥根茎。全年均可采挖，除去泥沙，干燥，或再撩去茸毛（鳞片）。药材均以条粗大、棕色者为佳。味苦，性温；入肝、肾经。具有疗伤止痛，补肾强骨；外用消风祛斑之效。

【炮制应用】

1. 骨碎补　取原药材，除去非药用部分及杂质，洗净，润透，切片，干燥。生品密被鳞毛，不易除去，且质地坚硬，不易煎出或粉碎，多外用。

斑秃　常与斑蝥同用，酒浸擦患处，具有治斑秃的作用。可用于初起白痂，瘙痒难忍，久则发枯脱落，形成秃斑。

2. 炒骨碎补　将砂置锅内炒至容易翻动时，投入骨碎补片，不断翻炒至鼓起，取出撞去绒毛。砂炒后质地松脆，易于除去鳞叶，便于粉碎和煎出。

（1）跌仆损伤　常与自然铜、当归、没药等同用，具有活血，止血，续伤的作用。可用于跌仆闪挫，伤筋断骨，痛不可忍，如骨碎补散（《太平圣惠方》）。

（2）肾虚腰痛　常与熟地黄、山茱萸、牡丹皮等同用，具有补肾止痛的作用。可用于肾虚腰痛，耳鸣，耳聋，牙痛及久泻，如加味地黄汤（《本草汇言》）。

【处方配给】写碎补、骨碎补，配给砂炒品；生品随方配给。

【用法用量】3~9g。外用适量，研末调敷；亦可浸酒擦患处。

【使用注意】孕妇及阴虚火旺，血虚风燥者慎用。

【相关研究】

（1）古代文献研究　《证类本草》："炮猪肾，空心吃，治耳鸣，亦能止诸杂痛，用治耳聋，消作细条，火炮，乘热塞耳"；《本草正》："炒熟研末，猪腰夹煨，空心食之，能治耳鸣及肾虚，久痢牙痛"；《握灵本草》："有人久泻，诸药不效，用骨碎补末入猪肾中煨熟与食，顿住，盖肾主大小便，久泄属肾虚，不可专从脾胃也。雷公用此方治耳鸣，耳亦肾之窍也。炒末揩牙，不独治病，极能坚骨"。

（2）化学成分研究　骨碎补经去毛后可以提高总黄酮、浸出物、柚皮苷的含量。经砂烫后并不影响总黄酮及浸出物的含量。与生品比较，烫品和盐品中的1-咖啡酰葡萄糖苷和表没食子儿茶素均显著降低，这可能和这两种化合物在高温条件下不稳定，容易发生降解有关。3种炮制品中的新美圣草苷含量显著降低，而圣草次苷含量显著升高，这可能与新北美圣草苷和圣草次苷存在互变异构有关。

（3）药理作用研究　骨碎补中的二氢黄酮苷具有镇静、镇痛、增强家兔心肌收缩力的作用，能促进骨骼对钙和磷的吸收，并能提高血清钙、磷水平，因而利于骨折的愈合。其水煎醇沉液具有降血脂、防止动脉粥样硬化的作用。

水红花子

本品为蓼科植物红蓼 *Polygonum orientale* L. 的干燥成熟果实。秋季果实成熟时割取果穗，干燥，打下果实，除去杂质。药材以粒大、饱满、色棕黑者为佳。味咸，性微寒；入肝、胃经。具有散血消癥，消积止痛，利水消肿之效。

【炮制应用】

1.水红花子　取原药材，除去杂质，用时捣碎。生品消癥破积之力较峻猛。

（1）癥瘕痞块　常与夏枯草、三棱、干漆等同用，可增强散血破癥的作用。常用于瘀血凝滞所致的胁腹癥积痞块等症，亦可单味熬膏，贴敷患处；配海藻、昆布、夏枯草等，治甲状腺瘤。如治痞块胀痛，可与八月札、玫瑰花、石见穿、白花蛇舌草等合用，或者用本品煎膏摊贴痞块，并用酒调膏内服（《保寿堂经验方》）。

（2）利水消肿　常与大腹皮、牵牛子、甘遂等同用，具有利水消肿的作用。常用于肝硬化腹水等症（《新疆中草药手册》）。

2.炒水红花子　取净水红花子置锅内，用文火炒至爆花，取出放凉。炒后其性缓和，果皮爆裂易于煎出药效，以消食止痛和健脾利湿作用为主。

食积胃痛　常与木香、山楂、白术等同用，具有消积止痛的作用。可用于食积不消，胃脘胀痛。

【处方配给】写水红花子，配给炒制品；生品随方配给。

【用法用量】15~30g。外用适量，熬膏敷患处。

【相关研究】

（1）古代文献研究 《得配本草》："炒用消散之气稍缓"。

（2）化学成分研究 水红花子炒制后，槲皮素含量明显高于生品。武火急炒爆花后，水溶性成分含量显著增加。以具一定抗癌活性的花旗红素为参照物，建立水红花子生、制品 HPLC 指纹图谱。实验证明，指标成分花旗红素在生、制品中峰面积未发生明显变化。对 14 个产地水红花子药材分析，生品指纹图谱标定出 20 个共有峰，制品指纹图谱标定出 33 个共有峰。图谱峰特征明显，相似性良好。通过生、制品指纹图谱比较，炮制前后水红花子化学成分发生了明显变化：炮制后制品有 6 个峰的峰面积有明显增加，3 个峰的峰面积降低，6 个峰的峰面积未见明显改变，6 个新增共有峰；生品有 5 个峰在炮制后消失。生品脂肪油中化学成分主要为不饱和脂肪酸，占脂肪酸总量的 98.78%，其中亚油酸占 97.84%；炮制品中脂肪油的化学成分种类增多，炮制品脂肪油中化学成分主要为饱和脂肪酸，占脂肪酸总量的 76.36%，不饱和脂肪酸仅占的 23.64%。

莪　术

本品为姜科植物蓬莪术 Curcuma phaeocaulis Val.、广西莪术 Curcuma kwangsiensis S. G. Lee et C. F. Liang 或温郁金 Curcuma wenyujin Y. H. Chen et C. Ling 的干燥根茎。冬季茎叶枯萎后采挖，洗净，蒸或煮至透心，晒干或低温干燥后除去须根和杂质。药材以个均匀、质坚实、气香者为佳。味辛、苦，性温；入肝、脾经。具有行气破血，消积止痛之效。

【炮制应用】

1. 莪术 取原药材，除去杂质，洗净，浸泡，润透，切薄片，干燥。生品行气止痛，破血祛瘀力甚，为气中血药。

（1）食积腹痛 常与香附、砂仁、莱菔子等同用，能增强行气化滞的作用。可用于饮食积滞，胸腹痞满胀痛，呕吐酸水，如蓬术丸（《临床常用中药手册》）。

（2）瘀滞经闭 常与三棱、当归、川芎等同用，能增强破血通经的作用。可用于妇女气血结滞经闭，小腹胀痛，腹有包块等症，如莪术散（《证治准绳》）。亦可与芫花、葶苈子、枳实等同用，如治痰瘀互结，脾癖胁痛的芫花莪术丸（《观聚方要补》）。

2. 醋莪术 取莪术片，加醋拌匀，稍闷，待醋被吸尽后，置锅内，用文火炒至微黄色，略具焦斑时取出；亦可采用醋煮法，即取净莪术，置煮制容器内，加入定量米醋与适量水淹过药面，煮至醋液被吸尽，切开无白心时，取出，晾至半干，切厚片，干燥（每10kg 莪术片，用醋 2.0kg）。醋炙后主入肝经血分，增强散瘀止痛的作用。

（1）胁下癥块 常与三棱、丹参、穿山甲等同用，能增强破血消癥的作用。可用于瘀血停滞，胁下癥块等，如莪棱逐瘀汤（《中药临床应用》）。

（2）心腹疼痛　常与金铃子、乳香、没药等同用，能增强行气止痛的作用。可用于气血瘀滞所致的心腹疼痛，胁下胀痛，以及骨折损伤的瘀滞疼痛，如金铃泻肝汤（《临床常用中药手册》）。

（3）疟母、痰癖　常与青蒿、草果仁、三棱等同用，具有除痰消疟的作用。可用于疟母，食积，痰癖，饮癖等症，如消癖丸（《幼科发挥》）。

【处方配给】写莪术，配给生品；其余随方配给。

【用法用量】6~9g。

【使用注意】气虚体弱、孕妇及月经过多者忌用。

【相关研究】

（1）古代文献研究　《本草纲目》："今人多以醋炒或煮熟入药，取其引入血分也"；《本经逢原》："入肝经药醋炒，入心脾药面裹煨熟。入四物汤调经，羊血或鸡血拌炒"；《本草便读》："嫌其峻厉，当以醋炒用之"；《本草品汇精要》："合酒、醋磨服，治女子血气心痛，破痃癖冷气"；《握灵本草》："一切冷气心脾切痛欲死，时发者，蓬莪（术）二两醋煮……或莪（术）一味和酒醋煎服"；《增广验方新编》："或酒或醋，炒熟用，其性猛峻，非有坚顽之积，不可轻用"；《得配本草》："欲其入血，醋炒"。

（2）化学成分研究　莪术醋制后挥发油含量有所降低，其组分亦有较大变化，挥发油中部分组分消失，在醋煮莪术中产生两个新的组分。另有报道认为，莪术经醋制后，水浸出物降低 32.42%，石油醚浸出物降低 30%，挥发油降低 5.77%。实验表明，莪术炮制后，姜黄素、莪术二酮、莪术醇、牻牛儿酮和 β- 榄香烯等含量稍有下降。

（3）药理作用研究　采用小鼠热板法和扭体法，对莪术不同炮制品（莪术、醋炙品、醋煮品）的镇痛作用进行比较，并采用耳肿法及毛细血管通透性法比较不同炮制品的抗炎作用。结果表明，莪术不同炮制品均有显著的镇痛、抗炎作用，其中以醋煮莪术作用较强。选用抗血小板聚集率、血液流变学及抗凝血为指标，对莪术不同炮制品（莪术、醋炙品、醋煮品）活血化瘀作用进行比较。结果表明，莪术不同炮制品均具一定的抗血小板聚集、抗凝血及调节血液流变性作用，其中以醋炙品作用最为显著。另有报道，广西莪术 5 种不同炮制品（水煮品、蒸品、醋煮品、醋炙品、鲜品）对体内移植性肿瘤（肉瘤、荷瘤）小鼠有均有一定的抑制作用，以莪术醋煮品、莪术醋炙品抗瘤作用稍强。

三　棱

本品为黑三棱科植物黑三棱 *Sparganium stoloniferum* Buch.–Ham. 的干燥块茎。冬季至次年春采挖，洗净，削去外皮，晒干。药材以体重、质坚实、色黄白者为佳。味辛、苦，性平；入肝、脾经。具有破血行气，消积止痛之效。

【炮制应用】

1.三棱　取原药材，除去杂质，浸泡，切片，干燥。生用为血中之气药。以破血行气之力较甚，体质虚弱者不宜使用。

（1）食积痰滞　常与莪术、厚朴、木香等同用，能增强行气化滞消食的作用。可用于饮食停滞，气郁不舒引起的胸痞腹胀，恶心不食，如开胸顺气丸（《寿世保元》）。或与莪术、青皮等同用，如三棱煎（《三因极一病证方论》）。

（2）死胎不下　常与王不留行、莪术、红花等同用，具有通乳堕胎的作用。可用于胎死腹中；治乳汁不下，可单独使用，如治乳汁不下方（《外台秘要》）。

2. 醋三棱　取三棱片，加醋拌匀，稍闷，待醋被吸尽后，置锅内，用文火炒至黄色时取出（每10kg三棱片，用醋1.5kg）。醋炙后主入血分，增强破瘀散结和止痛的作用。

（1）瘀滞经闭　常与川芎、牛膝、大黄等同用，能增强破血通经的作用。可用于妇女月经凝蓄不通，少腹痛不可按，及产后恶血停滞瘀结，如活血通经汤（《卫生宝鉴》）。

（2）癥瘕积聚　常与干漆、大黄、巴豆等同用，能增强破癥消瘕的作用。可用于五积六聚，七癥八瘕或胁下癥块疼痛，肝脾肿大，如三棱丸（《医学切问》）。

（3）积气腹痛　常与延胡索、当归、牛膝等同用，能增强行气止痛的作用。可用于气血瘀滞所致的心腹疼痛，胁下胀痛等症，如三棱丸（《六科准绳》）。

【处方配给】写三棱、荆三棱，配给生品；醋三棱随方配给。

【用法用量】5~10g。

【使用注意】孕妇禁用；不宜与芒硝、玄明粉同用。

【相关研究】

（1）古代文献研究　《本草纲目》："入药须炮熟。消积须用醋浸一日，炒或煮熟焙干，入药乃良"；《得配本草》："赤眼、毒眼，磨汁搽。蛇虎伤，为末掺。欲其入气，火泡（炮）；欲其入血，醋炒"；《本草正义》："醋炒熟入药，较蓬术稍缓"。

（2）化学成分研究　三棱中含有挥发油、黄酮类及皂苷类成分。对三棱不同炮制品（生品、醋煮品、清蒸品、醋炒品、麸炒品）中黄酮含量测定表明，醋炒品含量最高，比生品增加50%，麸炒品最低。采用GC-MS法对三棱不同炮制品（生品、醋炙品、醋蒸品）中挥发油进行分析研究，结果表明，三棱经炮制后，其挥发油含量均有不同程度降低，其组分亦有较大变化，醋蒸三棱中产生2个新组分。

（3）药理作用研究　以化学方法、热刺激法对三棱生品、醋制品、醋蒸品和醋煮品进行镇痛比较，结果表明三棱有较强的镇痛作用，而炮制品中以醋炙三棱镇痛作用强而持久，这与传统中医理论认为醋制后增强散瘀止痛作用相吻合。三棱不同炮制品均能显著地抑制血小板聚集，其中醋制品最强，麸炒品低于生品，醋三棱同生品的抗凝血作用基本一致，而其他炮制品作用不明显。

水　蛭

本品为水蛭科动物蚂蟥 *Whitmania pigra* Whitman、水蛭 *Hirudo nipponica* Whitman 或柳叶蚂蟥 *Whitmania acranulata* Whitman 的干燥全体。夏、秋二季捕捉，用沸水烫死，晒

干或低温干燥。药材以体大、条整齐、黑褐色、无杂质者为佳。味咸、苦，性平，有小毒；入肝经。具有破血通经，逐瘀消癥之效。

【炮制应用】

1.**水蛭**　取水蛭，洗净，闷软，切段，干燥。生用有毒，多入煎剂，以破血逐瘀为主。

血滞结块　常与虻虫、大黄、桃仁等同用，具有破瘀散结的作用。可用于热入下焦与血结滞引起的蓄血证，少腹结硬，癥瘕痞块，胁腹胀满，如抵当汤（《金匮要略》）。

2.**滑石粉炒水蛭**　取滑石粉置锅内，加热炒至灵活状态时投入水蛭段，拌炒至微鼓起，呈黄棕色时取出，筛去滑石粉（每10kg水蛭段，用滑石粉4kg）。炒后质地酥脆，降低毒性，入丸散剂时便于粉碎和制剂。

（1）经闭腹痛　常与熟地黄、虻虫、桃仁同用，具有破血通经的作用。可用于瘀血阻滞，月经闭塞，少腹胀痛，或产后恶露结聚，如地黄通经丸（《妇人良方》）。

（2）跌损瘀血　常与大黄、牵牛子同用，具有散瘀止痛的作用。可用于跌打损伤，内损瘀血，心腹疼痛，大小便塞，气绝欲死，如夺命散（《济生方》）。

【处方配给】写水蛭，配给炒制品；其余随方配给。

【用法用量】1~3g。

【相关研究】

（1）古代文献研究　《证类本草》："锉后用微火炒，令色黄乃熟，不尔，入腹生子为害"；《本草通玄》："腹中有子者去之……若水蛭入腹，生子为害……肠痛黄瘦者"。

（2）化学成分研究　清炒品与砂炒品氨基酸总量、人体必需氨基酸总量均较生品大为降低，而滑石粉炒后其氨基酸总量和人体必需氨基酸总量都有所增加。滑石粉炒制后次黄嘌呤含量有所增加。研究表明在生晒品、滑石粉制品与酒制品中的无机元素对比中，水蛭炮制品的 Ca、Mg 含量比较丰富，皆高于生晒品；Zn、Mn、Cu、Fe 含量由高到低的顺序为生水蛭＞酒水蛭＞烫水蛭；而 Pb、Cd、Hg 等对人体有毒元素的含量炮制品均低于生晒品，证明炮制确能降低水蛭的毒性。

（3）药理作用研究　生水蛭灌胃具有显著延长小鼠凝血时间、出血时间和体内抗血栓、降血脂、抗炎等作用。制水蛭能使出血时间延长，但对凝血时间和体内血栓形成无明显影响；烫水蛭对凝血时间、出血时间和体内血栓形成均无明显作用。生水蛭、制水蛭、烫水蛭体外均有溶解纤维蛋白作用。另据报道，温浸或冷提的水蛭生粉提取液的抗凝作用很显著，而煎煮或炮制后的水蛭粉末提取液抗凝作用剧减，烫制后抗凝活性降低。水蛭生品、烫品或制品（酒润麸制）均可纠正血浆脂蛋白紊乱，并对巴豆油诱发的小鼠耳廓肿胀有显著抑制作用，明显减轻小鼠腹腔毛细血管的通透性，作用强度顺序为：烫品＞制品＞生品。生水蛭、烫水蛭、制水蛭24小时内给小鼠灌胃3次，给药剂量相当于成年人量的200倍，未见毒性反应与死亡报道。

斑　蝥

本品为芫青科昆虫南方大斑蝥 *Mylabris phalerata* Pallas 或黄黑小斑蝥 *Mylabris cichorii* Linnaeus 的干燥体。夏、秋二季捕捉，闷死或烫死，晒干。药材均以个大、完整、颜色鲜明、无败油气味者为佳。味辛，性热，有大毒；入肝、胃、肾经。具有攻毒蚀疮，破血散结之效。具有破血逐瘀、散结消癥、攻毒蚀疮之效。

【炮制应用】

1. 斑蝥　取原药材，去其头、足、翅及杂质，生品毒性较大。多外用，以攻毒蚀疮为主。

（1）瘰疬瘘疮　常与白砒、青黛、麝香研末外敷，具有攻毒蚀疮的作用。可用于瘰疬结核，疮瘘流脓，久不敛口，如生肌干脓散（《经验方》）。

（2）痈疽肿痛　常与大蒜捣膏，以少许贴之，脓出即去药，具有攻毒拔脓的作用。可用于痈疽肿毒，久不溃破等症。

（3）顽癣瘙痒　捣末与蜂蜜调敷，具有使皮肤发泡的作用。可用于牛皮癣、白斑等，如治顽癣方（《外台秘要》）。

2. 米炒斑蝥　将米炒至冒烟时，投入斑蝥，拌炒至米呈焦黄色，斑蝥微挂火色时，取出，筛去米（每 10kg 斑蝥，用米 2kg）。经米炒后降低其毒性，矫正其臭味，可内服，以通经，破癥散结为主。

（1）经闭、癥瘕　常与桃仁、大黄共为细末，酒糊为丸，具有破血通经，消癥散结的作用。可用于瘀血阻滞，月经闭塞，癥瘕痞块，如斑蝥通经丸（《济阴纲目》）。

（2）肝癌、胃癌　常用鸡蛋打一小孔，放入净斑蝥 3 只，烤熟去斑蝥，食蛋，每天 1 只，或提取斑蝥素压成片剂。可用于肝癌、胃癌及多种癌症。

【处方配给】写斑蝥，配给米炒品；生品随方配给。

【用法用量】0.03~0.06g，炮制后入丸散用。外用适量，研末或浸酒醋，或制油膏涂敷患处，不宜大面积用。

【使用注意】本品有大毒，内服慎用；孕妇禁用。外涂皮肤，即令发赤起泡。

【相关研究】

（1）古代文献研究　《刘涓子鬼遗方》："去头、足，炒，半生半熟，解虫毒及一切毒"；《太平圣惠方》："斑蝥，用油麻同炒麻熟为度，取出，治大风疾"；《博济方》："去翅、足，酒浸后，炒黑令止，治妇人血气，及产后一切血脏痛"；《太平惠民和剂局方》："去头、足、翅，少醋炙熟，治筋骨诸疾，手足不遂，服后小便少淋涩，乃其验也"；《本草蒙筌》："去翅、足，同糯米炒熟。生者误服，吐泻难当"；《本草经疏》："其性大毒，能溃烂人肌肉，若煅之存性，犹能啮人肠胃，发疱溃烂致死，如瘰疬、疯犬咬者，当如法暂施，惟用米同炒，取气而勿用质，为法甚稳"；《本草纲目》："并渍糯米小麻子相拌炒……则毒去矣"；《本草备要》："生用则吐泻，人亦有用米取气不取质者"；《玉楸药解》：“用糯米同炒，去斑蝥，用米研细，清油少许，冷水调服，治疯狗伤，小便利下毒物而瘥”。

（2）化学成分研究　由于斑蝥素在84℃开始升华，其升华点为110℃，米炒时锅温128℃，正适合于斑蝥素的升华，又不至于温度过高，致使斑蝥焦化。从斑蝥素理化特性来说，以米炒最为适宜，当斑蝥与糯米同炒时，斑蝥受热均匀，使斑蝥素部分升华而含量降低，从而使其毒性降低，又便于掌握火候。说明斑蝥米炒是有一定道理的。另据研究，将传统的米炒法改为用低浓度的药用氢氧化钠溶液炮制法，认为可以使斑蝥素在虫体内转化成斑蝥酸钠以达到降低毒性，保留和提高斑蝥抗癌活性的目的。

（3）药理作用研究　斑蝥中的有毒物质为斑蝥素，对皮肤、黏膜有强烈的刺激性，能引起充血、发赤和起疱。口服毒性很大，可引起口咽部灼烧感、恶心、呕吐、腹部绞痛、血尿及中毒性肾炎等症，往往引起肾衰竭或循环衰竭而致死亡。另外，斑蝥中毒的主要脏器是肾脏，炮制后对大鼠的肾脏毒性亦有一定的降低，但对体重与肝脏毒性均无明显影响。斑蝥通过米炒和其他加热处理，可使斑蝥的LD_{50}升高。而除去头、足、翅后的斑蝥，不论生品或炮制品中，其斑蝥素、甲酸及脂肪油的含量均升高，LD_{50}降低。

虻　虫

本品为虻科昆虫复带虻 *Tabanus bivittatus* Matsumura 的雌虫干燥全体。夏、秋二季捕捉，沸水烫死或用线穿起，干燥。药材以个大、完整、无杂质者为佳。味苦，性微寒，有小毒；入肝经。具有破血逐瘀，消癥散积之效。

【炮制应用】

1.**虻虫**　取原药材，拣净杂质，筛去泥屑，去掉足翅。生品破血力较峻猛，具毒性和腥气，可致腹泻，故很少生用；同时昆虫类不易干燥，又多入丸散剂，故多焙后入药。

2.**焙虻虫**　取净虻虫，置锅内，用文火焙至黄褐色或棕黑色，质地酥脆时取出。焙后降低毒性和腥臭气味，避免腹泻，入丸散剂便于粉碎。

（1）血滞经闭　常与水蛭、川芎、桃仁等同用，具有破血逐瘀的作用。可用于腹中瘀血结块，月经闭塞不来，如大黄䗪虫丸（《金匮要略》）。

（2）瘀滞疼痛　常与水蛭、乳香、没药等同用，能增强活血散瘀的作用。可用于跌打损伤，瘀血肿痛等症，如化癥回生丹（《万病回春》）。

【处方配给】写虻虫，配给焙炙品。

【用法用量】1~1.5g；研末服。

【使用注意】孕妇忌用。体虚无瘀，腹泻者不宜使用。

【相关研究】

（1）古代文献研究　《伤寒总病论》：“去足翅，糯米炒”；《本草纲目》：“入丸、散，去翅、足，炒熟用”。

（2）药理作用研究　虻虫中含有的多糖类物质，能够显著延长凝血时间，降低内、外凝血因子的活性，增强纤溶系统的作用，防止血栓的形成和发展。

干 漆

本品为漆树科植物漆树 *Toxicodendron vernicifluum*（Stokes）F. A. Barkl. 的树脂经加工后的干燥品。收集漆缸留下的漆渣，干燥。药材以块整、色黑坚硬、漆臭重者为佳。味辛，性温，有毒；入肝、脾经。具有破血通经，消积杀虫之效。生品毒性较大，易损伤脾胃，伤营血，不宜生用，多煅或炒后入药。

【炮制应用】 取净干漆块置锅内，上扣一稍小的铁锅，两锅结合处用盐泥封固，用文武火加热，至盖锅底上贴的白纸呈焦黄色时为煅透，待凉后取出碾碎；或将干漆砸成小块，置锅内炒至枯焦。煅或炒后降低毒性和刺激性，以免损伤气血。

（1）瘀滞经闭　常与大黄、桃仁、水蛭等同用，可增强祛瘀破癥，通经的作用。常用于瘀血阻滞的妇人血癥，月水不通瘀结成块，脐下坚如杯，发热羸瘦等症，如大黄䗪虫丸（《金匮要略》）。

（2）虫积腹痛　常与雷丸、槟榔、党参等同用，具有消积杀虫的作用。可用于虫积腹痛，腹胀，以及虫积蛊毒等症。

（3）癥瘕痞块　常与人参、三棱、桃仁等同用，具有消癥瘕，化瘀血的作用。可用于产后瘀血攻心，癥瘕，血痹，干血劳等症，如化癥回生丹（《万病回春》）。

【处方配给】 写干漆、煅干漆，配给干漆炭。

【用法用量】 2~5g。

【使用注意】 孕妇及对漆过敏者禁用。本品破血通经之力较强，又能伤营血，损胃气，故体虚无瘀、虫证体虚者不宜用。畏蟹。

【相关研究】

（1）古代文献研究　《日华子本草》："入药捣碎炒熟，不尔，损人肠胃"；《医宗粹言》："用新瓦上下合定，火煅黑烟尽方可用，以其性气大悍，服之大伤血气，若去烟而用之，止破瘀血而不伤元血，若血晕不省人事者，烧烟熏之立苏，足可以见得其悍也"；《证类本草》："入药须捣碎炒熟，不尔，损人肠胃，若是湿漆，煎干更好"。

（2）化学成分研究　本品含漆酚 50%~60%，最高达 80%，具强烈的刺激性，可导致过敏性皮炎。近年发现生漆中尚含一种漆敏内酯，漆酚与漆敏内酯为漆中具有刺激性毒性的物质，可使未接触干漆而致敏，服后可引起呕吐，煅后可破坏部分漆酚。

（3）药理作用研究　漆酚具强烈的毒性和刺激性，可导致过敏性皮炎。漆敏内酯可使未接触生漆而致敏，产生过敏性皮炎。干漆误服出现强烈刺激症状，如口腔炎、溃疡、呕吐、腹泻；严重者可发生中毒性肾病。经煅炭或炒炭后，可免除毒性、刺激性。动物实验表明，干漆能缩短出血和凝血时间；可减少 I/R 损伤后大鼠的心肌梗死面积，降低心肌细胞 rock1 和 rock2 的表达。

第二十章　化痰止咳平喘药

本类药物具有消痰祛痰，制止或减轻咳嗽、气喘的作用。适用于痰多，咳嗽，气喘等症。根据药物作用分为温化寒痰药、清化热痰药和止咳平喘药。

温化寒痰药：多属温性，适用于寒痰、湿痰证。凡属热痰，有吐血或咯血者，均不宜用。

清化热痰药：多属寒性，适用于痰液浓稠，咳嗽不利的证候，以及由于痰热而致的癫痫，惊厥，瘰疬流注等症。

止咳平喘药：适用于咳嗽和喘息的证候。但麻疹初起咳嗽，表证咳嗽，痰壅喘咳，热甚咳逆等症，均不宜单独使用。

炮制对化痰止咳平喘药的影响：温化寒痰药药性多温燥，且部分有毒副作用。对有毒者常以生姜、白矾等辅料浸泡后，用煮或蒸法炮制，以去其毒副作用，并借辅料以增强药物疗效；对无毒者，则多用蜜炙，以克服过于温燥之性。清化热痰药和止咳平喘药亦多用蜜炙，因蜂蜜具有滋补润肺之功，利用蜂蜜与药物的协同作用，增强其润肺止咳平喘的作用，同时可矫正部分药物的苦劣之味，消除呕吐的副作用。对于种子、种仁、矿物药则多以炒制、燀制或煅法炮制，是以缓和药性，保存药效，利于煎出为主要目的。

半　夏

本品为天南星科植物半夏 *Pinellia ternata*（Thunb.）Breit. 的干燥块茎。夏、秋二季采挖，洗净，除去外皮和须根，晒干。药材以个大、皮净、色白、质坚实、致密、粉性足者为佳；陈久者良。味辛，性温，有毒；入脾、胃、肺经。具有燥湿化痰，降逆止呕，消痞散结之效。

【炮制应用】

1. 生半夏　取原药材，拣净杂质，筛去灰屑。生品有毒，能戟人咽喉，一般不宜内服，多作外用，以消肿止痛为主。

疮痈肿毒　常将生半夏研末，与鸡子白调涂患处，具有排脓消痈的作用。可用于外疡痈疽肿毒，乳痈等症，如治痈疽发背及乳疮方（《肘后备急方》）。亦可用于虫、蛇螫痛，痈肿痰核。如治一切阴疽、流注的桂麝散（《药奁启秘》）。

2. 清半夏　取净半夏，大小分档，用8%的白矾溶液浸泡至内无干心，口尝微有麻舌感，取出，洗净，切厚片，干燥（每10kg半夏，用白矾2kg）。与白矾浸泡后，消除其辛辣刺喉的副作用，降低了毒性，并增强化痰作用，以燥湿化痰为主。

（1）**湿痰咳嗽**　常与陈皮、甘草、茯苓等同用，具有燥湿化痰止咳的作用。可用于脾不化湿，痰饮内停，痰多色白，胸膈胀满，恶心呕吐，或痰逆头眩，舌苔白润，如二陈汤（《太平惠民和剂局方》）。

（2）痰热内结　常与瓜蒌仁、黄芩、胆南星等同用，能增强化痰散结的作用。可用于痰热内结，咳嗽痰黄，吐痰不爽，如清气化痰丸（《景岳全书》）。

（3）风痰吐逆　常与胆南星、天麻、僵蚕同用，具有降逆祛风的作用。可用于风痰吐逆，头痛晕眩，手足顽麻，半身不遂或口眼歪斜，如玉壶丸（《太平惠民和剂局方》）。

（4）痰涎凝聚　常与厚朴、紫苏、茯苓等同用，具有行气开郁，降逆化痰的作用。可用于气机郁结，痰涎凝聚，咽中如有物阻，咯吐不出，咽之不下（俗称梅核气），胸中满闷作痛，如半夏厚朴汤（《金匮要略》）。

3. 姜半夏　取净半夏，大小分档，用水浸泡至内无干心，另取生姜切片煎汤，加入白矾与半夏共煮至内无白心时取出，晾至半干，切薄片干燥（每 10kg 半夏，用生姜 2.5kg，用白矾 1.25kg）。姜炙后增强降逆止呕的作用，以温中化痰，降逆止呕为主。

（1）痰饮呕吐　常与生姜同用，能增强降逆止呕的作用。可用于寒邪客胃，痰饮中停，呕吐清水或痰涎，如小半夏汤（《金匮要略》）。若寒邪盛者，可加丁香、藿香，如藿香半夏汤（《太平惠民和剂局方》）。若呕恶时作，常与黄连、竹茹、橘皮同用，具有和胃止呕的作用，如黄连橘皮竹茹半夏汤（《温热经纬》）。

（2）喉痹、瘰疬　常与硼砂、乳香、轻粉等同用，具有宣痹散结的作用。可用于寒气客于少阴，咽痛喉痹，或痰瘀交凝，结于颈项的瘰疬结核，如香药丸（《普济方》）。

4. 法半夏　取净半夏，大小分档，用水浸泡至内无干心，取出略晾。另取甘草片适量，煎汤两次，合并煎液，倒入用适量生石灰配制的石灰液中，搅匀，略经沉淀滤取上清液，将上述浸透的半夏投入其中浸泡，每日搅拌 1~2 次，并保持 pH 值 12 以上，至药物切面黄色均匀，口尝微有麻舌感时，取出洗净，阴干或烘干，用时捣碎。法半夏毒性更低，多入中药成方制剂中，能消痰化饮，以治寒痰，湿痰为主，同时具有调脾和胃的作用。

（1）风痰上扰　常与白术、天麻、橘红等同用，具有健脾祛湿，化痰息风的作用。可用于风痰所致的眩晕，头痛，痰多，胸膈胀满，舌苔白腻，脉弦滑，如半夏白术天麻汤（《医学心悟》）。

（2）胃有痰浊不得卧　常与秫米同用，具有化痰安神的作用。可用于胃有痰浊之扰，影响睡眠不安，如半夏秫米汤（《灵枢·邪客》）。

（3）胃脘痞满　常与黄连、黄芩、干姜等同用，具有开结消痞的作用。可用于胃气不和，食积停滞，中脘痞满，或兼恶心呕吐，肠鸣下利，如半夏泻心汤（《伤寒论》）。

5. 半夏曲　取法半夏、赤小豆、苦杏仁共碾细粉，与面粉混合均匀，加入鲜青蒿、鲜辣蓼、鲜苍耳草之煎液，搅拌均匀，分成适当大小团块，使其发酵至内部疏松，起细蜂窝眼为度，切成小方块干燥（每 10kg 法半夏，用赤小豆、苦杏仁、鲜青蒿、鲜辣蓼、鲜苍耳草各 3kg，面粉 4kg）。半夏经制曲后药性更加缓和，以健脾温胃，燥湿化痰为主，麸炒后气味芳香，健脾开胃作用更强。

（1）脾胃不和　常与制天南星、生姜同用，具有健脾温胃的作用。可用于老年人、小儿脾被湿困，中脘气滞，痰涎烦闷，头目不清，如三仙丸（《百一选方》）。

（2）脾虚湿阻　常与神曲、白术、苍术等同用，有健脾和胃，化湿止呕等作用。可用于脾虚湿阻，胸闷痰多，食少纳呆，食积呕吐，脘腹痞满，大便稀溏等。

【处方配给】写半夏、法半夏，配给法半夏；其余随方配给。

【用法用量】内服一般炮制后使用，3~9g。外用适量，磨汁涂或研末以酒调敷患处。

【使用注意】因其性温燥，对阴亏燥咳、血证、热痰等证，应忌用或慎用。不宜与川乌、制川乌、草乌、制草乌、附子同用。

【相关研究】

（1）古代文献研究　《金匮玉函经》："洗不熟有毒也"；《本草经集注》："令滑尽，不尔戟人咽喉，有毒，用之必须生姜，此是取其所畏，以相畏耳"；《证类本草》："若洗不净，令人气逆，肝气怒满"；《证类本草》："生令人吐，熟令人下。用之汤洗令滑尽"；《疮疡经验全书》："用生姜汁浸或菜油炒，大能豁痰"；《本草纲目》："痰分之病，半夏为主，造而为曲尤佳。治湿痰以姜汁、白矾汤和之，治风痰以姜汁及皂荚煮汁和之，治火痰以姜汁、竹沥和之，治寒痰以姜汁、矾汤入白芥子末和之……法制半夏，清痰化饮，壮脾顺气"；《寿世保元》："用杏仁炒过，不伤胎气"；《本草正》："性能堕胎，孕妇虽忌，然胃不和而呕吐不止，加姜微炒，但用无妨"；《医方集解》："半夏用醋煮者，醋能开胃散水，敛热解毒也，使暑气湿气俱从小便下降"；《外科证治全生集》："生研细末，立疗刀斧跌破，止血"；《本草辑要》："得醋制，再得茯苓、甘草治伏暑引饮"。

（2）化学成分研究　半夏不同炮制品中生物碱含量高低顺序为：生半夏＞法半夏＞姜半夏＞清半夏，但也有不同的报道；总氨基酸含量高低顺序为：清半夏＞姜半夏＞生半夏＞法半夏；β-谷甾醇的含量高低顺序为：生半夏＞姜浸半夏＞矾半夏＞姜矾半夏＞姜煮半夏；鸟苷含量高低顺序为：生半夏＞清半夏＞姜煮半夏＞姜浸半夏；半夏炮制过程中大多经过长时间的浸、漂，而水溶性、醇溶性成分及生物碱均损失一半以上，故应考虑用辅料解毒，而缩短浸泡时间，以免有效成分损失。半夏经不同程度的炮制后，总有机酸的含量均有不同程度的增加。半夏不同炮制品中生半夏、矾半夏、法半夏、清半夏含有多种微量元素，而生半夏经加工炮制后，微量元素的含量剧增。姜半夏在炮制过程中增加了6-姜辣素成分。

（3）药理作用研究　生半夏有毒，毒性成分为一种挥发性的生物碱，具有类似烟碱对中枢神经及末梢神经的抑制作用，能刺激咽喉，造成失音，服后可致呕吐，对皮肤、黏膜有较强的刺激性。小量可使口腔麻木，大量能刺激咽喉部产生痉挛，肿痛流涎，呼吸与张口困难，动物处于麻痹状态下死亡。目前认为毒性成分不溶于或难溶于水，若用长时间、反复炮制，会使水溶性成分丢失，而毒性成分减少甚微。但已证实，半夏的毒性作用主要是对眼、咽喉、胃肠等黏膜的强烈刺激。用生姜、白矾、甘草、皂角等辅料炮制，均可降低或消除其毒性作用。

半夏或制半夏对碘液注入胸腔或电刺激喉上神经所致的咳嗽有明显的镇咳作用。生半夏和清半夏的混悬液分别给小鼠灌胃，对氨熏所致的咳嗽均有明显的抑制作用，止咳率分别为 60% 和 53.3%。制半夏对阿扑吗啡、洋地黄、硫酸铜引起的呕吐都有镇吐作用。生半夏和清半夏的乙醇提取物给小鼠灌胃，用酚红法测得清半夏的乙醇提取物有一定的祛痰作用，而生半夏未见明显的祛痰作用。

前列腺素（PEG$_2$）的含量下降易导致胃黏膜损伤，生半夏能明显抑制胃液中 PEG$_2$ 的含量，姜矾半夏、姜煮半夏均无明显影响，同时灌胃给药可以减缓胃肠运动，表明姜制半夏不仅可以消除生半夏对胃肠黏膜的刺激，保护胃黏膜正常功能，同时又能拮抗生半夏加速胃肠运动导致的呕吐，而起到和胃降逆止呕的功效。半夏炮制品具有破坏肿瘤细胞的作用，使细胞结构模糊、萎缩、崩解、形成碎片，这种破坏作用以姜浸半夏、矾半夏、姜矾半夏比较明显，其中姜浸半夏作用最强。姜浸半夏、姜煮半夏、矾半夏、姜矾半夏的总生物碱对肿瘤细胞生长有抑制作用，以矾半夏中的总生物碱作用最强。对家兔眼结膜及小鼠腹腔刺激性实验均表明，生半夏刺激性最强，炮制后可不同程度地降低。半夏各炮制品总生物碱对慢性髓性白血病 K562 细胞系有抑制作用，能损伤悬浮生长的 K562 细胞形态，抑制其增殖。生半夏、姜半夏、法半夏的水煎剂腹腔注射均有致畸作用，以生半夏最为明显，其致突变频率与丝裂霉素接近。

天南星

本品为天南星科植物天南星 *Arisaema erubescens*（Wall.）Schott、异叶天南星 *Arisaema heterophyllum* Bl.、或东北天南星 *Arisaema amurense* Maxim. 的干燥块茎。秋、冬季茎叶枯萎时采挖，除去须根及外皮，干燥。药材均以个大、色白、粉性足者为佳。味苦、辛，性温，有毒；入肺、肝、脾经。具有燥湿化痰，祛风止痉，散结消肿之效。

【炮制应用】

1. 天南星　取原药材，拣净杂质，洗净，干燥。生用辛温燥烈，有毒，多外用，治痈肿疮疥，虫蛇咬伤；亦有内服者，以治中风痰晕为主。

（1）破伤风　常与防风、白附子、天麻等同用，具有祛风解痉的作用。可用于破伤风牙关紧闭，身体强直，角弓反张，如玉真散（《外科正宗》）。

（2）中风抽搐　常与半夏、白附子、全蝎等同用，具有祛风逐痰的作用。可用于风痰入络，半身不遂，手足顽麻，口眼歪斜，口角流涎，手足抽搐者，如大省风汤（《太平惠民和剂局方》）。

（3）痈疡肿痛　将天南星为末，醋调外敷，具有解毒消肿的作用。可用于痈疡肿痛，痰瘤结核，以及虫蛇咬伤，如南星膏（《济生方》）。

2. 制南星　取分档的天南星，以清水浸漂，每日换水 2~3 次，如起白沫，换水后再加入白矾（每 10kg 天南星，加白矾 0.2kg），泡 1 日后，再换水漂至切开口尝微有麻舌感时取出。另取生姜片、白矾置锅内加适量水煮沸后，倒入天南星共煮至无干心时取出，除去生姜片，晾至四至六成干，切薄片干燥（每 10kg 天南星，用白矾、生姜各 1.25kg）。制后降低毒性，以燥湿化痰为主。

（1）痰湿咳嗽　常与陈皮、半夏同用，能增强燥湿化痰的作用。可用于脾运不健，聚湿为痰，上贮于肺，咳嗽痰白，黏腻不易咯出，胸脘痞闷，如玉粉丸（《张洁古方》）。

（2）寒痰咳嗽　常与肉桂、半夏、生姜同用，具有燥湿化痰，散寒化饮的作用。可用于寒痰或痰饮，咳嗽气促，痰多色白，胸膈满闷，如姜桂丸（《张洁古方》）。

（3）痰阻眩晕　常与天麻、半夏同用，具有祛痰止眩的作用。可用于痰湿内蕴，阻遏清阳，头目眩晕，畏光，恶心呕吐，如玉壶丸（《太平惠民和剂局方》）。

（4）关节痹痛　常与苍术、生姜、桂枝同用，具有活络通痹的作用。可用于湿痰阻滞，关节疼痛，肩臂屈伸不利，如治痰湿臂痛方（《摘玄方》）。

3. 胆南星　取制南星细粉，加入净胆汁（或胆膏粉及适量清水）拌匀，置笼屉内蒸60分钟，取出放晾，切成小方块干燥；或取生天南星粉，加入净胆汁（或胆膏粉及适量清水）拌匀，放温暖处，发酵5~7天后，再连续蒸9昼夜，每隔2小时搅拌一次，除去腥臭气，至呈黑色浸膏状，口尝无麻味为度，取出晾至半干，再切成小块［每10kg制天南星细粉，用牛（或羊、猪）胆汁40kg，或胆膏粉40kg］。经胆汁制后辛燥之性缓和，毒性大减，药性由温转凉，味由辛转苦，以清化热痰，息风定惊为主。

（1）痰咳嗽　常与黄芩、瓜蒌、枳实等同用，具有清热化痰的作用。可用于痰热阻肺，咳嗽痰黄，稠厚胶黏，胸膈不利，或兼发热，如清气化痰丸（《景岳全书》）。

（2）痰热惊风　常与黄连、全蝎、天麻等同用，具有清热祛痰，息风止痉的作用。可用于急惊痰喘，手足抽搐，如千金散（《寿世保元》）。

（3）癫痫　常与白附子、全蝎、黑附片等同用，具有祛痰开窍的作用。可用于痰气互结，阻于清窍，癫痫突发，昏不知人，口吐涎沫，如天南星散（《证治准绳》）。

【处方配给】写南星、制南星，配给制南星；其余随方配给。

【用法用量】外用生品适量，研末以醋或酒调敷患处。制南星3~9g；胆南星3~6g。

【使用注意】孕妇慎用。生南星一般不作内服。

【相关研究】

（1）古代文献研究　《证类本草》："治惊风坠涎，天南星一个，重一两换酒浸七伏时，取出于新瓦上"；《履巉岩本草》："治小儿牙关不开，用天南星一个煨热纸裹，不要透气，剪鸡头大一窍子，透气于鼻孔中，其牙关立开"；《本草品汇精要》："姜汁浸透或白矾、皂荚煮去其毒"；《医学入门》："治警（惊）痫取为末，用牛胆汁拌匀，再入胆中，阴干为末用，或用姜汁、白矾煮至中心无白点为好"；《医宗粹言》："用陈久者，滚汤、明矾同泡，如半夏例，亦以姜汁拌和，其惊风、风痰，小儿方中用者，以泡过者为末，装入腊月黄牛胆汁中，透风处阴干"；《玉楸药解》："牛胆汁套者，治痰郁肺热甚佳"；《本草汇纂》："胆制——治小儿急惊"；《本草纲目》："治风痰，有生用者……治风热痰，以酒浸一宿，桑柴火蒸之……脾虚多痰，则以生姜渣和黄泥包南星煨热，去泥焙用得防风则不麻，得牛胆则不燥，得火炮则不毒。生能伏雄黄，丹砂，焰消"；《本草正》："性烈有毒，姜汁制用，善行脾肺"；《沈氏尊生书》："黄柏引则下行，防风使则不麻，胆制……

益借胆汁镇邪";《本草从新》:"得牛胆则燥性减,且胆有益肝胆之功";《本草备要》:"火制则毒性缓";《本草必用》:"九制则燥性减（性烈而燥,须用牛胆九制）";《本草便读》:"用牛胆套之,制其燥烈之性";《本草述》:"中风卒厥生用之";《本草求真》:"胆制,味苦性凉,得牛胆则不燥"。

（2）化学成分研究　长时间浸泡对天南星麻味影响不大,但能大大降低其水及醇溶出物中的乙酸铅沉淀物的量。所含的掌叶半夏碱,炮制后亦降低。炮制后天南星中草酸钙针晶束数量明显减少,剩余针晶束粘连,不易分散,单个针晶多数有溶解现象,尖部尤其明显。炮制过程中水浸泡对天南星总生物碱的含量影响较大,从生品到中间品含量下降将近一倍,而煎煮过后,从中间品到炮制品含量下降不明显。总氨基酸含量生品高于炮制品。

（3）药理作用研究　天南星有毒,其毒性成分为皂苷类和类似毒芹碱的生物碱以及苛辣性毒素,具强烈的刺激作用,皮肤与之接触发生强烈的瘙痒;入口则口腔黏膜轻度糜烂,甚至部分坏死脱落,咽喉干燥并有烧灼感,舌体肿大,口唇水肿,大量流涎,口舌麻木,味觉消失,声音嘶哑,张口困难,最后惊厥死亡。经过水浸泡、白矾水浸、加热等炮制后,可去其麻辣味,降低毒性,其水浸液能降低士的宁、五甲烯四氮唑和咖啡因的惊厥率,有一定抗惊厥作用,其强度与胆汁的含量有直接关系;天南星所含皂苷,能刺激胃黏膜反射性引起气管分泌物增加,有祛痰作用;鲜品生天南星的水提醇沉浓缩制剂,体外对 Hela 细胞有抑制作用,对小鼠实验性肿瘤如肉瘤 S180、HCA 实体型、U_{14} 等均有一定的抑制作用,而 D- 甘露醇可能是抗癌的有效成分;天南星生品可使兔眼结膜出现明显的水肿反应,可对小鼠腹膜刺激引起扭体反应,而炮制后的刺激作用明显降低。天南星经炮制后毒性明显下降。

另据报道,制天南星粉较浸泡前的生粉水溶性物质降低 54.7%,其中包含多糖、皂苷等成分。说明长期水泡可除毒性,但有效成分也随之流失。经水浸泡 2 天的生片虽有麻辣性质,但对大、小鼠急性和亚急性毒性试验表明,动物仍能耐受,尤其汤剂 150g/kg 未见毒性反应,此剂量相当于临床用量的 100 倍左右。此外,在小鼠急性毒性试验中,牛胆星和猪胆星的毒性明显小于天南星;对小鼠自主活动的影响试验中,天南星、猪胆星、牛胆星均能够明显减少小鼠自主活动次数、延长小鼠睡眠时间、降低戊四氮引起的惊厥率,炮制前后无显著性差异。

白附子

本品为天南星科植物独角莲 *Typhonium giganteum* Engl. 的干燥块茎。秋季采挖,除去须根及外皮,晒干。药材以个大、肥壮、色白、粉性足者为佳。味辛,性温,有毒;入胃、肝经。具有祛风痰,定惊搐,解毒散结,止痛之效。

【炮制应用】

1.白附子　取原药材,除去杂质,洗净,切片,干燥。生用以祛风痰,止痉,解毒止痛为主，但有一定毒性。

（1）口眼㖞斜　常与僵蚕、天南星、全蝎同用，能增强祛风化痰的作用。可用于风痰阻络，口眼㖞斜，语言謇涩，如牵正散（《杨氏家藏方》）。

（2）抽搐、呕吐　常与半夏、天麻、木香等同用，具有祛风痰，止痉挛，顺胃气的作用。可用于风痰壅阻，四肢抽搐，呕吐痰涎，如白附饮（《证治准绳》）。

（3）风湿痹痛　常与全蝎、防风、独活等同用，具有活络通痹的作用。可用于肾脏中风，脚膝麻痹，腰背强直疼痛，语言不利，面色姜黑，如白附子丸（《圣济总录》）。

（4）虫蛇咬伤　常用本品与雄黄共研细末，用水或白酒调糊外敷。

2. 制白附子　取净白附子，大小分开，用清水浸泡，每日换水 2~3 次，数日后，如起泡沫，换水后加白矾（每 10kg 白附子，用白矾 0.2kg），泡 1 日后再进行换水，至口尝微有麻舌感为度，取出。另将生姜片、白矾粉置锅内加适量水，煮沸后，倒入白附子共煮至内无干心为度，捞出，除去生姜片，晾至六七成干，切厚片，干燥，筛去碎屑（每 10kg 白附子，用生姜、白矾各 1.25kg）。白附子制后降低毒性，消除麻辣味，增强燥湿祛风痰的作用。

（1）寒湿头痛　常与白芷、藁本、制天南星等同用，具有逐寒湿，止头痛的作用。可用于寒湿内阻，清阳被遏，头痛时作，遇寒加剧等症，如白附子散（《普济本事方》）。

（2）痰湿咳嗽　常与胆南星、半夏、白矾同用，能增强燥湿化痰的作用。可用于痰湿郁肺，咳嗽痰多，或呕吐痰涎，发热吐泻，心神不安，如白附丸（《证治准绳》）。

【处方配给】写白附子，配给制白附子；生品随方配给。

【用法用量】3~6g。一般炮制后用，外用生品适量捣烂，熬膏或研末以酒调敷患处。

【使用注意】孕妇忌用。生品一般不作内服。

【相关研究】

（1）化学成分研究　白附子炮制对水溶性成分的影响较大，然而对脂溶性成分的影响较小。其中水溶性游离氨基酸的损失最大，总氨基酸的含量下降约为 30%。β- 谷甾醇矾制品的含量比生品下降约 16%，但比姜矾制品约高 2.5 倍，油酸的含量矾制品损失不多，但仍高于姜矾制品。新增化学成分是 5- 羟甲基糠醛(5-HMF)。不同炮制品中 5-HMF 含量在一定范围内随加热时间的延长而增加，随着辅料白矾用量的增加而增加，加压制白附子中 5-HMF 含量在一定范围内随加压温度升高而降低，随白矾用量的增加先升高后降低，以 9% 白矾为最高，不加姜制品大于加姜制品；白附子炮制前后双(5- 甲酰基糠基)醚含量：生品 < 加压法制品 < 药典法制品。白附子与天南星、半夏均同属天南星科有毒中药，制白附子的炮制方法与姜半夏、制天南星类似，白附子中的主要毒性物质也是具特殊毒针晶及针晶和块茎中的凝集素蛋白，与半夏、天南星的毒性成分性质相同。白附子的炮制解毒机制同半夏、天南星。即天南星科有毒中药半夏、天南星、白附子解毒机制具有共性的规律。

（2）药理作用研究　据研究，白附子生、制品有镇静、抗惊厥作用，制品的作用更强，说明炮制后不仅达到"制毒"的作用，还能较好地保持药效；生、制品的抗炎作用相近，都对大鼠蛋清性和酵母性关节肿有明显的抑制作用；对甲醛性关节肿的预防作用强于治疗作用；对炎症末期的棉球肉芽肿增生和渗出的抑制作用明显。白附子生、制品的止痛作用对比发现，制品的止痛作用更好。对生品及制品白附子的胰蛋白酶活性作用进行比较，生品及制品对胰蛋白酶均具有不同程度的抑制作用。白附子抗肿瘤实验表明，环磷酰胺和生白附子水煎剂抑瘤率分别达到52.86%、26.43%，制品对胸腺和脾脏的作用强于生品。生品醇提物高剂量组抑瘤率41.24%，制品醇提物提高小鼠免疫器官重量，制品醇提物各剂量组对 S180 腹水瘤小鼠有生命延长作用。

芥 子

本品为十字花科植物白芥 *Sinapis alba* L. 或芥 *Brassica juncea*（L.）Czern. et Coss. 的干燥成熟种子。前者习称"白芥子"，后者习称"黄芥子"。夏末秋初果实成熟时采割植株，晒干，打下种子，除去杂质。以粒大，饱满者为佳。芥子味辛，性温；入肺经。具有温肺豁痰，利气散结，通络止痛之效。

【炮制应用】

1. 芥子 取原药材，洗净，干燥。用时捣碎。生品力猛，辛散作用和通络散结作用强。

（1）胸满胁痛 常与甘遂、大戟同用，能祛痰逐饮，用于痰饮停滞胸膈所致的胸满胁痛，筋骨牵引作痛，走易不定，痰唾稠黏，或夜间喉中痰鸣，多流涎唾等，如控涎丹（《三因极一病证方论》）。

（2）肢体疼痛 常与木鳖子、桂心、没药、木香等同用，能利气通络，用于痰滞经络，肩臂肢体疼痛、麻痹，时作时止，如白芥子散（《证治准绳》）。

（3）阴疽肿毒 可与熟地黄、肉桂、麻黄、甘草等同用，能温阳补血，散寒通滞，可用于贴骨疽，脱疽，湿痰，流注，鹤膝风等，如阳和汤（《外科证治全生集》）。亦可用白芥子细末，醋调涂敷，用于肿毒初起（《濒湖集简方》）。

2. 炒芥子 取净芥子，置炒制容器内，用文火加热，炒至有爆裂声，呈深黄色或深棕黄色，并散出香辣气为度，取出晾凉。用时捣碎。炒后可缓和辛散走窜之性，以免耗气伤阴，并善于顺气豁痰，且能提高煎出效果。

（1）咳嗽气喘 常与炒苏子、炒莱菔子同用，能温化寒痰，降气消食，用于痰壅气滞，咳嗽喘逆，痰多胸闷，食少难消等，如三子养亲汤（《韩氏医通》）。

（2）食积成痞 常与三棱、炒莱菔子、山楂肉、黄连（一半吴茱萸制去吴茱萸，一半益智仁制去益智仁）等同用，能消积化痞，用于食积成痞，如连萝丸（《杂病源流犀烛》）

【处方配给】 写芥子、白芥子、黄芥子、炒白芥子、炒芥子，均配给炒芥子。

【用法用量】 3~9g。外用适量。

【使用注意】 本品辛温走散，易耗气伤阴。久咳肺虚及阴虚火旺者忌用；消化道溃疡、出血者及皮肤过敏者忌用。用量不宜过大，以免引起腹泻。不宜久煎。

【相关研究】

（1）古代文献研究 《炮炙大法》："要用止血须炒黑"；《嵩崖尊生全书》："炒缓，生则力猛"。

（2）化学成分研究 芥子中含硫苷类化合物，内服后能刺激黏膜，引起胃部温暖感，增加消化液的分泌，有健胃、祛痰等作用。此苷本身无刺激性，遇水经芥子酶作用生成芥子油，其主要成分为异硫氰酸酯类，具特有辛辣味，对皮肤具有强烈的刺激性。芥子经过高温炒制后杀酶保苷，其主要成分为芥子苷而无芥子油，皮肤刺激性弱。服用后，芥子苷在肠胃道环境中缓慢水解，逐渐释放出芥子油而发挥治疗作用。外用以生品研末为宜，以免因炒后酶失去活性不能水解苷而难以奏效。内服则宜用炒制品，既减少芥子油的刺激性，又保证了疗效。采用 HPLC 法测定生、炒白芥子饮片中白芥子苷的含量，结果表明生白芥子中白芥子苷含量明显低于炒白芥子。对芥子炮制前后的芥子苷进行含量测定，结果表明，炒芥子含苷量高于生品；其水煎液中芥子苷含量高低顺序为：炒芥子粗粉 > 生芥子粗粉 > 炒芥子 > 生芥子，故芥子入煎剂以打碎为宜。

芥子碱是芥子的有效成分之一，多以芥子碱硫氰酸盐的形式存在。芥子在炒制后芥子碱含量降低，因此在保证酶被灭活的前提下，应尽量降低炮制温度和减少炮制时间，以更多地保留芥子碱的含量。这与古今芥子均要求"微炒"的方法相一致。样品水煎液中，以炒制品含量较高，且随炮制时间延长，炮制程度的加重，煎出率增加。同时水煎液中芥子碱硫氰酸盐的含量也增加。这可能是由于炮制后种皮破裂，有利于成分的煎出。

（3）药理作用研究 对羟基苯乙腈的镇咳作用明显，是白芥子镇咳的药效物质，炒制法白芥子中对羟基苯乙腈的含量增加，白芥子镇咳作用增强。

旋覆花

本品为菊科植物旋覆花 *Inula japonica* Thunb. 或欧亚旋覆花 *Inula britannica* L. 的干燥头状花序。夏、秋二季花开放时采收，除去杂质，阴干或晒干。药材以花头完整、色黄绿者为佳。味苦、咸、辛，性温；入肺、脾、胃、大肠经。具有消痰行水，降气止呕之效。

【炮制应用】

1.旋覆花 取原药材，除去枝、梗、叶及杂质。旋覆花生品苦辛之味较强，生用以降气化痰，止呕，止咳为主。

（1）噫气呕逆 常与代赭石、人参、半夏等同用，具有降逆止呕的作用。可用于中焦虚弱，痰气内结，气逆噫气，恶心呕吐，胸脘痞满，如旋覆代赭石汤（《伤寒论》）。

（2）胸胁痞闷 常与葱白、茜草同用，具有下气散结，通阳和血的作用。可用于肝寒凝滞，气血郁阻，胸胁痞闷，甚者肿胀，如旋覆花汤（《伤寒论》）。

（3）大腹水肿 常与大戟、槟榔、甘遂等同用，具有行水消肿的作用。可用于脾肾功能失调，不能运化水湿，水饮内停，腹肿胀满，支饮心胸壅滞，喘息短气，如槟榔丸

（《圣济总录》）。又如治疗支饮心胸壅滞，喘息短气，肢肿的旋覆花汤（《太平圣惠方》）。

2. 蜜旋覆花 取净旋覆花，加炼蜜拌匀，闷润，用文火炒至不粘手时取出（每 10kg 旋覆花，用炼蜜 2.5kg）。蜜炙后苦辛降逆止呕作用弱于生品，其性偏润，长于润肺止咳，降气平喘，作用偏重于肺，以增强润肺止咳，降气平喘的作用。

（1）寒热咳喘 属寒者常与麻黄、苏子、杏仁等同用，具有祛痰平喘的作用。可用于痰涎内阻，肺气不利，咳喘气急，胸胁闷满，如旋覆花汤（《三因极一病证方论》）。若属热者，常与桑白皮、前胡、桔梗等同用，可用于热痰阻肺，肃降失常，咳喘胸闷，咳嗽痰喘而兼呕恶者，如鸡鸣丸（《全国中成药处方集》）。

（2）外感咳嗽 常与前胡、荆芥、半夏等同用，具有散风寒，止咳喘的作用。可用于外感风寒而致的咳嗽，痰多色白，如金沸草汤（《类证活人书》）。

【处方配给】写旋覆花，配给蜜炙品；生品随方配给。

【用法用量】3~9g，包煎。

【相关研究】古代文献研究 《得配本草》："入药须绢包煎，恐伤肺而反嗽"；《本草害利》："有细毛恐射肺令人嗽，须用绢包好入煎剂"。

白 前

本品为萝摩科植物柳叶白前 *Cynanchum stauntonii*（Decne.）Schltr. ex Lévl 或芫花叶白前 *Cynanchum glaucescens*（Decne.）Hand-Mazz. 的干燥根茎及根。秋季采挖，洗净，晒干。药材均以根茎粗者为佳。味辛、苦，性微温；入肺经。具有降气，消痰，止咳之效。

【炮制应用】

1. 白前 取原药材，拣净杂质，洗净，润透，切段，干燥。生用以解表理肺，化痰止咳为主，但生用对胃有一定刺激性，脾胃虚弱者可致恶心呕吐。

（1）风寒咳嗽 常与桔梗、荆芥、百部等同用，具有解表理肺，化痰止咳的作用。可用于风寒犯肺，气失宣降，咳嗽，咯痰不爽，或兼畏风寒，如止嗽散（《医学心悟》）。若属风热咳嗽，咯痰黄稠，则与桑白皮、贝母同用，具有清肺化痰的作用。

（2）久咳气喘 常与紫菀、半夏、大戟等同用，具有降气祛痰的作用。可用于肺气壅塞，咳逆上气，昼夜倚息不得卧，体肿短气胀满，喉中作水鸡声，如白前汤（《备急千金要方》）。

2. 蜜白前 取白前段，加炼蜜拌匀，润透，用文火炒至表面黄棕色，不粘手时取出（每 10kg 白前段，用炼蜜 2.5kg）。蜜炙后可缓和对胃的刺激性，增强润肺降气，化痰止咳的作用。

（1）肺虚寒咳 常与款冬花、紫菀、黄芪等同用，具有补肺止咳，祛痰的作用。可用于肺气不足，寒痰内阻，咳嗽气短，咯痰白沫，面色白，神疲体倦等症。

（2）肺燥咳喘 常与麦冬、桑白皮、生地黄等同用，具有滋肺，祛痰止咳的作用。可用于久咳伤阴，肺阴不足，痰热内阻，咳嗽痰黄，口干咽燥，如白前汤（《外台秘要》）。

【处方配给】写白前，配给生品；蜜炙品随方配给。

【用法用量】3~10g。

【相关研究】

（1）古代文献研究　《雷公炮炙论》："先用甘草水浸一伏时，漉出，去头须，焙干"；《医方集解》："汤泡去须"；《增广验方新编》："饭上蒸一次再炒"。

（2）化学成分研究　采用顶空固相微萃取法结合气相色谱－质谱法对白前及其炮制品挥发性成分进行分析鉴定，分别从白前和其蜜炙品挥发性成分中分离鉴定出 38 个、43 个成分，分别占总挥发性成分的 88.39%、84.76%。两者共有成分有 12 个，分别占总挥发性成分总量的 16.24%、25.59%。生品中含量最高的是桉油精（20.64%）；蜜炙品中含量最高的是戊酮酸乙酯（8.22%）。

（3）药理作用研究　白前 5g/kg 醇提物及醚提物给小鼠灌胃，对浓氨水诱发的小鼠咳嗽有明显的镇咳和祛痰作用，表明白前对咳、痰、喘症状有良好改善作用。

瓜　蒌

本品为葫芦科植物栝楼 *Trichosanthes kirilowii* Maxim. 或双边栝楼 *Trichosanthes rosthornii* Harms 的干燥成熟果实。干燥成熟果皮，称"瓜蒌皮"；干燥成熟种子，称"瓜蒌子"。瓜蒌于秋季果实成熟时，连果柄剪下，置通风处阴干。药材以完整不破、皱缩、皮厚糖性足者为佳。味甘、微苦，性寒；入肺、胃、大肠经。具有清热涤痰，宽胸散结，润燥滑肠之效。

【炮制应用】

1. 瓜蒌　取瓜蒌，除去杂质及果柄，洗净，压扁，切丝或块，干燥。全瓜蒌多生用，清热涤痰，宽胸散结作用均较瓜蒌皮强，并有滑肠通便作用（通便作用弱于瓜蒌仁）。一般病情较轻，而脾胃虚弱者可用瓜蒌皮，病情较重而兼便秘者多用全瓜蒌。生品以清热化痰，宽胸散结为主。

（1）痰热内结　常与黄连、半夏同用，具有清热化痰的作用。可用于痰热内结，痰稠难咯，胸闷痞痛，如小陷胸汤（《伤寒论》）。又如用于痰热内结，胸膈痞满的清气化痰丸（《医方考》）。

（2）乳痈乳疽　常与牛蒡子、当归、没药等同用，具有解毒散瘀的作用。可用于热游丹毒，杨梅便毒，诸痈发背，乳痈初起，如神效瓜蒌散（《妇人良方》）。

（3）胸膈痹塞　常与半夏、薤白同用，具有宽胸开痹的作用。可用于痰滞胸膈，气机不畅，胸痹不得卧，心痛彻背，如瓜蒌薤白半夏汤（《金匮要略》）。

2. 蜜瓜蒌　取净瓜蒌丝或块，加炼蜜拌匀，闷润，入锅内文火炒至不粘手时取出（每 10kg 瓜蒌丝或块，用炼蜜 1.5kg）。蜜炙瓜蒌润燥作用增强，以润肺止咳为主。

肺燥痰嗽　常与浙贝母、天花粉、桔梗等同用，具有润燥化痰的作用。可用于肺燥伤阴，久咳少痰，或咯痰不爽。常用于干咳痰稠，涩而难出，咽喉干燥者，如贝母瓜蒌散（《医学心悟》）。

3. 瓜蒌皮 取瓜蒌皮（除去子瓤），用水喷湿润软，去柄，切丝或块，干燥。瓜蒌皮以清热利肺为主。

（1）肺热咳嗽 常与贝母、杏仁、鱼腥草等同用，具有清肺祛痰止咳的作用。可用于热痰阻肺，咳嗽痰黄，胸闷不畅等症。

（2）久咳不止 常与甘草、蜂蜜等同用，具有润肺祛痰的作用。可用于小儿久咳不止，心神烦闷，如瓜蒌煎（《太平圣惠方》）。

（3）咽喉肿痛 常与僵蚕、甘草同用，具有清肺利咽的作用。可用于肺火炽盛，咽喉肿痛，语音不出，如发声散（《御药院方》）。

4. 炒瓜蒌皮 取净瓜蒌皮丝，入锅内用文火炒至棕黄色、略带焦斑时，取出，放凉。炒瓜蒌皮寒性减弱，略具焦香气，长于利气宽胸。

胸膈满闷 常与薤白或丝瓜络、枳壳等同用，具有利气宽胸的作用。可用于治疗胸痛或胁肋疼痛（《上海中草药手册》）。

5. 蜜瓜蒌皮 取净瓜蒌壳丝或块加炼蜜拌匀，闷润，入锅内文火炒至不粘手时取出（每10kg瓜蒌皮，用炼蜜2.5kg）。蜜炙后增加润肺化痰的作用，其用途、用法与蜜瓜蒌相似。

肺燥咳嗽 常与杏仁、半夏、炙麻黄等同用，具有润肺止咳的作用。可用于久咳伤阴，干咳无痰，或痰黄口渴，如半夏瓜蒌丸（《宣明论方》）。若用于肺燥咳嗽而又大便干结者，如贝母瓜蒌散，证兼便秘者，方中用蜜瓜蒌更佳。

6. 瓜蒌子 取瓜蒌子，除去杂质，筛去灰屑，用时捣碎。生瓜蒌子以润肠通便为主，但对脾胃虚弱者易致呕吐。

（1）肠燥便秘 常与杏仁、生白蜜、郁李仁等同用，具有润肠通便的作用。可用于肺热移于大肠，大便秘结，咳嗽气促等症。

（2）肠痈便秘 常与大黄、牡丹皮、冬瓜仁等同用，具有泻热通便，化瘀消痈的作用。可用于热毒壅滞，右少腹疼痛，大便秘结，肠痈未成脓者。

7. 炒瓜蒌子 取净瓜蒌子，用文火炒至鼓起时取出，放凉。用时捣碎。炒后降低致呕的副作用，以理肺祛痰为主。

（1）痰浊咳喘 常与半夏、白芥子、紫菀等同用，具有理肺气，化痰浊的作用。可用于痰浊阻肺，气失肃降，咳嗽气喘等症。

（2）肺热脾弱 常与麦冬、北沙参、山药等同用，具有清肺和脾的作用。可用于脾虚肺热，咳嗽少痰，咽喉干燥，食欲不振，大便溏泻。

8. 蜜瓜蒌子 取炼蜜用适量开水稀释后，加入捣碎的瓜蒌子拌匀，闷透，置热锅内，文火加热，炒至颜色加深、不粘手为度，取出，放凉（每10kg瓜蒌子，用炼蜜0.5kg）。蜜炙瓜蒌子寒性缓和，以润肺止咳为主。

阴虚燥咳 常与北沙参、杏仁、胆南星等同用，具有清肺润燥，祛痰止咳的作用。可用于肺燥咳嗽，痰黏不易咯出，大便秘结等症。

9. 瓜蒌仁霜　取净瓜蒌子，碾成泥状，用布包严后蒸至上气，压去油脂，碾碎。制霜后滑肠致泻、恶心呕吐的副作用大大减弱。以润肺祛痰为主。

痰热内结　常与杏仁、胆南星、黄芩等同用，具有润燥，清化热痰的作用。可用于咳嗽痰黄，咯之不爽，胸膈痞满，小便短赤等症，如清气化痰丸（《医方考》）。

【处方配给】写瓜蒌、栝楼，配给瓜蒌；其余随方配给。

【用法用量】瓜蒌及其炮制品、瓜蒌子及其炮制品 9~15g；瓜蒌皮 6~10g。

【使用注意】不宜与川乌、制川乌、草乌、制草乌、附子同用。

【相关研究】

（1）古代文献研究　《医宗粹言》："或为散为丸，止嗽清痰，其功尤速于仁也"；《本草述钩元》："古方全用，连子、连皮细切，后世乃分子、瓢各用。（濒湖）然不可执一，有全用者，有用皮瓢而去子者，又有止（只）用瓢者，有止（只）用子者。用子剥壳，用仁渗油，免人恶心，只一度，毋多次，失药润性"；《得配本草》："通大便，研酒调下，或炒香酒下。恐滑肠去油用"；《本草蒙筌》："剥壳用仁，渗油（重纸包裹，砖压渗之），免人恶心，毋多炙，失药润性解消渴生津，悦皮肤去皱，下乳汁炒香，酒调末服……止诸血，并炒入药煎汤"；《本草备要》："炒香酒服，止一切血"；《雷公炮炙论》："栝楼凡使，皮、子、茎、根，效各别"。

（2）化学成分研究　以 3, 29- 二苯甲酰基栝楼仁三醇为指标，对瓜蒌子不同炮制品中该成分含量进行了测定，结果发现其含量多少依次为：瓜蒌仁＞炒瓜蒌仁＞瓜蒌子＞炒瓜蒌子＞麸炒瓜蒌子＞蛤粉炒瓜蒌子＞蜜炙瓜蒌子＞瓜蒌子霜＞瓜蒌子壳。以氨基酸含量为指标，其含量多少依次为：生品＞炒瓜蒌皮＞蜜制瓜蒌皮。全瓜蒌及其炮制品与瓜蒌皮及其炮制品的粉末样品中可明显观察出淀粉含量高。瓜蒌及其炮制品原始 IR 图谱较为相似，基本推断出其都含有黄酮类、苷类、糖类、蛋白质等成分，炮制对其所含化学成分类别影响不大。

（3）药理作用研究　瓜蒌含致泻物质，有泻下作用。瓜蒌皮作用较弱；瓜蒌仁所含脂肪油致泻，且作用强；瓜蒌霜的作用较为缓和。瓜蒌不同部位的扩张冠脉作用强度大小依次为：瓜蒌皮＞瓜蒌霜＞瓜蒌子＞瓜蒌仁＞瓜蒌子壳。

竹　沥

本品为禾本科植物淡竹 *Phyllostachys nigra*（Lodd.）Munro var. *henonis*（Mitf.）Stapf ex Rendle 的嫩茎用火灼烧而流出的汁液。药材以色泽透明者为佳。味甘、苦，性寒；入心、胃经。具有清热豁痰、镇惊利窍之效。

【炮制应用】取鲜竹，洗净，从两节之间锯断，节留中间，直劈成二瓣，架在文火上加热，两端流出的液体接于容器中，即得。或者，取鲜竹茎，截成约 0.5m 的小段，劈开，洗净，装入坛内，装满后坛口向下，架起，坛的上面及周围用锯末和劈柴围严，坛口下面置一盛器，上面用火加热，坛口即有汁液流出，滴下，直至坛中竹汁流尽，收取竹液，即为竹沥。将鲜竹制成竹沥，扩大了用药范围。

（1）中风口噤　常与生姜汁同用，可治中风口噤不知人，亦可单服（《备急千金要方》）。

（2）惊痫　本品具有清热滑痰，镇惊通络之功，配伍橘红、法半夏、酒大黄等有豁除顽痰，清火顺气之功效。用于痰热上壅，喘急昏迷，顽痰胶痼，烦闷癫狂诸症，如竹沥达痰丸（《福建省药品标准》）。

【处方配给】写竹沥、竹沥油，配给竹沥。

【用法用量】30~50ml，冲服。

【使用注意】本品性寒滑利，寒痰及便溏者忌用。

【相关研究】

（1）古代文献研究　《本草经集注》："凡取竹沥，惟用淡竹耳"；《备急千金要方》："将竹截成二尺长，劈开，以砖两片对立，加竹于上，以火炙去其沥，以盘盛起取之备用"；《本草纲目》："以竹截长五六寸，以瓶盛，倒悬，下用一器承之，周围以炭火逼之，其油沥于器下也"；《证治准绳》："主治风入肝脾，四肢不遂，舌强语謇"。

（2）化学成分研究　竹沥中含有丰富的氨基酸类，愈创木酚、甲酚、苯酚等酚类，以及钙、铁、锰、锌等无机元素，并含有葡萄糖、果糖、蔗糖等。干馏法、烧制法、渗漉法、回流法等制备的淡竹沥中愈创木酚转移率分别为0.08%、0.11%、49.5%、84.5%。应用GC-MS分析福建建瓯产竹沥成分，结果共有有机物46种，其中主要成分18种，占出峰总面积的98%。采用氨基酸自动分析仪测得该竹沥中含有15中氨基酸，总含量为142.24μg/ml。

（3）药理作用研究　动物实验证明，竹沥具有祛痰镇咳作用并能促进小鼠小肠推进作用。竹沥中分离出的氨基酸成分具有镇咳作用。抑菌试验显示，竹沥对各种腐败菌均具较强的抑制作用，表明其具有广谱的抗菌活性，其中对金黄色葡萄球菌、枯草芽孢杆菌、大肠埃希菌和黑曲霉的抑制效果最为明显。

桔　梗

本品为桔梗科植物桔梗 *Platycodon grandiflorum*（Jacq.）A. DC. 的干燥根。春、秋二季采挖，去净泥土、须根，趁鲜刮去外皮或不去外皮，干燥。药材以根肥大、色白、质坚实、味苦者为佳。味苦、辛，性平；入肺经。具有宣肺，利咽，祛痰，排脓之效。

【炮制应用】

1. 桔梗　取原药材，除去杂质，洗净，润透，切片，干燥。生用以宣肺祛痰为主。

（1）感冒咳嗽　本品性平，风寒、风热均可配伍应用。风热咳嗽，常与薄荷、甘草、芦根等同用，具有疏散风热，宣肺祛痰的作用，如桑菊饮（《温病条辨》）。若风寒咳嗽，常与荆芥、麻黄、杏仁等同用，具有疏风散寒的作用，如五拗汤（《医方集解》）。

（2）咽喉肿痛　常与甘草同用，具有宣肺利咽的作用。可用于内热壅肺，咽肿喉痹，咳嗽，口渴，如桔梗汤（《伤寒论》）。

（3）风温初起 常与鲜葱白、淡豆豉、薄荷等同用，具有散寒解表的作用。可用于风热感冒初起，寒热头痛，胸脘不畅，如葱豉桔梗汤（《通俗伤寒论》）。

（4）寒饮咳喘 常与紫菀、干姜、杏仁等同用，具有理肺祛痰，散寒化饮的作用。可用于宿痰寒饮，肺失通降，咳嗽气喘，咯痰稀白，如桔梗二陈汤（《沈氏尊生书》）。

2. 蜜桔梗 取净桔梗片加炼蜜拌匀，稍闷，用文火炒至蜜汁被吸尽取出（每10kg桔梗，用炼蜜3kg）。蜜炙后以润肺祛痰为主。

（1）肺痈咳吐脓血 常与巴豆、贝母、冬瓜仁同用，具有排脓消痈的作用。可用于风热客肺，蓄热内蒸，热壅血瘀，郁结成痈，咳吐脓血，胸闷痛，如桔梗白散（《金匮要略》）。

（2）劳瘵干咳失音 常与百合、川贝母、麦冬等同用，能增强润肺祛痰，利喉开音的作用。可用于肺阴不足，干咳无痰或少痰，音哑喉燥。若兼肾阴不足者，宜再加生地黄、熟地黄等滋养肾阴，如百合固金汤（《慎斋遗书》）。

【处方配给】 写桔梗，配给生品；蜜炙品随方配给。

【用法用量】 3~10g。

【相关研究】

（1）古代文献研究 《本草求真》："其芦能吐膈上风热痰实，生研末，水调服"；《医宗说约》："去芦生用，若用之治肠红久痢大肠气郁之疾，须炒黄色"。

（2）化学成分研究 对生品桔梗、烘品桔梗及其传统的炮制品的桔梗总皂苷粗品含量进行比较。方法采用重量法进行测量。结果各种炮制品的桔梗总皂苷粗品含量均比生品高。尤其以蜜制的桔梗总皂苷粗品含量为最高。桔梗不同炮制品皂苷D含量高低如下：原药材＞蜜炙品＞炒黄品＞生品。结论：不同炮制方法对桔梗皂苷D含量有一定影响。

海浮石

本品为胞孔科动物脊突苔虫 *Costazia aculeata* Canu et Bassler 及瘤分胞苔虫 *Cellporina costazii*（Audouin）等的干燥骨骼。取原药材，除去杂质，洗净，干燥，砸成小块。药材以体轻、灰白色、浮水者为佳。味咸，性寒；入肺、肾经。具有清肺化痰，软坚散结之效。

【炮制应用】

1. 海浮石 取原药材，拣净杂质，清水漂洗净，干燥。用时捣碎。生用以清肺化痰为主。

（1）肺热咳嗽 常与白芥子、胆南星、贝母等同用，能增强清肺化痰的作用。可用于痰热阻肺，气失清肃，咳嗽痰黄，不易咯出，胸闷气促，如清膈煎（《类证治裁》）。

（2）肺火咯血 常与青黛、栀子、瓜蒌仁等同用，具有清肺止血，化痰止咳的作用。可用于火邪灼肺，咳嗽咯血，或痰中带血，胸闷心烦，如咳血方（《丹溪心法》）。

（3）血淋、砂淋 常与海金沙、甘草、石韦等同用，具有清热通淋的作用。可用于血淋，砂淋，小便淋涩疼痛，如治血淋石淋方（《仁斋直指方》）。

（4）热渴引饮 常与青黛、麝香、花粉同用，具有清热止渴的作用。可用于热灼肺胃，伤津耗液，口渴引饮，如治消渴引饮方（《普济本事方》）。

2. 煅海浮石 取净海浮石，置于耐火容器内，放炉火上，用武火煅至红透，显灰白色时，取出。煅后质脆，易于粉碎和煎出，以软坚散结为主。

（1）结核 常与海藻、昆布、玄参等同用，具有软坚散结的作用。可用于痰阻颈项，老痰结核，经久不愈等症。亦可单味烧成性，研为末，加少许轻粉、麻油调涂患处亦效，如治头核脑痹、头枕后生痰核方（《仁斋直指方》）。

（2）骨骱肿痛 常与苍术、地龙、威灵仙等同用，具有燥湿散结，利节舒筋的作用。可用于痰湿、瘀血互结骨节，骨散肿痛，活动不利等症。

【处方配给】写浮石、海浮石，配给生品；煅品随方配给。

【用法用量】10~15g，打碎先煎。

蛤 壳

本品为帘蛤科动物文蛤 *Meretrix* meretrix L. 或青蛤 *Cyclina sinensis* Gmelin 的贝壳。夏、秋二季捕捉，去肉，洗净，干燥。药材以光滑、洁净者为佳。味苦、咸，性寒；入肺、肾、胃经。具有清热化痰，软坚散结，制酸止痛之效；外用可收湿敛疮。

【炮制应用】

1. 海蛤壳 取原药材，洗净，晒干，碾成细粉。生用以清肺化痰，利湿散结为主。

（1）热痰咳逆 常与半夏、寒水石、甘草等同用，能增强清肺化痰的作用。可用于热痰壅肺，咽膈不利，气失肃降，咳嗽气急，胸闷胁痛，或痰中带血，如千金散（《普济方》）。

（2）瘿瘤痰核 常与牡蛎、海藻、山慈菇等同用，能增强软坚散结的作用。可用于气郁痰结，瘿瘤痰核，日久不愈，如化坚丸（《江苏中医》）。又如消瘿瘤的消瘿五海饮（《古今医鉴》）。

（3）水气浮肿 常与滑石、木通、猪苓等同用，具有行水消肿的作用。可用于湿热内阻，肢体浮肿，水肿发热，小便不利，如海蛤汤（《太平圣惠方》）。

2. 煅蛤壳 取净蛤壳，置耐火容器内，煅至红透时取出，碾碎。煅后易于粉碎，以收敛制酸为主。

（1）湿热带浊 常与半夏、川楝子、黄柏等同用，具有燥湿止带的作用。可用于下焦湿热，赤白带下，连绵不断，妇人小便浊败，五淋，脐腹疼痛，如海蛤丸（《宣明论方》）。

（2）胃痛泛酸 常与瓜蒌、延胡索、瓦楞子等同用，具有制酸止痛的作用。可用于肝胃不和，胃脘疼痛，呕吐酸水，或痰饮心痛，如海蛤丸（《丹溪心法》）。

（3）湿疹疡伤　常与轻粉、黄柏、煅石膏等同研粉外敷，具有敛湿生肌的作用。可用于湿疹疡伤，疮口溃破，久不敛口，渗出物较多等症，如治湿疮的青蛤散（《医宗金鉴》）。

【处方配给】写蛤壳、海蛤壳，配给生品；煅品随方配给。

【用法用量】6~15g，先煎，蛤粉包煎。外用适量，研极细粉撒布或油调后敷患处。

【相关研究】

（1）古代文献研究　《证类本草》："煮五十刻，然后以枸杞子汁和，菫竹筒盛，蒸一伏时"；《医学入门》："过数月，火毒散用之"；《本草害利》："炭火煅成，以熟栝楼连子同捣和成团，风干用最妙，此法治燥痰尤宜，其余痰之治则不然，至疗他证，便宜专用蛤壳，生宜捣研用"。

（2）化学成分研究　蛤壳主要含碳酸钙，壳角质，钠、铝、铁、锶等元素。经火煅后，能使主要成分碳酸钙受热分解成氧化钙，质地变得酥松，易于粉碎，煎出率提高。不同产地蛤壳采用分光光度法测定均含有砷，含量差异大，与产地、海污染有关；蛤壳经马福炉650℃、恒温30分钟后，砷含量降低约5%，表明蛤壳煅制可降低毒性成分含量；同一产地，650℃煅制品，随煅制时间的延长，更易除去有害元素砷，煅制时间与有效成分的变化关系需做深入实验研究。

（3）药理作用研究　蛤壳煅制的目的是增强其制酸止痛功效。实验表明，水煎液中Ca^{2+}溶出量能反映生、煅品变化。700~800℃煅品水煎液中Ca^{2+}溶出显著提高，水煎液呈强碱性。

冬瓜子

本品为葫芦科植物冬瓜 *Benincasa hispida*（Thunb.）Cogn. 的干燥成熟种子。冬瓜子秋季果实成熟时，取出种子，洗净，晒干。药材以色白、粒饱满、无杂质者为佳。味甘，性微寒；入肺、脾经。具有清热化痰，消痈排脓之效。

【炮制应用】

1.冬瓜子　取原药材，除去杂质及灰屑。用时捣碎。生用以化痰排脓，利水消肿为主。

（1）肺热咳嗽　常与前胡、黄芩、贝母等同用，能增强清肺化痰的作用。可用于肺中实热，咳嗽痰黄，胸膈痞闷，如前贝杏瓜汤（《中药临床应用》）。

（2）肺痈　常与苇根、桃仁、薏苡仁同用，具有逐痰排脓的作用。可用于肺痈咳吐脓痰，气味腥臭，胸闷疼痛，如苇茎汤（《备急千金要方》）。

（3）肠痈　常与大黄、牡丹皮、桃仁等同用，具有泻热破瘀，散结消痈的作用。可用于肠痈初起，尚未成脓，少腹疼痛拒按，右足屈而不能伸者，如大黄牡丹皮汤（《金匮要略》）。

2.炒冬瓜子　取净冬瓜子，用文火炒至略呈黄白色，稍具斑点时取出，用时捣碎。

炒后以利湿止带，醒脾开胃为主。

（1）咳嗽痰白　常与杏仁、白前、紫菀等同用，具有化痰止咳的作用。可用于痰涎阻肺，发热不甚，咳嗽痰多色白，胸闷气促等症。

（2）白浊带下　常与黄柏、薏苡仁、萆薢等同用，具有渗湿化浊的作用。可用于湿热内阻，白浊，带下等症。

（3）食欲不振　常与麦芽、白术、山楂等同用，具有醒脾开胃的作用。可用于脾胃虚弱，不思饮食，脘腹胀闷，反胃呕吐，口淡无味等症。

【处方配给】写冬瓜子、冬瓜仁，配给生品；其他随方配给。

【用法用量】9~30g。

【相关研究】古代文献研究　《得配本草》："炒食补中"；《食疗本草》："（苦酒浸）令人肥悦，又明目"。

瓦楞子

本品为蚶科动物毛蚶 *Arca subcrenata* Lischke、泥蚶 *Arca granosa* Linnaeus 或魁蚶 *Arca inflata* Reeve 的贝壳。秋、冬至次年春捕捞，洗净，置沸水中略煮，去肉，干燥。药材以质坚硬、能砸碎、断面色白者为佳。味咸，性平；入肺、胃、肝经。具有消痰化瘀，软坚散结，制酸止痛之效。

【炮制应用】

1.瓦楞子　取原药材，洗净，晒干，碾碎或碾粉。生品以消痰化瘀，软坚散结为主。

（1）气血癥瘕　常与三棱、桃仁、鳖甲等同用，能增强化瘀散结的作用。可用于瘀血内阻，癥瘕痞块，如瓦楞子丸（《万氏家抄方》）。

（2）痰核瘰疬　常与海藻、昆布、浙贝母等同用，具有消痰软坚的作用。可用于颈项瘰疬，亦可治其他部位的痰核，如含化丸（《证治准绳》）。

2.煅瓦楞子　取净瓦楞子，置耐火容器内，用武火煅至红透，质酥脆时取出，碾碎。煅后质地酥脆，易于粉碎，以制酸止痛为主。

（1）胃痛泛酸　常与海螵蛸、木香、延胡索等同用，能增强制酸止痛的作用。可用于肝胃气滞，胃脘疼痛，呕吐酸水等症，如甘楞散（《奇效良方》）。

（2）嘈杂呕恶　常与栀子、竹茹、白术等同用，具有清胃热，除嘈杂的作用。可用于胃热内扰，嘈杂似饥等症。

【处方配给】写瓦楞子、煅瓦楞子，配给煅制品；生品随方配给。

【用法用量】9~15g，先煎。

【使用注意】无瘀血痰积者忌用。

【相关研究】

（1）古代文献研究　《本草纲目》："连肉烧存性，研敷小儿走马牙疳"；《本草纲目拾遗》："烧，以米醋三度淬后，醋膏丸，治一切血气，冷气，癥癖"；《本经逢原》："其壳烧灰，治积年胃脘瘀血疼痛"。

（2）化学成分研究　瓦楞子主要含碳酸钙，煅后生成氧化钙。氧化钙较碳酸钙易于吸收，从而增强抑制胃酸的作用。不同产地瓦楞子含有砷，含量差异大，与产地和海洋环境有关。不同产地瓦楞子经煅制后砷的含量下降，与生品相比，降低幅度约为40.7%~96.3%，随煅制时间的延长，有害元素砷含量越易除去。比较瓦楞子生品及煅制品中钙盐的含量，煅制品中钙盐含量较生品显著升高；水煎液中钙盐差异更为显著，煅制品是生品的4.6倍。证明瓦楞子煅制后，有利于有效成分的煎出而提高疗效。

礞　石

本品为变质岩类黑云母片岩或绿泥石化云母碳酸盐片岩和变质岩类蛭石片岩或水黑云母片岩。前者药材称"青礞石"，后者药材称"金礞石"。采挖后，除去杂石和泥沙。味甘、咸，性平；入肺、心、肝经。具有坠痰下气，平肝镇惊之效。

【炮制应用】

1.礞石　取原药材，除去杂质，砸碎或研成粗粉。礞石一般不生用。

2.煅礞石　取净礞石小块，置耐火容器内，用武火加热，煅至红透，取出，晾凉，碾成粉末。礞石煅制后质地酥脆，便于粉碎加工，易于有效成分煎出。

（1）平肝镇惊　常与麝香、牛黄、天麻等同用，具有平肝、镇惊、化痰的作用。可用于小儿哮喘，手足搐搦，如瓜子锭（《中华人民共和国卫生部药品标准》）。

（2）癫狂、惊痫　常与熟大黄、沉香、黄芩同用，具有降火逐痰的作用。可用于实热顽痰，发为癫狂惊悸，或咳喘痰稠，大便秘结，如礞石滚痰丸（《中国药典2020年版》）。

（3）中暑昏厥　常与麝香、朱砂、冰片等同用，具有祛暑，开窍，辟瘟，解毒的作用。可用于中暑昏厥，头晕胸闷，恶心呕吐，腹痛泄泻，如红灵散（《中国药典2020年版》）。

3.硝煅礞石　取净礞石小块，加等量的火硝混匀，置耐火容器内，加盖，用武火加热，煅至烟尽，取出放凉，水飞细粉。硝煅后可增强下气坠痰之功，能逐陈积伏匿之疾。

（1）顽痰实证　常与熟大黄、黄芩、沉香同用，具有降火逐痰的作用。可用于顽痰胶结，咳逆喘急，如治顽痰的礞石滚痰丸（《景岳全书》）。

（2）癫狂、惊痫　研末单用，具有利痰的作用。可用于急慢惊风，痰潮壅滞塞于喉间，命在须臾，如夺命散（《医方大成》）。

（3）滑泄久痢　常与赤石脂同用，具有涩肠止泻的作用。可用于虚冷久积，滑泄久痢，如金宝神丹（《杨氏家藏方》）。

【处方配给】写礞石、青礞石、金礞石，均配给煅礞石；其余随方配给。

【用法用量】多入丸散服，3~6g；煎汤10~15g，布包先煎。

【相关研究】

（1）古代文献研究　《太平圣惠方》："研细为粉"；《炮炙大法》："研如飞尘入药"；《小

儿卫生总微论方》："炭火烧一伏时"；《景岳全书》："制以硝石，其性更利"；《握灵本草》："此药重坠，制以硝石，其性疏快"；《本草便读》："同火硝煅炼者，取其疏炼之性，则礞石之功，更为慓悍耳"；《本草问答》："必用火硝煅过，性始能发，乃能坠痰，不煅则石质不化，药性不发，又毒不散，故必用煅"。

（2）化学成分研究　青礞石主要成分为镁、铝、铁、硅酸及结晶水，为一种形似云母的含水硅酸盐矿物；金礞石主要成分为云母（黑云母、白云母）与石英，主要含钾、镁、铝、硅酸等与结晶水。高温煅制可使青礞石、金礞石中有害元素含量降低，对保证临床用药安全性有一定指导意义。

（3）药理作用研究　青礞石能有效降低 COPD 模型大鼠血清及肺组织中炎症因子的水平。

苦杏仁

本品为蔷薇科植物山杏 *Prunus armeniaca* L. var. *ansu* Maxim.、西伯利亚杏 *Prunus sibirica* L.、东北杏 *Prunus mandshurica*（Maxim.）Koehne 或杏 *Prunus armeniaca* L. 的干燥成熟种子。夏季采收成熟果实，除去果肉和核壳，取出种子，晒干。药材以颗粒饱满、完整、味苦者为佳。味苦，性微温，有小毒；入肺、大肠经。具有降气止咳平喘，润肠通便之效。

【炮制应用】

1. 杏仁　取原药材，筛去灰屑杂质，拣净残留的核壳及褐色油粒。生用有小毒，用时捣碎，沸水下药最好，以降气止咳，润肠通便为主。

（1）风寒咳喘　常与麻黄、甘草同用，具有止咳平喘的作用。可用于风寒客肺，鼻塞身重，胸满气短，咳嗽痰多，如三拗汤（《太平惠民和剂局方》）。若治风温初起，常与连翘、薄荷、桔梗等同用，具有疏风清热，宣肺止咳的作用，可用于新病咳喘，风热咳嗽，如桑菊饮（《温病条辨》）。

（2）肺热喘咳　常与石膏、麻黄、甘草同用，具有清肺平喘的作用。可用于里热炽盛，壅遏于肺，肺受热迫，咳嗽喘急，如麻杏石甘汤（《伤寒论》）。

（3）肠燥便秘　常与火麻仁、桃仁、当归等同用，能增强润肠通便的作用。可用于久病体虚，或产后血少，或热病后津液不足的大便干燥，便出艰难，或便秘不通，如润肠丸（《脾胃论》）。

2. 焯杏仁　取净苦杏仁，置沸水中，加热烫至种皮微膨起即捞起，在凉水中稍泡，捞出搓开种皮与种仁，干燥后簸去种皮。用时捣碎。焯后易于去皮尖，除去非药用部位和毒性，便于煎出药效，同时能杀酶保苷，以保存药效。用法与生品同。

3. 炒杏仁　取净苦杏仁，置锅内，用文火炒至黄色，略带焦斑，有香气时取出。用时捣碎。炒后可去其小毒，以温肺散寒为主。

肺寒久咳　常与细辛、干姜、五味子同用，具有温肺散寒，祛痰止咳的作用。可用于寒痰阻肺，肃降失常，咳嗽气促，痰咯白沫等症，如杏仁煎（《杨氏家藏方》）。

4. 杏仁霜　取净苦杏仁，研成泥状，用吸油纸包裹压榨，反复数次，至油脂被草纸吸附，成松散粉末状颗粒。制霜后以肃降肺气，止咳平喘为主，并避免滑肠。

肺虚脾弱　常与黄芪、款冬花、党参等同用，具有补脾，益肺，止咳的作用。可用于肺虚脾弱，咳嗽痰白，神疲乏力，大便不实等症。

【**处方配给**】写杏仁、苦杏仁，配给生品、燀制品；其余随方配给。

【**用法用量**】5~10g，生品入煎剂后下。

【**使用注意**】有小毒，勿过量；婴儿慎用。

【**相关研究**】

（1）古代文献研究　《本草蒙筌》："单仁者泡去皮尖，麸炒入药，双仁者惟堪毒狗，误服杀人"；《本草纲目》："治风寒肺病，药中亦有连皮尖用者，取其发散也"；《握灵本草》："咳逆上气或喘急，并可用杏仁制炒，研膏入蜜，杵熟……（含之咽汁），劳伤咳嗽，杏仁以童子小便浸"；《医方集解》："不去皮尖……杏仁留尖，取其发，连皮，取其涩"。

（2）化学成分研究　苦杏仁主要含苦杏仁苷（约3%）、脂肪油（约50%）。由于苦杏仁生品在入汤剂煎煮过程中，开始一段时间的温度适合苦杏仁中的苦杏仁酶发挥作用，在一定的温度和湿度条件下，苦杏仁苷易被共存的苦杏仁酶和野樱酶水解，产生氢氰酸而逸散。燀杏仁中的苦杏仁酶在燀制过程中因沸水煮烫被破坏，故燀杏仁煎剂中苦杏仁苷的含量高于生品。所以苦杏仁炮制可以"杀酶保苷"，有利于保存药效，降低毒性，保证用药安全有效。苦杏仁中含有苦杏仁苷，是苦杏仁止咳平喘的药效成分。炮制火候、时间对氢氰酸含量影响亦大，武火炒至外黑内棕，氢氰酸含量降至44.61%；炒至内外均黑，则降至10.82%。带皮苦杏仁与去皮苦杏仁在同样条件下煎煮，煎出苦杏仁苷可相差一半，故苦杏仁以燀后去皮打碎入煎为宜。

（3）药理作用研究　苦杏仁有毒，大量口服易致中毒，首先作用于延脑、呼吸、迷走及血管运动中枢，均引起兴奋，随后进入昏迷、惊厥状态，继而整个中枢神经麻痹而死亡。其中毒机制，主要是由于杏仁所含的氢氰酸很容易与线粒体中的细胞氧化酶的三价铁起反应，形成细胞色素氧化酶—氰复合物，从而使细胞呼吸受抑制，形成组织窒息导致死亡。炒苦杏仁、后下生苦杏仁、燀苦杏仁、生苦杏仁不同给药组均能减少枸橼酸引起的豚鼠咳嗽次数，延长咳嗽潜伏期，均对氨水引起的小鼠咳嗽具有非常明显的止咳作用，均能延长2%溴化乙酰胆碱和0.4%组胺双盐酸盐引起的豚鼠呼吸痉挛潜伏期。作用的强度依次为：炒苦杏仁＞后下生苦杏仁＞燀苦杏仁＞生苦杏仁。毒性和药效作用与供试液中苦杏仁苷含量成正相关。对苦杏仁苷单体注射与灌胃给药、苦杏仁生品、燀制品、炒制品、霜制品灌胃给药后在大鼠血浆中的药代动力学过程进行了研究，考察各炮制品与生品及苦杏仁苷单体在大鼠体内代谢过程的差异性。结果表明，灌胃给药后未检测到苦杏仁苷原型，而是产生两个新的代谢产物，经质谱鉴定为野樱苷的同分异构体。且炮制后野樱苷的浓度–时间曲线与生品有明显不同，以霜制的差异最大，出现明显的二次达峰。为炮制改变苦杏仁的归经研究提供了依据。对苦杏仁生品及霜制品在大鼠体内的组织分布特征及尿药排泄特征的差异进行了研究，结果灌胃给药后可使尿液中的马尿酸含量显著增加，且霜制后代谢产物野樱苷进入各组织的时间延后，在各时间点的分布量更加平均，使药物在体内的分布时间更长，作用更加持久。

紫苏子

本品为唇形科植物紫苏 *Perilla frutescens*（L.）Britt. 的干燥成熟果实。秋季果实成熟时采收，除去杂质，晒干。药材均以身干、子粒饱满、色灰棕、无杂质、油性足者为佳。味辛，性温；入肺经。具有降气化痰、止咳平喘，润肠通便之效。

【炮制应用】

1. 紫苏子　取原药材，除去杂质，洗净干燥。用时捣碎。生用以祛痰降气，润肠通便为主。

（1）湿痰咳嗽　常与半夏、陈皮、茯苓等同用，具有祛痰降气的作用。可用于湿痰壅盛，肺气不利，脾失健运，咳嗽胸闷，痰多黏腻等症。

（2）气滞便秘　常与火麻仁、枳壳、厚朴同用，具有理气通便的作用。可用于中焦气阻，胃肠积滞，脘腹胀满，大便秘结，如紫苏麻仁粥（《济生方》）。亦可用于肠燥便秘或气喘而兼便秘者，如益血润肠丸（《类证活人书》）。

2. 炒紫苏子　取净紫苏子，置锅内，用文火炒至有爆裂声，并有香气时取出。用时捣碎。炒后药性缓和，以温肺散寒，祛痰平喘为主。

（1）寒痰咳喘　常与白芥子、莱菔子同用，具有温肺散寒，祛痰平喘的作用。可用于寒痰壅阻，肺失肃降，咳嗽气喘，咯痰清稀，胸膈痞满，如三子养亲汤（《韩氏医通》）。又如治风寒喘咳的华盖散（《太平惠民和剂局方》）。

（2）上实下虚咳喘　常与肉桂、半夏、厚朴等同用，具有肃肺降气，益肾纳气的作用。可用于痰涎壅盛，肾气不足，喘咳短气，咳嗽痰多，或腰疼脚软，或肢体浮肿，如苏子降气汤（《太平惠民和剂局方》）。

（3）胃气上逆　常与半夏、藿香、丁香等同用，具有温中降逆的作用。可用于湿浊阻于中焦而致的胃气上逆、痰浊上泛而致的呕恶吐秽等症。

3. 蜜紫苏子　取净紫苏子，加炼蜜拌匀，闷润，文火炒至深棕色，蜜汁吸尽为度，不粘手时取出（每10kg紫苏子，用炼蜜1kg）。蜜炙后药性缓和，不易耗伤正气，以润肺祛痰，降气平喘为主。

（1）肺虚喘咳　常与紫菀、款冬花、百合等同用，具有益肺，祛痰止咳的作用。可用于肾不纳气的肺气虚弱，肃降失常，咳嗽气促，神疲乏力等症。

（2）肺燥虚咳　常与北沙参、麦冬、川贝母等同用，具有润肺止咳的作用。可用于肺阴不足，痰热内阻，咳嗽气促，咯痰稠黏，口干咽燥等症，如保肺汤（《岳美中医案集》）。

此外，还有制霜用者，主要目的是避免滑肠，多用于脾虚便溏的喘咳患者。

【处方配给】写苏子、紫苏子，配给炒炙品；其余随方配给。

【用法用量】3~10g。

【相关研究】

（1）古代文献研究 《医学入门》："略炒捣碎，主肺气喘急"；《得配本草》："治冷气，良姜拌炒用"。

（2）化学成分研究 紫苏子乙醇提取物中的乙酸乙酯可溶部分，具有抗过敏等多种生物活性。该部位有效成分是以木犀草素为代表的4种多元酚类化合物。通过炒制，含量升高，活性增强。白苏子经炒制后迷迭香酸含量升高，单紫苏子和双紫苏子则相应降低；白苏子、单紫苏子和双紫苏子经蜜制、制霜后迷迭香酸含量均下降，蜜制品下降幅度更大。紫苏子炮制后脂肪油中亚麻酸含量明显降低甚至消失，而油酸、亚油酸的含量升高。

（3）药理作用研究 紫苏子有明显的降血脂作用，可提高实验动物的学习能力；炒紫苏子乙醇提取物表现出明显的抗过敏作用，还能增强小鼠细胞免疫、体液免疫和非特异免疫功能，显著提高小鼠抗不良应激的能力，具有较强的抗氧化和益智作用。其抗氧化和益智作用可能与炒紫苏子成分中含有多元酚结构，能提供大量的酚羟基还原自由基，同时紫苏子油中连接 $\alpha-$ 亚麻酸的磷脂能增强 SOD 活性，抑制单胺氧化酶活性等因素有关。

百　部

本品为百合科植物直立百部 Stemona sessilifolia（Miq.）Miq.、蔓生百部 Stemona japonica（Bl.）Miq. 或对叶百部 Stemona tuberosa Lour. 的干燥块根。春、秋二季采挖，除去须根，蒸或在沸水中烫至无白心，取出晒干。药材均以根粗壮、质坚实、色黄白者为佳。味甘、苦，性微温；入肺经。具有润肺下气止咳，灭虱杀虫之效。

【炮制应用】

1. 百部 取原药材，除去残留根茎及杂质，洗净，润透，切片，干燥。生用有小毒，易伤胃气，外用居多，以杀虫灭虱为主。

（1）蛲虫 单味煎浓汁，晚上保留灌肠，或与槟榔共研末，油调敷肛门周围，具有杀灭蛲虫的作用。亦可与苦参、蛇床子煎汤坐浴，治阴道滴虫。

（2）虱证 单味的酒精提取液外搽，可治头虱、体虱、阴虱等。

（3）疥癣 常与白鲜皮、黄柏、雄黄等共调匀为膏，外敷摊贴用，具有治疗皮肤疥癣的作用，如百部膏（《疡医大全》）。

2. 蜜百部 取炼蜜与百部拌匀，稍闷，用文火炒至不粘手时取出（每10kg百部，用炼蜜1.25kg）。蜜炙后可去其小毒，缓和对胃的刺激性，并增强润肺止咳的作用。

（1）肺痨咳嗽 常与北沙参、地骨皮、百合等同用，具有润肺止咳的作用。可用于肺痨阴亏，咳嗽少痰，或痰中带血，或潮热盗汗，如百部汤（《本草汇言》）。又如治疗阴虚咳嗽，痰中带血或肺痨久嗽的月华丸（《医学心悟》）。

（2）小儿顿咳　常与麻黄、杏仁同用，具有止咳祛痰的作用。可用于小儿寒咳，或顿咳；亦治成年人肺虚久咳，如百部丸（《小儿药证直诀》）。

3. 蒸百部　取净百部片于蒸笼内，蒸至圆汽（约 2~3 小时），取出干燥。蒸后消除麻喉感，降低毒性，以温肺止咳为主。

（1）风寒咳嗽　常与麻黄、杏仁、甘草等同用，具有温肺止咳的作用。可用于风寒犯肺，肺失宣降，咳嗽痰白，如百部丸（《证治准绳》）。

（2）寒痰久咳　常与紫菀、款冬花、白前等同用，具有祛寒暖肺，止咳化痰的作用。可用于寒痰阻肺，咳嗽咽痒，反复不愈，咳痰不易或咳血，如止嗽散（《医学心悟》）。

【处方配给】写百部，配给生品；其余随方配给。

【用法用量】3~9g。外用适量，水煎或酒浸。

【相关研究】

（1）古代文献研究　《证类本草》："火炙酒渍饮之疗咳嗽"；《本草述钩元》："以此治暴嗽者，宜于肺气素虚之人，而随分寒热，有以佐之，如寒则生姜，热则和蜜，如治久嗽者加蜜，固为其虚而定有热也，其漫无区别乎哉"。

（2）化学成分研究　百部的主要有效成分是生物碱，性质不稳定，蜜炙后生物碱含量均有所下降。先润后炒法受热影响小，较直接炒制者生物碱含量高。

（3）药理作用研究　生、制百部醇提取物均通过调节 Th1/Th2 比例治疗哮喘，但制品作用更为显著，说明百部炮制前后其药效学上存在显著差异，因此临床治疗哮喘及慢性咳嗽时以制品入药更合理。采用小鼠氨水引咳法对蔓生百部生品及蜜炙品水煎液总生物碱部位的止咳作用进行比较，蜜炙百部水煎液及总生物碱止咳效果均强于生品；采用小鼠急性毒性试验，对生、炙蔓生百部水煎液、总生物碱及非碱部位进行毒性比较，生品水煎液及非碱液给药后动物出现抽搐、进食不佳等中毒现象。生品总生物碱给药后动物表现出异常兴奋、互相撕咬等中毒现象。但蜜炙后水煎液、非碱液抽搐现象很弱，且很快恢复正常。蜜炙后总生物碱给药后兴奋度很低，且较快恢复正常。

紫　菀

本品为菊科植物紫菀 *Aster tataricus* L. f. 的干燥根及根茎。春、秋二季采挖，除去有节的根茎（习称"母根"）和泥沙，编成辫状晒干，或直接晒干。药材以根长、色紫红、质柔韧者为佳。味辛、苦，性微温；入肺经。具有润肺下气、化痰止咳之效。

【炮制应用】

1. 紫菀　取原药材，除去残茎及杂质，洗净，稍润，切片，干燥。生用能泻肺气，以降气化痰为主。

（1）风寒咳嗽　常与百部、荆芥、白前等同用，具有散寒祛痰的作用。可用于风寒客肺，咳嗽痰白，微恶风寒，如止嗽散（《医学心悟》）。

（2）寒饮咳嗽　常与麻黄、细辛、射干等同用，具有温肺化饮，降气止咳的作用。可用于寒饮内阻，肺气壅塞，咳嗽气喘，喉中痰鸣如水鸡声，如射干麻黄汤（《金匮要略》）。

（3）小便癃闭　常与车前子、木通、泽泻等同用，亦可单味研末兑水服，具有化气通溺的作用。可用于肾阳不足，气化不宣，小便不利或癃闭，如治妇人小便卒不得出方（《备急千金要方》）。

2.**蜜紫菀**　取炼蜜与紫菀拌匀，稍闷，用文火炒至棕褐色，不粘手时取出（每 10kg 紫菀，用炼蜜 2.5kg）。蜜炙后则转泻为润，以润肺止咳为主。

（1）虚劳久咳　常与百合、贝母、天冬等同用，具有润肺止咳的作用。可用于肺阴不足，痰热内阻，咳嗽咽干，咯血或痰中带血，如紫菀散（《太平圣惠方》）。

（2）咳呛哮喘　常与细辛、麻黄、杏仁等同用，具有下气平喘的作用。可用于背受寒气，顽痰结聚，咳呛哮喘，胸脘痞满，倚息不得卧，如冷哮丸（《张氏医通》）。

（3）肺痈咳血　常与阿胶、知母、人参等同用，具有泻肺消痈的作用。可用于肺气虚弱，气火燔灼，郁为肺痈，咳吐脓血，痰臭腥秽，如紫菀汤（《济生拔萃》）。

【处方配给】写紫菀，配给生品；蜜炙品随方配给。

【用法用量】5~10g。

【相关研究】

（1）古代文献研究　《本草汇言》：“治嗽消痰必须酒洗”。

（2）化学成分研究　紫菀饮片中不同炮制品紫菀酮的含量高低是：生紫菀＞炒紫菀＞蒸紫菀＞醋紫菀＞酒紫菀＞蜜紫菀；但以纯紫菀计，则蜜紫菀＞炒紫菀＞生紫菀＞醋紫菀＞酒紫菀＞蒸紫菀，但紫菀蜜炙后紫菀酮含量升高。

（3）药理作用研究　紫菀蜜炙前后对小鼠止咳作用的研究表明，蜜炙后止咳作用更强。紫菀生品、酒炙、蜜炙、清炒、蒸制、醋炙均能增加小鼠气管酚红排泌量，增加大鼠气管排痰量，以蜜炙饮片作用最明显，呈一定的量效关系。不同炮制方法的紫菀均有一定的祛痰作用，且以蜜炙饮片为佳。

款冬花

本品为菊科植物款冬 *Tussilago farfara* L. 的干燥花蕾。12 月或地冻前当花尚未出土时采挖，除去花梗和泥沙，阴干。药材以蕾大、肥壮、色紫红鲜艳、花梗短者为佳。味辛、微苦，性温；入肺经。具有润肺下气，止咳化痰之效。

【炮制应用】

1.**款冬花**　取原药材，除去杂质及残梗。生用以散寒止咳为主。

咳喘痰稀　常与杏仁、半夏、五味子等同用，具有温肺，化痰止咳的作用。可用于肺胃虚寒，咳嗽痰盛，呀呷有声，呕吐停饮，或外感风寒咳嗽，如肺寒汤（《普济方》）。又如用于痰饮郁结，咳而上气，喉中有水鸡声的射干麻黄汤（《金匮要略》）。用于寒咳的款冬花汤（《圣济总录》）。

2.**蜜款冬花**　取炼蜜与款冬花拌匀，稍闷，用文火炒至微黄色，不粘手时取出（每

10kg 款冬花，用炼蜜 2.5kg）。蜜炙后药性温润，增强润肺止咳的作用。

（1）暴发咳嗽　常与杏仁、贝母、五味子等同用，具有镇咳祛痰的作用。可用于外感风寒，寒痰内阻，暴发咳嗽，咯痰白沫，如款冬花汤（《圣济总录》）。

（2）肺痹咳血　常与百合、麦冬、川贝母同用，具有润肺止血的作用。可用于肺阴不足，肺虚咳痰咯血，口干咽燥，或潮热盗汗，如百花丸（《济生方》）。又如治痨证久嗽或肺痿的太平丸（《十药神书》）。

（3）喘咳上气　常与人参、杏仁、桂心等同用，具有下气平喘的作用。可用于咳逆气喘，痹咳不已，倚息不得眠，短气连年，如款冬花丸（《普济方》）。又如用于祛痰镇咳，定喘止嗽的鸡鸣保肺丸（《中药成药制剂手册》）。

【处方配给】写款冬花，配给生品；蜜炙品随方配给。

【用法用量】5~10g。

【相关研究】

（1）古代文献研究　《本草通玄》："古人治久咳，款冬花一两，蜂蜜拌润，入茶壶中，以面固其盖，勿令漏气，壶下着炭火，待烟从壶口出，口含吸烟，烟尽乃止，数日必效"；《本草乘雅半偈》："须取微见花者，如已芬芳，则无气力"。

（2）化学成分研究　款冬花生品经炮制后，总生物碱含量发生变化，且炮制方法不同，总生物碱含量变化不同。蜜炙品的总生物碱含量最高，生品次之，甘草炙品最低。炮制品与生品之间，其槲皮素和山奈素的含量差异较大。

（3）药理作用研究　据研究，生品升高血压，蜜炙后镇咳。生品醚提物升压作用最强，蜜炙后醚提取物升压作用减弱。醚提取物的毒性大于醇提取物，大剂量对不同动物均可引起惊厥和死亡。

马兜铃

本品为马兜铃科植物北马兜铃 *Aristolochia contorta* Bge. 或马兜铃 *Aristolochia debilis* Sieb. et Zucc. 的干燥成熟果实。秋季果实由绿色变黄色时，连果柄摘下，晒干，晒时注意翻动，防止霉变。药材以个大、结实、饱满、色黄绿、不破裂者为佳。味苦、性微寒；入肺、大肠经。具有清肺降气，止咳平喘，清肠消痔之效。

【炮制应用】

1.马兜铃　取马兜铃，除去杂质，搓碎，拣去果柄，筛去灰屑。生用性寒味苦，以清肺化痰，止咳平喘，清肠消痔为主，生品味劣，对脾胃虚弱者易致呕吐，故临床多用蜜炙品。

（1）肺热喘逆　常与桑白皮、葶苈子、半夏等同用，具有泻肺平喘的作用。可用于痰热壅肺，气急喘闷，胸膈烦满，如马兜铃汤（《普济方》）。又如用于肺热咳嗽的马兜铃散（《太平圣惠方》）。

（2）痰热壅肺　常与黄芩、桔梗、牛蒡子等同用，具有清肺祛痰，止咳利咽的作用。

可用于风热犯肺，咳嗽痰黄，咽喉肿痛等症，如马兜铃汤（《圣济总录》）。

（3）血痔肠瘘 可单味置瓶内烧烟熏之，具有清肠消痔的作用。可用于大肠血热壅结，血痔肠瘘等症，如治痔疮肿痛方（《日华子本草》）。

2. 蜜马兜铃 取马兜铃碎片与炼蜜拌匀，稍闷，用文火炒至不粘手时取出（每10kg马兜铃，用炼蜜2.5kg）。蜜炙后缓其苦寒之性，并可矫味，避免致呕的副作用，增强润肺止咳的作用。

（1）肺痨咳嗽 常与北沙参、川贝母、百部等同用，具有润肺止咳，祛痰的作用。可用于肺阴不足，咳嗽少痰，咽喉干燥，潮热盗汗。若咳嗽咯血或痰中带血者，则宜与阿胶、杏仁等同用，具有补肺止血的作用，如补肺阿胶汤（《小儿药证直诀》）。

（2）疹后喘咳 常与地骨皮、北沙参、栀子等同用，具有润肺平喘的作用。可用于麻疹余热未清，咳嗽气喘，口干咽燥，虚烦少眠等症。临床用于肺热喘咳，也多以蜜马兜铃与清热药配伍。

【处方配给】写马兜铃、兜铃，配给生品；其余随方配给。

【用法用量】3~9g。外用适量，煎汤熏洗。

【使用注意】本品含马兜铃酸，长期、大剂量服用可引起肾脏损害等不良反应；儿童及老年人慎用；孕妇、婴幼儿及肾功能不全者禁用。

【相关研究】

（1）古代文献研究 《握灵本草》："肺气喘急，马兜铃二两去壳膜用酥半两，拌匀，慢火炒干（水煎）""一切心痛，马兜铃一个，灯上烧存性为末，温酒服之效"。

（2）化学成分研究 蜜制品中马兜铃酸A的含量较生品下降了51%~55%，由于马兜铃酸A对人体有毒副作用，含量下降说明炮制后毒副作用显著下降。各炮制品中马兜铃酸类物质（AAs）含量下降比例按降序排列依次为：碱制－醋制、碱制、蜜炙、盐炙、姜炙、炒焦和醋制。

（3）药理作用研究 马兜铃所含马兜铃酸和马兜铃碱对肾脏有一定刺激性，在一定剂量时，可引起严重肾炎，出现尿血，尿少，尿闭，或肾衰竭，下肢不全麻痹，呼吸困难，脉搏不振。醇浸膏可使个别患者恶心呕吐，胃部不适或轻度腹泻，蜜炙后可得到缓解。因蜜炙品中马兜铃酸A的含量较生品下降了51%~55%，醇总提取物的含量下降，毒副作用降低。

枇杷叶

本品为蔷薇科植物枇杷 *Eriobotrya japonica*（Thunb.）Lindl. 的干燥叶。全年均可采摘，晒至七八成干时，扎成小把，再晒干。药材以叶完整、色绿、叶厚者为佳。味苦，性微寒；归肺、胃经。具有清肺止咳，降逆止呕之效。

【炮制应用】

1. 枇杷叶 取原药材，刷去绒毛，用水喷润，切丝，干燥。生用以清肺止咳，降逆止呕为主。

（1）肺热咳喘　常与栀子、桑白皮、北沙参等同用，能增强清肺止咳的作用。可用于痰热阻肺，肺气不降，咳嗽气喘，气郁化痰，咯痰黄稠，如枇杷清肺饮（《医宗金鉴》）。

（2）呕吐呃逆　常与半夏、白茅根、生姜等同用，具有降逆止呕的作用。可用于脾胃不和，胃气上逆，或胃热呕秽，如枇杷叶饮（《普济本事方》）。

（3）口渴引饮　常与白茅根、麦冬、木瓜等同用。具有清热止渴的作用。可用于热病口渴，或消渴引饮，如枇杷叶散（《太平惠民和剂局方》）。

2.蜜枇杷叶　取炼蜜与枇杷叶丝拌匀，闷润，用文火炒至近干时取出（每10kg枇杷叶丝，用炼蜜2kg）。蜜炙后增强润肺止咳的作用。

（1）肺燥咳嗽　常与麦冬、杏仁、阿胶等同用，具有清燥润肺的作用。可用于燥邪伤肺，或肺阴素亏，干咳无痰或少痰，或痰中带血，咽喉干燥，如清燥救肺汤（《医门法律》）。

（2）肺虚咳嗽　常与五味子、人参、沙参等同用，具有滋肺平喘的作用。可用于肺气或肺阴不足，喘咳无力，呼吸浅短，耳聋，咽干等症。

【处方配给】写枇杷叶，配给蜜炙品；生品，随方配给。

【用法用量】生6~10g。

【相关研究】

（1）古代文献研究　《本草通玄》："肥厚而大者良，刷去毛净，不尔令人咳"；《证类本草》："用叶需火炙，布拭去毛，不尔射入肺，令咳不已"；《新修本草》："用枇杷叶须火布拭去毛，毛射入肺令咳不已"；《本草纲目》："治胃病以姜汁涂炙，治肺病以蜜水涂炙，乃良"；《玉楸药解》："去毛蜜炙为止嗽最善"。

（2）化学成分研究　历代本草书籍均认为枇杷叶必须去毛，若去毛不尽，能令人咳。据实验，枇杷叶的绒毛与叶的化学成分基本相同，绒毛中不含有能致咳或产生其他副作用的特异化学成分，只是叶中皂苷的含量明显高于绒毛中的含量。所以古代本草书籍所谓"去毛不净，射入肺令咳不已"，主要是由于绒毛从呼吸道直接吸入刺激咽喉黏膜而引起咳嗽。但在煎煮过程中，绒毛并不易脱落。在单位体积煎液中，未刷毛的比刷毛的绒毛只略多一点，只要加强过滤，两者绒毛皆能完全除净。因此，枇杷叶作为制膏原料可以不刷毛，只需加强过滤即可。若作细粉原料及汤剂配方，则仍需刷净绒毛，以免直接刺激咽喉而引起咳嗽。另据报道：枇杷叶不同炮制品中熊果酸的含量均高于生品，炮制能升高熊果酸的含量，其含量高低顺序为：姜汤煮＞蜜炙＞姜汁炒＞生品。

桑白皮

本品为桑科植物桑 *Morus alba* L. 的干燥根皮。秋末叶落时至次春发芽前采挖根部，刮去黄棕色粗皮，纵向剖开，剥取根皮，晒干。药材以色白、粉性足者为佳。味甘，性寒；入肺经。具有泻肺平喘，利水消肿之效。

【炮制应用】

1. 桑白皮　取原药材，刮净粗皮，洗净，稍闷，切丝，干燥。生用性寒，以泻肺行水为主。

（1）热嗽痰浓　常与半夏、杏仁、大黄等同用，具有泻肺祛痰的作用。可用于湿热壅肺，痰鸣咳嗽，吐痰浓稠，如清肺饮子（《普济方》）。又如治肺热咳嗽的桑白皮散（《太平圣惠方》）。

（2）水饮喘咳　常与麻黄、细辛、桂枝等同用，具有化饮利肺，降气平喘的作用。可用于水饮停肺，咳嗽喘急，胸膈满闷，如桑白皮汤（《本草汇言》）。

（3）诸水肿病　常与生姜皮、茯苓皮、大腹皮等同用，具有行水消肿的作用。可用于水湿停滞，头面四肢悉肿，胸腹胀满，上气促急，小便不利，如五皮饮（《中藏经》）。

（4）坠跌扭伤　常与密陀僧、海螵蛸、黄丹研粉外敷，具有敛疮疗伤的作用。可用于跌打扭伤，刀刃创伤，金疮出血，如桑白皮散（《沈氏尊生书》）。

2. 蜜桑白皮　取炼蜜与桑白皮丝拌匀，稍闷，用文火炒至金黄色不粘手时取出（每10kg桑白皮，用炼蜜2.5kg）。蜜炙后寒泻之性缓和，以润肺止咳，降气，止咳，平喘为主。

（1）肺热喘咳　常与地骨皮、甘草、粳米同用，具有泻肺平喘的作用。可用于肺热咳喘，皮肤蒸灼，日晡尤盛，如泻白散（《小儿药证直诀》）。

（2）咳嗽吐血　常与茜草、白茅根、黄芩等同用，具有清肺止血的作用。可用于肺火上炎，迫血上溢，咳嗽吐血，而兼热渴者。亦可用于产后下血，恶露不尽等症。

（3）肺虚咳喘　常与沙参、麦冬、黄芪等同用，具有滋阴补肺，止咳平喘的作用。可用于肺阴不足，咳嗽不已，经久不愈，干咳无痰或少痰等症，如补肺汤（《永类钤方》）。

【处方配给】写桑白皮，配给生品；蜜炙品随方配给。

【用法用量】6~12g。

【相关研究】

（1）古代文献研究　《医学入门》："利水生用，咳嗽蜜蒸或炒"；《寿世保元》："风寒新生用，虚劳久嗽，蜜水拌炒用"；《得配本草》："疏散清热，生用。入补肺药，蜜水拌炒"；《本草辑要》："刮去外皮，取白用，如恐其泻气，用蜜炙用之"；《本草逢原》："须蜜酒相和，拌令湿透，炙熟用，否则伤肺泻气，大不利人"；《本草从新》："蜜炙制其凉泻之性"；《本草备要》："如恐其泻气，用蜜炙用"。

（2）化学成分研究　不去除粗皮的桑白皮中东莨菪内酯的含量比去除粗皮的含量高，说明粗皮中也含有有效成分，在加工时对去粗皮可不作严格要求。桑白皮蜜炙后东莨菪内酯质量分数均略有增加。炮制前后桑白皮总黄酮含量高低顺序为：微波制＞生品＞烘制＞炒制，蜜炙并不影响总黄酮含量。炮制后桑白皮中东莨菪内酯质量分数明显增加。蜜炙对有效成分桑根酮C没有影响。

（3）药理作用研究　桑白皮去粗皮前后利尿作用及急性毒性进行对比，去粗皮前后对利尿作用无明显影响，去粗皮的桑白皮的毒性大于未去粗皮者。桑白皮炮制前后止咳平喘及利尿作用的对比实验表明，蜜炙桑白皮对组胺引起的豚鼠离体气管条收缩有明显的解痉作用，对组胺引起的气道痉挛也有明显的保护作用，作用强度与炮制前相当；在镇咳、利尿实验中，蜜炙后桑白皮利尿作用减弱，而镇咳作用增强。表明蜜炙桑白皮与生桑白皮作用有一定差异，生桑白皮长于利尿，蜜炙后止咳平喘作用增强。

葶苈子

本品为十字花科植物独行菜 *Lepidium apetalum* Willd. 或播娘蒿 *Descurainia sophia*（L.）Webb. ex Prantl. 的干燥成熟种子。前者习称"北葶苈子"，后者习称"南葶苈子"。夏季果实成熟时采割植株，晒干，搓出种子，除去杂质。药材以子粒饱满、色黄棕、无杂质者为佳。味苦、辛，性大寒；入肺、膀胱经。具有泻肺平喘，利水消肿之效。

【炮制应用】

1. 葶苈子 取原药材，除去杂质及灰屑，晒干。用时捣碎。生用性寒沉降，力速而猛，作用峻烈，能耗伤肺气，泻肺行水为甚，以治实证为主。

（1）胸水 常与芒硝、大黄、杏仁同用，具有宽胸逐水的作用。可用于结胸、胸胁积水，能仰不能俯，如大陷胸汤（《伤寒论》）。

（2）腹水 常与防己、椒目、大黄同用，具有行水泻下的作用。可用于腹水胀满，小便不利，大便秘结，如己椒苈黄丸（《金匮要略》）。

（3）水病浮肿 常与茯苓皮、桑白皮、白术等同用，具有行水消肿的作用。可用于遍体浮肿，小便不利，如葶苈子散（《证治准绳》）。

2. 炒葶苈子 取净葶苈子，用文火炒至微鼓起，有爆裂声，并有香气溢出时取出。炒后药性缓和，免伤肺气，夹虚患者可用，以理肺定喘为主，同时炒后外壳破裂，酶受破坏，利于苷类成分的保存，易于煎出药效。

（1）肺痈 常与大枣同用，具有理肺消痈，祛痰平喘的作用。可用于肺痈初起，尚未成脓，咳喘不能平卧；亦治支饮胸满喘咳，如葶苈大枣泻肺汤（《金匮要略》）。

（2）痰饮 常与半夏、巴豆霜同用，具有泻肺逐痰饮的作用。可用于痰饮内停，肺失通降，咳喘胸闷，咯痰白沫，痰涎壅盛，如葶苈散（《杨氏家藏方》）。

有的地方用蜜炙，药性更缓，可用于肺虚痰阻者。

【处方配给】写葶苈子，配给生品；炒品随方配给。

【用法用量】3~10g，包煎。

【相关研究】

（1）古代文献研究 《握灵本草》："痰饮咳嗽，葶苈炒黄捣末，蜜丸弹子大"；《本草问答》："不炒则不香，不能散，故必炒用"。

（2）化学成分研究 葶苈子炒后芥子苷是生品的 1.7 倍；炒制后水煎液中含苷量是生品水煎液的 2.8 倍。同时炒制后，芥子酶被破坏，防止芥子苷被酶解为芥子油，利于有效成分保存，减少刺激性。同时能使大量黏液质破坏，易于煎出药效，故葶苈子炒用是有道理的，可以增强止咳效果。蒸制、酒炙、盐炙、醋炙南葶苈子均能提高脂肪油提取率。与生品比较，各炮制品中脂肪油数量减少，但含有量均增加。所得脂肪油主要组成为不饱和脂肪酸，除醋炙品外，各炮制品中其含有量均高于生品。南葶苈子炒品中槲皮素、山柰酚、异鼠李素的含量较生品均有不同程度的升高。

白 果

本品为银杏科植物银杏 *Ginkgo biloba* L. 的干燥成熟种子。秋季种子成熟时采收，除去肉质外种皮，洗净，稍蒸或略煮后，烘干。以粒大、种仁饱满、断面色淡黄者为佳。味甘、苦、涩，性平，有毒；入肺、肾经。具有敛肺定喘，止带缩尿之效。

【炮制应用】

1. 白果仁　取原药材，除去杂质，去壳取仁。用时捣碎。生白果有毒，内服量宜小，能降浊痰，消毒杀虫。

（1）癣疮　用白果仁切断，频擦患部，治头面癣疮（《秘传验方》）。亦可用生白果捣烂，涂敷患部，治下部疳疮（《救急仙方》）。

（2）酒齄　用白果仁、酒醅糟，同嚼烂，夜涂旦洗，治鼻面酒齄（《医林集要》）。

（3）蛀牙　用生白果仁每食嚼服一个，治牙齿虫䘌（《永类钤方》）。

2. 炒白果仁　取净白果仁，置炒制容器内，用文火加热，炒至黄色，有香气，取出晾凉。用时捣碎。白果仁炒后能降低毒性，增强敛涩作用，具有平喘，止带，缩尿的功效。

（1）喘咳　常与麻黄、蜜桑白皮、法夏、杏仁（去皮尖）等配伍，用于风寒外束，痰热内蕴之痰多气急，咳嗽哮喘，有解表祛痰，止咳定喘的作用，如定喘汤（《摄生众妙方》）。

（2）带下　偏于湿热者，可配黄柏、车前子、鸡冠花、椿根皮等，治带下黄稠而臭，有清利湿热，固涩止带之功。偏于虚寒者，可与炒白术、炮姜、炒芡实、酒菟丝子等同用，治带下清稀，腰酸腹冷。

（3）小便频数　可与盐益智仁、乌药、山药、覆盆子、黄芪等配伍，用于老年人及体虚患者，证见腰酸膝软，尿频清长，或余沥不尽，体倦神疲，有补气益肾，固涩缩尿的作用。

【处方配给】 白果、白果仁，配给白果仁；其余随方配给。

【用法用量】 5~10g。

【使用注意】 生食有毒。

【相关研究】

（1）古代文献研究　《握灵本草》："哮喘痰嗽，白果……炒黄……（水煎服）"；《医方丛话》："香油浸两三年，……去壳用肉（治肺痈）"。

（2）化学成分研究　白果中含有黄酮类、萜内酯类、酚酸类、有机酸类、多糖等多种有效成分，白果中主要毒性成分为 $4'-O-$ 甲基吡哆醇（MPN）、氰化物与银杏酚酸，加热炮制后，$4'-O-$ 甲基吡哆醇和氢氰酸含量降低。白果不同炮制品中白果酸和总银杏酸含有量高低顺序为：全白果 > 白果仁 > 去皮白果仁 > 煮白果仁 > 炒白果仁、蒸白果仁。结果表明去皮及加热炒、蒸、煮制均可明显降低白果中白果酸和总银杏酸的量，从而降低毒性，但就炒、蒸、煮三种方法而言，炒法温度高，炒制时间短，去毒效果好。

（3）药理作用研究　白果具有抗氧化、抗炎、保护神经、抗肿瘤、抗菌等药理活性。研究发现，随着烘制温度与时间增长，白果 $4'-O-$ 甲基吡哆醇与氰化物含量显著降低，而抗氧化活性增强，其抗氧化活性在 210℃ 下最高。

钟乳石

本品为碳酸盐类矿物方解石族方解石，主要成分为碳酸钙（$CaCO_3$）。采挖后，除去杂石。药材以表面深灰色、体重、质坚硬、断面呈同心环状者为佳。味甘，性温；入肺、肾、胃经。具有温肺，助阳，平喘，制酸，通乳之效。

【炮制应用】

1. 钟乳石　取原药材，洗净，晒干，砸成小块。生用以温肺气，下乳汁为主。

（1）肺虚痨咳　常与川贝母、白及、西洋参等同用，具有补肺止咳的作用。可用于上气咳喘，肺虚痨咳，或咯血，或痰中带血，如补肺散（《中国药物学》）。又如治肺虚气壅，喘急气促连绵不息的钟乳丸（《圣济总录》）。

（2）冷哮痰喘　常与麻黄、杏仁、细辛等同用，具有散肺寒，止痰喘的作用。可用于冷哮痰喘，喉中哮鸣，胸膈满闷，面色晦青，如钟乳丸（《张氏医通》）。

（3）乳汁不通　常与漏芦、天花粉、穿山甲等同用，能增强通利乳汁的作用。可用于乳汁不通，或乳下较少者，如钟乳汤（《备急千金要方》）。

2. 煅钟乳石　取钟乳石，块置耐火容器内，煅至红透时取出。煅后易于粉碎和煎出，以温肾壮阳为主。

（1）阳痿脚软　常与附子、淫羊藿、肉苁蓉等同用，具有壮肾阳，坚筋骨的作用。可用于肾阳不足，阳事不举，腰膝酸软，如钟乳酒（《备急千金要方》）。

（2）大肠虚滑　常与肉豆蔻、赤石脂、补骨脂等同用，具有涩肠固滑的作用。可用于大肠虚寒，大便滑泻，甚至失禁等症。

【处方配给】写钟乳石，配给生品；煅品随方配给。

【用法用量】3~9g，先煎。

【相关研究】

（1）古代文献研究　《太平惠民和剂局方》："不炼服之令人淋"。

（2）化学成分研究　钟乳石主要含碳酸钙，汤剂钙的溶出率生品比煅品高。煅后可除去钟乳石大部分砷。热分析表明，煅钟乳石加热 200~700℃，但重量不变，其余与生品相同；700℃后失重是 $CaCO_3$ 晶格破坏，CO_2 逸失所致。钟乳石经炮制后，其所含微量元素的数目和比例均发生了改变，这些可能是导致钟乳石生品和炮制品药理药效及生物活性不同的重要因素；同时，在钟乳石炮制品中 Pb、Cd、Hg、Cu、As 均符合限量规定，这也说明炮制有减毒作用。钟乳石各炮制品中碳酸钙的含量：煅品 > 煅淬品 > 水飞品 > 烤品 > 生品。

第二十一章　安神药

本类药物具有安神定志的作用。适用于失眠，健忘，心悸，头晕，烦躁，胸闷等症。其中质重的矿物、介壳类药，称为重镇安神药；兼有滋养作用的植物药，称为养心安神药。

炮制对安神药的影响：重镇安神药多为矿石类和动物化石类，质地坚硬，不易粉碎和煎出，故多采用煅或煅淬法炮制，可改变其原有性状，使其质地酥脆，便于粉碎和煎出，以增强药效。养心安神药多属植物类或种仁类药物，多采用炒法、炙法或制霜法炮制，以改变部分药性，降低副作用，扩大药用范围。

朱　砂

本品为硫化物类矿物辰砂族辰砂，主要成分为硫化汞（HgS）。采挖后，选取纯净者，用磁铁吸净含铁的杂质，再用水淘去杂石和泥沙。药材以色鲜红、有光泽、体重、无杂质者为佳。饮片为水飞极细粉。味甘，性微寒，有毒；入心经。具有清心镇惊，安神，明目，解毒之效。

【炮制应用】

1. **朱砂**　系矿石类中药，难于研细，且有毒，故一般不直接入药。

2. **水飞朱砂**　取原药材，用磁铁吸去铁屑，置乳钵内，加适量清水研磨成糊状，然后加多量清水搅拌，倾取混悬液。下沉细粉再如上法，反复操作多次，直至手捻细腻，无亮星为止，弃去杂质，合并混悬液，静置后倾去上面的清水，取沉淀晾干，再研细；或球磨水飞成细粉，60℃以下烘干，过200目筛。经水飞后，能除去杂质，降低毒性，又可使其纯净，极细，便于制剂及服用，可内服或外用，故无论内服外敷，均宜用水飞极细粉。

（1）失眠多梦　常与甘草、酒黄连、生地黄等同用，具有镇静安神，清热养血的作用。可用于心火亢盛，阴血不足而致的心神不安，怔忡失眠，胸中烦热，夜睡多梦等症，如朱砂安神丸（《内外伤辨惑论》）。若属心血虚，头晕目眩，心中烦热，惊悸怔忡者，可与当归、生地黄、炙甘草等同用，具有补血养心药的作用，如安神丸（《兰室秘藏》）。若心气不足，心怯善恐，夜卧不安者，则可与人参、茯神、石菖蒲等同用，具有镇怯安神的作用，如定志丸（《杂病源流犀烛》）。若因惊吓而心无所依，神无所归，怔忡不定者，则可与龙齿为末，猪心为丸，麦冬汤下，具有镇静安神的作用，如镇心丹（《医宗金鉴》）。

（2）癫痫发狂　常与白矾、郁金等同用，具有清心安神，豁痰开郁的作用。可用于痰热蒙心，癫痫发狂，喧扰易怒，不避亲疏者，如辰砂丸（《病机沙篆》）。若小儿癫痫者，可与雄黄、珍珠等共研细末为丸，如五色丸（《小儿药证直诀》）。

（3）疮疡肿痛 常与雄黄、黄连、山慈菇等同用，具有清热解毒，消肿止痛的作用。可用于疮疡肿毒、痈疽发背等症，如太乙紫金丹（《外科正宗》）。若为痈疽溃烂，红肿热痛者，可与生石膏、冰片、硼砂等共研细末涂撒患处，如生肌定痛散（《医宗金鉴》）。

此外还可用于高热神昏的一些丸剂和饮片的包衣，能增强镇心安神，清热解毒的效果。

【用法用量】0.1~0.5g，多入丸散服，不宜入煎剂。外用适量。

【使用注意】本品有毒，不宜大量服用，也不宜久服；孕妇及肝肾功能不全者禁用。

【相关研究】

（1）古代文献研究 《本草辑要》："入药只宜生用，慎勿升炼，一经火炼饵之杀人，研须万遍，要若轻尘，以磁石吸去铁气"；《寿世保元》："生用无毒，火炼则有毒，服饵常杀人"；《本草新编》："轻粉之毒，非服丹砂则毒不能出，盖轻粉即丹砂之子也，子见母则化矣。但服丹砂有法……盖鱼龙蛇鳖之毒，中入于人身内外者，用丹砂煮熟作汤，或火煅为末服之，则毒气消尽。丹砂生用则无毒，熟用则有毒，以毒攻毒，故能奏功独神耳"；《本草问答》："亦用火煅者，不知朱砂中金银水，煅则水走，失朱砂之性矣"。

（2）化学成分研究 朱砂中的杂质主要是游离汞和可溶性汞盐，后者毒性极大，为朱砂的主要毒性成分。经研究证实，水飞可使朱砂中的毒性汞含量下降，亦可降低铅和铁等金属的含量。水飞时洗涤次数越多，可溶性汞盐的含量越少，而对 HgS 含量基本无影响。同时还发现，晒干品中游离汞的含量较 60℃ 烘干者高出约 1 倍。经电极法和原子吸附法测定，朱砂经水飞后可溶性硫离子含量明显升高，汞的含量明显降低，目前认为是炮制增效减毒的原因之一。可溶性汞的含量减少可致使毒性降低，而可溶性硫离子（S^{2-}）的明显增加，能与体内的—SH（氢硫基）结合，使体内的内源性酶或蛋白丧失了活性，另外还可以和部分汞对抗，从而降低了毒性。

磁 石

本品为氧化物类矿物尖晶石族磁铁矿，主要成分为四氧化三铁（Fe_3O_4）。采挖后，除去杂石。药材以色灰黑、断面致密有光泽、能吸铁者为佳。味咸，性寒；入肝、心、肾经。具有镇惊安神，平肝潜阳，聪耳明目，纳气平喘之效。

【炮制应用】

1.磁石 取原药材，除去杂质，碾碎。生用其质坚硬，不易粉碎和煎出，生用颇少，亦有直接打碎入药者，以平肝潜阳，镇惊安神为主。

（1）头目眩晕 常与石决明、天麻、白芍等同用，能增强平肝息风，滋阴潜阳的作用。可用于肝阳上亢，头目眩晕，或兼耳鸣脑响等症，如滋生清阳汤（《医醇賸义》）。

（2）惊悸失眠 常与朱砂、神曲同用，能增强镇心安神的作用。可用于心惊怔忡，不能自主，惊慌不安，耳鸣耳聋，亦治眼目昏暗及白内障，如磁朱丸（《备急千金要方》）。

（3）痫证　常与胆南星、石菖蒲、僵蚕等同用，具有镇惊安痫的作用。可用于痫证突然昏倒，牙关紧闭，两目直视，手足抽搐，口吐涎沫，如磁石炼水饮（《圣济总录》）。

（4）目视不明　常与肉苁蓉、菟丝子、熟地黄等同有，具有滋肾明目的作用。可用于病后元气虚弱，目无翳膜，视物昏暗，欲成内障，如磁石丸（《证治准绳》）。

2. 煅磁石　取净磁石，置耐火容器内，放炉火上，用武火煅至红透，立即倒入醋中淬制，反复煅淬至酥脆为度（每10kg磁石，用醋3kg）。煅后质地酥脆，易于粉碎和煎出，以益肾纳气，聪耳明目，定痛止血为主。

（1）肾虚气喘　常与熟地黄、五味子、泽泻等同用，能增强益肾纳气的作用。可用于肾虚不能纳气，动则气喘，甚至张口抬肩等症，如磁石六味丸（《小儿药证直诀》）。又如治肾虚作喘的玄石紫粉丹（《太平圣惠方》）。

（2）耳聋耳鸣　常与木通、半夏同用，具有聪耳明目的作用。可用于肾阴亏损，虚火上炎，失眠多梦，耳聋耳鸣，腰膝酸软，遗精等，如磁石酒（《圣济总录》）。又如治遗精的磁石丸（《三因极一病证方论》）。

（3）外伤出血　本品单味研细末，外敷患处，具有定痛止血的作用。可用于外伤出血，创口疼痛。

【处方配给】写磁石、煅磁石，配给煅淬品；生品随方配给。

【用法用量】9~30g，先煎。

【使用注意】因吞服后不易消化，如入丸、散，不可多服。脾胃虚弱者慎用。

【备注】磁石所采得的磁性强，放置日久则磁性减退，磁性完全消失称"死磁石"，不供药用。

【相关研究】

（1）古代文献研究　《医学入门》："炼汁饮之，但久服必有大患"；《食医心鉴》："研，以水浮去浊汁"。

（2）化学成分研究　磁石常含一定量砷，常是被黏土所吸附，而黏土比重轻于含铁矿物和硫化物，故以水浮去浊汁，是除去磁石里砷的一种简便方法；对磁石炮制前后含砷量进行比较，发现磁石经火煅醋淬后，砷含量显著降低。另有报道，采用原子发射光谱分析炮制前后微量元素的变化，发现磁石中含有的有害元素钛、锰、铝、铬、银等，煅制后均有变化，尤其锶于煅制后未检出，说明磁石煅制对消除其含有的有害元素具有一定意义。磁石中其他元素经醋淬后也发生了变化。此外，磁石经炮制后，全铁量变化不明显，水溶性铁元素溶出增加，重金属及有害元素总量减少，水溶性重金属及有害元素的溶出率下降，新增了氧化铁的物相。目前认为磁石在炮制过程中部分四氧化三铁氧化成三氧化二铁，并且其晶体结构由于受高温破坏而发生改变，这些变化直接导致了其热力学性质的改变及元素总量及溶出性能的改变。重金属及有害元素的降低，可能是经高温煅制后，部分重金属及有害元素挥发或生成难溶的盐。

（3）药理作用研究　本品经火煅醋淬后，由氧化铁变为乙酸铁，能增强其溶解度，具有补血和镇静中枢神经的作用。据推测其镇静安神之功，可能是低价铁的补血作用，而抑制其心悸、惊痫之故。对抑制乙酸诱发小鼠扭体反应以及对戊巴比妥的协同作用，煅磁石优于生磁石；拮抗戊四氮致小鼠惊厥作用、降低卡拉胶引发小鼠足肿胀度及止血凝血作用，生磁石优于煅磁石。

龙 骨

本品为古代哺乳类动物如三趾马、犀类、鹿类、牛类、象类、羚羊类等的骨骼化石或象类门齿的化石。全年可采，挖出后，除去泥土及杂质。药材以质坚、色白、吸湿性强为佳。味甘、涩，性平；入心、肝、肾经。具有镇惊安神，平肝潜阳，收敛固涩之效。

【炮制应用】

1. **龙骨** 取原药材，除去杂质及泥土，打碎。生用以潜阳镇惊，安神为主。

（1）失眠、怔忡 常与牡蛎、柴胡、酸枣仁等同用，能增强潜阳安神的作用。可用于心气不足，神志不安，失眠、怔忡，或兼健忘，面色少华，神疲体倦，如柴胡加龙骨牡蛎汤（《伤寒论》）。

（2）惊痫、癫狂 常与朱砂、胆南星、石菖蒲等同用，能增强镇心安神的作用。可用于心阳亢盛，痰火内扰，神失安宁，惊痫，癫狂等症，如治疗惊痫的镇心定痫汤（《杂病证治新义》）。

（3）头目眩晕 常与代赭石、牛膝、白芍等同用，能增强平肝潜阳的作用。可用于肝阳上亢，头目眩晕，如镇肝熄风汤（《医学衷中参西录》）。

2. **煅龙骨** 取净龙骨，捶成小块，装入耐火容器内，武火煅至红透，取出放凉碾碎。煅后增强收敛涩精，生肌的功能。

（1）自汗、盗汗 常与牡蛎、山茱萸、黄芪等同用，能增强益气敛汗的作用。可用于心肾气虚不固，虚阳浮越之汗出，心烦心悸及发热等症，如二加龙骨牡蛎汤（《小品方》）。

（2）梦遗滑精 常与熟地黄、人参、牡蛎等同用，能增强固精止遗的作用。可用于肾阴不足，精关不固，梦遗滑精，腰膝酸软，如龙骨汤（《证治准绳》）。

（3）久泻不止 常与诃子、罂粟壳、赤石脂等同用。具有涩肠止泻的作用。可用于大肠虚滑，泄泻日久不愈，甚至大便失禁，脱肛不收，如龙骨散（《证治准绳》）。

（4）崩中漏下 常与牡蛎、海螵蛸、棕榈炭等同用，具有固冲止血的作用。可用于冲任不固，崩中漏下，或吐血、衄血、耳中出血，如固冲汤（《医学衷中参西录》）。又如治血崩不止的龙骨散（《景岳全书》）。

（5）赤白带下 常与山药、海螵蛸、茜草根等同用，能增强收湿止带的作用。可用于带脉虚损，赤白带下，如清带汤（《医学衷中参西录》）。

（6）疮疡不敛 常与枯矾同研细末，外敷患处，具有生肌敛疮的作用。可用于疮疡日久不能愈合，亦治阴囊湿疹，或阴部作痒，如龙骨散（《沈氏尊生书》）。

【处方配给】写龙骨，配给生品；煅品随方配给。

【用法用量】15～30g，宜先煎；外用适量。

【使用注意】本品收敛作用较强，若非滑脱不禁而有湿热积滞者均不宜用。

【相关研究】

（1）古代文献研究　《本草蒙筌》："烧脆研细方精，仍水飞淘，免着肠胃"；《本草通玄》："煅赤研细水飞，稍不细则沾肠胃以作热"；《本草纲目》："凡入药，须水飞过晒干，每斤用黑豆一斗，蒸一伏时，晒干用。否则着人肠胃，晚年作热也"。

（2）化学成分研究　龙骨煅后使部分钙盐受热转化为钙的氧化物，火煅醋淬后，其煎液中钙离子含量明显高于火煅不淬的龙骨，证明煅淬能显著提高钙离子的煎出率。采用正交法对龙骨中主要成分碳酸钙及所含微量元素进行定性分析，经原子吸收光谱法等测定结果表明，龙骨炮制的最佳条件是温度 750℃、时间 4.5 分钟、龙骨块重 8.5g 为宜。龙骨及其煅制品中主要含 $Ca_{10}(PO_4)_6(OH)_2$ 与 $CaCO_3$（方解石型碳酸钙），具有磷灰石结构特点，主要存在 Ca、P、O、C、Si 5 种元素，并煅制过程主要是易挥发物质的分解，有机成分受热挥发或炭化、碳酸钙失去 CO_2 等，总钙含量增加，水煎液中总成分煎出率增加且钙含量也显著增加，此外煅制过程中 N 元素（与骨胶原蛋白密切相关）相对稳定。煅制后采用 ICP-MS 和 ICP-OES 分析发现，Mg 含量上升，其他微量元素（Pb、Mn、Cd、Cu、Cr、Zn、Ni、Ca、Fe、Na 等）含量均有不同程度下降。

龙　齿

本品为古代哺乳类动物如三趾马、犀类、鹿类、牛类、象类、羚羊类等的牙齿化石。采挖龙骨时收集龙齿。味甘、涩，性凉；入心、肝经。具有镇惊安神之效。

【炮制应用】

1. 龙齿　取原药材，除去泥沙及杂质，打碎。生用以镇惊安神，除烦解热为主。

（1）惊痫、癫狂　常与铁粉、牡蛎、茯神等同用，能增强镇心定惊的作用。可用于心火亢盛，惊痫、癫狂，如龙齿丸（《圣济总录》）。若小儿天钓，手脚掣动，眼目不定，或啼或嗔怒，爪甲青紫，则宜与钩藤、蝉蜕、朱砂等同用，具有镇心定惊，平肝息风之功，如龙齿散（《太平圣惠方》）。

（2）烦热时作　常与胡黄连、地骨皮、栀子等同用，具有除烦退热的作用。可用于邪热扰心，心烦发热，胸膈不利，口干舌红等症。

2. 煅龙齿　取净龙齿，置耐火容器内，武火煅至红透，取出放凉碾碎。煅后易于粉碎，降低寒性，以收敛固涩，安神宁志为主。

失眠多梦　常与柏子仁、酸枣仁、远志等同用，能增强安神宁志的作用。可用于心气虚弱，神志不宁，失眠多梦，或兼心悸健忘。若偏于心阴虚者，可与生地黄、玄参同用，以增强滋阴益心之功；若偏于心气虚者，可与党参、黄芪同用，以增强补益心气的作用。

【处方配给】写龙齿，配给生品；煅龙齿随方配给。

【用法用量】15~30g，宜先煎；外用适量。

【使用注意】本品收敛作用较强，若非滑脱不禁而有湿热积滞者均不宜用。

【相关研究】化学成分研究 对不同产地来源的龙齿水煎液中钙的煎出率测定结果显示，煅品普遍高于生品。另外煅品中人体必需微量元素 Mn、Cu、Zn、V、Cr 的含量亦有不同程度增加。另有实验结果表明，生样品中酸溶 P_2O_5 的溶出率煅制品大于生品，而煅品碱溶大于酸溶。

龙齿具有磷灰石结构的特点，龙齿及其煅制品中主要含 $Ca_{10}(PO_4)_6(OH)_2$ 与 $CaCO_3$（方解石型碳酸钙）。煅制高温下 Ca、P、O、C、Si 5 种元素的相对含量有明显变化，其中 $CaCO_3$ 发生分解反应，并且与 SiO_2 反应生成新物质 Ca_2SiO_4，同时煅制过程中 N 元素（与骨胶原蛋白密切相关）相对稳定，另外，随着煅制温度升高，单质 Si 的结晶度提高，总 Ca 含量增加（血清化学研究表明，Ca 和 Si 是易于进入血液发挥药效作用的物质，是龙齿的重要活性成分）。龙齿煅后其物相成分、总的水溶数据均未见变化，但在不同酸碱度下 P_2O_5 的溶出率煅制品大于生品。若使煅后在理化性质上有更大的变化，应提高温度、延长时间，"煅赤醋淬七次"较好。

白石英

本品为氧化物类矿物石英族石英，主要成分为二氧化硅（SiO_2）。采挖后，除去杂石，挑选纯白色的石英块。药材以色白、具脂肪样光泽者为佳。味甘，性温；入肺、心经。具有镇静安神，止咳降逆之效。

【炮制应用】

1. 白石英 将原药材，拣去杂质，洗净，捣碎。生用以宁心安神，通利小便为主。

（1）心悸健忘 常与朱砂、酸枣仁、远志等同用，能增强宁心安神的作用。可用于神志不宁，心悸健忘，或兼失眠、多梦等症。

（2）小便不利 常与茯苓、琥珀、泽泻等同用，具有通利小便的作用。可用于膀胱气化失常，小便不利等症。

2. 煅白石英 取净白石英，置耐火容器内煅透，趁热倾入醋中淬，反复煅淬，直到酥脆，晾干碾碎（每 10kg 白石英，用醋 2kg）。煅后以温肺止咳，益肾壮阳为主。

（1）肺虚寒咳 常与五味子、附子、人参等同用，具有温肺止咳的作用。可用于肺气虚弱，寒痰留伏，咳嗽气促，畏寒背冷，如白石英汤（《鸡峰普济方》）。

（2）肾虚阳痿 常与巴戟天、杜仲、补骨脂等同用，能增强益肾壮阳的作用。可用于肾阳虚衰，阳事不举，怯寒、神怠，腰膝酸软等症。

【处方配给】 写白石英，配给煅淬品；生品随方配给。

【用法用量】 生品、煅淬品 10~15g。入汤剂或中成药制剂。

【相关研究】

（1）古代文献研究 《医学入门》："白石英，火煅醋淬七次，水飞用"。

（2）化学成分研究 主要含二氧化硅（SiO_2），其中硅约占 53.3%，氧约占 46.7%；尚含微量铝、铁、钠、钾等。X 射线衍射曲线证明：生、煅石英未见变化。白石英成分不纯净，混入成分主要来自包裹体和表面附着的黏土质、褐铁矿，也来自加工、炮制器皿（硬度低于白石英）被划伤而带入的成分。煅样可溶性大于生样，其原因除石英粒间裂隙经煅制有所增加外，样品经历了可逆性多形变化（升温约573℃变为六方晶系，体积收缩；冷却过程回到三方晶系），晶粒产生一系列微裂隙，也增大了与溶媒接触的自由表面。

蛇含石

本品为氧化物矿物褐铁矿的结核，主要成分为含三氧化二铁（Fe_2O_3）。采挖后，除去泥沙及杂质。药材以色铁黄、形圆、体质坚重者为佳。味甘，性寒；入心包、肝经。具有安神镇惊，止血定痛之效。

【炮制应用】

1. 蛇含石　将原药材，拣去杂质洗净，晒干，捣碎。生用以镇惊安神为主。

（1）心悸、失眠　常与朱砂、黄连、生地黄等同用，能增强安神宁心的作用。可用于心火亢盛，神失安宁，心悸、失眠，或兼心烦不安等症。

（2）小儿惊痫　常与郁金、麝香、胆南星同用，能增强镇惊定痫的作用。可用于小儿惊痫，手足抽搐，如蛇黄丸（《小儿药证直诀》）。

2. 煅蛇含石　取净蛇含石，置入耐火容器内，煅至红透，取出砸成小块。煅后以止血定痛为主。

（1）肠风下血　常与陈米同用，具有止血和中的作用。可用于便血或血痢，日久不愈，如蛇黄散（《圣济总录》）。亦可与侧柏叶、阿胶等同用，具有止血益血的作用。

（2）心胸疼痛　常与三七、乳香、降香等同用，具有活血止痛的作用。可用于心血瘀阻，心胸疼痛，或兼心悸，胸中满闷等症。

【处方配给】写蛇含石，配给煅制品；生品随方配给。

【用法用量】6~9g，先煎；或入丸散。外用适量，研末调敷。入汤剂或中成药制剂。

【相关研究】

（1）古代文献研究　《日华子本草》："烧赤三四次醋淬，飞研用之"。

（2）化学成分研究　X射线衍射分析表明，生样主要由黄铁矿组成，煅后黄铁矿转化为赤铁矿。若不考虑微量成分，蛇含石的成分更近似于自然铜。形成于煤层中的蛇含石与热液型黄铁矿质自然铜的微量元素差异主要在V、Cr量和Ni/Co比值。蛇含石的矿物组分以黄铁矿为主。原矿物形成于煤层沉积中，较自然铜富含P_2O_5及Si、Al，其他微量成分或多或少于热液型黄铁矿，Ti及有色金属含量常较低，主要取决于赋存煤系地层的地球化学背景。入散剂用，碱溶大于酸溶，酸溶出量低于自然铜，碱溶出量却大于自然铜，但其中Fe占的比例都小于自然铜。后一情况与黄铁矿的结晶粒度无关，主要受共存矿物影响，即蛇含石中黏土质成分吸附缓冲剂成分造成的。煅蛇含石本质已改变，其性状，包括化学性质，应类同赭石或赤石脂；煅蛇含石含赤铁矿、黏土矿物的量比不同于上两味药材。

酸枣仁

本品为鼠李科植物酸枣 *Ziziphus jujuba* Mill. var. *spinosa*（Bunge）Hu ex H. F. Chou 的干燥成熟种子。秋末冬初采收成熟果实，除去果肉和核壳，收集种子，晒干。药材以粒大、饱满、完整、有光泽、外皮红棕色、无核壳者为佳。味甘、酸，性平；入肝、胆、心经。具有养心补肝，宁心安神，敛汗，生津之效。

【炮制应用】

1.酸枣仁　取原药材，洗净，淘去硬壳及杂质，干燥，用时捣碎。生用以养心安神，益肝肾为主。

（1）惊悸怔忡　常与人参、乳香、柏子仁同用，具有养心安神的作用。可用于心血亏虚，心神失养，神志不宁，津液枯涸，咽干口燥，健忘怔忡，如宁志膏《太平惠民和剂局方》。

（2）眩晕耳鸣　常与枸杞子、山茱萸、女贞子等同用，具有养肝益肾的作用。可用于肝肾阴虚，头目眩晕，耳内蝉鸣，或少眠多梦，如补肝汤（《医宗金鉴》）。

（3）嗜睡　常与竹茹、远志、枳实等同用，具有清胆宁神的作用。可用于胆风毒气，虚实不调，昏沉多睡，如十味温胆汤（《证治准绳》）。

2.炒酸枣仁　取净酸枣仁，置热锅内用文火炒至鼓起，有爆裂声，色微变深时取出。用时捣碎。炒后质脆，易于煎出和粉碎，宜入温补剂，且可增强治虚烦不眠，养心敛汗之功。

（1）虚烦不眠　常与知母、茯苓、川芎等同用，具有宁心安神的作用。可用于血虚不能养心，怔忡，触事易惊，及虚火上炎，烦躁不眠，如酸枣仁汤（《金匮要略》）。又如治心虚血少之心悸健忘、失眠多梦的养心汤（《妇人良方》）。

（2）自汗盗汗　常与人参、茯苓、五味子等同用，具有益阴敛汗的作用。可用于体虚气弱，自汗或盗汗，面色少华，神疲少力，如治盗汗方（《简便方》）。

（3）脾虚湿痹　常与桑白皮、羌活、川芎等同用，具有强筋起痹的作用。可用于肝风扰动筋脉，四肢疼痛，心神烦闷，睡卧不得，如酸枣仁散（《证治准绳》）。

（4）心脾两虚　常与人参、白术、茯苓等同用，具有益气健脾，养心安神的作用。可用于劳伤心脾，气短心悸，失眠多梦，头昏头晕等症，如归脾汤（《济生方》）。又如治疗阴血亏少，虚烦少寐的天王补心丹（《中国药典》2020年版）。

【处方配给】写酸枣仁、枣仁，配给炒品；生品随方配给。

【用法用量】10~15g。

【相关研究】

（1）古代文献研究　《证类本草》："睡多生使，不得睡，炒熟……而经云疗不得眠，子肉味酸，食之使不得思睡，核中仁服之疗不得眠。正如麻黄发汗，根节止汗也"；《本草蒙筌》："能治多眠、不眠，必分生用、炒用。多眠胆实有热，生研末，取茶叶姜汁调吞；不眠胆虚有寒，炒作散，采竹叶汤送下"；《医学入门》："睡多生用，不得睡炒熟。再蒸半日，去皮尖研碎用"；《本草纲目》："熟用，疗胆虚不得眠、烦渴、虚汗之证；生用，疗胆热好眠"；《本草从新》："生用酸平，专补肝胆；炙熟酸温而香，亦能醒脾，炒香研"；《得配本草》："去壳治不眠，炒用治胆热不眠，生用止烦渴、虚汗，醋炒醒脾，临时炒用，恐助火，配二冬用"；《本草求真》："仍有生熟之分，生则能导虚热，故疗肝热好眠，神昏燥倦之症。熟则收敛津液，故疗胆虚不眠，烦渴虚汗之症……皆炒熟用之"；《本草便读》："至于炒熟治胆虚不眠，生用治胆热好眠之说，亦习俗相沿，究竟不眠好眠，各有成病之由，非一物枣仁可以统治也"；《本草新编》："宁心志益肝胆，补中敛虚汗，祛烦止渴安五脏，止手足酸痛，且健筋骨……以上治疗俱宜炒用，惟夜不能眠者，必须生用。或神思昏倦，久苦梦遗者，亦宜生用"；《医家四要》："生用入肝胆，炒熟入心脾"；《本草辨义》："临床用略炒研用，勿使隔宿，香气走散则效少"。

（2）化学成分研究　酸枣仁炒制使总黄酮和总皂苷的含量有所增加。酸枣仁炒制后酸枣仁皂苷 A、酸枣仁皂苷 B 及浸出物的含量增加，总黄酮的含量有所增加，另外不饱和脂肪酸总相对质量分数均略有下降，饱和脂肪酸总相对质量分数均略有上升；炒制后油酸、亚油酸相对质量分数均降低，硬脂酸、二十碳烯酸和二十烷酸的相对质量分数均增加。炒制程度不同对酸枣仁乙醚、乙醇、水提取物都有不同程度的影响：微炒或炒黄，水提取物或乙醚提取物含量均比生品增高；炒焦和炒黑均低于生品，尤以炒黑为甚。乙醇提取物含量各炒制品均低于生品，微炒差异较小，烘制差异较大，炒焦和炒黑差异最显著。

（3）药理作用研究　酸枣仁自古生熟同治，但从宋代以后逐渐出现了生熟异治之说。对于酸枣仁是生熟同治还是生熟异治的问题，经过对古今文献研究，认为是生熟同治。有研究报道，生、炒酸枣仁水煎剂对小鼠中枢神经系统均呈现镇静、安眠和抗惊厥作用，二者之间无明显差异。生、炒酸枣仁水煎剂给大鼠灌胃记录睡眠脑电波，发现主要影响深睡阶段；酸枣仁中总黄酮和总皂苷均有抑制小鼠自发活动和协同戊巴比妥钠镇静催眠作用，尤其黄酮类化合物初步认为是酸枣仁镇静安眠的有效成分。另有研究表明，生酸枣仁及炒酸枣仁能缩短失眠大鼠觉醒期时间，延长大鼠慢波睡眠期时间，具有治疗失眠大鼠的作用。其作用机制可能与增加下丘脑一氧化氮（NO）含量及提高一氧化氮合酶（NOS）活性有关。同剂量炒酸枣仁作用有优于生酸枣仁的趋势，说明生酸枣仁通过炒制后，其镇静催眠作用增强。鉴于炒制有助于此类成分的溶出与提取，故认为炒制是有必要的。另外，生、熟酸枣仁液对内毒素发热小鼠超氧化物歧化酶（SOD）降低具有保护作用，生酸枣仁作用明显优于熟酸枣仁。

柏子仁

本品为柏科植物侧柏 *Platycladus orientalis*（L.）Franco 的干燥成熟种仁。秋、冬二季采收成熟种子，晒干，除去种皮，收集种仁。药材以颗粒饱满、色黄白、油性大而不泛油者为佳。味甘，性平；入心、肾、大肠经。具有养心安神，止汗，润肠通便之效。

【炮制应用】

1.柏子仁　取原药材，除去杂质及残留的果皮或种皮。生品有异味，致人呕吐的副作用，其油又有滑肠致泻的作用。生用能养心安神，但以润肠通便为主。

（1）大便秘结　常与杏仁、郁李仁、桃仁等同用，具有润肠通便的作用。可用于阴液不足之津枯肠燥，大便秘结，如五仁丸（《医方类聚》）。

（2）风湿痹痛　常与附片、黄芪、沉香等同用，具有祛风除痹的作用。可用于妇人臂痛，筋脉挛急，遇寒则剧，如柏子仁丸（《全生指迷方》）。

2.炒柏子仁　取净柏子仁，置热锅内，用文火炒至油黄色，有香气逸出为度，取出放凉。炒后有焦香气，使药性缓和，致泻作用减弱，并消除呕吐的副作用。

虚烦不眠　常与人参、生地黄、茯苓等同用，具有补气，益阴，安神的作用。可用于心阴亏损，心悸怔忡，心烦失眠等，如天王补心丹（《摄生秘剖》）。

3.柏子仁霜　取净柏子仁，碾成泥状，用布或吸油纸包严，蒸热，压榨去油，如此反复操作，至药物不再粘结成饼为度，再碾细。制霜后，可免滑肠致泻的作用，以养心安神，益阴敛汗为主。

（1）失眠、健忘　常与麦冬、熟地黄、石菖蒲等同用，具有养心安神的作用。可用于心血不足，神失所养，夜梦失眠，健忘，遗泄，心悸怔忡，如柏子养心汤（《体仁汇编》）。

（2）阴虚盗汗　常与牡蛎、麻黄根、五味子等同用，具有益阴敛汗的作用。可用于阴虚火旺，自汗、盗汗，如柏子仁丸（《普济本事方》）。若气虚自汗者，可加党参、黄芪，以增强益气敛汗的作用。

上述见大便干燥者，亦可用生品。

【处方配给】写柏子仁，配给生品；柏子仁霜随方配给。

【用法用量】3~10g。

【使用注意】便溏及多痰者慎用。

【相关研究】

（1）古代文献研究　《本草新编》："最多油，去油者，恐过滑以动便"；《玉楸药解》："蒸晒舂簸取仁，砂研烧沥取油，光泽须发，涂抹癣疥，搽黄水疮最效"。

（2）化学成分研究　研究表明，柏子仁制霜前后总皂苷几乎没有损失，而柏子仁中 β- 谷甾醇的含量为 0.173%，霜品中的含量为 0.0719%，表明柏子仁在制霜过程中 β- 谷甾醇有一定程度的损失。

（3）药理作用研究　据研究，柏子仁和柏子仁霜二者经纸层析或镇静实验，都有非常显著的差别。同柏子仁相比，柏子仁霜有很明显的镇静安神作用，如用于养心安神，应用制品为好；同时，柏子仁制霜后油脂含量显著降低，从而消除了呕吐和滑肠致泻的副作用。

远 志

本品为远志科植物远志 *Polygala tenuifolia* Willd. 或卵叶远志 *Polygala sibirica* L. 的干燥根。春、秋二季采挖，除去须根和泥沙，晒干或抽去木心晒干。药材以条粗、皮厚者为佳。味辛、苦，性微温；入心、肾、肺经。具有安神益智，交通心肾，祛痰，消肿之效。

【炮制应用】

1. 远志 取原药材，除去杂质，洗净，润透，切段，干燥。生用味麻，有小毒，戟人咽喉，故多外用涂敷。

疮疡肿毒 单味远志，清酒煮烂，捣如泥状外敷，具有消散痈肿的作用。可用于痈疽肿毒，发背，乳房肿痛等症，如远志膏（《外科摘要》）。

2. 制远志 先取甘草，加水煎煮两次，合并煎液，浓缩至甘草量的 10 倍，投入净远志，文火煮至甘草汁被吸尽，取出干燥（每 10kg 远志，用甘草 0.6kg）。经甘草水制后，能减其苦燥之性，消除麻味，防止刺喉，以安神益智为主。

（1）失眠，健忘 常与酸枣仁、麦冬、人参等同用，能增强安神益智的作用。可用于心血不足，神志不宁，失眠健忘，精神不安，如定志丸（《备急千金要方》）。又如治疗阴亏血少，虚烦不眠的天王补心丹（《摄生秘剖》）。

（2）梦遗滑精 常与石菖蒲、人参、龙齿等同用，具有益肾摄精的作用。可用于心肾不交，淫梦失精，精神萎靡，面色㿠白，如远志丸（《济生方》）。

（3）解毒医疮 可单味泡酒服，具有解毒医疮的作用。可用于寒凝气滞，痰湿入络，发为痈肿疮疡及喉痹，如远志酒（《证治准绳》）。

3. 蜜远志 取制远志，加炼蜜拌匀，稍闷，用文火炒至蜜被吸尽，药色深黄，略带焦斑，不粘手时取出（每 10kg 远志，用炼蜜 2.5kg）。蜜炙后增强化痰止咳的作用。

（1）痰浊阻窍 常与龙骨、龟甲、石菖蒲同用，具有化痰开窍的作用。可用于心肾亏损，痰浊上扰，上蒙清窍，健忘，夜寐多梦，如孔圣枕中方（《备急千金要方》）。

（2）痰多咳嗽 常与杏仁、川贝母、桔梗等同用，具有化痰止咳的作用。可用于肺气不利，停痰积湿，咳嗽痰多，咳吐不爽等症。

【处方配给】 写远志，配给制远志；其余随方配给。

【用法用量】 3~10g。

【使用注意】 有溃疡病及胃炎者慎用。

【相关研究】

（1）古代文献研究 《证类本草》："凡使，先须去心，若不去心，服之令人闷"；《太平惠民和剂局方》："如不去心，令人烦闷"；《本草辨义》："生用戟人之咽，梗不去，令人烦闷"；《本草害利》："去骨取皮用，否则令人烦闷，甘草汤渍一宿，因苦下行，以甘缓之，使上发也，漉出曝干，制过不可陈久，久则油气戟人咽喉为害"；《得配本草》："米泔水浸，槌碎，去心用，不去心令人闷绝。再用甘草汤泡一宿，漉出日干，或焙干用。生用则戟人咽喉"。

（2）化学成分研究　研究表明，远志皮和远志木心的化学成分种类相同，但含量不同，远志皮皂苷含量为 12.1%，远志心皂苷含量 0.482%，相差达 25 倍。远志经过不同方法炮制后，远志皂苷元含量有不同程度的变化，炮制辅料能显著促进远志皂苷元的生成。远志蜜炙后的远志酸含量与远志皂苷元含量均低于生远志；西伯利亚远志糖 A_6 含量显著升高，这可能与蜜炙过程中 3,6'- 二芥子酰基蔗糖等分子中的酯碱水解有关；蜜炙后 3 种寡糖酯（黄花远志素、远志蔗糖酯 A、远志蔗糖酯 C）有不同程度的降低，8 种有机酸（对羟基苯甲酸、对香豆酸、芥子酸、阿魏酸、苯甲酸、3,4,5- 三甲氧基肉桂酸、肉桂酸、对甲氧基肉桂酸）含量有不同程度的升高，推测其在炮制过程中可能发生酯键水解，生成相应小分子有机酸，其中阿魏酸、芥子酸、对甲氧基肉桂酸等为安神益智的活性成分，且 Fe、Zn、Mg、Mn、Ca 的含量均下降，Cu 含量略上升。远志用甘草水制后其寡糖酯类成分和多种皂苷类成分含量变化显著，其中 enuifoliose C、tenuifoliose E 和 tenuifoliose K 的峰消失，西伯利亚远志糖 A_5、西伯利亚远志糖 A_6、tenuifoliside A、tenuifoliside B、tenuifoliside C、3,6'- 二芥子酰基蔗糖、tenuifoliose A、tenuifoliose B 或 tenuifoliose D、tenuifoliose H、远志皂苷 Vg、远志皂苷 Wg 及远志皂苷 Gg 的含量显著降低。寡糖酯类成分为远志抗老年痴呆和抗抑郁的活性成分，远志甘草汁炮制后益智药效增强，分析与寡糖酯类成分的转化密切相关。

（3）药理作用研究　研究显示，生远志的 LD_{50} 明显小于炮制品，而蜜远志的 LD_{50} 明显大于其他制品，说明炮制能减小毒性；生远志有明显抑制小鼠小肠推进的作用，能显著降低胃、小肠肌间神经丛 c-kit 阳性 ICC 细胞的含量，各炮制品并无明显作用，远志总皂苷可能是导致胃肠动力障碍的主要物质基础；另外，远志各炮制品均能减少小鼠自发活动，缩短入睡潜伏时间，具有一定的镇静作用，蜜远志的止咳和化痰作用优于生远志和其他炮制品。另外蜜远志能显著增强大鼠胃黏膜 ITF 的表达并能上调胃黏膜 α-TGF 基因表达，可降低胃黏膜损伤，而生远志对其无显著影响。传统认为，远志心有"令人烦闷"的副作用，主张去心用，但药理研究表明，远志皮的祛痰、抗惊厥和溶血作用及急性毒性均较远志木心为强。可见远志去心的目的不是减低毒副作用，而是去除祛痰作用较弱的部位。远志木心的毒性和溶血作用均小于皮部，又同样有镇静、祛痰作用，抽去木心较为费工，《中国药典》1990 年版已规定远志不去心应用。甘草水制远志，可消除远志对咽喉的刺激感，增加远志皂苷的煎出量。

第二十二章　平肝息风药

本类药物具有平肝潜阳，息风止痉的作用。适用于肝阳上亢，头目眩晕，及肝风内动，惊痫抽搐等病症。

炮制对平肝息风药的影响：对该类质地坚硬的矿物药和动物贝壳类药物，多以煅法炮制，经炮制后质地酥脆，易于粉碎和煎出，且能改变药性，充分发挥药效。昆虫类和植物类药，多以焙制或炒制，克服腥臭气味，利于服用，以增强治疗效果。

石决明

本品为鲍科动物杂色鲍 *Haliotis diversicolor* Reeve、皱纹盘鲍 *Haliotis discus hannai* Ino、羊鲍 *Haliotis ovina* Gmelin、澳洲鲍 *Haliotis ruber*（Leach）、耳鲍 *Haliotis asinina* Linnaeus 或白鲍 *Haliotis laevigata*（Donovan）的贝壳。夏、秋二季捕捉，去肉（做副食品），除去壳外附着的杂质，洗净，干燥。药材均以壳厚、内面光彩鲜艳者为佳。味咸，性寒；入肝经。具有平肝潜阳，清肝明目之效。

【炮制应用】

1. 石决明　取原药材，洗净，干燥，碾碎或碾粉。生用以平肝潜阳为主。

（1）头晕目眩　常与钩藤、天麻、牛膝等同用，具有平肝潜阳的作用。可用于阴虚肝阳上亢，头目眩晕，魂扰不寐，如天麻钩藤饮（《杂病证治新义》）。又如治头痛眩晕的羚羊角汤（《医醇賸义》）。

（2）惊痫抽搐　常与僵蚕、胆南星、全蝎等同用，具有平肝息风的作用。可用于肝风内动，神昏惊厥，或惊痫抽搐等症，如育阴潜阳汤（《凌晓五医案精华》）。

2. 煅石决明　取净石决明，于耐火容器内，放于炉火上，煅至灰白色时取出，冷后碾碎。煅后质地疏松，便于粉碎和煎出，增强了固涩收敛，明目作用，以去翳明目为主。

（1）目生翳障　常与密蒙花、谷精草、菊花等同用，具有去翳明目的作用。可用于肝经实火的眼科外障，目生云翳，青盲雀目，夜不见物，如石决明散（《证治准绳》）。

（2）溃疡、金疮　单味研成细末，外敷患处，具有收敛止血的作用。可用于外伤出血，溃疡，金疮久不敛口者。

3. 盐淬石决明　取净石决明于耐火容器内，煅至红透时，立即于盐水中淬，取出干燥（每 10kg 石决明，用食盐 0.2kg）。火煅盐淬后，能引药入肾，增强滋肾软坚的作用。

（1）骨蒸劳热　常与地骨皮、生地黄、知母等同用，具有除热退蒸的作用。可用于阴液不足，虚火内扰，颧红潮热，形体瘦弱等症。

（2）砂淋涩痛　常与金钱草、车前子、木通等同用，具有利尿通淋之效。可用于砂淋、尿少涩痛等症。

【处方配给】 写石决明，配给生品；煅品随方配给。

【用法用量】 6~20g，先煎。外用点眼宜煅用、水飞。

【相关研究】

（1）古代文献研究　《雷公炮炙论》："先去上粗皮，用盐并东流水于大瓷器中煮一伏时了，漉出，拭干，捣为末，研如粉。凡修事五两，以盐半分取则"；《普济方》："火煅存性"；《太平圣惠方》："细研、水飞过"。

（2）化学成分研究　石决明水煎液中钙盐含量，煅品是生品的4.5倍。与相同煅制条件的明煅品相比，煅淬品总钙含量相近，但盐淬品与醋淬品成分煎出率分别提高1.6倍和4.6倍，钙的煎出量盐淬品没有明显差异，醋淬品提高3倍。石决明中含Fe、Mn、Li、Sr、Zn、Cu等微量元素，经不同条件煅制处理后总体含量呈下降趋势，微量元素组成比例发生改变。

（3）药理作用研究　石决明经煅醋淬后，煎液中的钙含量显著升高。另据报道，煅醋淬品煎剂对兔正常血压呈降低作用，煅品煎剂不稳定，生品微有上升趋向，除去钙的煎剂具有明显的升压作用。

珍珠母

本品为蚌科动物三角帆蚌 *Hyriopsis cumingii*（Lea）、褶纹冠蚌 *Cristaria plicata*（Leach）或珍珠贝科珍珠马氏珍珠贝 *Pteria martensii*（Dunker）等贝类动物的贝壳。去肉，洗净，干燥。药材以块大、色白、有"珠光"者为佳。味咸，性寒；入肝、心经。具有平肝潜阳，安神定惊，明目退翳之效。

【炮制应用】

1. 珍珠母　取原药材，拣净杂质，敲成小块或研细末。生用以平肝潜阳，清肝明目为主。

（1）肝阳上亢　常与白芍、生地黄、龙齿等同用，具有平肝潜阳的作用。可用于肝阳上亢，头晕头痛，目眩耳鸣，烦躁失眠，如甲乙归藏汤（《医醇賸义》）。

（2）目赤目昏　常与青葙子、苍术、菊花等同用，具有清肝明目的作用。可用于肝虚目昏，夜盲，目赤畏光等症。

（3）惊悸失眠　常与远志、酸枣仁、炙甘草同用，具有宁心安眠的作用。可用于肝阳上攻，心悸怔忡，烦躁不安，睡卧不得等症。

2. 煅珍珠母　取珍珠母，置耐火容器内，煅至灰白色为度。煅后易于粉碎，以燥湿收敛为主。

（1）湿疮瘙痒　可单味研末，外敷患处，具有收湿止痒的作用。可用于湿疮溃疡，瘙痒不堪，久不敛口等症。

（2）吐衄血崩　常与白茅根、茜草、血余炭等同用，具有收敛止血的作用。可用于气虚不能摄血的吐血，崩漏等症。

【处方配给】写珍珠母，配给生品；煅品随方配给。

【用法用量】10~25g，先煎。

【相关研究】

（1）化学成分研究　珍珠母煅后总氮含量明显下降，糖含量亦减小，可能是珍珠母经火煅后，部分氨基酸被破坏，所以临床上治疗虚阳上亢以生用为宜。火煅后碳酸钙被氧化成氧化钙，钙离子在水中的溶解度增大，增强定惊、止血作用。

（2）药理作用研究　珍珠母生品和炮制品均具有一定的抗氧化活性，但珍珠母炮制品的抗氧化能力明显强于生品，是生品抗氧化能力的 7 倍。

牡　蛎

本品为牡蛎科动物长牡蛎 *Ostrea gigas* Thunberg、大连湾牡蛎 *Ostrea talienwhanensis* Crosse 或近江牡蛎 *Ostrea rivularis* Gould 的贝壳。全年均可捕捞，去肉，洗净，晒干。药材均以质坚、内面光洁、色白者为佳。味咸，性微寒；入肝、胆、肾经。具有重镇安神，潜阳补阴，软坚散结之效。

【炮制应用】

1. 牡蛎　取原药材，洗净，晒干，碾碎。生用以重镇安神，平肝潜阳，软坚散结为主。

（1）头目眩晕　常与代赭石、白芍、龙骨等同用，能增强平肝潜阳的作用。可用于肝阳上亢，头目眩晕，或有耳中蝉鸣，阳气浮越，精神不安，如镇肝熄风汤（《医学衷中参西录》）。

（2）手足瘈疭　常与白芍、龟甲、生地黄等同用，具有滋阴潜阳，平肝息风的作用。可用于热病后真阴被劫，内风暗动，手足瘈疭，口干咽燥，如大定风珠（《温病条辨》）。

（3）瘰疬、瘿瘤　常与玄参、浙贝母、夏枯草等同用，具有化痰软坚的作用。可用于瘰疬、瘿瘤等，如内消瘰疬丸（《医学心悟》）。

（4）水病囊肿　常与泽泻、葶苈子、海藻等同用，具有行水消肿的作用。可用于大病瘥后，腰以下水肿，或小便淋涩，阴囊肿痛，如牡蛎泽泻散（《伤寒论》）。

2. 煅牡蛎　取净牡蛎，置炉火上，煅至红透，冷后碾碎或碾粉。煅后增强收敛固涩，制酸止痛的作用。

（1）自汗、盗汗　常与麻黄根、黄芪、浮小麦同用，具有滋阴敛汗的作用。可用于气阴不足，自汗盗汗，体倦神怠，如牡蛎散（《三因极一病证方论》）。

（2）胃痛吐酸　常与瓦楞子、延胡索、甘草等同用，能增强制酸止痛的作用。可用于胃气不和，胃脘疼痛，呕吐酸水等症。

（3）遗精滑泄　常与芡实、莲须、沙苑子等同用，具有益肾固精的作用。可用于肾虚精关不固，梦遗或滑精，或兼小便余沥，腰脚酸软，如金锁固精丸（《太平惠民和剂局方》)。

（4）崩中漏下　常与阿胶、赤石脂、当归等同用，具有固经止血的作用。可用于冲任不固，崩中漏下，日久不愈者，如牡蛎丸（《证治准绳》）。

（5）赤白带下　常与山药、龙骨、海螵蛸等同用，具有固涩止带的作用。可用于脾胃虚弱，带脉为病，白带绵下，清稀如水液，如清带汤（《医学衷中参西录》）。

（6）疮疡溃烂　常与黄丹、枯矾研为细末搽之，具有生肌敛疮的作用。可用于疮疡溃烂，久不收口，阴部生疮，或湿水痒甚，腋汗，手足心汗，如牡蛎散（《证治准绳》）。

【处方配给】 写牡蛎，配给生品；煅品随方配给。

【用法用量】 9~30g，先煎。

【相关研究】

（1）古代文献研究　《本草纲目》："按补阴则生捣用，炉则成灰，不能补阴"；《本草便读》："咸寒入肾，能益阴潜阳，退虚热，软坚痰，煅之则燥而兼涩，又能固下焦，除湿浊，敛虚汗，则咸寒介类之功，有重镇摄下之意"。

（2）化学成分研究　牡蛎煅醋淬品水煎液中钙离子含量高于煅品和生品，其溶解度增加30%。煅牡蛎中铁、锰、锌元素的煎出量较生品显著增加，锌元素煎出量为生品的7.6倍，火煅醋淬后锌、锰元素的煎出量增加明显；福建煅长牡蛎铁含量高于生品近5倍，此法易于煎出药效。牡蛎经炮制后可以降低有害元素砷的含量；微量元素有不同程度的升高，其中以K、Al、P较为明显；微量元素的煎出率明显提高，尤其是锰和锌，可能是由于醋能与样品中的微量元素形成乙酸盐而有助于煎出。另外，碳酸盐类以炮制品高于生品，显示炮制品更适于治疗胃酸过多引起的胃病。生品的N含量高于炮制品，有机质经炮制后明显降低。

（3）药理作用研究　煅醋淬牡蛎煎剂对兔正常血压呈现降低作用，去钙的煎剂具有明显的升压作用。炮制前后对无水乙醇或幽门结扎型所致大鼠胃溃疡模型有预防作用，条件为900℃、1小时的煅制品可明显提高对抗胃溃疡活性。牡蛎提取物可显著降低四氧嘧啶所致小鼠血糖升高的幅度，增加小鼠免疫器官的重量；对正常小鼠血糖、脏器等指标均无影响，表明牡蛎提取物对小鼠无毒副作用。东海近江牡蛎多糖粗品能增强正常小鼠细胞免疫、体液免疫功能，有一定的抗肿瘤和抗氧化作用。

赭　石

本品为氧化物类矿物刚玉族赤铁矿，主要成分为三氧化二铁（Fe_2O_3）。采挖后，除去杂石。药材以色棕红、断面显层叠状、有钉头者为佳。味苦，性寒；入肝、心、肺、胃经。具有平肝潜阳，重镇降逆，凉血止血之效。

【炮制应用】

1. 赭石　取原药材，除去杂质，砸成小块。生用以重镇潜阳为主。

（1）头目眩晕　常与牛膝、牡蛎、生龟甲等同用，具有镇肝潜阳的作用。可用于肝阳上亢，头目眩晕，脑中作痛发热，目胀耳鸣，心中烦热，面色如醉，如镇肝熄风汤（《医学衷中参西录》）。

（2）噫气呕吐　常与旋覆花、人参、半夏等同用，具有镇逆止呕的作用。可用于中虚痰结，胃气上逆，噫气呕吐，呃逆，如旋覆代赭石汤（《伤寒论》）。

（3）痰鸣哮喘　常与杏仁、苏子、桑白皮等同用，具有坠痰平喘的作用。可用于肺气壅塞，气逆喘咳，胸闷痞满。若肺肾虚弱，喘息抬肩，睡卧不得，则常与人参、五味子、蛤蚧等同用，具有补益肺肾，纳气平喘的作用。

2. 煅赭石　取净赭石砸成小块，置耐火容器内，于炉火上煅至红透，立即倒入醋中淬之，取出。如此反复煅淬至酥脆为度，粉碎备用（每 10kg 赭石，用醋 3kg）。经醋淬后降低了寒性，且使质地酥脆，易于粉碎和煎出，以平肝止血为主。

（1）呕血衄血　常与茜草炭、白茅根、三七等同用，具有凉血止血的作用。可用于肝胃气逆所致的咯血，呕血，衄血，肠风便血等症。亦可用代赭石一味，火煅醋淬，研末内服，可治吐血，衄血，如（《斗门方》）。

（2）产后血崩　常与艾叶炭、补骨脂、附子等同用，具有固经止血的作用。可用于产后血崩，或冲任不固，崩中漏下，如固经丸（《证治准绳》）。

【处方配给】写赭石、代赭石，配给煅淬品；生品随方配给。

【用法用量】9~30g，先煎。

【使用注意】因含微量砷，故不能长期服用。孕妇慎用。

【相关研究】

（1）古代文献研究　《本草品汇精要》："一两合米醋一升，用火烧代赭通赤，淬米醋中，以尽为度，捣罗如面，用汤调下一大钱，疗小肠气痛"；《太平惠民和剂局方》："凡使，并用火煅，醋淬七遍，捣研水飞令极细，方入药用"；《本草纲目》："今人惟煅赤以醋淬三次或七次，研，水飞过用。取其相制，并为肝经血分引用也"；《医学衷中参西录》："降胃之药实以赭石为最效……若煅用之即无斯效"。

（2）化学成分研究　代赭石煅后砷由 0.033% 降至 0.01%，对人体有害成分 As 的溶出量大大减少。而 Fe、Ca、Mg、Si 等成分的溶出量有所增加，尤其 Ca 的溶出量增加了 30 倍，说明煅后易于药效的溶出。

（3）药理作用研究　代赭石主要含三氧化二铁（Fe_2O_3），具有镇静中枢神经，补血和收敛作用。经火煅醋淬后，质地酥脆，其中三氧化二铁还原为乙酸铁（即由高价铁还原成低价铁），易被胃酸溶解而吸收，以促进红细胞、血色素的增生，增强了补血及镇静中枢神经之功能，同时减少了对胃肠道的刺激作用。

另据报道：本品给小鼠每天服 2g，7 天后 100% 死亡。其死亡症状与砷中毒基本相似。死后解剖，见肺及肠黏膜充血，肝表面坏死。本品经反复煅淬后，基本无此现象。主要是由于砷遇热升华，砷含量人为降低所致。

蒺 藜

本品为蒺藜科植物蒺藜 *Tribulus terrestris* L. 的干燥成熟果实。秋季果实成熟时采割植株，晒干，打下果实，除去杂质。药材以颗粒均匀、饱满坚实、色灰白者为佳。味辛、苦，性微温，有小毒；入肝经。具有平肝解郁，活血祛风，明目，止痒之效。

【炮制应用】

1. **蒺藜** 取原药材，除去杂质。生品有小毒，味辛，性升而散，以疏肝经风邪为主，但不易去刺和煎出，故多外用。

风疹瘙痒 常与蝉蜕、荆芥、地肤子等同用，具有祛风止痒的作用。可用于风邪滞于肌肤，斑疹隐隐，通身白斑，瘙痒难当等症。或与防风、白矾共同煎水外洗。如治皮肤痒疹的蒺藜消风饮（《中药临床应用》）。

2. **炒蒺藜** 取净蒺藜，置锅内，用文火炒至微黄色取出，碾去刺，筛去刺屑。炒后缓和药性，易于去刺和粉碎，长于平肝潜阳，疏肝解郁。

（1）目赤多泪 常与菊花、决明子、青葙子等同用，具有疏风散热的作用。可用于肝经风热，头痛眩晕，目赤多泪，翳膜遮睛，如白蒺藜散（《张氏医通》）。

（2）乳岩胀痛 单用炒蒺藜为末，白汤作糊调服，治乳胀不行或乳岩肿块疼痛（《方龙谭家秘》）。也可与柴胡、青皮、香附等同用，具有疏肝解郁的作用。可用于肝气郁结之胸胁不舒，乳闭不通等症。

（3）肝阳上亢 常与钩藤、珍珠母、菊花等同用，具有平肝潜阳的作用。可用于肝阳上亢所致头痛，眩晕等症，如平肝降压汤（《中药临床应用》）。

【处方配给】写蒺藜，配给炒蒺藜。

【用法用量】6~10g。

【相关研究】

（1）古代文献研究 《医学入门》："炒去刺，补肾阴"；《景岳全书》："用补宜炒熟去刺；用凉宜连刺生捣"；《得配本草》："治风，黄精拌蒸。清肺，鸡子清炒。治目中赤脉，人乳拌蒸。通月水，当归汁煮"；《本草求真》："服凉剂，则宜连刺生捣。用补剂，则宜去刺酒拌蒸"；《本草分经》："炒熟去刺，亦能补阴"。

（2）化学成分研究 研究表明，蒺藜传统炮制过程清炒法，其炮制结果为总皂苷下降，蒺藜皂苷元的含量有所增加。烘制法具有相同的作用结果，蒺藜经烘制后，蒺藜总皂苷含量下降，而蒺藜皂苷元的含量有显著增加。

珍 珠

本品为珍珠贝科动物马氏珍珠贝 *Pteria martensii*（Dunker）、蚌科动物三角帆蚌 *Hyriopsis cumingii*（Lea）或褶纹冠蚌 *Cristaria plicata*（Leach）等双壳类动物受刺激形成的

珍珠。自动物体内取出，洗净，干燥。药材均以壳厚、内面光彩鲜艳者为佳。味甘、咸，性寒；入心、肝经。具有安神定惊，明目消翳，解毒生肌，润肤祛斑之效。

【炮制应用】

1.**珍珠** 质地坚硬，不溶于水，所以要水飞成极细粉，才能被人体吸收，同时作过装饰品的珍珠（习称花珠），附有污垢油腻，必须用豆腐煮制，令其洁净，才可服用和制剂。

2.**珍珠粉** 取原药材，洗净污垢（垢重者，可先用碱水洗涤，再用清水漂去碱性），用纱布包好，再用豆腐置砂锅或铜锅内（一般300g珍珠，用2块250g重的豆腐），下垫一块，上盖一块，加清水淹没豆腐寸许，煮制2小时，至豆腐蜂窝状为止。取出，去豆腐，用清水洗净晒干，研细过筛，用冷开水水飞至舌舔无渣感为度。取出放入铺好纸的竹筐内晒干或烘干，再研细。经炮制后便于制剂和服用。

（1）惊悸怔忡 常与朱砂、琥珀、胆南星等同用，具有镇心定惊的作用。可用于肝风内动，惊悸怔忡，惊风、癫痫，如金珀镇心丸（《沈氏尊生书》）。亦可用于小儿惊啼及夜啼不止，常与伏龙肝、丹砂、麝香同用，如真珠丸（《圣济总录》）。

（2）目赤翳障 常与牛黄、熊胆、冰片同为末，内服或点眼，具有明目消翳的作用。可用于肝热上攻，目赤肿痛，翳障胬肉，如七宝膏（《邓苑方》）。

（3）疮疡溃烂 常与炉甘石、血竭等同用，具有收敛生肌的作用。可用于疮疡溃烂，久不愈合，渗出物多，如珍珠散（《张氏医通》）。如治喉痛腐烂，可与牛黄为末，吹口，可用于喉痹，口疮，如牛黄散（《医级》）。

【处方配给】 写珍珠，配给豆腐制珍珠。

【用法用量】 0.1~0.3g，多入丸散用。外用适量。

【相关研究】

（1）古代文献研究 《重修政和经史证类备用本草》："为药须久研如粉面，方堪服饵。研之不细，伤人脏腑"。

（2）化学成分研究 有研究报道，珍珠各炮制品中总氨基酸含量依次为：豆浆煮水飞珍珠 > 豆腐煮水飞珍珠 > 牛乳煮水飞珍珠 > 水飞珍珠 > 炒爆研细珍珠。前4个品种均含17种以上氨基酸，其中以甘氨酸和丙氨酸的含量最多，天冬氨酸、丝氨酸、精氨酸次之，炒爆研细珍珠在炒制过程中由于温度较高，部分氨基酸被破坏。在一定范围内（150~600℃）随着炮制温度的提高，珍珠及其热炮制品总寡肽含量逐渐下降；同时热炮制品中的寡肽类化学成分的数目却逐渐增加。

天 麻

本品为兰科植物天麻 *Gastrodia elata* Bl. 的干燥块茎。立冬后至次年清明前采挖，立即洗净，蒸透，敞开低温干燥。药材以体大、肥厚、色黄白、质坚实、断面明亮无空心者为佳。味甘，性平；入肝经。具有息风止痉，平抑肝阳，祛风通络之效。

【炮制应用】

1. 天麻　取原药材，除去杂质及黑色泛油者，洗净，润透或蒸软，切薄片，干燥。本品以生用居多，以平肝息风止痉为主。

（1）惊痫抽搐　常与防风、僵蚕、全蝎等同用，具有息风止痉的作用。可用于小儿急惊风，壮热昏愦，多睡惊悸，手足抽掣等症，如天麻防风丸（《太平惠民和剂局方》）。若与钩藤、蝉蜕、羚羊角等同用，具有祛风止痉的作用。可用于肝风内动所致的惊悸壮热，牙关紧闭，手足抽搐等症，如钩藤饮子（《小儿药证直诀》）。

（2）头痛眩晕　常与钩藤、黄芩、牛膝等同用，具有平肝潜阳，息风止痉的作用。可用于肝虚不足，肝阳上亢之头痛、眩晕，如天麻钩藤饮（《杂病证治新义》）。亦可与白术、法半夏、茯苓等同用，具有除湿，祛风，定眩的作用。可用于风痰上扰头目所致的眩晕，恶心，呕吐等症，如半夏白术天麻汤（《医学心悟》）。

（3）口眼歪斜　常与川芎、白附子、僵蚕等同用，具有息风止痉的作用。可用于中风口眼歪斜，舌本强直，言语不正等症，如天麻丸（《太平圣惠方》）。

（4）破伤风　常与天南星、白附子、防风等同用，具有祛风解痉的作用。可用于破伤风，牙关紧闭，口撮唇紧，身体强直，角弓反张等症（《外科正宗》）。

（5）小儿慢惊风　常与人参、白术、僵蚕等同用，具有息风止痉的作用。可用于小儿慢惊风，吐泻不止，脾困昏沉，默默不食等症，如醒脾散（《活幼口议》）。

2. 酒天麻　取天麻片，喷淋定量的黄酒拌匀，闷润至酒被吸尽，置炒制容器内，用文火炒干，取出晾凉，筛去碎屑（每 10kg 天麻片，用黄酒 1kg）。酒炙后可通达血脉，增强其祛风通络止痛的作用。

（1）手足不遂　常与制乌头、地榆、没药等同用，具有祛风通络止痛的作用。可用于中风手足不遂，肢体麻木，筋骨疼痛，腰膝沉重等症，如天麻丸（《圣济总录》）。

（2）风湿痹痛　常与酒牛膝、秦艽、羌活等同用，具有祛风湿，通筋络，止痹痛的作用。可用于风湿痹痛，关节屈伸不利，麻木拘挛，如天麻散（《太平圣惠方》）。

（3）偏正头痛　常与制附片、白芷、川芎等同用，具有祛风止痛的作用。可用于偏正头痛，头风攻注，眼目肿痛昏暗，起坐不能，如天麻丸（《圣济总录》）。

除此之外，有的地区还有煨天麻，其药性缓和，以养阴息风止痉为主；炒天麻、麸炒天麻可减少黏腻之性。

【处方配给】写天麻，配给生品；其余随方配给。

【用法用量】3~10g。

【相关研究】

（1）古代文献研究　《本草纲目》："此乃治风痹药，故为此修事也。若治肝经风虚，惟洗净，以湿纸包，于糠火中煨熟，取出切片，酒浸一宿，焙干用"。

（2）化学成分研究　实验证明，蒸制后干燥，天麻素含量明显增加，而苷元的含量减少。且天麻素与天麻苷元含量之和差异不大。表明天麻中的天麻苷在一定条件下会酶解，加热可灭其酶，使天麻素不被分解。天麻素及其苷元虽有相同的药理作用，但因苷元易氧化损失，因此天麻加工时采用加热处理，对保证药材质量有较大意义。天麻多糖亦是天麻活性部位之一，天麻的切制研究表明，鲜切法优于传统炮制方法，以真空冷冻干燥制成的饮片中多糖含量最高，润透切片的最低。

（3）药理作用研究　研究表明，天麻生药经过炮制以后，会引起氨基酸代谢、肠道菌群代谢等多条代谢通路在不同层面协同发挥作用，具有多靶点性，炮制后起到增效的作用。

地　龙

本品为钜蚓科动物参环毛蚓 *Pheretima aspergillum*（E. Perrier）、通俗环毛蚓 *Pheretima vulgaris* Chen、威廉环毛蚓 *Pheretima guillelmi*（Michaelsen）或栉盲环毛蚓 *Pheretima pectinifera* Michaelsen 的干燥体。前一种习称"广地龙"，后三种习称"沪地龙"。广地龙春季至秋季捕捉。沪地龙夏季捕捉，及时剖开腹部，除去内脏及泥沙，洗净，晒干或低温干燥。药材以条大、肉厚者为佳。味咸，性寒；入肝、脾、膀胱经。具有清热定惊，通络，平喘，利尿之效。

【炮制应用】

1. 鲜地龙　取地龙，洗净泥沙，剪成节。鲜品多外用，可解毒散结，息风止痉，又善清热。

（1）疮疡肿毒　常与白糖共捣烂，敷患处，或与豆粉研涂，具有解毒医疮的作用。可用于各种疮毒，瘰疬，急性腮腺炎，慢性下肢溃疡，烫伤，阴茎疮，如蚯蚓散（《证治准绳》）。

（2）小儿惊风　将本品剖腹洗净捣烂，加辰砂为丸，金箔为衣，具有清热镇惊的作用。可用于小儿惊风，高热唇青，眼球固定或上转，牙关紧闭，口吐白沫，四肢痉挛，如地龙散（《江苏中医》）。

（3）伤寒伏热　常与人尿煮汁饮用或绞汁服，具有清热降火的作用。可用于伤寒伏热，或温病大热，狂言烦躁，及阳毒结胸，喉痹肿痛，如用于热狂癫痫，即以本品同盐化为水饮服（《本草拾遗》）。亦可用于湿热黄疸，小便不利等症。

2. 焙地龙　取地龙节，焙干或文火炒至微黄时取出。焙干后易于粉碎和服用，以平喘，通络，利尿为主。

（1）难产　常与陈皮、炒蒲黄共为细末，具有催生下产的作用。可用于经日不产或难产者，如黄龙散（《产宝诸方》）。

（2）头痛　常与姜半夏、赤茯苓共为散，生姜荆芥汤送下，能治头风头痛；若产后头痛者，与麝香共用；偏正头痛者，常与人中白研细末，羊胆汁为丸，用时化水滴鼻内，均须炒香易于粉碎方可。

（3）痰鸣哮喘　常与麻黄、石膏、杏仁等同用，具有清肺平喘的作用。可用于肺热炽盛，壅遏于肺，咳嗽喘急，痰多黏稠等症。

（4）小便不利　常与木通、车前子、滑石等同用，具有清热利尿的作用。可用于热结膀胱，小便不利，或热淋，砂石淋证，小便涩痛者，可单用或配其他利尿药同用。

3. 酒地龙　取净地龙段，加入定量黄酒拌匀，稍闷润，待酒被吸尽后，置炒制容器内，用文火炒至表面呈棕色时，取出晾凉（每10kg地龙段，用黄酒1.25kg）。酒制后缓和咸寒之性及腥臭气味，利于服用，并能增强通经活络，消肿止痛的作用。

（1）半身不遂　常与当归、红花、川芎等同用，具有活血通络的作用。可用于气虚血滞，经络不利所致的中风后遗症，半身不遂者，如补阳还五汤（《医林改错》）。

（2）寒湿痹痛　常与川乌、天南星、乳香等同用，具有活络通痹的作用。可用于寒湿侵袭经络作痛，肢体不能屈伸，如活络丹（《太平惠民和剂局方》）。

（3）跌打损伤　常与官桂、苏木、当归等同用，具有化瘀疗伤的作用。可用于跌仆损伤，瘀血停滞于太阳经中，致腰脊肩臂痛不可忍，如地龙散（《兰室秘藏》）。

【处方配给】写地龙，配给焙制品；生品随方配给。

【用法用量】5~10g。

【相关研究】

（1）古代文献研究　《本草正》："去泥，盐化为水，治天行瘟疫……炒为末服，可去蛔虫"；《本草辑要》："治大热捣汁，井水调下入药，或酒（晒）干为末"。

（2）化学成分研究　广地龙不同炮制品中次黄嘌呤的含量为：蛤粉制广地龙＞黄酒制广地龙＞白酒制广地龙＞醋制广地龙＞净制广地龙；黄嘌呤与次黄嘌呤是平喘止咳成分，它们在蛤粉制广地龙中含量最高。而肌苷的变化正相反，从化学成分的结构分析，肌苷又称次黄嘌呤核苷，它的结构与次黄嘌呤相似，仅比次黄嘌呤多了一个呋喃糖，随着炮制温度的升高，呋喃糖易失去，转化为次黄嘌呤，因此使炮制品中次黄嘌呤的含量增高，肌苷的含量相应降低。地龙炮制后琥珀酸含量依次为：生品＞炒品＞酒炙品＞醋炙品。酒地龙能降低大鼠血液黏度，降低大鼠血细胞比容。

（3）药理作用研究　药理实验研究表明，地龙、酒地龙、土地龙的热浸液均能降低大鼠血液黏度，尤以酒地龙和土地龙作用显著，降低大鼠血细胞比容以广地龙与酒地龙为佳，体外血栓的溶解作用为：酒地龙＞广地龙＞沪地龙＞土地龙。平喘作用比较：蛤粉制广地龙＞黄酒制广地龙＞醋制广地龙＞净制广地龙＞白酒制广地龙；化痰作用比较：蛤粉制广地龙＞黄酒制广地龙＞醋制广地龙，净制广地龙和白酒制广地龙无化痰效果；止咳作用比较：蛤粉制广地龙、黄酒制广地龙和醋制广地龙＞白酒制广地龙，净制广地龙无止咳效果。

蜈　蚣

本品为蜈蚣科动物少棘巨蜈蚣 *Scolopendra subspinipes mutilans* L. Koch 的干燥体。春、夏二季捕捉，用竹片插入头尾，绷直，干燥。药材以身干、条长、头红、足红棕色、身墨绿、头足完整者为佳。味辛，性温，有小毒；入肝经。具有息风止痉，解毒散结，通络止痛之效。

【炮制应用】

1.蜈蚣 取原药材,除去竹片及头足,用时折断或捣碎。生品不易粉碎,且有毒性,多外用。

疮疡肿毒 常与雄黄研粉外敷,具有解毒散结的作用。可用于疮疡肿毒,瘰疬溃烂,毒蛇咬伤,如不二散(《良方集解》)。

2.焙蜈蚣 取净蜈蚣,除去头足,用文火焙至黑褐色质脆为度。焙后使之干燥,便于粉碎,降低毒性。

(1)惊风抽搐 常与全蝎同用,具有息风止痉的作用。可用于急、慢惊风,破伤风等症的手足抽搐,角弓反张,如止痉散(《方剂学》)。又如治小儿急惊风的万金散(《太平圣惠方》)。

(2)风湿痹痛 常与天麻、僵蚕、川芎等同用,具有通络止痛的作用。可用于顽固性头部抽掣疼痛,风湿痹痛等症。

【处方配给】写蜈蚣,配给焙制品;生品随方配给。

【用法用量】3~5g;外用适量。

【使用注意】本品有毒,用量不可过大。孕妇忌用。

【相关研究】

(1)古代文献研究 《景岳全书》:"去头、足,以火炙熟用之";《本草辑要》:"取赤足黑头者,炙去头、足、尾、甲,将荷叶火煨用"。

(2)化学成分研究 蜈蚣有去头、足用的习惯,认为头、足的毒性大。据化学分析,头、足和体所含成分基本一致。另从微量元素分析,躯干与头足所含的微量元素相同,唯躯干含量微高,去头足可提高微量元素含量。因此,主张蜈蚣应以全体入药。

(3)药理作用研究 蜈蚣含有两种类似蜂毒的有毒成分,即组胺样物质和溶血蛋白质,具有溶血作用,能引起过敏性休克。少量能兴奋心肌,大量能使心脏停搏,并能抑制呼吸中枢。中毒症状为恶心、呕吐,腹痛,腹泻,全身无力,不省人事,心悸及脉搏缓慢,呼吸困难,体温及血压下降,经焙后,使蜈蚣充分干燥,便于粉碎和贮存,降低毒性的同时矫臭矫味。

僵 蚕

本品为蚕蛾科昆虫家蚕 *Bombyx mori* Linnaeus 4~5 龄的幼虫感染(或人工接种)白僵菌 *Beauveria bassiana*(Bals.)Vuillant 而致死的干燥体。多于春、秋季生产,将感染白僵菌病死的蚕干燥。药材以条粗、质硬、色白、断面光亮者为佳。味咸、辛,性平;入肝、肺、胃经。具有息风止痉,祛风止痛,解毒散结之效。

【炮制应用】

1.僵蚕 取原药材,去净杂质。生品附着部分白僵菌体,气味不良,不利于服用,且辛散之力较强,药力较猛。故生用较少。以息风止痉为主。

(1)惊痫抽搐 常与全蝎、蜈蚣、白附子等同用,能增强祛风解痉的作用。可用于肝风内动,惊痫抽搐,口眼㖞斜,半身不遂,如牵正散(《杨氏家藏方》)。

(2)风疹瘙痒 常与蝉蜕、地肤子、薄荷等同用,具有疏风止痒的作用。可用于风邪客于肌表,风疹瘙痒。如兼挟毒邪者,可再加金银花、牡丹皮等同用,具有疏风解毒的作用。

2. 麸炒僵蚕 先将麦麸炒至冒烟时,倒入僵蚕,拌炒至表面呈黄色时取出,筛去麦麸,放凉(每10kg僵蚕,用麦麸1kg)。麸炒后能矫味矫臭,便于服用,以祛风止痛,解毒散结为主。

(1)风热头痛 常与桑叶、细辛、荆芥等同用,具有祛风止痛的作用。可用于风邪侵袭,头痛目胀,迎风流泪,如白僵蚕散(《证治准绳》)。

(2)咽喉肿痛 常与桔梗、甘草、荆芥等同用,具有疏风利咽的作用。可用于风热上壅,咽痛喉痹,中风失音,语音不出,如六味汤(《咽喉秘集》)。

(3)痰热久咳 常与半夏、麝香、滑石等同用,具有化痰止咳的作用。可用于诸风及痰热上攻,头痛面赤,头目眩晕,痰唾稠浊,百节疼痛,如八风丹(《证治准绳》)。

(4)瘰疬结核 常与贝母、夏枯草、玄参等同用,具有软坚散结的作用。可用于痰涎结聚,瘰疬结核,如治项上瘰疬方(《外治秘要》)。亦可单味研末服。

【处方配给】写僵蚕、炒僵蚕,配给麸炒品;生品随方配给。

【用法用量】5~10g。

【相关研究】

(1)古代文献研究 《修事指南》:"凡使白僵蚕,须生颍川平泽,四月取自死者,勿令中湿,有毒不可用……蚕自僵死,其色自白,云以盐度误也……用白色而条直,食桑叶者佳"。

(2)化学成分研究 僵蚕清炒和麸炒品收得率无显著性差异,水溶性浸出物含量有显著差异,以清炒含量最高,麸炒次之,生品最低。僵蚕生品的蛋白含量明显高于炮制品。对僵蚕生品以及炮制品中的蛋白质进行水解,使用氨基酸分析仪对产生的氨基酸进行了含量测定,发现两者的氨基酸组成一致,氨基酸的含量分布趋势一致,且除甲硫氨酸外,僵蚕生品中其余氨基酸的含量均高于炮制品。采用聚丙烯酰胺凝胶电泳测定僵蚕的炮制品与原药材的蛋白质区带图谱,结果表明,生僵蚕有3条谱带,麸炒品有1条谱带,说明僵蚕麸炒对蛋白质有明显影响。

(3)药理作用研究 除甘蒸僵蚕外,其他僵蚕炮制品对DPPH和OH的清除能力、总还原能力及抗脂质过氧化能力均弱于生品,总黄酮和总酚含量亦明显低于生品,说明加热炮制对僵蚕的抗氧化活性物质具有一定的影响。在僵蚕炮制品的制备过程中,炮制时间对炮制品的抗氧化活性的影响较炮制温度更显著。甘蒸僵蚕的抗氧化活性与对酪氨酸酶的抑制能力均优于其他炮制品,甚至强于生品,这与辅料甘草汁中抗氧化活性物质的贡献有关,与生品及其他炮制品相比,甘蒸僵蚕甲醇提取部位新增了芹糖甘草苷、甘草苷和甘草酸铵等成分，前两个为黄酮类化合物，后一个为三萜类皂苷，这些物质均具有一定的抗氧化能力，故在治疗氧化应激类疾病如心梗、血栓、高血脂和高血糖等宜使用甘蒸僵蚕。

采用单纯加热方式进行炮制的僵蚕，如清蒸品和微波炮制品，抗氧化活性与对酪氨酸酶抑制能力与麸炒僵蚕较为接近，且均低于生品，但经甘草汁炮制后的僵蚕，抗氧化活性与对酪氨酸酶的抑制能力均强于生品和其他炮制品，说明液体辅料在炮制过程中发挥的作用更明显，符合"引入辅料协同增效"的从制原则。

玳 瑁

本品为海龟科动物玳瑁 *Eretmochelys imbricata*（Linnaeus）的干燥背甲。全年均可捕获。将捕获后的活玳瑁倒挂悬起，用沸醋泼之，使其背部鳞片剥落，除去残肉，洗净。药材以片厚、花纹明显、半透明者为佳。味甘，性寒；入心、肝经。具有镇心平肝，息风定惊，清热解毒之效。

【炮制应用】

1. 玳瑁 取原药材，刷净，用温水浸软或蒸软，切成细丝，干燥或研成细粉。多作生用，生品以清热镇惊为主。

（1）神昏惊厥、中风惊痫 常与郁金、栀子、连翘等同用，具有开窍透络，涤痰清火的作用。可用于热陷包络，神识昏蒙，妄言妄见，心烦躁扰，如玳瑁郁金汤（《通俗伤寒论》）。又可与牛黄、麝香、冰片等同用，具有化痰开窍，清热解毒的作用。可用于温热病，神昏惊厥，及小儿痰热急惊，如玳瑁丸（《太平圣惠方》）。

（2）迎风流泪 常与羚羊角、石燕子、薄荷等同用，具有清心肾虚热的作用（《飞鸿集方》）。

（3）痘毒、疗疮肿毒、温毒发斑 常与水牛角同用，可预防痘毒，治痘疮黑陷等症（《灵苑方》）。

2. 滑石粉炒玳瑁 取滑石粉置锅内，用文火加热至灵活状态，加入净玳瑁丝，拌炒至表面微黄色，鼓起，取出，筛去滑石粉，晾凉（每10kg玳瑁丝，用滑石粉3~5kg）。滑石粉炒后，质地酥脆，便于粉碎，并除去腥臭之气。以镇惊平肝为主。

【处方配给】写玳瑁，配给生玳瑁；其余随方配给。

【用法用量】3~6g，多入丸、散剂。少煎服，亦可磨汁冲服。

【使用注意】虚寒症无火毒者忌服。

【相关研究】

（1）古代文献研究 《太平圣惠方》："细镑，捣罗为末"；《女科辑要》："入药生者良"。

（2）化学成分研究 玳瑁含碳酸钙、氨基酸、角蛋白及胶质等，有清热解毒之功，凡清热解毒的药物，一般皆用生品。现代研究表明炮制前后的玳瑁浸出物含量为滑石粉炒＞生品，但玳瑁经炮制后酸水解检测氨基酸的含量发现滑石粉炒与生品无显著差异。

此外，研究表明滑石粉炒玳瑁中榄香烯、石竹烯、α-葎草烯等挥发性成分含量相比于生品有所升高。

（3）药理作用研究　现代药理学研究表明玳瑁具有一定的免疫药理学活性，具有降低血清溶菌酶含量，轻微升高血凝抗体，增大脾指数，降低胸腺指数，抑制外周血 T 细胞百分率等作用。此外，玳瑁对一些癌症及由其引起的发热，对热毒炽盛型和血热郁结型等银屑病，对肺损伤、肺纤维化也有一定的药理活性。

第二十三章　补益药

本类药物具有滋补强壮的作用，适用于气血阴阳不足等证。根据药物的性质又分为：补气、补血、补阴、补阳等四类。

补气药：适用于气虚引起的气短，言语无力，自汗，腹泻，子宫脱垂等。

补血药：适用于血虚引起的眩晕，面色萎黄，口唇、指甲苍白，心悸，月经不调等。

补阴药：适用于阴虚津液不足引起的干咳，口渴，发热，盗汗等。

补阳药：适用于肾阳虚引起的腰痛，肢冷畏寒，阳痿，遗精，尿频或遗尿等。

炮制对补益药的影响：补气药多用蜜炙或炒制。药物经蜜炙后能增强其补中益气的作用。药物经炒制后，多散发出固有的香气，可增强启脾开胃作用，并防止气机壅滞之弊。

补阳药多用盐炙或酒炙。因补阳药多辛燥，食盐有润燥作用，药物经盐炙后，又避免耗气伤阴之虑，同时可引药入肾。酒辛、甘、大热，能宣行药势，经盐或酒炙后，能增强药物补肾壮阳的作用。

补血药多用酒炙。酒能通行血脉，酒炙后能增强药物补血、活血及调经的作用。至于蒸制或蛤粉炒，则在于改变药性，消除副作用。

补阴药多用蒸制。蒸制后可改变药性，消除部分药物戟咽的麻味而导致的副作用，并增强其滋阴补肾的作用。醋淬能使质地酥脆，便于粉碎和煎出，增强滋阴、活血散瘀之效。朱砂拌则增强滋阴安神的作用。

人　参

本品为五加科植物人参 *Panax ginseng* C. A. Mey. 的干燥根和根茎。多于秋季采挖，洗净经晒干或烘干。栽培的俗称"园参"；播种在山林野生状态下自然生长的称"林下山参"，习称"籽海"。园参经晒干或烘干，称"生晒参"；园参以身长、支大、芦（根茎）长者为佳。味甘、微苦，性微温；入脾、肺、心、肾经。具大补元气，复脉固脱，补脾益肺，生津养血，安神益智之效。

【炮制应用】

1. **人参片（生晒参）**　取原药材，润透，切薄片，干燥。人参片性较平和，不温不燥，偏于补气养阴，宜于气阴两虚之证，以清补为主。

（1）津伤口渴　常与石膏、知母同用，具有清热，益气，生津，止渴的作用。可用于热伤气阴，口渴多汗，气虚脉弱者，如白虎加人参汤（《伤寒论》）。

（2）气阴两伤　常与麦冬、五味子同用，具有益气生津，敛阴止汗的作用。可用于暑热汗多，耗气伤液，体倦气短，咽干口渴；或久喘肺虚，气阴两伤，呛咳少痰，气短自汗，口干舌燥，如生脉散（《内外伤辨惑论》）。

（3）消渴　常与淡竹叶、麦冬、栀子同用，具有益气生津的作用。可用于消渴，多饮多食，小便频多，如人参竹叶汤（《证治汇补》）。

2. 红参　取原药材，洗净，经蒸制，取出干燥后即为红参。用时蒸软或稍浸后烤软，切薄片，干燥；或直接捣碎、碾粉。红参味甘、微苦，性温。以大补元气，益气复脉为主。

（1）气血亏虚　常与当归、川芎、熟地黄等药同用，具有气血双补之功。可用于失血过多，肢体倦怠乏力，面色苍白无华，短气懒言，心悸怔忡，如八珍汤（《正体类要》）。

（2）阳痿宫冷　常与鹿茸、菟丝子、肉苁蓉等同用，具有益气壮阳的作用。可用于肾精亏损，气血两亏，精神不振，阳事不举，遗精盗汗，腰膝酸软，如人参鹿茸丸（《圣济总录纂要》）。

生晒参或红参两者作用近似，只是生晒参性偏平，红参性偏温，均可用于下列症状。

（1）气虚欲脱　凡大出血、大吐泻出现气虚欲脱、脉微欲绝之证，可单用本品大量浓煎服，如独参汤（《古方八阵》）。若兼汗出、肢冷等亡阳之证，可加附子同用，以增强回阳救逆作用，如人参附子汤（《世医得效方》）。

（2）气血两亏　常与熟地黄同用，具有滋阴生津，补气养血的作用。可用于气血两虚，身体消瘦，精神倦怠，面色萎黄等，如两仪膏（《景岳全书》）。

（3）脾气不足　常与白术、茯苓、炙甘草同用，具有益气健脾的作用。可用于脾胃气虚，面色萎黄，语声低微，四肢无力，食少或便溏，如四君子汤（《太平惠民和剂局方》）。

（4）中气下陷　常与黄芪、当归、升麻等同用，具有补中益气，升阳举陷的作用。可用于中气下陷而致脱肛，子宫下垂，久泻，久痢，久疟等证，如补中益气汤（《脾胃论》）。

（5）肺气亏虚　常与蛤蚧、杏仁、贝母等药同用，具有益气清肺，止咳定喘的作用。可用于久咳气喘，胸中烦热，身体渐瘦，或面目浮肿，或日久成为肺痿，如人参蛤蚧散（《卫生宝鉴》）。若与胡桃、生姜同用，具有补肺肾，定喘逆的作用。可用于肺肾两虚，咳嗽气喘，如人参胡桃汤（《济生方》）。

（6）心神不安　常与当归、龙眼肉、酸枣仁同用，具有益气补血，健脾养心的作用。可用于心脾两虚，思虑过度，劳伤心脾，失眠多梦，惊悸健忘，或脾不统血的便血、崩漏，如归脾汤（《济生方》）。

人参商品规格较多，按干人参加工方法不同分为生晒参、红参、糖参三类。其规格有边条红参、普通红参、干浆参、生晒参、全须生晒参、白干参、掐皮参、皮尾参、糖参及各种参须等数十种。但功效除生晒参、红参有所区别外，其他则大同小异，临证用药很灵活。

【处方配给】写人参，配给生晒参；红参随方配给。

【用法用量】3~9g，另煎兑服；也可研粉吞服，每次2g，每日2次。

【使用注意】不宜与藜芦、皂角、五灵脂同用。服人参期间不宜食萝卜、茶。

【相关研究】

（1）古代文献研究 《重修政和经史证类备用本草》："采根用时，去其芦头，不去者吐人，慎之"；《仁术便览》："去芦，芦与参相反，吐药中有用芦者"；《增补万病回春》："肺虚气短少气，虚喘烦热去芦用之"；《医宗粹言》："去芦，其芦能上涌吐痰"；《本草通玄》："芦能耗气，又能发吐耳""肺家本经有火，右手独见实脉者，不宜骤用，即不得已而用之，必须盐水焙过，秋石更良，盖盐能润下，且参畏卤盐故也"；《本草备要》："涌吐痰涎，体虚人用之，以代瓜蒂""补剂用熟，泻火用生，炼膏服能回元气于无何有之乡"；《本草纲目》："凡生用宜咬咀，熟用宜隔纸焙之，或醇酒润透咬咀，焙熟用，并忌铁器"；《本草乘雅半偈》："忌铁器成卤，用童便润制者，谬矣"；《本草新编》："五灵脂制人参……但助阴以生水，断不助阳以生火……余得异人之授，亲试有验，公告天下，以共救阳旺阴虚之症也"；《嵩崖尊生全书》："上虚火旺宜生，凉薄以取其气，脾虚肺怯宜熟，甘温以资其味"。

（2）化学成分研究 人参皂苷是人参的主要有效成分，可被人参中含有的酶水解，生成皂苷元后，药效降低或丧失。人参经蒸制成红参干燥后，质地坚硬，角质透明，既隔绝空气又隔绝水，可破坏水解酶。说明人参经蒸制对人参皂苷具有保护作用，可防止人参皂苷的水解。生晒参在加工时，使人参失去水分，在干燥条件下其水解酶的活性被抑制，可防止人参皂苷水解，便于贮存。

人参加工成红参过程中，产生红参的特有成分，包括人参皂苷 Rh_2、20-（R）-人参皂苷 Rh_1、20-（S）-人参皂苷 Rg_3、20-（R）-人参皂苷 Rg_2、人参皂苷 Rs_1、人参皂苷 Rs_2、麦芽酚、人参炔三醇和人参炔二醇等。

鲜人参炮制成红参后，挥发油成分从 52 种变为 26 种，有 34 种成分损失，但是倍半萜类成分损失较少，并且有 6 种特有成分生成。鲜人参加工成红参过程中，人参中的糖受热、酶和酸等条件影响，均会发生不同程度的水解，而生晒参因为水分的流失，其糖类含量高于红参。游离氨基酸在人参蒸制后有大量损失，从鲜人参的 17.9mg/g 降低到红参的 2.79mg/g，其中以精氨酸损失最为明显，从 10.4mg/g 降低到 1.38mg/g。

（3）药理作用研究 炮制使人参在抗肿瘤、抗疲劳、抗衰老、抗肝毒及促进组织血液循环方面的活性增强。人参酸性多糖可提高 SOD、GSH-Px 活性，降低 MDA 水平，且作用效果为：120℃红参酸性多糖 >100℃红参酸性多糖 > 生晒参酸性多糖，并且能提高肝组织和血清中维生素 C 和维生素 E 的量，且 120℃红参酸性多糖效果最明显。麦芽酚是红参的特有成分之一，有显著的抗氧化作用，能起到抗衰老的效果。其中精氨酸双糖苷，具有增强免疫功能，扩张血管，抑制小肠麦芽糖酶的活性。在不同的人参加工品种中，红参中的精氨酸双糖苷含量最高。

药理研究表明，红参比生晒参有更强的抗肝毒活性，而在降压、抗疲劳和促进小鼠体重增长方面生晒参强于红参。

人参传统炮制要求去芦，认为人参芦有涌吐作用。研究表明，人参根和人参芦有效成分相近，但在人参皂苷、挥发油、无机元素的含量方面人参芦比人参高。目前的实验研究和临床实践均证明人参芦无催吐作用。

党 参

本品为桔梗科植物党参 *Codonopsis pilosula*（Franch.）Nannf.、素花党参 *Codonopsis pilosula* Nannf. var. *modesta*（Nannf.）L. T. Shen 或川党参 *Codonopsis tangshen* Oliv. 的干燥根。秋季采挖，洗净，晒干。药材均以条粗壮、质柔润、皮紧、横纹多、气味浓、嚼后无渣者为佳。味甘、性平；入肺、脾经。具有健脾益肺，养血生津之效。

【炮制应用】

1. **党参** 取原药材，除去杂质，洗净，润透，切片或段，干燥。生品以益气生津为主。

（1）气液两伤 常与北沙参、龙眼肉同用，具有益气生津的作用。可用于肺部气阴两伤，口渴舌燥，神疲体倦，或干咳音嘶，如上党参膏（《得配本草》）。

（2）气血两亏 常与熟地黄同用，具有益气养血的作用。可用于气血两亏，身体羸瘦，倦怠乏力，面色无华，如两仪膏（《中药成方集》）。

2. **米炒党参** 将米置锅内炒至冒烟时，投入党参拌炒，至米呈焦褐色、党参挂火色时取出，筛去米（每 10kg 党参，用米 2kg）。米炒后气变焦香，以健脾止泻为主。

脾虚泄泻 常与白术、干姜、炙甘草同用，具有补气健脾的作用。可用于脾胃虚弱，大便泄泻，饮食少思，如理中汤（《伤寒论》）。亦可与黄芪、茯苓、炙甘草同用，如参芪安胃散（《喉科紫珍集》）。

3. **蜜党参** 取炼蜜用适量开水稀释，与党参拌匀，稍闷，投入锅内炒至党参呈金黄色，基本不粘手时取出（每 10kg 党参，用炼蜜 2.5kg）。蜜炙后增强补中益气，润燥的作用。

（1）肺气亏虚 常与黄芪、五味子、紫菀等同用，具有补益肺气的作用。可用于肺气亏虚，气短喘咳，语言无力，声音低弱，如补肺汤（《永类钤方》）。

（2）中气下陷 常与黄芪、白术、升麻等同用，具有益气升陷的作用。可用于中气下陷，小腹坠胀，脱肛或久痢，如参芪白术汤（《太平惠民和剂局方》）。

【处方配给】写党参、潞党，配给生品；其余随方配给。

【用法用量】9~30g。

【使用注意】本品对虚寒证最为适用，如属热证，则不宜单独应用。本品反藜芦。

【相关研究】

（1）古代文献研究 《得配本草》："补肺蜜拌蒸熟"。

（2）化学成分研究 党参厚片、颗粒煎出率最高，其余依次为短段、长段、薄片。党参斜切片水溶性浸出物含量又比横切片明显增加。对于党参不同炮制品的醇溶性浸出物的含量，其米制、麸制、蜜炙、酒炙品均比生品含量高，但土炒品低于生品。党参经蜜炙和酒炙后其多糖含量都有升高。米炒党参中党参炔苷的含量高于生品。党参生品及其炮制品中多糖含量依次排列顺序为：蜜炙 > 生品 > 米炒。米炒党参 5- 羟甲基 -2- 糠醛（5-HMF）的含量显著高于生党参；蜜炙党参与米炒党参同样存在 5-HMF，并进一步比较发现，蜜炙党参中 5-HMF 含量高于米炒党参。

（3）药理作用研究　党参补气，能提高人体非特异性免疫功能。药理研究表明，在提高小鼠巨噬细胞吞噬能力和抗疲劳能力方面，蜜炙党参强于生党参和米炒党参，而米炒党参又弱于生党参，因此，蜜炙能增强补中的作用。党参米炒后 5-HMF 大量产生，能调控胃肠平滑肌的兴奋性收缩，再现 5-HMF 对离体胃肠平滑肌的效应，可能是米炒党参健脾功效增强的物质基础之一，其机制可能与其协同调控胃肠平滑肌 N_2 受体和 β- 肾上腺素受体有关。通过炭粒廓清实验和抗疲劳实验，研究了党参及其不同炮制品（生品、蜜炙品、米炒品）的补气作用差异，结果蜜炙品作用强于生品及米炒品。

黄　芪

本品为豆科植物蒙古黄芪 *Astragalus membranaceus*（Fisch.）Bge. var. *mongholicus*（Bge.）Hsiao 或膜荚黄芪 *Astragalus membranaceus*（Fisch.）Bge. 的干燥根。春、秋二季采挖，切去根头，除去须根和根头，晒干。药材以条粗长、断面色黄白、味甜、有粉性者为佳。味甘，性微温；入脾、肺经。具有补气升阳，固表止汗，利水消肿，生津养血，行滞通痹，托毒排脓，敛疮生肌之效。

【炮制应用】

1. **黄芪**　取原药材，拣净杂质，除去残茎及空心部分，洗净，润透，切片，干燥。生用以益卫固表，止汗，利水消肿，托毒排脓为主。

（1）表虚自汗　常与牡蛎、浮小麦、麻黄根同用，能增强固表止汗的作用。可用于表卫虚弱，腠理不固，自汗时作或兼盗汗，如牡蛎散（《太平惠民和剂局方》）。

（2）体虚感冒　常与白术、防风同用，能增强固表御邪的作用。可用于素体虚弱，表卫不固，常患感冒，如玉屏风散（《世医得效方》）。

（3）虚性水肿　常与防己、白术、甘草同用，具有行水消肿的作用。可用于阳气不透的虚性水肿，面目四肢浮肿，小便不利，如防己黄芪汤（《金匮要略》）。

（4）血痹疼痛　常与桂枝、芍药、生姜等同用，具有养血通痹的作用。可用于气虚血行不利，经络为风邪所袭，不能宣通，周身关节疼痛，或麻木不仁，如黄芪桂枝五物汤（《金匮要略》）。

（5）疮疡凹陷　常与金银花、皂角刺、当归等同用，具有托脓生肌的作用。可用于痈疽疮疡，气血亏耗，肿而不红，日久不溃，或溃久无力排脓，以及痘疹不起，如黄芪内托散（《医宗金鉴》）。亦可与当归、穿山甲、川芎等同用，具有托毒溃脓的作用，如治疗痈疡肿痛的透脓散（《外科正宗》）。

2. **蜜黄芪**　取黄芪片加炼蜜拌匀，稍闷，用文火炒至深黄色，不粘手时取出（每

10kg 黄芪，用炼蜜 2.5kg)。蜜炙后补中益气作用增强，且兼有润燥的作用。

（1）体虚劳倦　常与党参、炙甘草、当归等同用，具有益气强身的作用。可用于劳累过度，脾气受伤，肢体倦怠，面色萎黄，声低懒言，食少便溏等症，如补气运脾汤（《统旨方》）。亦可与白术、酸枣仁、制远志等同用，具有健脾养心的作用，如治疗心脾两虚的归脾汤（《成方切用》）。

（2）脱肛、阴挺　常与党参、升麻、白术等同用，具有补中益气，升阳举陷的作用。可用于中气不足，清阳下陷之证，如懒言少食，子宫下垂，肛门外脱，少腹重垂，如补中益气汤（《脾胃论》）。

（3）崩漏下血　常与当归、党参、海螵蛸等同用，具有益气摄血的作用。可用于脾气虚弱，不能摄血而致的崩中漏下，亦治心脾两虚，呕血便血，如止血归脾汤（《症状辨证与治疗》）。

（4）脾虚喘促　常与五味子、紫菀、人参等同用，具有补肺，润燥，祛痰的作用。可用于肺气虚弱，气短咳喘，面色淡白，如补肺汤（《永类钤方》）。

（5）气虚便秘　常与火麻仁、白蜜、陈皮同用，具有益肺气，润大肠的作用。可用于年老体弱，气虚便秘，大便艰难，如黄芪汤（《太平惠民和剂局方》）。

【处方配给】写黄芪，配给生品；蜜炙品随方配给。

【用法用量】9~30g。

【使用注意】本品补气升阳，易于助火，又能止汗，故凡表实邪盛、气滞湿阻、食积内停、阴虚阳亢、痈疽初起或溃后热毒尚盛等证，均不宜用。

【相关研究】

（1）古代文献研究　《本草蒙筌》："生用治痈疽，蜜炙补虚损"；《景岳全书》："蜜炙性温，能补虚损"；《医学入门》："治痈疽生用，治肺气虚蜜炙用，治下虚盐水或蒸或炒用"；《证治准绳》："上部酒拌炒，中部米泔拌炒，下部盐水炒"；《医宗粹言》："用蜜水涂之，慢火炙过用，补中益气如是，若实腠理以固表，须酒炒"；《炮炙大法》："补气药中，蜜炙用；疮疡药中，盐水炒用"；《本草通玄》："古人制黄芪多用蜜炙，愚易以酒炙，既助其达表，又行其腻滞也，若补肾及治崩带淋浊药中，须盐水炒之"；《本草辨义》："用蜜炙能温中健脾……从骨托毒而出，必须咸水炒。痘疮虚不发者，在表助气为先，又宜生用"；《本草备要》："入补药中捶扁蜜炙，达表生用，或曰补肾及治崩带淋浊宜盐水浸炒。昂：此说非也。前证用黄芪，非欲抑黄芪使入肾也，取其补中升气，则肾受荫，而带浊崩淋自止，即日华所谓气盛自无陷下之忧也。有上病而下取，有下病而上取，补彼经而益此经者，此类是也"；《本草从新》："如欲其稍降盐水炒……用盐水炒，以制其升性"；《得配本草》："补虚，蜜炒。嘈杂病，乳炒。解毒，盐水炒。胃虚，米泔炒。煖胃，除泻心火，退虚热，托疮疡，生用"；《本草求真》："血虚肺燥捶扁蜜炙。发表生用。气虚肺寒酒炒。肾虚气薄盐汤蒸润切片用"。

（2）化学成分研究　黄芪炮制后黄芪甲苷含量均比生品黄芪甲苷的含量低，其多糖含量均比生品高。黄芪免煎饮片所含多糖低于黄芪饮片；黄芪磷脂成分不稳定，受热时容易氧化分解。故黄芪蜜炙后磷脂总量下降 1.5%~2.8%，蜜炙黄芪较生黄芪磷脂酸和溶血磷脂酰胆碱的含量增高，而其他磷脂组分则有所下降。黄芪各炮制品均含有 17 种以上的氨基酸，所含氨基酸种类相同，但含量差异很大，且均以天冬氨酸、谷氨酸、脯氨酸为主，其中 7 种人体必需氨基酸高低顺序是：生黄芪 > 盐黄芪 > 酒黄芪 > 米黄芪 > 炒黄芪 > 麸黄芪 > 蜜黄芪。黄芪醋炙、酒炙、盐炙、蜜炙后，水溶性浸出物含量明显增高，其中蜜炙品含量最高；而炒黄芪则降低。不同炮制方式对黄芪中黄酮和糖类的影响不同，其中酒黄芪中毛蕊异黄酮的含量相对于生黄酮明显增加，蜜黄芪中黄酮类成分明显下降，而盐黄芪和米黄芪对其成分影响不大；对于糖类来说，水溶性糖类在不同炮制方法下含量由高到低依次为：生黄芪 > 米黄芪 > 酒黄芪 > 盐黄芪 > 炒黄芪，而还原糖则为：生黄芪 > 米黄芪 > 酒黄芪 > 盐黄芪 > 炒黄芪，多糖则为：酒黄芪 > 盐黄芪 > 炒黄芪 > 米黄芪 > 生黄芪。蜜炙黄芪中黄芪皂苷Ⅰ和黄芪皂苷Ⅲ的含量高于生品；蜜炙保持了黄芪皂苷Ⅱ的稳定性，降低了加热对黄芪皂苷Ⅱ含量的破坏。

（3）药理作用研究　炭廓清实验表明，在提高小鼠巨噬细胞吞噬能力方面，蜜黄芪和生黄芪与对照组相比，具有显著的差异，而蜜炙黄芪又强于生黄芪。据报道可知，在动物实验中炮制品对肝细胞和脑细胞的保护作用均增强。用 2% 的乙酰苯肼诱导的动物血虚、气虚的药理模型研究表明，蜜炙黄芪的补气作用强于生品。通过黄芪蜜炙前后对受损红细胞变形能力的保护作用的研究表明，生品和蜜炙品均能恢复受损红细胞的变形能力，而蜜炙黄芪对人体受损伤的保护作用又强于生品。

白　术

本品为菊科植物白术 *Atractylodes macrocephala* Koidz. 的干燥根茎。冬季下部叶枯黄、上部叶变脆时采挖，除去泥沙，烘干或晒干，再除去须根。药材以个大、质坚实、断面色黄白、香气浓者为佳。味苦、甘，性温；入脾、胃经。具有健脾益气，燥湿利水，止汗，安胎之效。

【炮制应用】

1. **白术**　取原药材，除去杂质，用水润透，切片，干燥。生用以健脾燥湿，利水消肿为主，但有滞气之虑。

（1）四肢浮肿　常与茯苓、泽泻、猪苓等同用，具有燥湿行水的作用。可用于水湿内阻，面目及四肢浮肿，小便不利，如五苓散（《伤寒论》）。

（2）水饮内停　常与桂枝、茯苓、甘草同用，具有健脾化饮的作用。可用于水饮内停，脾失健运，浮肿，目眩，心悸，或气短而咳，如苓桂术甘汤（《伤寒论》）。

（3）风湿痹痛　常与附子、生姜、甘草等同用，具有燥湿，散寒的作用。可用于风湿相搏，身体疼痛，不能转侧，如白术附子汤（《金匮要略》）。

2. **麸炒白术**　先将麦麸置锅内，炒至冒烟时，再投入白术片，炒至外表呈黄褐色时取出，晾凉（每 10kg 白术，用麦麸 1kg）。麦麸炒后缓和药性，气变芳香，克服气滞之副作用，以健脾益气为主。

（1）脘腹痞满　常与枳实同用，具有补脾气，消痞满的作用。可用于脾虚气滞，饮食停积，运化失健，脘腹痞满，如枳术丸（《脾胃论》）。

（2）中气下降　常与黄芪、人参、升麻等同用，具有益气升陷的作用。可用于中气下陷，腹重垂胀，脱肛，阴挺，如补中益气汤（《脾胃论》）。

（3）气虚自汗　常与黄芪、防风同用，具有补气固表的作用。可用于气虚自汗，神疲乏力，及体虚易患感冒等，如玉屏风散（《世医效方》）。

（4）胎动不安　常与川芎、黄芩、当归等同用，具有和中安胎的作用。可用于妇人血少，胎动不安，如当归散（《金匮要略》）。

3. 土炒白术　先将土粉炒至疏松灵活状态时，再投入白术片，炒至白术表面均匀挂土时取出，筛去土（每10kg，用土粉2.5kg）。土炒后增强补脾止泻的作用。《本草求真》有"壁土拌炒，借土气助脾"的记载。

（1）腹痛泄泻　常与白芍、防风、陈皮同用，具有泻肝补脾的作用。可用于肝旺脾虚所致的肠鸣腹痛，大便泄泻，泻必腹痛，脉弦而缓，如痛泻要方（《景岳全书》）。

（2）中焦虚寒　常与干姜、人参、炙甘草同用，具有补气健脾，温中散寒的作用。可用于脾阳不足，中焦虚寒，大便泄泻，舌淡苔白者，如理中丸（《脾胃论》）。

有的地方用焦白术，清炒至外表有焦斑，内呈深黄色，有香气。炒焦后避免滞气的副作用，可用于脾虚腹胀和泄泻等症。

【处方配给】写白术，配给生品；炒白术，配给麸炒品；其余随方配给。

【用法用量】6~12g。

【使用注意】本品燥湿伤阴，故只适用于中焦有湿之证，如属阴虚内热或津液亏耗燥渴者，均不宜服。

【相关研究】

（1）古代文献研究　《疮疡经验全书》："泻用陈壁土炒"；《本草蒙筌》："陈壁土和炒，窃彼气焉""人乳汁润之，制其性也"；《医学入门》："泻胃火生用，补胃虚土炒"；《仁术便览》："土炒燥湿健脾胃"；《医宗粹言》："去湿利水用麸炒，补胃用净土炒"；《本草通玄》："米泔浸之，借谷气以和脾也，壁土蒸之，窃土气以助脾也""惧其燥者，以蜜水炒之，惧其滞者，以姜汁炒之"；《景岳全书》："制以人乳，欲润其燥"；《沈氏尊生书》："补中十全生用宜，其余诸方炒用多，若煮烂成饼，补脾阴亦可"；《本草求真》："入清胀药，麸皮拌炒用，借麸入中""入滋阴药人乳拌用，借乳入血制燥"；《本草述钩元》："脾虚而气滞者，枳实炒或香附炒"；《本草从新》："凡炒白术，止宜炒黄，若炒焦则气味全失"。

（2）化学成分研究　与生品比较，清炒后挥发油含量增高，麸炒与土炒白术挥发油含量均降低。炮制品苍术酮的含量均有不同程度的降低（燥性得到缓和）。麸炒白术和刮麸炒白术中2-甲基丁醛、3-甲基丁醛的含量比生品和清炒品的高。白术中苍术酮不稳定，炮制过程中遇空气中的氧气氧化为白术内酯Ⅰ、白术内酯Ⅲ。麸炒黄品和麸炒轻品中白术内酯Ⅲ的含量升高；但炒制时间长、温度过高，会使白术内酯Ⅲ转化为白术内酯Ⅱ，从而使炒黄品和麸炒焦品中白术内酯Ⅲ含量降低，白术内酯Ⅱ含量增加。不同炮制品多糖含量都比生白术片有所提高，这可能是由于清炒增加了组织的疏松度而使成分更易浸出。此外，土炒、清炒、麸炒白术后多糖含量显著升高，而清炒和土炒对白术多糖含量影响无统计学意义。表明白术炮制过程中多糖含量增加主要由炒制引起，辅料土无实质作用。麸炒、清炒后5-羟甲基糠醛、糠醛含量升高。

（3）药理作用研究　白术生品比炮制品更能促进小肠蠕动，在临床使用中常用生品治疗便秘。土炒白术与麸炒白术均能显著延长小鼠负重疲劳游泳时间，说明白术炮制后，其健脾作用增强。白术炮制品能明显抑制脾虚小鼠胃排空率及小肠推进率；与生白术组比较，各炮制组能抑制脾虚小鼠胃排空率及小肠推进率。麸炒白术品较生品能更好地降低脾虚大鼠血清中生长抑素、血管活性肠肽，促进胃排空，兴奋回肠和胆囊收缩，促进胃肠蠕动，调节消化液分泌进而缓解脾虚证。土炒白术能明显减少脾虚腹泻小鼠稀便率；调节脾虚腹泻小鼠胃肠运动的紊乱；显著升高脾虚小鼠血清胃动素、胃泌素水平；灶心土也能显著减少番泻叶致脾虚腹泻小鼠稀便率。

白扁豆

本品为豆科植物扁豆 *Dolichos lablab* L. 的干燥成熟种子。秋、冬二季采收成熟果实，取出种子，晒干。药材以饱满、色白者为佳。味甘，性微温；入脾、胃经。具有健脾化湿，和中消暑之效。

【炮制应用】

1. 白扁豆　取原药材，除去杂质，用时捣烂。生用以清暑，化湿为主，不宜直接打粉服用，多入汤剂。

（1）暑湿吐泻　常与香薷、厚朴同用，具有祛暑化湿的作用。可用于水湿内阻而致的吐泻，恶寒发热，头重胀痛，胸膈满闷，如香薷散（《太平惠民和剂局方》）。

（2）消渴引饮　常与天花粉同用，具有清暑热，解消渴的作用。可用于脾胃积热，津液耗伤，口渴引饮，如金豆丸（《存仁堂方》）。

2. 炒白扁豆　取净白扁豆或仁，用文火炒至微黄，略有焦斑时取出。用时捣碎。炒后以健脾止泻为主。

（1）脾虚泄泻　常与白术、山药、人参等同用，能增强补脾止泻的作用。可用于脾胃虚弱，运化失常，大便泄泻，饮食不佳，神疲体倦，如参苓白术散（《太平惠民和剂局方》）。

（2）白带绵下　常与芡实、莲须、白术等同用，具有健脾化湿的作用。可用于脾胃虚弱，带脉失职，白带绵下，量多清稀，遇劳加剧等症。

3. 白扁豆衣　取净白扁豆，置沸水中稍煮至皮软后，搓开种皮与种仁，分离不同的药用部分，干燥，簸取种皮。扁豆衣气味俱弱，健脾作用较弱，以祛暑化湿为主。

（1）暑热头昏　常与鲜金银花、鲜荷叶、鲜竹叶等同用，具有清热解暑的作用。可用于暑热所致的身热，头目昏眩，如清络饮（《温病条辨》）。

（2）酒毒烦渴　常与砂仁、草果、葛根等同有，具有解酒去毒的作用。可用于暑日酒食所伤，伏热，烦渴，如缩脾饮（《太平惠民和剂局方》）。

【处方配给】写白扁豆、扁豆，配给炒制品；其余随方配给。

【用法用量】9~15g。扁豆衣5~10g。

【使用注意】不宜直接生品打粉吞服。

【相关研究】

（1）古代文献研究　《得配本草》："炒研用。恐气滞，同陈皮炒。治吐泻，醋制。止湿火吐血，炒炭"；《本草分经》："炒则微温，多食壅气"。

（2）化学成分研究　白扁豆经炒制后，总磷脂含量减少6.5%~9.4%，磷脂酰胆碱的摩尔百分比较生品减少约18%~25%，而其他组分的相对摩尔百分比略有增高。

（3）药理作用研究　扁豆中所含血细胞凝集素A不溶于水，无抗胰蛋白酶活性作用。扁豆历代本草未载有毒，如与饲料相混喂食大鼠，则可抑制其生长，甚至引起肝脏的区域性坏死，现在认为凝集素A是生扁豆的毒性成分。凝集素B可溶于水，有抗胰蛋白酶活性作用，加压蒸汽消毒或煮沸1小时后，活力损失86%~94%。因此，扁豆加热处理能降毒。故扁豆需加热炒制或燀制，特别是直接入丸、散剂。

山　药

本品为薯蓣科植物薯蓣 *Dioscorea opposita* Thunb. 的干燥根茎。冬季茎叶枯萎后采挖，切去根头，洗净，除去外皮和须根，干燥，习称"毛山药"；或除去外皮，趁鲜切厚片，干燥，称为"山药片"；也有选择肥大顺直的干燥山药，置清水中，浸至无干心，闷透，切齐两端，用木板搓成圆柱状，晒干，打光，习称"光山药"。药材以条粗、质坚实、粉性足、色洁白者为佳。味甘，性平；入脾、肺、肾经。具有补脾养胃，生精益肺，补肾涩精之效。

【炮制应用】

1. **山药**　取原药材，除去杂质，大小分开，洗净，润透，切片，干燥。生用以补肾生精，润肺宁嗽为主。

（1）虚劳咳嗽　常与杏仁、阿胶、人参等同用，具有补肺宁嗽的作用。可用于肺虚咳嗽，喘急，时愈时作，面色黄白少神，皮毛焦枯，如薯蓣丸（《金匮要略》）。

（2）阴虚消渴　常与黄芪、天花粉、五味子等同用，具有补肾生精的作用。可用于肾液亏耗，阴虚火旺，口渴引饮，自汗盗汗，如玉液汤（《医学衷中参西录》）。

2. **土炒山药**　先将土粉置锅内，炒至灵活状态时，再投入山药片拌炒，至表面均匀挂土粉时，筛去多余土粉（每10kg山药片，用土粉3kg）。土炒后以补脾止泻为主。

脾虚久泻　常与白术、龙眼肉同用，具有补脾止泻的作用。可用于脾胃虚弱，食欲不振，大便泄泻，脘腹胀满，四肢困倦，如扶中汤（《医学衷中参西录》）。

3. 麸炒山药 将麦麸置锅内，炒至冒烟时，再投入山药片，炒至山药呈黄色时取出，筛去麦麸（每10kg山药片，用麦麸1kg）。麸炒后以补脾和胃，益肾固精为主，可避免长期服用所产生滞气腹胀的副作用。

（1）脾虚厌食 常与人参、白术、茯苓等同用，具有开胃进食的作用。可用于脾胃虚弱，不思饮食，及脾虚泄泻，久痢不止，如参苓白术散（《太平惠民和剂局方》）。

（2）梦遗滑精 常与芡实、金樱子、五味子等同用，具有益肾固精的作用。可用于肾虚精关不固，梦遗滑精，腰酸腿软，如必元煎（《景岳全书》）。

（3）尿频、遗尿 常与盐炙益智仁、乌药同用，具有益肾缩尿的作用。可用于下元虚冷，小儿肾气未充或老年人肾气衰弱，而致小便频数或遗尿，如缩泉丸（《妇人良方》）。

（4）白带绵下 常与白术、车前子、柴胡等同用，具有补脾，止带的作用。可用于脾气不足，带脉失控，白带量多清稀，绵绵不断，如完带汤（《傅青主女科》）。

【处方配给】写山药、怀山药、薯蓣，配给生品；其余随方配给。

【用法用量】15~30g。

【使用注意】本品养阴能助脾湿，故湿盛中满或有积滞者忌服。

【相关研究】

（1）古代文献研究 《履巉岩本草》："酥熬酒煎空心食前饮之，能补虚益颜色"；《本草述钩元》："如理脾，可用姜汁炒过"；《本草纲目》："入药贵生干之，故古方皆用干山药，盖生则性滑，不可入药，熟则滞气，则堪唊耳"；《炮炙大法》："补益药及脾胃中熟用；外科生用"；《得配本草》："入补药微炒，入补肺药乳拌蒸。治阴火生用"；《本草求真》："入滋阴药中宜生用，入补脾内宜炒黄用"；《本草害利》："入脾胃土炒，入肾盐水炒"。

（2）化学成分研究 土炒品和清炒品比生品的薯蓣皂苷元含量高约3倍，麸炒品比生品的薯蓣皂苷元含量约高出2倍。水溶性浸出物，生品略高，麸炒品低。对山药炮制前后中游离氨基酸的影响进行研究，结果表明炮制后必需氨基酸中甲硫氨酸与色氨酸含量大为降低。麸炒山药多糖的含量高于生品。麸炒山药中 5–羟甲基糠醛及糠醛的含量较高，炮制前后有比较明显的变化。麸炒山药中尿囊素含量较山药有所增高，而土炒山药和炒山药均呈下降趋势，炒山药下降最为显著。

（3）药理作用研究 生山药及清炒、土炒、麸炒山药四种饮片煎剂对家兔离体肠管节律性活动均有明显作用，对脾虚大鼠有一定的治疗作用。而山药生品、麸炒品及土炒品还能增强小鼠的非特异性免疫功能，与对照组比较，均有显著性差异，其中生品又强于麸炒品和土炒品，而麸炒品和土炒品之间比较则没有显著性差异。麸炒山药后冷浸提取的多糖较生品具有更强的增强细胞免疫和体液免疫的作用。山药麸炒前后多糖成分对免疫低下小鼠的 T 细胞免疫功能有明显促进作用，且麸炒后药效增强。山药、炒山药、麸炒山药中麸炒山药对小肠收缩抑制作用最强。

甘　草

本品为豆科植物甘草 *Glycyrrhiza uralensis* Fisch.、胀果甘草 *Glycyrrhiza inflata* Bat. 或光果甘草 *Glycyrrhiza glabra* L. 的干燥根及根茎。春、秋二季采挖，除去须根，晒干。药材以外皮细紧、色红棕、质坚实、体重、断面黄白色、粉性足、味甜者为佳。味甘，性平；入心、肺、脾、胃经。具有补脾和胃，益气复脉之效。

【炮制应用】

1. **甘草**　取原药材，除去杂质，洗净，润透，切厚片，干燥。生用味甘性平（偏凉），可解食物中毒及药物中毒。以泻火解毒，祛痰止咳为主。

（1）痈疽肿毒　常与金银花、野菊花、蒲公英等同用，具有解毒疗疮的作用。可用于疮疡肿毒，红肿疼痛，以及小儿胎毒。亦可单味熬膏应用，如国老膏（《普济方》）。亦可与当归、金银花、玄参等同用，具有清热解毒的作用，如治脱疽的四妙勇安汤（《验方新编》）。

（2）咽喉肿痛　常与桔梗同用，具有清肺利咽的作用。可用于咽喉红肿疼痛，如桔梗汤（《伤寒论》）。若为风热所致者，可加薄荷、牛蒡子；若为阴虚火旺者，可加玄参、麦冬，如玄麦甘桔汤（《中成药制剂手册》）。

（3）肺热咳嗽　常与前胡、贝母、鱼腥草等同用，具有润肺宁嗽的作用。可用于痰热阻肺，咳嗽痰黄。若肺热咳血，则与鼠粘根、桔梗同用，如甘草鼠粘汤（《沈氏尊生书》）。

2. **蜜甘草**　取开水稀释过的炼蜜，与甘草拌匀，闷润，用文火炒至老黄色，不粘手时取出（每 10kg 甘草片，用炼蜜 2.5kg）。蜜炙后甘温，以补中益气，缓急止痛，益气复脉为主。

（1）脾虚泄泻　常与人参、白术、茯苓同用，具有补脾止泻的作用。可用于脾胃虚弱，肠鸣泄泻，腹胀食少，四肢倦怠，如四君子汤（《太平惠民和剂局方》）。

（2）心悸脉代　常与人参、桂枝、生地黄等同有，具有益气复脉的作用。可用于气虚血少，脉结代，心动悸，如炙甘草汤（《伤寒论》）。

（3）拘挛疼痛　常与白芍同用，具有缓急止痛的作用。可用于腹中或小腿挛急疼痛，如芍药甘草汤（《伤寒论》）。若妇人脏躁反胀者，可加小麦、大枣、紫石英，如加味甘麦大枣汤（《沈氏女科辑要》）。

（4）心下痞满　常与黄连、干姜、半夏等同用，具有益胃消痞的作用。可用于胃气虚弱，气结成痞，而见纳谷不化，腹中雷鸣下利，心下痞硬而满，如甘草泻心汤（《伤寒论》）。

原还有甘草、甘草梢及炒甘草之分，甘草梢主要用于茎中疼痛及淋浊，炒甘草是防过甘壅滞之性。

【处方配给】写甘草，配给生品；炙甘草随方配给。

【用法用量】2~10g。

【使用注意】本品味甘，能助湿壅气，令人中满，故湿盛而胸腹胀满及呕吐者忌服。久服较大剂量的甘草，易引起浮肿，使用也当注意。不宜与海藻、京大戟、红大戟、甘遂、芫花同用。

【相关研究】

（1）古代文献研究　《本草衍义》："入药须微炙，不尔亦微凉，生则味不佳"；《汤液本草》："生用大泻热火，炙之则温能补上焦、中焦、下焦元气"；《医学入门》："生用消肿、导毒、治咽痛，炙则性温能健脾胃和中"；《普济方》："生甘平，炙甘温纯阳，补血养胃。梢，去肾经之痛"；《本草纲目》："大抵补中宜炙用，泻火宜生用"；《仁术便览》："疮科用节，下部用梢，缓火用生大者好"；《医方集解》："甘草经蜜炙能健脾调胃"；《得配本草》："泻心火，败火毒，缓肾急，和络血，宜生用。梢止茎中痛，去胸中热。节能消肿毒，和中补脾胃，粳米拌炒，或蜜炙用"；《本草辑要》："凡使须去头尾尖处，补中寒，表寒炙用，泻火生用。头生用，能行足厥阴阳明二经污浊之血，消导肿毒。梢生用治胸中积热，去茎中病，加酒煮延胡索、苦楝子尤妙"。

（2）化学成分研究　甘草酸及甘草苷含量：甘草蜜炙前后甘草酸的含量测定表明，样品计重时若扣除蜜量，生甘草与炙甘草的甘草酸含量无明显变化，也与蜜量无关。若样品计重时不扣除蜜量，则蜜炙甘草的甘草酸含量减少了20%左右，而甘草苷的含量则无变化。甘草酸的含量与炮制过程中温度有关，炮制温度越高，甘草酸含量下降越多。另有报道，蜜炙甘草水煎液中微量元素的含量较炒甘草水煎液有显著增加。芹糖甘草苷、甘草苷、芹糖异甘草苷、异甘草苷和甘草酸的含量依次为：清炒甘草＞生甘草＞蜜润甘草＞蜜炙甘草。与生甘草相比，蜜炙甘草苷类成分发生了水解，甘草苷、甘草酸单铵盐和甘草次酸、甘草素葡萄糖芹糖苷的含量均下降。乙苯、环己酮、邻苯二甲酸丁基2-戊基酯和6,6-二甲基富烯等挥发油成分的相对含量增加。

（3）药理作用研究　炙甘草能抗多种心律失常，在提高小白鼠巨噬细胞吞噬功能方面，蜜炙甘草显著强于生甘草，认为蜜炙甘草应为临床补气用甘草的最佳炮制品；炙甘草止痛作用非常显著，明显优于生甘草加蜜及生甘草。烘法与炒法炮制的蜜炙甘草在同等剂量下，有相同的促肾上腺皮质激素样作用和拮抗地塞米松对下丘脑－垂体－肾上腺皮质轴的抑制作用。

蜂　胶

本品为蜜蜂科昆虫意大利蜂 *Apis mellifera* L. 工蜂采集的植物树脂与其上颚腺、蜡腺等分泌物混合形成的具有黏性的固体胶状物。多为夏、秋季自蜂箱中收集，除去杂质。药材以黄褐色、有特别的芳香气味、手握有柔软感、能拉出长丝者为佳。味苦、辛，性寒；入脾、胃经。具有补虚弱，化浊脂，止消渴；外用解毒消肿，收敛生肌之效。

【炮制应用】

1.蜂胶　取原药材，除去杂质。生品以解毒消肿、外用为主。

（1）带状疱疹　常与苦参、牡丹皮、灯盏细辛等同用，具有清热解毒，凉血止痛的作用。可用于肝经湿热所致带状疱疹，如苦参疱疹酊（《国家中成药标准汇编　眼科耳鼻喉科皮肤科分册》）。

（2）牙周炎症　常与丁香油等同用，具有止痛、止血的作用。可用于牙周炎症的辅助治疗，如蜂胶牙痛酊（《国家中成药标准汇编　口腔肿瘤儿科分册》）。

（3）复发性口疮　常与薄荷脑同用，具有清热止痛的作用，可用于复发性口疮，如蜂胶口腔膜（《国家中成药标准汇编　口腔肿瘤儿科分册》）。

（4）牙周炎　常可单用，具有清热、泻火、解毒、止痛的作用。可用于胃火热毒所致急性冠周炎、牙周炎的辅助治疗，如蜂胶牙泰（《中华人民共和国卫生部药品标准：新药转正标准》）。

2.**酒制蜂胶**　取蜂胶粉碎，用乙醇浸泡溶解，滤过，滤液回收乙醇，晾干。采收的蜂胶含有木屑、蜂蜡和其他杂质，酒制后可除去杂质，使其品质纯洁，便于调剂。以补虚弱，化浊脂，止消渴，内服为主。

（1）消渴　常与黄芪、五味子、地黄同用，具有补气滋阴，生津止渴的作用。可用于气阴不足所致的消渴，口渴消瘦，疲乏无力，如七味糖脉舒胶囊（《国家中成药标准汇编　内科气血津液分册》）。

（2）脾虚胃痛　常与人参等同用，具有健脾益气，和胃止痛的作用。可用于胃痛或消化性溃疡属脾虚证者，如参胶胶囊（《国家中成药标准汇编　内科脾胃分册》）。

【处方配给】写蜂胶，配给生蜂胶；其余随方配给。

【用法用量】0.2~0.6g。外用适量。多入丸散用，或加蜂蜜适量冲服。

【使用注意】过敏体质者慎用。

【相关研究】化学成分研究　蜂胶含有的黄酮类、酚酸及其酯类等成分被认为是蜂胶的活性成分。蜂胶具有抗菌、抗病毒的作用，同时具有增强免疫、保护心血管、抗氧化、保肝的功效。蜂胶经过酒制，除去杂质，而黄酮类等活性成分保留，同时便于制剂和调配。

鹿　角

本品为鹿科动物马鹿 *Cervus elaphus* Linnaeus 或梅花鹿 *Cervus nippon* Temminck 已骨化的角或锯茸后翌年春季脱落的角基，分别习称"马鹿角""梅花鹿角""鹿角脱盘"。多于春季拾取，除去泥沙，风干。梅花鹿角以质坚、全体有骨钉、顶端有光泽、无虫蛀、无臭味、微咸者为佳；马鹿角以粗壮坚实、无枯朽者为佳。味咸，性温；入肾、肝经。具有温肾阳，强筋骨，行血消肿之效。

【炮制应用】

1.**鹿角**　取原药材，洗净，锯段，用温水浸泡，捞出，镑片，晾干；或锉成粗末。生品以温肾阳，强筋骨，行血消肿为主。

（1）阳痿　常与肉苁蓉、菟丝子、巴戟天等同用，能补肾壮阳，用于肾阳不足，阳事不举。

（2）肾虚腰痛　常与炮附子、酒鹿茸、炒补骨脂等同用，具有补肾强腰的作用。用于老年人或虚弱者，肾气虚损，腰痛不可屈伸，及肾阳亏虚诸证，如二至丸（《重订严氏济生方》）。

（3）阴疽疮疡　常与熟地黄、肉桂等同用，能温散寒凝，用于阴疽漫肿，亦可醋磨外敷。

2. 鹿角胶　取鹿角，将其锯段，漂泡洗净，分次水煎，滤过，合并滤液（或加入白矾细粉少量），静置，滤取胶液，浓缩（可加适量黄酒、冰糖和豆油）至稠膏状，冷凝，切块，晾干，即得。制成胶后，味甘、咸，性温；入肾、肝经，增强补肝肾、益精血的功效。以温补肝肾，益精养血为主。

（1）精血不足　常与龟甲胶、枸杞子、人参合用，具有大补精髓，益气养神的作用。用于督任俱虚，精血不足，虚损遗泄，瘦弱少气，目视不明，如龟鹿二仙膏（《张氏医通》）。

（2）胎动不安　常与当归、艾叶同用，具有安胎止血的作用。可用于妊娠胎动不安，腰痛下血，如鹿胶汤（《普济方》引《仁存方》）。

（3）肺虚咯血　常与炙鳖甲、炒阿胶同用，具有滋阴补血止血作用，用于久患咳嗽，肺虚成劳瘵，及吐血、咯血，如薤白散（《奇效良方》）。

3. 蛤粉炒鹿角胶　取净蛤粉，置炒制容器内，用中火加热翻动至灵活状态，投入净鹿角丁，翻炒至鼓起，呈圆球形、表面黄白色、内无溏心时，取出，筛去蛤粉，放凉。蛤粉炒后降低其黏腻之性，矫正其不良气味，便于服用，并使质地酥松，易于粉碎，以补肾益精为主。

头晕目眩　常与熟地黄、枸杞子、山茱萸等同用，具有滋阴补肾，填精益髓作用，用于真阴不足，头晕目眩，腰酸腿软，遗精滑泄，自汗盗汗，口燥舌干等，如左归丸（《景岳全书》）。

4. 鹿角霜　本品为鹿角去胶质的角块。春、秋二季生产，将骨化角熬去胶质，取出角块，干燥。制霜后，味咸、涩，性温；入肝、肾经。增强了收敛止血作用，以温肾助阳，收敛止血为主。

（1）崩漏　常与当归、龙骨、棕榈炭等同用，能固冲止血，用于冲任不固，崩漏不止。

（2）遗精　常与生龙骨、煅牡蛎等同用，具有固精壮阳的作用。用于虚劳肾损，梦中遗精，白淫滑泄，盗汗，如白龙丸（《古今医鉴》）。

（3）带下　常与海螵蛸、山药、莲子等同用，能收涩止带，用于带脉虚寒，带下清稀。

（4）泄泻　常与补骨脂、五味子、肉豆蔻等同用，能温补脾肾，涩肠止泻，用于脾肾两虚，大便久泻等。

【处方配给】写鹿角，配给鹿角；写鹿角胶，配给鹿角胶；写鹿角霜，配给鹿角霜；其余随方配给。

【用法用量】鹿角 6~15g；鹿角胶 3~6g，烊化兑服；鹿角霜 9~15g，先煎。

【使用注意】阴虚火旺者忌服。

【相关研究】

（1）古代文献研究　《本草纲目》："鹿角生用则散热行血，消肿辟邪；熟用则益肾补虚，强精活血；炼霜熬膏，则专于滋补矣"；《得配本草》："涂肿毒醋磨；行瘀血煅用"；《本草正义》："煅霜用，固摄精带"。

（2）化学成分研究　鹿角含有胶质、氨基酸、多糖、矿物质、脂肪以及少量微量元素等；鹿角胶主要含有蛋白质、多肽、氨基酸等成分；鹿角霜含有多种矿物质，主要为碳酸钙、磷酸钙等成分。

（3）药理作用研究　鹿角具有治疗心脏疾病、骨质疏松、乳房疾病等作用；鹿角胶具有补血活血、壮阳、抗炎镇痛、保护胃黏膜、抗乳腺增生、防骨质疏松等作用。鹿角霜在临床上用于治疗急性乳腺炎、前列腺增生、不孕症、胃痛、直肠癌性溃疡、乳腺小叶增生、慢性淋巴结炎、卵巢囊肿、功能性小儿遗尿症等疾病，并有提高心率、增加心肌供血，改善心肌功能的作用。

淫羊藿

本品为小檗科植物淫羊藿 *Epimedium brevicornu* Maxim.、箭叶淫羊藿 *Epimedium sagittatum*（Sieb. et Zucc.）Maxim.、柔毛淫羊藿 *Epimedium pubescens* Maxim. 或朝鲜淫羊藿 *Epimedium koreanum* Nakai 的干燥叶。夏、秋季茎叶茂盛时采收，晒干或阴干。药材以叶多、色黄绿者为佳。味辛、甘，性温；入肝、肾经。具有补肾阳，强筋骨，祛风湿之效。

【炮制应用】

1.淫羊藿　取原药材，摘取叶片，洗净，微润，切丝，干燥。生用以祛风湿，坚筋骨为主。

风寒湿痹　常与威灵仙、苍耳子、川芎等同用，具有祛风除湿的作用。可用于风寒湿痹，四肢麻木不仁，脚膝软缓，走注疼痛或筋脉拘挛，不能履步，如仙灵脾散（《太平圣惠方》）。

2.炙淫羊藿　先将羊脂置锅内加热熔化后，倒入淫羊藿丝，用文火炒至微黄色时取出（每10kg淫羊藿，用羊脂油2kg）。羊脂油甘热，能温散寒邪，补肾助阳，故羊脂油炙后增强温肾助阳的作用。

（1）阳痿早泄　常与沙苑子、枸杞子、山茱萸等同用，具有温补肾阳的作用。可用于肾阳虚衰，腰膝无力，阳事不举，或滑精早泄，如羊藿三子汤（《中药临床应用》）。又如治疗肾气衰弱，阳痿不举的三肾丸（《全国中药成药处方集》）。

（2）宫冷不孕　常与附子、吴茱萸、当归等同用，能增强温肾暖胞的作用。可用于肾阳不足，冲任虚寒，尿频，宫冷不孕等症。

【处方配给】 写淫羊藿，配给生品；羊油炙品随方配给。

【用法用量】 6~10g。

【使用注意】 阴虚火旺者不宜服。

【相关研究】

（1）古代文献研究　《本草经解要》："酒浸治腰痛"；《本草辑要》："无灰酒浸，治偏风皮肤不仁"。

（2）化学成分研究　淫羊藿所含的黄酮类成分是主要的药效成分。淫羊藿在油炙过程中存在着多糖苷黄酮类成分向次级糖苷黄酮类成分转化，次级糖苷黄酮类成分向更低级糖苷黄酮类成分转化的现象，如朝藿定C脱去糖基转化为淫羊藿苷，淫羊藿苷脱去糖基转化为淫羊藿次苷等，因此导致淫羊藿油炙前后黄酮类成分发生改变。淫羊藿所含黄酮苷的吸收代谢存在差异，次级糖苷的吸收大于多级糖苷的吸收（宝藿苷Ⅰ＞淫羊藿苷＞朝藿定A、朝藿定B、朝藿定C）。在炮制过程中，"加热"可以使淫羊藿主要活性成分黄酮的含量发生变化，产生了更多易于吸收的生物活性黄酮（如淫羊藿苷、宝藿苷Ⅰ）；易于吸收的黄酮成分的增加可转化为血药浓度的增加，进而表现为生物利用度的提高。而辅料"羊脂油"可以进一步促使淫羊藿黄酮在体内形成自组装胶束，增加活性黄酮的溶解度，提高活性黄酮的吸收，从而达到增效的目的。与生品相比，巫山淫羊藿盐炙品、盐蒸品及酒炙品中绿原酸含量增加，羊脂炙品中绿原酸含量下降；羊脂炒制品的多糖含量明显低于生品；羊脂炙品和盐炙品中锌元素含量高于生品。

（3）药理作用研究　现今，全国大部分地区淫羊藿均以叶入药，有个别地区不用叶，而以茎枝入药或根入药。有实验证明，促进精液分泌作用以叶和根最强，果实次之，茎枝最弱。动物实验表明，生品淫羊藿无促进性功能作用，且部分指标还显示有抑制性功能作用，如睾丸和提肛肌称重两项指标，生品组低于空白组。此结果似与《神农本草经》记载的"性寒"和《本草纲目》记载的"丈夫久服令人无子"相一致。而炮制品与空白组比较，则有明显的促性功能作用，其作用强度与肌内注射睾酮组无显著差异，且无注射睾酮后引起的睾丸重量下降的现象，并明显促进睾丸组织的增生与分泌。另有研究表明，炙淫羊藿炒至发亮有光泽的提取液能明显减少小鼠耳廓肿胀，与0.9%氯化钠注射液组有显著差异，而与吲哚美辛（消炎痛）组无显著性差异；炙淫羊藿有延长小鼠出血时间的作用，但对凝血时间无影响。而炙淫羊藿炒至吸尽油脂时的提取液、炒至微焦时的提取液无抗炎作用，但两者有延长出血时间和凝血时间的作用，尤以炒至吸尽油脂时的炙淫羊藿作用最为明显。提示淫羊藿具有一定的抗凝血作用，不同炮制方法对其抗凝血作用有影响。

巴戟天

本品为茜草科植物巴戟天 *Morinda officinalis* How 的干燥根。全年均可采挖，洗净，除去须根，晒至六七成干，轻轻捶扁，晒干。药材以条大、肥壮、连珠状、肉厚、色紫者为佳。味辛、甘，性微温；入肾、肝经。具有补肾阳，强筋骨，祛风湿之效。

【炮制应用】

1.巴戟天　取原药材，除去杂质，洗净置蒸笼内蒸透，亦有加甘草水同煮至软者，趁热除去木心，切段，干燥。生用辛而温，以强筋骨，祛风湿为主。

（1）风冷腰痛　常与牛膝、羌活、杜仲等同用，具有强筋骨，祛风湿的作用。可用于肾虚腰府不坚，风寒湿邪内阻，腰胯疼痛，如巴戟丸（《太平圣惠方》）。又如治腰膝风湿疼痛，脚气水肿，或肌肉萎缩无力的巴戟去痹汤（《中药临床应用》）。

（2）气逆喘促　常与沉香、附子、补骨脂等同用，具有纳气平喘的作用。可用于老年人、虚人肾气不固，真阳无权，阴寒上冲，咳逆喘促，如黑锡丸（《普济本事方》）。

2.盐巴戟天　取巴戟段，加盐水拌匀，待盐水被吸尽后，用文火炒干（每10kg巴戟天段，用食盐0.2kg）。或取净巴戟加盐水蒸软，趁热除去木心，切段干燥。盐炙后主入肾经，温而不燥，增强了补肾助阳的作用，多服久服无伤阴之弊。

（1）阳痿早泄　常与海狗肾、菟丝子、人参等同用，具有壮肾固精的作用。可用于肾中元阳不足，阳痿早泄，精液稀少，腰膝酸软无力等症，如海狗肾丸（《中医补益大成》）。又如治妇女肾气不足的温肾丸（《妇科玉尺》）。

（2）子宫虚冷　常与肉桂、吴茱萸、高良姜等同用，具有壮阳暖胞的作用。可用于肾阳虚弱，胞宫虚冷或不孕，腰酸脚软，或肾虚腰胯沉重，百节酸痛，如巴戟丸（《太平惠民和剂局方》）。

（3）肾虚寒疝　常与荔枝核、金铃子、橘核等同用，具有温肾疗疝的作用。可用于肾虚寒疝，少腹及阴中相引而痛等症。

（4）腰痛遗尿　常与桑螵蛸、五味子、杜仲等同用，具有益肾缩尿的作用。可用于下元虚寒，膀胱不约，腰痛遗尿，精神疲惫，如巴戟丸（《证治准绳》）。

3.制巴戟天　取净巴戟天与甘草汤拌匀，置锅内，用文火煮透(甘草汤被煮干)取出，趁热抽去木心，切段，干燥（每10kg巴戟天，用甘草0.6kg，煎汤约5kg）。甘草汤制后增强甘温补益作用，亦可缓其燥性，以补肾助阳，强筋骨为主。

脾肾亏损　常与杜仲、山药、菟丝子等同用，具有补脾肾之阳的作用。可用于脾肾虚损，胸中短气，腰腿疼痛，筋骨无力等症，如无比山药丸（《中成药制剂手册》）。

【处方配给】写巴戟天、巴戟、广巴戟、杭巴戟，配给盐炙品；生品随方配给。

【用法用量】3~10g。

【使用注意】本品补肾助阳，性质柔润，不若淫羊藿之燥散，但只适用于阳虚有寒湿之证，如阴虚火旺或有湿热者均不宜服。

【相关研究】

（1）古代文献研究　《握灵本草》："有人嗜酒后患脚气甚危，或教以巴戟半两，糯米同炒，去米"；《得配本草》："滚水浸去心。助阳，枸杞子煎汁浸蒸。去风湿，好酒拌炒。摄精，金樱子汁拌炒。理肾气，菊花同煮"。

（2）化学成分研究　巴戟天根皮和木心所含化学成分存在很大的差异，根皮中有毒元素铅较木心含量低；铁、锰、锌等16种微量元素含量较木心为多，特别是与中医"肾"、心血管和造血功能密切相关的锌、锰、铁、铬等元素在根皮中含量较高。所以巴戟去木心是合理的。巴戟天经盐炙后，紫外光谱发生了明显的变化，薄层色谱和无机元素也有所改变。另据报道，随着巴戟天盐蒸时间的不断延长，环烯醚萜苷类成分水晶兰苷的含量逐渐下降，去乙酰车叶草甘酸的含量变化不大；巴戟天盐蒸后新产生的 5- 羟甲基糠醛的含量逐渐升高。蒽醌含量由高到低依次为：制品 > 盐炙品 > 生品。Fe、Cu、Mn、Zn、Cd 等微量元素的含量，盐炙品和制品高于生品。盐巴戟天、制巴戟天寡糖量较生品明显增加，其中盐巴戟天增加幅度最大。巴戟天不同炮制品及其木心中多糖含量高低依次为：制巴戟天 > 巴戟肉 > 盐巴戟天 > 巴戟天木心。

（3）药理作用研究　巴戟天不同炮制品均可以改善肾阳虚小鼠的症状，其中盐巴戟天组治疗效果最为显著，其次是制巴戟天、巴戟肉、巴戟天。制巴戟天对脾肾阳虚大鼠的改善作用更明显。盐炙能够降低巴戟天的燥性，并且对巴戟天的抗疲劳功效作用有一定的改善。巴戟肉和盐巴戟天对阳虚内寒证大鼠的能量代谢均有一定的改善作用，盐巴戟天较相同剂量的巴戟肉好，治疗效果更为显著。生巴戟天与盐制巴戟天均对生殖系统有促进作用，且盐制巴戟天作用明显优于生巴戟天。盐巴戟天对佐剂性关节炎大鼠各项指标改善作用显著，效果优于巴戟天、制巴戟天，其作用机制可能与抑制促炎因子 TNF-α、IL-1β、IL-6、INF-γ 的产生有关。巴戟天生品、制品均能显著改善免疫低下小鼠的免疫功能，且盐制后巴戟天的作用增强。

仙　茅

本品为石蒜科植物仙茅 *Curculigo orchioides* Gaertn. 的干燥根茎。秋、冬二季采挖，除去根头和须根，洗净，干燥。药材以根条粗长、质坚脆、表面黑褐色为佳。味辛，性热，有毒；入肾、肝、脾经。具有补肾阳，强筋骨，祛寒除湿之效。

【炮制应用】

1. 仙茅　将原药材，拣去杂质，洗净，润透，切段，干燥。生用有毒，以散寒除湿、消痈肿为主。

（1）寒湿痹痛　常与附子、杜仲、独活等同用，具有祛湿止痛的作用。可用于寒湿痹痛，腰膝冷痛，筋骨痿软等症。

（2）痈疽肿毒　可单味连根茎煎服，或以新鲜者捣烂外敷，具有解毒消痈的作用。可用于痈疽火毒，漫肿无头，色青黑者。亦可与半边莲共煎服，治毒蛇咬伤。

2. 酒仙茅　取净仙茅段，加酒拌匀，闷润，置锅内炒至近干时取出（每 10kg 仙茅段，用黄酒 1kg）。酒炙后可降低毒性，以补肾壮阳为主。

（1）阳痿精冷　常与淫羊藿、巴戟天、阳起石等同用，能增强补肾壮阳的作用。可用于肾阳不足，阳痿精冷，或兼滑精，畏寒，精神衰疲等症。亦可单味泡酒服，治阳痿不举，如仙茅酒（《万氏家抄方》）。

（2）头目眩晕　常与枸杞子、车前子、柏子仁等同用，具有助阳滋阴的作用。可用于肝肾虚弱，头目眩晕、腰腿酸软，精神疲惫，如仙茅丸（《圣济总录》）。

（3）尿频、遗尿　常与菟丝子、桑螵蛸、益智仁等同用，具有补肾缩尿的作用。可用于肾阳不足，膀胱虚寒，小便失禁，或尿频等症。

（4）气逆喘咳　常与阿胶、园参、鸡内金同用，具有降逆定喘的作用。可用于肾不纳气，肺气上逆而致的哮喘咳嗽，痰多清稀，如神秘散（《三因极一病证方论》）。

【处方配给】写仙茅根、地棕根、仙茅，配给酒炙品；生品随方配给。

【用法用量】3~10g。

【使用注意】本品药性燥热，有伤阴之弊，故阴虚火旺者忌服。

【相关研究】

（1）古代文献研究　《本草纲目》："勿犯铁器及牛乳，斑人鬓须"；《本草蒙筌》："目去赤汁，毒出无防"；《本草通玄》："去赤汁，阴干用，便不损人"。

（2）药理作用研究　酒炙仙茅与生品仙茅苷类成分含量无显著差异。酒炙仙茅、盐炙仙茅，其苔黑酚葡萄糖苷均能提高 RAW264.7 细胞的增殖及吞噬活性，促进其分泌 NO、TNF-α 并且拮抗 ROS 的释放，以盐炙仙茅苔黑酚葡萄糖苷效果较为显著；推测苔黑酚葡萄糖苷可能是仙茅中增强 RAW264.7 细胞免疫活性的有效物质。急性毒性试验表明，酒炙后小鼠最大耐受量大于生品，表明经酒炙后毒性有所降低。仙茅酒炙后热性增强，由于其增强机体物质能量代谢、提高中枢神经递质和交感 – 肾上腺轴、环核苷酸水平及垂体 – 靶腺轴功能所致。

胡芦巴

本品为豆科植物胡芦巴 *Trigonella foenum-graecum* L. 的干燥成熟种子。夏季果实成熟时采割植株，晒干，打下种子，除去杂质。药材以色淡棕、饱满者为佳。味苦，性温；入肾经。具有温肾助阳，除寒止痛之效。

【炮制应用】

1. 胡芦巴　将原药材清水洗净，干燥捣烂或炒香入药。炒后胡芦巴作用与生品相似，但苦燥之性稍缓，温补肾阳作用略胜于生品，祛寒湿作用稍逊于生品。炒后便于煎出，以散寒温肾，除湿止痛为主。

（1）肾虚冷胀　常与附子、硫黄同用，具有温阳逐寒的作用。可用于肾脏虚冷，寒湿阻滞，腹胁胀满，面色青黑，如胡芦巴丸（《圣济总录》）。

（2）寒湿脚气　常与木瓜、补骨脂同用，具有散寒逐湿的作用。可用于一切寒湿脚气，腿膝疼痛，行走无力，如胡芦巴丸（《杨氏家藏方》）。

2. 盐胡芦巴　取净胡芦巴加盐水拌匀，闷润，置锅内炒至有爆裂声，呈黄色为度（每10kg 胡芦巴，用食盐 0.2kg）。盐炙后可引药入肾，以温肾助阳为主。

（1）阳痿滑精　常与阳起石、补骨脂、锁阳等同用，能增强温肾助阳的作用。可用于肾阳不足，阳痿滑精，精神疲惫，腰脚酸软与腰部疼痛等症，如强阳保肾丸（《中国药典》）。

（2）寒疝疼痛　常与川楝子、吴茱萸、巴戟天等同用，具有散寒止痛的作用。可用于小肠气，蟠肠气，疝气，偏坠阴肿，疼不可忍，如胡芦巴丸（《太平惠民和剂局方》）。

（3）气攻头痛　常与荆三棱、干姜同用，具有行气止痛的作用。可用于肾虚不能摄气，上攻头巅，头疼头胀，如胡芦巴散（《济生方》）。

（4）妇女痛经　常与艾叶、吴茱萸、当归等同用，具有温肾调经的作用。可用于肾阳虚弱，冲任虚寒，经行腹痛或经期推后等症。

【处方配给】写胡芦巴，配给盐炙品；生品随方配给。

【用法用量】5~10g。

【使用注意】阴虚火旺或有湿热者忌服。

【备注】在专于温肾助阳的中成药方中，本品常用酒制。

【相关研究】

（1）古代文献研究　《证治准绳》："同故纸入羊肠内煮焙干"。

（2）化学成分研究　比较胡芦巴生品和盐炙品 HPLC 指纹图谱，发现盐炙品较生品少5 个色谱峰，表明胡芦巴盐炙前后化学成分的种类或含量变化较大。另有研究表明，胡芦巴不同炮制品中都含有胡芦巴碱，和淘洗法相比，淋洗法损失胡芦巴碱较少；随着干燥温度升高，胡芦巴碱含量呈下降趋势。按照传统的方法和标准制备炒胡芦巴，文火炒制约 4 分钟所得到的炒胡芦巴中胡芦巴碱含量最高。

杜　仲

本品为杜仲科植物杜仲 *Eucommia ulmoides* Oliv. 的干燥树皮。4~6 月剥取，刮去粗皮，堆置"发汗"至内皮呈紫褐色，晒干。药材以皮厚、块大、去净粗皮、内表面暗紫色有光、断面丝多者为佳。味甘，性温；入肝、肾经。具有补肝肾，强筋骨，安胎之效。

【炮制应用】

1.杜仲　取原药材，刮去粗皮，洗净，润透，切丝或块，干燥。生品性温偏燥，以温补肝肾，强筋骨为主，但不易煎出。

（1）筋脉挛急　常与附子、川芎同用，具有暖肝息风的作用。可用于肝风内动，筋脉挛急，腰痛无力，头目眩晕，或头痛，如杜仲饮（《圣济总录》）。亦可与独活、寄生、北细辛等同用，具有祛风湿，止痹痛，益肝肾的作用。如用于痹证日久，肝肾两亏，气血不足所致之腰膝疼痛，肢节不利或麻木的独活寄生汤（《备急千金要方》）；又如治腰脊伤痛的杜仲汤（《伤科补要》）。

（2）阴下湿痒　常与小茴香、车前子、山萸肉同用，具有补肝，祛湿的作用。可用于肝虚湿阻，下注阴器，阴下湿痒，小便余沥，腿膝无力等症。

（3）头目眩晕　常与天麻、钩藤、黄芩等同用，具有养肝息风的作用。可用于肝虚则风热上扰，头目眩晕，手足麻木等症，如天麻钩藤饮（《杂病证治新义》）。

2. 盐杜仲　取杜仲丝或块，加盐水拌匀，待盐水被吸尽后，置锅内，用中火炒至颜色加深，有焦斑，丝易断时取出（每 10kg 杜仲，用盐 0.2kg）。杜仲临床以制用为主，盐炙后直走下焦，温而不燥，增强补肝肾的作用。

（1）肾虚腰痛　常与肉苁蓉、巴戟天、鹿胎等同用，具有坚骨壮腰的作用。可用于肾虚骨弱之腰痛，妊娠腰腹背痛，下肢软弱无力，如金刚丸（《张氏医通》）。又如治疗肾虚腰痛，阳痿遗精，胎元不固和高血压，如青娥丸（《中国药典》）。

（2）阴虚遗精　常与生地黄、龟甲、人参等同用，具有益肾固精的作用。可用于肾阴不足，骨痿早泄，精神萎靡，如大造丸（《沈氏尊生书》）。

（3）胎元不固　常与续断同用，具有补肾安胎的作用。可用于孕妇体弱，子宫虚寒，胎元不固，胎漏胎堕，如杜仲丸（《证治准绳》）。

【**处方配给**】写杜仲、炙杜仲，配给盐炙品；生品随方配给。

【**用法用量**】6~10g。

【**使用注意**】本品为温补之品，阴虚火旺者慎用。

【**相关研究**】

（1）古代文献研究　《医宗粹言》："妊娠用糯米同炒之"；《本草正》："其功入肾，用姜汁或盐水润透，炒去丝，补中强志"；《握灵本草》："频惯堕胎或三四月即堕者，于两月前以杜仲八两，糯米煎汤浸透，炒去丝""肾虚腰痛，杜仲炙黄"；《本草辑要》："惯堕胎者，受孕一二月，用杜仲八两，糯米煎汤浸透，炒断丝"；《本草述钩元》："厚而实者，能强筋骨，用面炒去丝，童便浸七日，新瓦焙干为末"；《得配本草》："去皮用。治泻痢酥炙，除寒湿酒炙，润肝肾蜜炙。补腰肾盐水炒，治酸痛姜汁炒"。

（2）化学成分研究　杜仲水溶性成分以盐水炙炒的炮制品浸出物含量最高，盐炙砂炒品次之，生品杜仲最低。砂烫盐杜仲的绿原酸含量高于盐炒杜仲。杜仲盐炙后，有毒元素铅的含量下降，锌、锰、铁、钙、磷 5 种元素含量均升高，尤以前 4 种升高更明显。盐炙后京尼平、京尼平苷和京尼平苷酸含量均降低。

（3）药理作用研究　杜仲生品及各炮制品均对机体非特异性免疫功能有调控作用，炮制品作用强于生品，各炮制品（清炒品、盐炙品、砂烫品、烘品）之间作用无明显差异。生杜仲对兔离体肠管有抑制作用；炒杜仲、砂烫杜仲对家兔离体肠管有不同程度的兴奋作用，但兴奋持续时间较短。杜仲药材生品与炮制品对大鼠有显著的降血压活性，炮制品的降血压活性略优于生品，但两者无显著性差异；杜仲炮制品还具有显著降低心率的活性。

续　断

本品为川续断科植物川续断 *Dipsacus asper* Wall. ex Henry 的干燥根。秋季采挖，除去根头和须根，用微火烘至半干，堆置"发汗"至内部变绿色时，再烘干。药材以条粗、质坚、易折断、外呈黄褐色、内呈黑绿色者为佳。味苦、辛，性微温；入肝、肾经。具有补肝肾，强筋骨，续折伤，止崩漏之效。

【炮制应用】

1. 续断 取原药材，洗净，润透，切片，干燥。生用补肝肾，通血脉为主。

（1）肝肾不足 常与杜仲、木瓜、牛膝等同用，具有滋补肝肾的作用。可用于肝肾虚弱，目眩头晕，足软筋弱，如续断丸（《扶寿精方》）。

（2）风寒湿痹 常与牛膝、川乌、防风等同用，具有活络通痹的作用。可用于血虚气滞，脉络不和，肢体麻木，筋脉挛急，如续断丸（《太平惠民和剂局方》）。

2. 酒续断 取续断片，加黄酒拌匀，闷透，用文火炒至微黄色时取出，晾凉（每10kg续断片，用黄酒1kg）。酒炙后能增强活血脉，通经络，强筋骨的作用。

跌打损伤 常与乳香、自然铜、血竭等同用，具有接骨疗伤，止痛的作用。可用于骨折脱臼，跌打损伤，疼痛剧烈，以及金疮创伤，出血疼痛，如接骨散（《临床常用中药手册》）。

3. 盐炙续断 取续断片加盐水拌匀，闷透，用文火炒至黄黑色时取出，晾凉（每10kg续断，用盐0.2kg）。盐炙后引药下行，增强补肾强腰的作用。

（1）肾虚腰痛 常与杜仲、当归、骨碎补等同用，具有补肾强腰的作用。可用于肾虚腰痛及损伤性腰痛，或腰痛膝酸，如补肾壮筋汤（《临床常用中药手册》）。

（2）崩漏、胎滑 常与菟丝子、桑寄生、阿胶同用，具有止崩漏，固胎元的作用。可用于妇女宫冷，胎漏不安，经水过多，崩漏带下，以及痢疾便血，遗精白浊，如寿胎丸（《医学衷中参西录》）。

【处方配给】 写续断、川续断，配给生品；其余随方配给。

【用法用量】 9~15g。

【相关研究】

（1）古代文献研究 《得配本草》："入血崩金疮药，生用"。

（2）化学成分研究 与续断生品相比，炮制后川续断皂苷Ⅵ含量增加，川续断皂苷Ⅹ含量减少，不同炮制品间两者含量有差异。与续断生品相比较，盐制续断中的总生物碱含量较高，而清炒续断与酒炙续断中总生物碱的含量相对较低。

肉苁蓉

本品为列当科植物肉苁蓉 *Cistanche deserticola* Y. C. Ma 或管花肉苁蓉 *Cistanche tubulosa*（Schenk）Wight 的干燥带鳞叶的肉质茎。春季苗刚出土时或秋季冻土之前采挖，除去茎尖，切段，晒干。药材以肉质、条粗长、棕褐色、柔嫩滋润者为佳。味甘、咸，性温；入肾、大肠经。具有补肾阳，益精血，润肠通便之效。

【炮制应用】

1. 肉苁蓉 取原药材，除去杂质，洗净，润透，切厚片，干燥。有盐质者，先将盐分漂净后，再切厚片。生用以补肾止浊，润肠通便为主。

（1）津枯便秘　常与火麻仁、沉香同用，具有润肠通便的作用。可用于老年人肾气衰弱，阴虚血少，或因汗多伤阴之便秘，如润肠丸（《济生方》）。

（2）肾亏尿浊　常与山药、鹿茸、茯苓等同用，具有补肾止浊的作用。可用于下元虚衰，遗精遗尿，气化不行，小便混浊，白如米泔，如四精丸（《世医得效方》）。

2. 酒苁蓉　取肉苁蓉片，加黄酒拌匀，置密闭容器内，隔水炖至酒被吸尽，表面显黑色或灰黄色时取出（每10kg肉苁蓉，用黄酒3kg）。酒炙后增强补肾助阳的作用。

（1）肾虚阳痿　常与附子、巴戟天、菟丝子等同用，具有助阳益精的作用。可用于肾阳衰弱，阳事不举，或遗精早泄，如肉苁蓉丸（《太平圣惠方》）。

（2）骨弱腰痛　常与牛膝、杜仲、枸杞子等同用，具有坚骨壮腰的作用。可用于肾虚骨弱，腰膝冷痛，肢体倦怠，血气羸乏，如滋阴大补丸（《丹溪心法》）。

（3）宫冷不孕　常与附子、吴茱萸、当归等同用，具有温肾壮阳，散寒暖胞的作用。可用于肾阳不足，冲任虚寒，宫冷不孕，月经错后等症。

【处方配给】写苁蓉、大芸、淡大芸，配给生品；酒炙品随方配给。

【用法用量】6~10g。

【使用注意】本品补阳不燥，药力和缓，入药少则不效，故用宜大。因能助阳、滑肠，故阴虚火旺及大便泄泻者忌服。肠胃有实热之大便秘结者亦不宜用。

【相关研究】

（1）古代文献研究　《证类本草》："凡使……清酒浸一宿……刷去泥土,（去）浮甲尽，劈破中心，去白膜一重，如竹丝草样是，此偏隔人心前气不散，令人上气不出"；《本草新编》："专补肾中之水火，余无他用，若多用之能滑大肠，古人所以治虚人大便结者，用肉苁蓉一两，水洗出盐味，别用净水煮，即下大便，正取其补虚而滑肠也"。

（2）化学成分研究　肉苁蓉中的苯乙醇苷类、甜菜碱、环烯醚萜苷、有机酸等成分是其发挥药效作用的物质基础，在炮制过程中苯乙烯醇苷类成分均有明显变化，甜菜碱含量明显升高，京尼平苷以及有机酸的含量下降。苯乙醇苷类成分既有量变也有质变，这与化合物的分子结构中有酚羟基及苷键等基团有关，易发生氧化、水解、酶解或高温破坏所致。肉苁蓉经蒸制后含有较高的与中医"肾"密切相关的锌、锰等元素。

（3）药理作用研究　动物实验证明，肉苁蓉和盐肉苁蓉均有壮阳，通便作用，均对大鼠胃底和豚鼠回肠有收缩作用。故认为盐、生肉苁蓉可作为肉苁蓉使用或两者混用。通便作用肉苁蓉最强，酒苁蓉最弱，药材炮制后通便作用减弱。生品和炮制品均可显著提高小鼠的非特异性免疫功能。但在促进幼龄小鼠、大鼠的睾丸生长发育、增加精囊前列腺的重量等促激素样作用方面无明显差异。肉苁蓉能够增加便秘大鼠的采食量、粪便粒数，改善粪便性状，增强便秘大鼠小肠推进度，且蒸制品均好于酒蒸品。在一定范围内黄酒浓度增加，黄酒炮制品通便作用会有所加强，生肉苁蓉通便作用最强，炮制后通便作用减弱。

锁 阳

本品为锁阳科植物锁阳 *Cynomorium songaricum* Rupr. 的干燥肉质茎。春季采挖，除去花序，切段，晒干。药材以个肥大、色红、坚实、断面粉性、不显筋脉者为佳。味甘，性温；入肝、肾、大肠经。具有补肾阳，益精血，润肠通便之效。

【炮制应用】

1. **锁阳**　取原药材，洗净，润透，切薄片，干燥。生品以补肾阳，益精血，润肠通便为主。

（1）阳虚遗精　常与黄芪、人参、枸杞子等同用，具有大补元气，壮阳固精作用，可用于元阳虚惫，精气不固，梦寐遗精，夜多盗汗等，如固本锁精丹（《古今医鉴》）。

（2）阴虚痿证　常与龟甲、知母、熟地黄等同用，具有滋阴降火，强壮筋骨作用，用于腰膝酸软，筋骨痿弱，腿足消瘦，步履乏力，或眩晕，耳鸣，遗精，遗尿等，如虎潜丸（《丹溪心法》）。

2. **酒锁阳**　取净锁阳，用黄酒拌匀，闷透后蒸，个大者泡 10 小时后再蒸，蒸熟后切片，干燥（每 10kg 锁阳片，用黄酒 1.2kg）。酒炙后减少滑肠作用，增强了温肾助阳之效。以补肾壮阳为主。

（1）足痿　常与龟甲、知母、黄柏同用，具有滋阴清热，强筋骨作用。用于膏粱之人，湿热伤肾，脚膝痿弱，如神龟滋阴丸（《医学纲目》）。

（2）腰膝酸软　常与全鹿干、党参、牛膝等同用，具有补肾填精，益气培元作用。用于老年人阳虚，腰膝酸软，畏寒肢冷，肾虚尿频，妇女血亏，带下，如全鹿丸（《中国药典》）。

【处方配给】写锁阳，配给锁阳；其余随方配给。

【用法用量】5~10g。

【使用注意】本品能助阳、滑肠。故阴虚火旺、大便溏泻，热结便秘者不宜服用。长期服用可能便秘。

【相关研究】古代文献研究　《本草述钩元》："洗涤，去皮，薄切，晒干""烧酒浸七次，焙七次为末"。

补骨脂

本品为豆科植物补骨脂 *Psoralea corylifolia* L. 的干燥成熟果实。秋季果实成熟时采收果序，晒干，搓出果实，除去杂质。药材以粒大、饱满、色黑者为佳。味苦、辛，性温；入肾、脾经。具有温肾助阳，纳气平喘，温脾止泻；外用消风祛斑之效。

【炮制应用】

1. **补骨脂**　取原药材，簸净杂质及外膜，或洗净晒干。生用辛热而燥，亦有补脾肾，止泻痢的作用。但服用时间稍长，有伤阴之弊，可出现口干、舌燥、喉痛等症状，故多外用。

白癜风　单味捣烂外敷，或用 30% 酊剂涂患处，具有和血祛风的作用。可用于风邪袭表，腠理不密，气血失和而致的周身乳白色斑块（与正常皮肤有明显的分界），斑内毛发变白，褐色斑疹或红色丘疹。或用于银屑病、扁平疣、斑秃等。

2. 盐补骨脂　取净补骨脂，加盐水拌匀，稍闷，置锅内，用文火炒至鼓起，迸裂并有香气时取出（每 10kg 补骨脂，用食盐 0.2kg）。盐炙后缓和辛窜温燥之性，并可引药入肾，以增强补肾纳气的作用。

（1）肾虚阳痿　常与菟丝子、胡桃肉、沉香同用，具有补肾壮阳的作用。可用于肾阳不足，下元虚冷，遗精阳痿，手脚沉重，如补骨脂丸（《太平惠民和剂局方》）。又如用于补肾益气，养血生精的人参鹿茸丸（《中药成药制剂手册》）。

（2）腰膝冷痛　常与杜仲、胡桃、大蒜同用，具有补肾强腰的作用。可用于肾亏腰酸，脚膝冷痛，头晕耳鸣，尿有余沥，如青娥丸（《太平惠民和剂局方》）。

（3）遗尿、滑精　常与小茴香或青盐同用，具有固精缩尿的作用。可用于肾气虚冷，精关不固而致滑精，小便无度而致遗尿，如破故纸丸（《杨氏家藏方》）。又如治疗肾虚腰痛、早泄、喘嗽的胡桃故纸汤（《中药临床应用》）。

（4）五更泄泻　常与肉豆蔻、五味子、吴茱萸同用，具有助阳止泻的作用。可用于脾肾虚寒，五更泄泻，不思饮食，食谷不化，神疲乏力，如四神丸（《证治准绳》）。

（5）虚寒咳喘　常与附子、肉桂、沉香等同用，具有补肾纳气的作用。可用于老年人、虚人肾气不固，真阳无权，阴寒上冲，咳逆喘促，如黑锡丸（《普济本事方》）。

【处方配给】写补骨脂、黑故子、淮故子，配给盐炙品；生品随方配给。

【用法用量】6~10g。外用 20%~30% 酊剂涂患处。

【使用注意】本品性温燥，能伤阴助火，故阴虚火旺及大便秘结者忌服。

【相关研究】

（1）古代文献研究　《握灵本草》："小便无度，破故纸（补骨脂）酒蒸""肾虚腰痛日久，破故纸（补骨脂）一两，盐炒为末，酒服三钱"；《本草述钩元》："惟大燥，一法用盐水浸一日，取出晒干，再同盐炒过用。紧急微炒用，止泻面炒，补肾麻子仁炒"；《增补万病回春》："腰膝酸痛，兴阳固精，盐酒炒用"；《得配本草》："煖上焦，酒炒蒸；煖肾，盐水炒。恐其性燥，乳拌蒸，胡麻、胡桃拌蒸亦可。恐其热入心脏，童便浸蒸"。

（2）化学成分研究　补骨脂素和异补骨脂素被认为是补骨脂的有效活性成分。补骨脂酚对肾脏具有一定毒性，被认为是补骨脂的毒性成分。炮制后补骨脂酚在酒炙品和盐炙品中含量均较生品下降，说明酒炙和盐炙具有炮制减毒的作用；与生品相比，盐炙品中补骨脂素和异补骨脂素含量显著升高，这与补骨脂盐炙后温肾助阳作用增强相关。4'-O-甲基补骨脂查尔酮在炮制品中含量显著升高，而补骨脂二氢黄酮甲醚含量显著降低，这可能是由补骨脂二氢黄酮甲醚在高温下发生降解转化而成。上述这些成分的改变可能是不同炮制品临床功效产生差异的主要原因。此外，酒蒸后微量元素 Mn、Ca、Mg、

Fe、Zn 含量增加，Cu 含量变化不明显。应用薄层层析和紫外光谱法研究表明，补骨脂盐炙后，其水溶性化学成分发生了质的变化，但其主要成分之一的补骨脂素无质的变化。

（3）药理作用研究　补骨脂中黄酮类成分补骨脂乙素能显著扩张冠状动脉，增加冠状动脉血流量，对家兔实验性缓慢心律有提高作用。补骨脂中的挥发油、补骨脂乙素、补骨脂素和异补骨脂素等有抗癌作用，还能促进皮肤黑色素的合成，并使之沉积于皮下，临床上利用此治疗白癜风以恢复白斑处的颜色。

益　智

本品为姜科植物益智 *Alpinia oxyphylla* Miq. 的干燥成熟果实。夏、秋季间果实由绿变红色时采收，晒干或低温干燥。药材以粒大、饱满、气味浓者为佳。味辛，性温；入脾、肾经。具有暖肾固精缩尿，温脾止泻摄唾之效。

【炮制应用】

1.**益智仁**　取原药材，除去杂质及外壳。用时捣碎。生用燥性较大，以温脾止泻，摄涎唾为主。

（1）脾寒泄泻　常与干姜、乌梅、小茴香同用，具有温脾止泻的作用。可用于寒湿壅脾，冷气腹痛，虚滑不止，饮食不进，如益智仁火煮散《普济方》。又如治疗伤寒阴盛的益智散（《太平惠民和剂局方》）。《世医得效方》单用本品浓煎饮服，治腹泻不止。

（2）唾涎自流　常与党参、半夏、陈皮等同用，具有温胃止唾的作用。可用于脾胃虚寒，唾涎自流，亦可用于廉泉不摄，小便清长而有寒象者，如益智饮《临床常用中药手册》。又如治疗脾胃虚寒、不能固摄的摄涎秒方（《中药临床应用》）。

2.**盐益智仁**　取净益智仁，加盐水拌匀，稍闷，用文火炒至微呈黑褐色为度（每10kg 益智仁，用盐 0.2kg）。盐炙后可缓和辛燥之性，主入肾经，增强补肾缩尿，涩精的作用。

（1）遗精、早泄　常与乌药、芡实同用，具有温肾固精的作用。可用于肾虚精关不固，遗精或早泄，精神疲惫，腰膝酸软，如三仙丸（《世医得效方》）。

（2）尿频、遗尿　常与乌药、山药同用，具有温肾暖脬的作用。可用于肾阳不足，脬气不固，小便频繁或遗尿，如缩泉丸（《妇人良方》）。

（3）疝气疼痛　常与炮姜、小茴香、乌药等同用，具有散寒止痛的作用。可用于寒疝疼痛，小腹拘挛，痛不可忍，如益智仁汤（《济生方》）。

（4）小便白浊　常与萆薢、茯苓同用，具有补肾止浊的作用。可用于肾虚小便混浊，白如米泔或小儿遗尿，如益智仁散（《补要袖珍小儿方论》）。

【处方配给】写益智、益智仁，配给盐炙品；生品随方配给。

【用法用量】3~10g。

【使用注意】本品燥热，能伤阴助火，故阴虚火旺或因热而患遗精、尿频、崩漏等证均忌服。

【相关研究】

（1）古代文献研究　《本草辑要》："缩小便……雷州益智子盐炒，去盐……糊丸"；《本草正》："治遗精余沥，赤白带浊及夜多小便者，取 20 余枚，研碎入盐少许，同煎服之，有奇效"；《修事指南》："益智仁盐炒，止小便频数"；《玉楸药解》："去壳炒研，消食最良"。

（2）化学成分研究　益智仁经盐炙后挥发油含量降低，盐炙前后的挥发油中分别鉴定出 29 种化学成分，其中圆柚酮含量最高，其次为瓦伦亚烯；炮制前后挥发油中 4 个成分发生了变化：菖蒲烯、喇叭茶醇、氧化石竹烯和香附子烯仅在生益智仁中检出；而桉叶 –11 烯 –1a– 醇、9, 10– 脱氢异长叶烯、古芸烯环氧化物、1R, 4R, 7R, 11R–1, 3, 4, 7– 四甲基三环 [5.3.1.0（4, 11）] – 十一 –2– 烯仅在盐益智仁中检出，盐炙可除去喇叭茶醇这一潜在的毒性倍半萜类成分。盐炙益智和盐炙益智仁浸出物的含量均比相对应的生品浸出物的含量高。

（3）药理作用研究　益智仁生品和盐炙品低剂量组有显著缩尿作用，益智仁生、炙品（除生品低剂量组外）能显著降低 0~1 小时段大鼠尿量，延长大鼠首次排尿时间，显著降低大鼠 6 小时排泄率。益智仁有效部位圆柚酮在小肠各肠段吸收较好，不同质量浓度和 pH 的吸收速率参数（K_a）与有效渗透系数（Peff）值无显著性差异，不受质量浓度的影响，提示其吸收机制主要为被动扩散，炮制后圆柚酮吸收增加，可能是盐炙后能增强止尿作用的机制之一。脏器指数除肾上腺外，各给药组肾、脾、胸腺指数与模型组比较均有显著改善作用。益智仁和盐益智仁剂量依赖性对乙酰胆碱引起的膀胱平滑肌兴奋具有显著的拮抗作用，可显著降低膀胱收缩的平均张力，且盐炙品效果优于生品。益智仁和盐益智仁作用膀胱的靶点可能是膀胱平滑肌的 M 受体，益智仁具有类似 M 受体阻断剂的作用，盐炙后作用更强。此外，盐炙前后益智仁挥发油成分均具有一定的乙酰胆碱酯酶抑制活性，益智仁挥发油的乙酰胆碱酯酶抑制活性可能与其治疗阿尔茨海默病作用密切相关。另有研究表明，益智仁能增加正常大鼠结肠 AQP4 表达，促进肠道水分重吸收，从而造成便秘，体现其燥性效应，而益智仁盐炙后能降低其引起的燥性效应。

沙苑子

本品为豆科植物扁茎黄芪 *Astragalus complanatus* R. Br. 的干燥成熟种子。秋末冬初果实成熟尚未开裂时采割植株，晒干，打下种子，除去杂质，晒干。药材以颗粒饱满、色褐绿者为佳。味甘，性温；入肝、肾经。具有补肾助阳，固精缩尿，养肝明目之效。

【炮制应用】

1. 沙苑子　取原药材，除去杂质，洗净，晒干，用时捣烂。生用以益肝明目为主。

肝虚目昏　常与菊花、枸杞子、女贞子同用，具有补肝明目的作用。可用于肝肾虚衰，视物昏暗，或失眠，或头晕头痛，如补肝散（《外台秘要》）。又如与茺蔚子、青葙子，共研末内服，治目暗不明（《吉林中草药》）。

2. 盐沙苑子 取净沙苑子，加盐水拌匀，待盐水被吸尽后，置锅内，用文火炒至微干时取出（每 10kg 沙苑子，用盐 0.2kg）。盐炙后药性更趋和平，能平补阴阳（入肾而不窜动阴阳，以增强补肾固精），并可增强补肾固精，缩尿止溺的作用。

（1）遗精滑泻 常与芡实、龙骨、牡蛎等同用，具有益肾固精的作用。可用于肾虚精关不固，梦遗滑精，腰酸腿软，如金锁固精丸（《医方集解》）。

（2）肾虚腰痛 常与杜仲、续断、附子等同用，具有补肾强腰的作用。可用于肾虚腰府不坚，腰部疼痛，久立久坐加剧，卧时减轻等症。

（3）尿频、遗尿 常与山茱萸、五味子、覆盆子等同用，具有温肾缩尿的作用。可用于肾气不足，膀胱失约，小便频数或遗尿等症。

【处方配给】写沙苑子、潼蒺藜、炒沙苑子，配给盐炙品；其余随方配给。

【用法用量】9~15g。

【使用注意】本品为温补固涩之品，阴虚火旺及小便不利者忌服。

【相关研究】

（1）古代文献研究 《得配本草》："入补剂炒熟，入凉药生用"。

（2）化学成分研究 在炮制过程中，酶和高温是影响沙苑子中黄酮类化合物含量变化的主要因素。盐炙能使沙苑子中部分黄酮苷（杨梅素 –3–O–β–D– 葡萄糖苷、毛蕊异黄酮葡萄糖苷、沙苑子苷 B 和沙苑子苷 A）含量降低，同时升高部分黄酮苷元（毛蕊异黄酮、芒柄花素、鼠李柠檬素）含量。

（3）药理作用研究 沙苑子生品和盐炙品均具有补肾作用，盐炙品的补肾作用强于生品，且盐炙后引药入肾作用增强。

菟丝子

本品为旋花科植物南方菟丝子 *Cuscuta australis* R. Br. 或菟丝子 *Cuscuta chinensis* Lam. 的干燥成熟种子。秋季果实成熟时采收植株，晒干，打下种子，除去杂质。药材以色灰黄、颗粒饱满者为佳。味辛、甘，性平；入肝、肾、脾经。具有补益肝肾，固精缩尿，安胎，明目，止泻；外用消风祛斑之效。

【炮制应用】

1. 菟丝子 取原药材，除去杂质，淘净，干燥。生用以养肝明目为主。

肝虚目暗 常与车前子、干地黄、女贞子等同用，具有养肝明目的作用。可用于肝肾俱虚，眼常昏暗，多见黑花，或生障翳，视物不明，迎风流泪，如驻景丸（《太平惠民和剂局方》）。亦可与生地黄、熟地黄、枸杞子、青葙子等同用，具有滋阴明目之效。可用于肝肾阴亏，视物昏花，内障等症，如石斛夜光丸（《原机启微》）。

2. 盐菟丝子 取净菟丝子置锅内，用文火炒至微黄色，微有爆裂声时加盐水拌炒至干，并有香气透出时取出（每 10kg 菟丝子，用盐 0.2kg）。菟丝子偏温，补阳胜于补阴。盐炙后不温不寒，平补阴阳，并能引药入肾，增强其补肾固涩、安胎的作用。

（1）阳痿早泄　常与枸杞子、五味子、覆盆子等同用，具有助阳益精的作用。可用于肾虚阳痿、遗精早泄，腰膝酸软，精神衰疲，如五子衍宗丸（《丹溪心法》）。

（2）尿频遗尿　常与肉苁蓉、五味子、桑螵蛸等同用，具有温肾缩尿的作用。可用于肾虚小便多或遗尿，如菟丝子丸（《济生方》）。

（3）体虚胎滑　常与桑寄生、续断、阿胶同用，具有补肾保胎的作用。可用于孕妇体虚，易于流产，腰酸腿软，如寿胎丸（《医学衷中参西录》）。又如用于滑胎或白带、不孕症的补肾固冲丸（《妇产科学》）。

（4）白带绵下　常与莲须、芡实、白果等同用，具有补脾肾，止白带的作用。可用于脾肾两虚，带脉虚损，白带清稀量多，腰腿酸软等症。

3. 酒菟丝子饼　取净菟丝子，加适量水煮至开裂，不断搅拌，待水液吸尽，全部呈黏丝稠状时，加入黄酒和白面拌匀，取出，压成饼，切约 1cm 方块，干燥（每 10kg 菟丝子，用黄酒和面粉各 1.5kg）。酒制后增强温肾壮阳固精的作用，并提高煎出效果或利于粉碎。

（1）腰膝冷痛　常与鹿茸、肉桂、附子等同用，具有坚骨壮腰的作用。可用于肾阳亏虚，腰膝冷痛，顽麻无力，小便频多，如菟丝子丸（《太平惠民和剂局方》）。又如治疗肾气亏损的内补鹿茸丸（《卫生宝鉴》）。

（2）脾虚久泻　常与白术、山药、人参等同用，具有健脾止泻的作用。可用于脾肾虚弱，运化无力，完谷不化，大便泄泻，或肾虚五更泄泻，如菟丝子丸（《沈氏尊生书》）。

有的地区用炒菟丝子其功用与生品相似，但炒后可提高煎出效果或便于粉碎。

【**处方配给**】写菟丝子、炒菟丝子，配给盐炙品；其余随方配给。

【**用法用量**】6~12g。外用适量。

【**使用注意**】本品为平补之药，但仍偏补阳，故阴虚火旺，大便燥结，小便短赤者不宜服。

【**相关研究**】

（1）古代文献研究　《本草经集注》："宜丸不宜煮，得酒良"；《寿世保元》："热酒砂罐煨烂，捣碎晒干，合药同磨末为丸，不堪作汤"；《本草从新》："入煎剂，微炒研破，若入丸，须另磨细末。古人困难于磨细，酒浸一宿，煮令吐丝，捣成饼，烘干再研，则末易细。然酒浸稍之，往往味变酸臭，全失冲和馨香之味，每多无效。今市中菟丝饼，俱将麦曲打入，气味全乖，断不可用"；《药品辨义》："酒洗晒干，炒为末用，取能性锐煎汁稠滑，用之治横生逆产，催生下胎亦神方也"；《得配本草》："补肾气，淡盐水拌炒。煖脾胃，黄精汁煮。煖肌肉，酒拌炒。治泄泻，酒米拌炒"。

（2）化学成分研究　菟丝子炮制前后脂肪油含量的变化：盐烘品＞酒烘品＞生品＞清炒品。菟丝子经盐炙后，槲皮素含量高于生品菟丝子，分析是由于以槲皮素为苷元的黄酮苷类受热易分解生成槲皮素所致。菟丝子饼中金丝桃苷、山柰酚、槲皮素均较生品显著降低。菟丝子盐炙品中水溶性浸出物和醇溶性浸出物均大于生品。总黄酮含量：盐炙品＞酒炙品＞生品＞清炒品。菟丝子多糖含量：盐炙法＞酒炙法＞清炒＞生品。菟丝子及其炮制品所含微量元素的含量均以 K、Ca、Mg、Fe、P 等元素含量最高。

（3）药理作用研究　菟丝子醇浸液和水提液能增强性腺功能，对下丘脑 – 垂体 – 性腺（卵巢）轴功能有兴奋作用，能增强免疫功能。菟丝子黄酮能提高小鼠腹腔巨噬细胞吞噬功能、活性 E- 玫瑰花环形成率和抗体的生成。对实验性心肌缺血有明显的防治作用。菟丝子水提物可防治四氯化碳引起的大鼠肝损伤，炮制对其药理作用有一定的影响。菟丝子生品及盐炙品可以明显增强衰老模型小鼠的免疫功能，使其恢复或接近了青年小鼠状态，具有延缓衰老作用。

蛤　蚧

本品为壁虎科动物蛤蚧 *Gekko gecko* Linnaeus 的干燥体。全年均可捕捉，除掉内脏，拭净，用竹片撑开，使全体扁平顺直，低温干燥。药材以体大、肥壮、尾全、不破碎者为佳。味咸，性平；入肺、肾经。具有补肺益肾，纳气定喘，助阳益精之效。

【炮制应用】

1. 蛤蚧　取原药材，除去竹片，洗净，除去头（齐眼处切除）、足爪及鳞片，切成小块，干燥。油酥蛤蚧：取蛤蚧，涂以麻油，用无烟火烤至稍黄、质脆，除去头爪及鳞片，切成小块。生蛤蚧与酥蛤蚧功能相同，酥制后易于粉碎，减少腥臭气，以补脾益肺，纳气定喘为主。

（1）虚劳喘嗽　常与人参、贝母、杏仁等同用，具有补肺益肾，纳气定喘的作用。可用于肺虚劳嗽，肾虚作喘诸症，如人参蛤蚧散（《卫生宝鉴》）。

（2）产后气喘　常与肉桂、人参、苏子等同用，具有补气救脱，降逆平喘的作用。可用于产后气喘，气血两脱，如蛤蚧救喘丹（《辨证录》）。

2. 酒蛤蚧　取蛤蚧块，用黄酒拌匀，闷润，待酒被吸尽后，烘干或置炒制容器内，用文火炒干或置钢丝筛上，用文火烤热，喷适量黄酒，再置火上酥制，如此反复多次，至松脆为度，放凉（每 10kg 蛤蚧块，用黄酒 2kg）。酒炙后质酥易脆，便于粉碎和服用，并增强补肾壮阳的作用。

阳痿　可单用本品酒浸服，亦可与鹿茸、淫羊藿、人参等同用，具有助肾壮阳，益精血的作用。可用于肾虚阳痿，腰膝冷痛，阳事不举，小便清长等症。

【处方配给】写蛤蚧，配给生品；其余随方配给。

【用法用量】3~6g，多入丸散或酒剂。

【使用注意】外感风寒咳嗽或阴虚火旺者忌用。

【相关研究】

（1）古代文献研究　《重修政和经史证类备用本草》："毒在眼……勿伤尾，效在尾也"；《本草纲目》："炙令黄色，熟捣，口含少许，奔走不喘息者，始为真也"；《玉楸药解》："其毒在头足，其力在尾，如虫蛀其尾者，不足用"；《本草求真》："其药力在尾，尾不全者不效，去头足"。

（2）化学成分研究 蛤蚧各部位氨基酸总量的顺序为：尾部、体部 > 头部 > 爪部 > 眼部，眼部的含量均低于各部位均值。蛤蚧含丰富的 Zn、Fe、Mg、Ca 等元素，均与中医"肾"的关系密切。蛤蚧尾 Zn、Fe 含量最高，特别是 Zn 含量高出体部 42 倍多。蛤蚧身 Mg 含量高，头部 Ca 含量高。

（3）药理作用研究 蛤蚧头、足、身、尾各混悬液口服，均能明显对抗氢化可的松所致的免疫抑制作用，能明显提高脾重，并能提高小鼠对静脉注射炭粒廓清指数。蛤蚧具有双向性激素样作用，蛤蚧尾对雄性大鼠精囊和前列腺增重的作用较蛤蚧体强。蛤蚧乙醇提取液对大鼠小肠的自由基代谢有着积极的意义，同时发现蛤蚧尾部的作用大于体部。

古人有"毒在眼，效在尾"之说。据报道，经用蛤蚧眼和头足作猴急性和亚急性毒性试验，结果均未见不良反应。成分研究表明，蛤蚧头部亦无毒性成分存在。

韭菜子

本品为百合科植物韭菜 *Allium tuberosum* Rottl. ex Spreng. 的干燥成熟种子。秋季果实成熟时采收果序，晒干，搓出种子，除去杂质。药材以身干、饱满、色黑、无杂质者为佳。味辛、甘，性温；入肝、肾经。具有温补肝肾，壮阳固精之效。

【炮制应用】

1. **韭菜子** 取原药材，除去杂质，用时捣碎。生品以辛温散寒为主，其性偏燥。

（1）肾虚寒湿 常与生龙骨（水飞）、生牡蛎（水飞）、生菟丝子同用，具有补肾涩精的作用。可用于色欲过度，精浊白浊，小水长而不痛者，并治妇人虚寒，淋、带、崩漏，如龙牡菟韭丸（《种福堂方》）。

（2）跌打损伤 常与当归、大黄、生蒲黄等同用，具有消肿止痛的作用。可用于跌打损伤，气滞血瘀疼痛，如军门方（《医林纂要》）。

（3）调经赞育 常与人参、当归、淫羊藿等同用，具有补肾益气，养血活血，调经赞育的作用。可用于肾阳虚损，更年期综合征，月经紊乱，痛经，功能性不孕症，性欲减退等，如嫦娥加丽丸（《卫生部药品标准中药成方制剂第十七册》）。

2. **盐韭菜子** 取净韭菜子，用盐水拌匀，闷润至盐水被吸尽后，置预热的炒制容器内，用文火加热，炒至微干，鼓起，有香气逸出时，取出晾凉（每 10kg 韭菜子，用食盐 0.2kg）。盐制后辛味减弱，并引药入肾，增强补肾固精缩尿的作用，以补肾固精为主。

阳痿早泄 常与续断、沙苑子（炒）、覆盆子等同用，具有补肾固精，益气健脾的作用。可用于肾虚精亏，阳痿早泄，体弱乏力，腰膝酸软，如萃仙丸（《卫生部药品标准中药成方制剂第十七册》）。

【处方配给】写韭菜子、韭子，配给生韭菜子；其余随方配给。

【用法用量】3~9g。

【使用注意】阴虚火旺者忌服。

【相关研究】

（1）古代文献研究 《修事指南》："凡使韭子，需拣净，蒸熟曝干，簸去黑皮炒黄，方可入药"；《太平惠民和剂局方》："凡使，先须微炒过用之"；《洪氏集验方》："酒浸，退取种仁"。

（2）化学成分研究 韭菜子主要含有生物碱类、苷类、脂肪酸类和挥发油类成分，也含有少量氨基酸和微量元素等化学成分。食盐是盐韭菜子物质基础中的一部分，因此，采用氯离子选择电极法测定饮片中氯化钠含量，可作为盐炙韭菜子饮片质量控制的方法。

（3）药理作用研究 韭菜子具有改善性功能、增强免疫功能、抗疲劳、抗高温和低温、抗氧化衰老、护肝降血脂、抗诱变等药理作用。盐韭菜子降低肾阳虚小鼠肾上腺中维生素C含量作用和提高血浆促肾上腺皮质激素含量的作用强于生品；酒炙韭菜子在提高阳虚小鼠交配能力上优于生品和盐炙品；盐韭菜子提高肾阳虚大鼠初级精母细胞、次级精母细胞和精子细胞数量的作用强于生品。

阳起石

本品为单斜晶系硅酸盐类矿物角闪石族透闪石及其异种透闪石石棉，主要成分为碱式硅酸镁钙 $[Ca_2Mg_5(Si_4O_{11})_2(OH)_2]$。全年可采挖，除去沉沙及杂质。药材以针束状、灰白色有光泽、易研碎者为佳。味咸，性温；入肾经。具有温肾壮阳之效。

【炮制应用】

1. 阳起石 取原药材，洗干净，晒干，砸碎。生品质坚，不易粉碎和煎出，多煅用。

2. 酒阳起石 取阳起石小块，置耐火容器内，煅至红透，立即投入酒中淬，如此反复煅淬至酥脆，酒尽为度，干燥研末（每10kg阳起石，用黄酒2kg）。经煅淬后质地酥脆，易于粉碎和煎出，增强温肾壮阳的作用。

（1）遗精、阳痿 常与钟乳石同用，具有补肾壮阳的作用。可用于元气虚寒，腰痛冷痹，精滑不禁，阳事不举，大便溏泻，手足厥冷，如白丸（《济生方》）。又如治肾阳衰，肾不纳气的黑锡丹（《太平惠民和剂局方》）。

（2）宫冷不孕 常与鹿茸同用，具有温肾暖宫的作用。可用于下元虚寒，冲任不交，宫冷不孕，或崩中不止，如阳起石丸（《济生方》）。

【处方配给】写阳起石，配给煅淬品。

【用法用量】3~6g。

【使用注意】阴虚火旺者忌用。不宜久服。

【相关研究】

（1）古代文献研究 《本草新编》："此物制之得宜矣，实可使天阉者重新再造……即于驴鞭汁淬之七次……驴鞭之汁煅炼，阳起石虽亦能效，只可兴平常之阳，不能兴天阉之阳也"。

（2）化学成分研究 壮阳作用与其富含微量元素有关。以阳起石中含量较高的 Ca、Mg、Zn、Fe、Cu、Al、Mn 元素在水煎液中的含量作为测定指标，其炮制方法的优劣顺序为：煅赤酒淬 7 次 > 煅赤酒淬 3 次 > 煅赤酒淬 1 次 > 煅赤水淬 3 次 > 生品，所以以黄酒作淬液，煅淬 7 次为佳。

紫石英

本品为氟化物类矿物萤石族萤石，主要成分为氟化钙（CaF_2）。采挖后，除去杂石。药材以色紫、质坚、具玻璃光泽、无杂石者为佳。味甘，性温；入肾、心、肺经。具有温肾暖宫，镇心安神，温肺平喘之效。

【炮制应用】

1. 紫石英 将原药材拣去杂质，洗净，打成碎块。生用以镇心定惊为主。

（1）惊痫瘛疭 常与龙骨、牡蛎、桂枝等同用，能增强镇心定惊的作用。可用于心神散乱，惊痫瘛疭，如风引汤（《金匮要略》）。

（2）心悸怔忡 常与柏子仁、远志、酸枣仁等同用，具有镇心定惊的作用。可用于心神不宁，心悸怔忡，或失眠多梦、健忘等症。

2. 煅紫石英 取净紫石英，置耐火容器内煅透，趁热倾入醋中淬，反复煅淬，直到酥脆，晾干碾碎（每 10kg 紫石英，用醋 3kg）。煅淬后便于粉碎和煎出，以温肺降逆，散寒暖宫为主。

（1）肺虚寒咳 常与紫菀、款冬花、杏仁等同用，具有温肺止咳的作用。可用于肺气不足，寒邪内阻，咳嗽气促，咯痰白沫。

（2）宫冷不孕 常与附子、当归、川芎等同用，具有暖宫散寒的作用。可用于胞宫虚寒不孕，或月经落后，小腹冷痛等症。

【处方配给】 写紫石英，配给煅淬品；生品随方配给。

【用法用量】 9~15g。

【备注】 历代所用的紫石英未必是今日市售的品种，应包括紫色的 SiO_2 晶体——紫水晶。从古代炮制方法看，原方要求特殊研细，甚至有"七日研之"的要求，应是紫水晶而非紫色萤石。萤石易研细，无特别指出的研法。

历代亦有主张不煅用的，如清代张成云："紫石英……具温养润泽之功，不可火炼，若一经火煅，则失其温润之性，而有毒烈之祸矣"。

【相关研究】

（1）古代文献研究 《本草纲目》："（紫石英）凡入丸散，火煅醋淬七次，研末水飞过，晒干入药"。

（2）化学成分研究 紫石英质地坚硬，通常认为火煅醋淬后有利于粉碎，而其主要成分 CaF_2 煅制前后基本无变化，而煅淬后有效成分 Ca^{2+} 的溶出量增加，氟的溶解性亦增加，其所含铅、镉、砷、汞、铜等有害元素的含量均有不同程度的降低。目前认为煅制温度是影响砷、汞含量的主要因素，另一方面在高温煅淬过程中醋的加入能使部分有害元素溶解，并随着醋液的挥发而被带走。

黄狗肾

本品为犬科动物雄性黄狗 *Canis familiaris* L. 的阴茎和睾丸。全年均可捕杀。宰杀后取睾丸和阴茎，除去附着的毛、皮、肌肉和脂肪，拉直，晾干或焙干。药材以条长粗壮、淡黄色、无泛油味、带睾丸者为佳。味咸，性温；入肾经。具有温肾壮阳，益精之效。

【炮制应用】

1. 黄狗肾　取原药材，用碱水洗净，再用清水洗涤，润软或蒸软，切成小段或薄片，干燥。生品具有腥气，质坚韧，一般不生用。

肾虚阳痿　常与人参、鹿茸、制附子、制何首乌等同用，具有补肾壮阳，生精益髓作用。用于阳虚畏寒，腰膝酸痛，阳痿等，如参茸大补丸（《卫生部药品标准中药成方制剂第十册》）。

2. 滑石粉炒黄狗肾　取滑石粉置炒制容器内，用中火加热至灵活状态，投入净黄狗肾或片，炒至松泡，呈黄褐色时取出，筛去滑石粉，晾凉（每10kg黄狗肾，用滑石粉4kg）。滑石粉炒后使药物质地酥脆，便于粉碎和成分的溶出，还能矫味。以益精壮阳为主。

（1）腰膝酸软　本品研粉服用，用于年老体弱，腰膝酸软无力（《中药大辞典》）。

（2）肾虚体弱　常与鹿鞭（烫）、鹿茸、人参等同用，具有补气养血，助阳添精，强筋壮骨作用。用于身体虚弱，气血双亏，腰腿酸软，阳痿，遗精早泄等，如三鞭参茸固本丸（《卫生部药品标准中药成方制剂第十一册》）。

【处方配给】写黄狗肾、狗鞭、炒黄狗肾，配给炒黄狗肾；其余随方配给。

【用法用量】研粉冲服，或入丸、散剂服，1~3g。鲜品可加调料煮熟服食。

【使用注意】阴虚火旺及阳事易举者不宜服用。

【相关研究】

（1）化学成分研究　本品含有蛋白质、氨基酸、激素、脂肪等成分，其中所含氨基酸量与麝香相同。采用滑石粉炮制后，黄狗肾中氨基酸含量有一定程度下降。

（2）药理作用研究　黄狗肾具有雄性激素样作用，能增强机体工作能力，消除疲劳。经滑石粉炒后，质变酥脆，便于有效成分煎出，提高疗效。

鹅管石

本品为树珊瑚科动物栎珊瑚 *Balanophyllia* sp. 或笛珊瑚 *Sysingora* sp. 的石灰质骨骼，主要成分为碳酸钙（$CaCO_3$）。全年均可采挖，采得后，拣去杂质，取条状物，洗净，干燥。药材以管细、质硬脆、色白者为佳。味甘，性温；入肺、肾、肝经。具有温肺，壮阳，通乳作用。

【炮制应用】

1. 鹅管石　取原药材，除去杂质，洗净，干燥，碾碎或捣碎。生鹅管石擅于温肺化痰，通利乳汁。

（1）肺虚咳喘　常与杏仁、紫菀、款冬花、川贝母等同用，具有益肺祛痰作用，用于肺虚咳嗽气喘，痰白量多等。

（2）乳汁不下　常与黄芪、当归、白芍、通草、王不留行、猪蹄等同用，具有益气补血，通利乳汁作用，用于气血不足，乳汁不下或下而甚少。

2. 煅鹅管石　取净鹅管石，置耐火容器内，用武火加热，煅至红透，取出，放冷，碾碎或捣碎。煅后易于粉碎，以温肾壮阳为主。

（1）气喘　常与五味子、肉桂、沉香、紫河车等同用，具温肾纳气作用，用于肾不纳气，气喘抬肩，呼多吸少。

（2）阳痿　常与淫羊藿、阳起石、巴戟天、胡芦巴等同用，具有温肾壮阳作用，用于肾阳虚弱，阳事不举，腰膝无力者。

【处方配给】写鹅管石配给煅鹅管石；其余随方配给。

【用法用量】9~15g。研末冲服，0.3~1.5g。

【相关研究】

（1）古代文献研究　宋代有"火煅酒淬"（《类编朱氏集验医方》）。明代有"火煅细研"（《本草原始》）及"火煅，醋淬七次"（《寿世保元》）等法。历代多用煅或火煅醋淬法。

（2）化学成分研究　X射线衍射分析结果表明，钟乳鹅管石主要由方解石组成，个别市售品含有文石；煅后大多数样品为方解石而未查见文石，文石在煅制中受热超过430℃，即转变为方解石。珊瑚鹅管石主要由文石组成，但煅后均未再查见文石标志线。煅制样品的热分析结果：200℃吸热无失重，示煅样品中仍存在有少量文石。与520℃吸热相应的失重为1.5%，示煅样品中仍有黏土矿物未转化。与915℃吸热相应的失重为38.5%，示煅样品中$CaCO_3$含量为88%。结合X射线分析结果可知，样品中实际存在有黏土矿物，但分出极不均匀，以致还有少量文石存在。鹅管石散剂在酸、碱中溶出率煅制品大于生品，但溶出成分间比例仅在微量元素方面有所变化。

鱼　鳔

本品为石首鱼科动物大黄鱼 *Pseudosciaena crocea*（Richardson）、小黄鱼 *Pseudosciaena polyactis* Bleeker 或鲟科动物中华鲟 *Acipenser sinensis* Gray、鳇鱼 *Huso dauricus*（Georgi）等的干燥鱼鳔。全年均可捕捉，将鱼鳔取出后，剖开，除血管及黏膜，洗净，压扁，晒干。或将鱼鳔加水熬制溶化，压制成条带状，晒干。前者习称"鱼鳔"，后者习称"鱼鳔胶"。以块大、色淡黄、质韧、加水膨胀、煮之全溶者为佳。味甘、咸，性平。入肾经。具有补肾益精，滋养筋脉，止血，散瘀的功效。

【炮制应用】

1. **鱼鳔** 取原药材，除去杂质，微火烘软，切小方块或丝。生品腥臭味较重，不利于服用，很少生用。

2. **炒鱼鳔** 取滑石粉或蛤粉置炒制容器内，用中火加热至灵活状态时，投入净鱼鳔块或丝，翻炒至鼓起松泡，呈黄色时，取出，筛去滑石粉或蛤粉，放凉（每10kg鱼鳔段，用滑石粉4kg）。炒制后降低滋腻之性，矫正腥臭味，使其质地酥脆，便于粉碎，利于制剂。

（1）肝肾不足 常与当归、肉苁蓉、菟丝子等同用，具有补肝肾、益肾精的作用。可用于肝肾不足，气血两虚，症见腰膝酸软无力，头晕耳鸣，失眠健忘，骨蒸潮热，如鱼鳔丸（《卫生部药品标准中药成方制剂第一册》）。

（2）梦遗滑泄 常与沙苑子、蒺藜、五味子等同用，具有温肾固精的作用。可用于肾虚封藏不固，梦遗滑精，阳痿等症，如聚精丸（《证治准绳》）。

【处方配给】写鱼鳔，配给鱼鳔；其余随方配给。

【用法用量】9~15g。外用适量，溶化涂患处。

【相关研究】

（1）古代文献研究 《洪氏集验方》："碎剉"；《圣济总录》："炙令焦黄"；《先醒斋广笔记》："灯火上炙脆研"；《三因极一病证方论》："烧七分留性"；《疮疡经验全书》："慢火炒为末"；《本草述》："以蛤粉炒成珠，以无声为度"；《外科大成》："香油（炸）黄"；《良朋汇集》："麸炒成泡"；《增广验方新编》："牡蛎粉炒成珠"。

（2）化学成分研究 鱼鳔是一种高蛋白物质，含有镁、钾、锰等丰富的矿物质。炒炭之后，微量元素的煎出率提高。有报道认为，185℃恒温箱内烘烤至鱼鳔形体鼓起，松泡，呈黄色时，取出，晾凉。此法简便易行，制品受热均匀，色泽一致，且无糊化现象。

当 归

本品为伞形科植物当归 *Angelica sinensis*（Oliv.）Diels 的干燥根。秋末采挖，除去须根和泥沙，待水分稍蒸发后，捆成小把，上棚，用烟火慢慢熏干。药材以身干、枝大、根头肥大、体长腿短、油润、外皮黄棕色、断面黄白色、气味浓郁者为佳。而柴性大、干枯无油或断面呈绿褐色者不可供药用。味甘、辛，性温；入肝、心、脾经。具有补血活血，调经止痛，润肠通便之效。

【炮制应用】

1. **当归（全当归）** 取原药材，除去杂质，洗净，润透，切片，干燥。生用质润，长于补血，调经，润肠通便，活血解毒。

（1）血虚便秘 常与桃仁、生地黄、火麻仁等同用，具有润肠通便的作用。可用于血少不能润泽，肠中枯燥，大便秘结，如润肠丸（《沈氏尊生书》）。对老年肾虚血亏之肠燥便秘，还可与肉苁蓉、枳壳、川牛膝等同用，如济川煎（《景岳全书》）。

（2）痈疽肿毒　常与金银花、连翘、黄芩等同用，具有排脓消痈的作用。可用于疮疡肿毒，血滞肿痛，痈疽发背，如当归连翘散（《证治准绳》）。若用于疮疡久溃不敛或气虚血弱之痈疽不溃，常与黄芪、人参、天花粉等同用，具有托里排脓之效，如托里透脓散（《医宗金鉴》）。

（3）血虚体亏　常与黄芪同用，具有补气生血的作用。可用于心脾血虚，心悸，失眠，健忘，面色无华，神疲体倦，如当归补血汤（《内外伤辨惑论》）。亦可与黄芪、白术、龙眼肉等同用，具有补血益气，健脾养心的作用，如归脾汤（《济生方》）。若血虚兼热者，可与生地黄、牡丹皮、黄芩等同用，如芩连四物汤（《杂病源流犀烛》）。

2.酒当归　取当归片，加黄酒拌匀，稍闷，待酒被吸尽后，用文火炒至深黄色为度，取出晾凉（每 10kg 当归，用黄酒 1kg）。酒制后可增强活血散瘀，补血调经的作用。

（1）血瘀经闭　常与川芎、桃仁、熟地黄同用，具有补血调经的作用。可用于血虚血滞所致的月经不调，痛经以及一切血虚证，如桃红四物汤（《医宗金鉴》）。

（2）跌打损伤　常与穿山甲、大黄、桃仁等同用，具有祛瘀疗伤的作用。可用于跌打损伤，瘀血内壅，局部红肿或青暗，痛不可忍，如复元活血汤（《医学发明》）。亦可与丹参、乳香、没药同用，治瘀血凝滞腹痛和遍身血瘀气滞疼痛，如活络效灵丹（《医学衷中参西录》）。

（3）产后抽搐　常与黄芪、阿胶、川芎等同用，具有养血止搐的作用。可用于产后虚弱，风邪客于血分，筋失煦濡，拘挛而痛，如和血熄风汤（《医学衷中参西录》）。

（4）风湿痹痛　常与羌活、桂枝、秦艽等同用，具有活血通痹的作用。可用于风寒湿邪痹阻筋络，关节痹痛，手足冷痹，脚腿沉重，肌肤麻木，如蠲痹汤（《百一选方》）。

3.土炒当归　先将土粉置锅内，炒至灵活状态，再投入当归片，微炒至当归片粘满细土（挂土）时取出，筛去多余土粉（每 10kg 当归，用土粉 3kg）。土炒后既能入脾补血，又不致滑肠，以治血虚便溏为主。

（1）血虚便溏　常与芍药、生姜、炙甘草等同用，具有补血和中的作用。可用于产后血虚便溏，腹中时痛，或少腹拘急，痛引腰背，如当归建中汤（《千金翼方》）。

（2）中寒血凝　常与生姜、羊肉同用，具有温中止痛的作用。可用于中焦虚寒，气血凝滞，脉络不和之腹痛，以及关节痹痛，如当归生姜羊肉汤（《金匮要略》）。

4.当归炭　取当归片，置锅内，用中火炒至外表微黑时取出。炒炭后以止血和血为主。

（1）崩中漏下　常与棕榈炭、龙骨、香附同用，能增强和血止血的作用。可用于冲任不固，崩中漏下，亦治月经过多，如当归散（《儒门事亲》）。

（2）吐血衄血　常与丹参、生地黄炭、川牛膝等同用，具有和血止血的作用。可用于过度劳伤的吐血、衄血，如丹参归脾汤（《揣摩有得集》）。

【处方配给】写当归，配给生品；其余随方配给。

【用法用量】6~12g。

【使用注意】湿盛中满、大便泄泻者忌服。

【备注】当归传统习惯止血用当归头，补血用当归身，破血用当归尾，补血活血用全当归。据现代药理和化学实验证明：①当归头、当归身、当归尾三部分对子宫平滑肌的作用基本上无明显差别；②当归头、尾、身三部分的挥发油含量、比重、折光率、含糖量、旋光度，以及水分、灰分均无明显差别，故可认为当归头、尾、身可以通用。但三者微量元素的含量是有差别的。现除当归头分开入药外，其余以全当归入药为多。

【相关研究】

（1）古代文献研究 《证类本草》："若要破血即使头一节硬实处，止痛止血即用尾，若一时用，不如不使，服食无效，单使妙也"；《太平惠民和剂局方》："若要补血即使头一节，若要止痛破血即用尾"；《汤液本草》："头止血，身和血，梢破血"；《医学入门》："治上酒浸，治外酒洗，血病酒蒸，痰用姜汁炒"；《仁术便览》："头止血，身活血，尾破血，有全用者"；《本草通玄》："头止血而上行，梢破血而下行，身养血而中守，全活血而不走"；《本草害利》："按当归炒极黑治血澼血痢，炒焦则味苦，苦则温血也"；《本草述钩元》："择肥润不枯燥者用。上行酒浸一宿，治表酒洗片时，血病酒蒸。有痰姜制。若入吐衄崩下药中，须醋炒过，少少用之，多则反能动血"；《本草从新》："馋头当归，只宜发散用，宜酒制。治吐血，宜醋炒""发散宜用酒制，治吐血宜醋炒"；《本草辨义》："若脾虚者米炒用使无滑肠之虞，凡痰涎者恐其黏腻，呕吐者恐其泥膈，以姜同炒"；《本草经解要》："酒煮治血虚头痛，酒浸治臂痛，用吴萸同炒去萸为末治久痢"；《得配本草》："止血活血童便炒，恐散气，芍药汁炒之"。

（2）化学成分研究 当归随炮制温度升高，阿魏酸的含量降低。另有实验表明，当归酒炙后水溶物增加，阿魏酸几乎无降低，收敛成分鞣质最少。其土炒后浸出液颜色由浅黄色变为棕色，鞣质为生品的1.4倍，水、醇浸出物及阿魏酸稍有降低；制炭后鞣质升高为生品的2倍，其他成分都成倍降低。据无机元素测定表明，当归酒炙后铜、镍含量增加，铅降至原生药含量的1/5；土炒后铁、镍、铜、锰、锌含量显著升高，铅降至原含量的1/6；当归炭中钙、镍含量增加，铅降至原含量的1/4，其他元素的含量也显著降低。当归及炮制品中的还原糖和水溶性糖的含量：酒炒当归 > 生当归 > 清炒当归 > 土炒当归 > 当归炭；水溶性粗多糖含量：酒炒当归 > 生当归 > 土炒当归 > 清炒当归 > 当归炭。加热炮制后多糖含量均降低，但降低程度不同，并会生成5-HMF和DDMP两个新的化学成分。

（3）药理作用研究 当归对子宫作用具有双向性，其水溶性非挥发性物质能兴奋子宫，使子宫收缩加强；其挥发性成分能抑制子宫，减少其节律性收缩，使子宫弛缓。故有人曾提出，为起到收缩子宫的用，可久煎除去挥发油；如需子宫弛缓，则宜后下，保存部分挥发油。当归及其提取物有显著扩张冠脉作用，能增加冠脉流量，使心肌耗量显著降低，对血小板聚集有明显的抑制作用，当归多糖具有增强免疫功能和抗肿瘤作用。当归具有一定清除氧自由基能力，不同炮制品中加抗坏血酸后对清除氧自由基有协同作用；当与甘露醇合用时，仅有生当归、炒当归与酒当归加入甘露醇后对清除羟自由基有协同作用，而焦当归与当归炭协同作用不明显，说明炮制品本身对不同氧自由基的清除敏感性不同。

熟地黄

本品为玄参科植物地黄 *Rehmannia glutinosa* Libosch. 的新鲜或干燥块根的炮制加工品。药材以个大、体重、质柔软油润、断面乌黑、味甜者为佳。味甘、苦，性寒；入心、肝、肾经。具有补血滋阴，益精填髓之效。

【炮制应用】

1. 熟地黄 取净生地黄，加酒拌匀，置适宜容器内隔水炖至酒被吸尽，取出晒至外皮黏液稍干，切片晒干（每 10kg 生地黄，用黄酒 3~5kg）；亦可清蒸至黑润，晒干切片者。酒蒸后可使其性由寒转温，味由苦转甜，功能由清变补，同时借酒力行散，起到行药势，通血脉的作用。使地黄滋而不腻，以补血滋阴，益精填髓为主。

（1）遗精梦泄 常与山茱萸、山药、茯苓等同用，具有滋肾填精的作用。可用于肾虚不能固摄精液，遗精梦泄，头目眩晕，腰膝痿弱，小便遗溺不禁，如六味地黄丸（《小儿药证直诀》）。

（2）月经不调 常与当归、川芎、白芍同用，具有补血调经的作用。可用于妇人血虚血滞，月事不调，痛经，以及一切血虚证而见舌淡，脉细者，如四物汤（《太平惠民和剂局方》）。

（3）阴虚消渴 常与山茱萸、石斛、麦冬等同用，具有滋阴止渴的作用。可用于燥热内盛，阴液耗伤，消渴烦躁，咽干面赤，善饥多食，小便频多，如地黄饮子（《宣明论方》）。

（4）肾虚喘逆 常与山药、泽泻、五味子等同用，具有纳气平喘的作用。可用于肾不纳气，呃逆气喘，面红颧赤，如都气丸（《医宗己任编》）。

（5）眼目昏花 常与车前子、白芍、当归等同用，具有养肝明目的作用。可用于肝血不足，眼目昏花，视物不明，或生眵泪，如养肝汤（《济生方》）。

2. 熟地黄炭 取熟地黄片，置热锅内，用武火炒至外表焦黑色为度，喷洒清水灭尽火星取出。或用闷煅法煅炭。炒炭后味甘、微涩，性微温，以补血止血为主。

崩中漏下 常与艾叶炭、炮姜炭、棕榈炭等同用，具有补血止血的作用。可用于冲任虚损，崩中漏下。若兼气虚者，可加黄芪、当归，以益气摄血。

【处方配给】 写熟地黄、熟地，配给熟地黄；其余随方配给。

【用法用量】 9~15g。

【使用注意】 熟地黄性质黏腻，较生地黄更甚，有碍消化，凡气滞痰多、脘腹胀痛、食少便溏者忌服。

【相关研究】

（1）古代文献研究 《本草经集注》："得清酒良"；《本草衍义》："生与生干常虑大寒，如此之类故世改用熟"；《汤液本草》："酒洒蒸如乌金，假酒力则微温大补，血衰者须用之""生则性大寒而凉血，熟则性温而补肾"；《景岳全书》："用酒拌炒者，则必有经络壅滞";《本草通玄》："酒炒制其寒佐以砂（仁）、沉（香）纳气归肾，疏地黄之滞";《得配本草》："上升酒炒，行血酒炒""纳气理气砂仁炒""润肠人乳炒""阴火咳嗽童便拌炒";《玉楸药解》："入肾青盐水炒";《本草纲目》："盖地黄性泥，得砂仁之香而窜，合和五脏冲和之气，归宿丹田之故"。

（2）化学成分研究　地黄经蒸或干燥后，梓醇的含量降低率为40%~80%。随着炮制时间的延长，梓醇和益母草苷的含量逐渐降低，而地黄苷D的含量增加。熟地酒制品与蒸制品之间、生地黄炭和熟地黄炭之间梓醇含量无明显差异。研究表明，单糖类物质在体内易于吸收，生地黄经长时间加热蒸熟后，部分多糖和多聚糖可水解转化为单糖，单糖含量熟地黄比生地黄高2倍以上。在一定时间和一定蒸晒次数范围内，还原糖含量随着蒸制时间的延长和蒸晒次数的增加而增多，尤以常压蒸制24小时的熟地黄还原糖含量最高。另外，地黄炮制成熟地黄后，5–羟甲基糠醛的含量增加20倍左右。

（3）药理作用研究　地黄中所含梓醇，具有降血糖、利尿、缓泻等作用；酒熟地黄与蒸熟地黄均有利尿、镇静、降血压、降低胆固醇、改善脑血流量的功效，并对心肌劳损的冠状动脉供血不足有一定的改善作用，二者之间无明显差异。生地黄有增强免疫作用，炮制成熟地黄后，免疫作用减弱；地黄汁或鲜地黄水煎液均能明显拮抗阿司匹林诱导的小鼠凝血时间延长，其中鲜地黄汁的作用更强。而这一结果与历史上治疗出血性疾病多用鲜地黄捣汁服用的临床应用经验吻合；地黄炒炭前后均有止血作用，炒炭后止血作用并未增强，四种饮片的止血效果无显著性差异。

白　芍

本品为毛茛科植物芍药 *Paeonia lactiflora* Pall. 的干燥根。夏、秋二季采挖，洗净，除去头尾和细根，置沸水中煮后除去外皮或去皮后再煮，晒干。药材以根粗、坚实、粉性足、无白心或裂隙者为佳。味苦、酸，性微寒；入肝、脾经。具有养血调经，敛阴止汗，柔肝止痛，平抑肝阳之效。

【炮制应用】

1. 白芍　取原药材，大小分档，洗净，闷润，切薄片，干燥。生用以养血敛阴，平抑肝阳为主。

（1）头目眩晕　常与代赭石、牡蛎、牛膝等同用，具有平肝敛阴的作用。可用于肝阴不足，虚阳上亢，头目眩晕，或脑中发热，两耳蝉鸣，如镇肝熄风汤（《医学衷中参西录》）。亦可与生地黄、柏子仁、白芍等同用，具有镇肝息风，滋阴安神的作用。可用于肝阳上亢，头目眩晕，如建瓴汤（《医学衷中参西录》）。

（2）惊痫抽搐　常与阿胶、牡蛎、鳖甲等同用，具有滋阴息风的作用。可用于热灼真阴，虚风内动，手足瘛疭，精神疲惫，脉虚舌绛，如大定风珠（《温病条辨》）。亦可与防风、葛根、羚羊角等同用，具有祛风解痉的作用，如治中风半身不遂的芍药汤（《圣济总录》）。

（3）崩漏带下 常与熟地黄、龙骨、牡蛎等同用，具有敛阴止血的作用。可用于衄血吐血，崩漏带下，经水不止及金疮出血，如白芍药散（《证治准绳》）。

2. 酒白芍 取白芍片，与酒拌匀，闷至酒被吸尽后，用文火炒至微黄色时取出，晾凉（每 10kg 白芍片，用黄酒 1kg）。酒炙后降低酸寒之性，善于和中缓急。

（1）胸腹疼痛 常与当归、川芎、茯苓等同用，具有缓急止痛的作用。可用于太阴气滞，肝郁不舒的心胃痛，腹满痛，胸胁刺痛，四肢挛急，如当归芍药散（《金匮要略》）。又如用于脘腹挛痛，喜温喜按的小建中汤（《妇科发挥》）。

（2）经行腹痛 常与当归、香附、青皮等同用，具有养血调经的作用。可用于营血虚亏、冲任失养，月经不调，或经行腹痛，如养血平肝散（《沈氏尊生书》）。

（3）腹部挛痛 常与炙甘草同用，具有柔肝缓急止痛的作用。可用于肝阴不足，肝脾不和，筋脉挛急或腹部挛急作痛等症，如芍药甘草汤（《伤寒论》）。

3. 炒白芍 取白芍片，置热锅内，用文火炒至微黄色，取出放凉。炒后药性稍缓，以养血敛阴为主。

（1）脾虚泄泻 常与白术、陈皮、防风同用，具有泻肝补脾的作用。可用于肝旺脾虚，运化失常，腹痛肠鸣泄泻，但泻必腹痛而脉弦，如痛泻要方（《景岳全书》）。

（2）湿热痢疾 常与黄连、黄芩、大黄等同用，具有祛湿止痢的作用。可用于湿热积滞肠中，气血被阻，腹痛下痢，赤白相兼，如芍药汤（《素问病机气宜保命集》）。若脾虚泄泻，则与诃子、肉豆蔻、木香等同用，具有涩肠止泻的作用，如养脏汤（《太平惠民和剂局方》）。

4. 醋白芍 取白芍片，加入定量米醋拌匀，闷润至醋被吸尽后，置炒制容器内，文火炒干，取出晾凉（每 10kg 白芍片，用米醋 1.5kg）。醋炒后，以入肝收敛，以敛血止血，疏肝解郁为主。

（1）乳汁不通 常与酒当归、白术、通草等同用，具有疏肝解郁，通乳的作用。可用于产后肝气郁结，乳汁不通，如通肝生乳汤（《傅青主女科》）。

（2）肝郁尿血 常与生地黄炭、炒蒲黄、炒阿胶等同用，具有收敛止血的作用。可用于肝郁尿血，血色鲜红，如加减黑逍遥散（《医略六书》）。

有的地区还有用土炒者，可借土气入脾，增强柔肝和脾，止泻作用。

【**处方配给**】写白芍、芍药，配给生品；其余随方配给。

【**用法用量**】6~15g。

【**使用注意**】阳衰虚寒之证不宜单独应用。反藜芦。

【**相关研究**】

（1）古代文献研究 《汤液本草》："酒浸行经，止中部腹痛"；《本草蒙筌》："能补能收，酒炒才妙"；《本草纲目》："今人多生用，惟避中寒者以酒炒用，入女人血药以醋炒耳"；《医宗粹言》："切片酒炒过，则不患酸寒伐生气。行血分，得酒制尤力大""脾胃不足呕哕者，有用姜炒"；《证治准绳》："内热者生用，中寒者酒炒用"；《仁术便览》："白者补血补脾阴不足，赤者破血行积火"；《握灵本草》："芍药泻脾火，性味酸寒，冬月必以酒炒，凡腹痛多是血脉凝涩，亦必酒炒用……下痢腹痛必炒用，后重者不炒。产后不可用者，以其酸寒伐生发之气也，必不得已亦酒炒用之"；《医宗说约》："和血补血酒炒，敛血止血醋炒"；《本草辨义》："酒炒补肝行经""生则伐肝，炒则入脾、肺"；《得配本草》："补脾酒炒""血溢醋炒""伐肝生用，补肝炒用，后重生用……多用伐肝，炒用敛阴""除寒姜炒""滋血蜜炒"。

（2）化学成分研究　白芍切片时，水洗后闷润至软切片，芍药苷含量最高，甲酸含量低，丹皮酚量几乎为零。故白芍加工以水洗闷润切片或直接刮去外皮，而不用煮烫刮皮为佳。白芍经炮制后，芍药苷含量均明显降低，尤以清炒品降低最多；丹皮酚的含量也显著降低，尤以清炒品降低最多，麸炒品降低最少。炮制对白芍中苯甲酸含量影响不大。经去皮和水煮，除没食子酸和五没食子酰基葡萄糖含量增加外，白芍中其他成分降低。硫黄熏制可降低芍药苷含量，而产生新成分芍药苷亚硫酸酯，该成分是由芍药苷在有水条件下和 SO_2 的反应产物。

（3）药理作用研究　白芍五种炮制品的水煎液均能使离体兔肠自发性收缩活动的振幅加大，且剂量增加，作用增强，以醋制品作用最强。对氯化钡引起的兔肠收缩加强，生品有明显的拮抗作用，剂量增大，作用增强，其他炮制品对氯化钡的拮抗作用不明显。对肾上腺素引起的肠管活动抑制，除生品和麸炒品作用不明显外，清炒品、酒炒品、醋炒品均有不同程度的拮抗作用，并随剂量增加而作用增强。尤以醋制品拮抗作用最为明显。

镇痛实验结果表明，白芍炮制品镇痛作用较生品明显。以五种不同炮制的芍药配伍组成的芍药甘草汤均有不同程度的镇痛作用，尤以醋炒白芍甘草汤镇痛作用最为明显。对乙酰胆碱所致的肠管痉挛性收缩均有明显的拮抗作用，对巴豆油所致的小鼠耳廓炎症、乙酸所致的小鼠腹腔炎症及毛细管通透性均有明显的抑制作用，各炮制品之间无明显差异。另据报道，白芍炒炭后，凝血时间比用药前缩短 50%。本品之所以具有广泛的药效机制，可能与促进机体对感染的防御功能有关，其作用制品比生品更强，说明白芍炮制后可明显提高药效。

阿　胶

本品为马科动物驴 *Equus asinus* L. 的干燥皮或鲜皮经煎煮、浓缩制成的固体胶。将驴皮浸泡去毛，切块洗净，分次水煎，滤过，合并滤液，浓缩（可分别加入适量的黄酒、冰糖及豆油）至稠膏状，冷凝，切块，晾干，即得。药材以色匀、质脆、半透明、断面光亮、无腥气者为佳。味甘，性平；入肺、肝、肾经。具有补血，滋阴，润肺，止血之效。

【炮制应用】

1. **阿胶丁**　取阿胶块，置文火上烘软，切成小方块。生品其性滋腻，且有腥气，多烊化入药，滋腻碍脾之弊。以滋阴补血为主。

（1）虚烦不眠　常与黄连、鸡子黄、白芍等同用，具有滋阴养神的作用。可用于热病后期，耗伤阴血，心神失宁，心烦不眠，如黄连阿胶汤（《伤寒论》）。

（2）手足抽动　常与钩藤、鸡子黄、生牡蛎等同用，具有柔肝息风的作用。可用于热病灼伤阴液，血不养筋，肝风内动，筋脉拘挛，手足瘛疭，如阿胶鸡子黄汤（《通俗伤寒论》）。

（3）血虚诸证　常与当归、熟地黄、白芍等同用，能增强其补血作用。可用于血虚诸脏失养，面色㿠白，心悸头晕等症，如阿胶四物汤（《杂病源流犀烛》），亦可单味烊化应用。

（4）温燥干咳　常与北沙参、麦冬、杏仁等同用，具有养阴润肺的作用。可用于温燥伤肺，干咳无痰，咽喉干燥，心烦口渴，舌干无苔，如清燥救肺汤（《医门法律》）。

2. **蛤粉炒阿胶**　将蛤粉置锅内加热炒至灵活状态，投入阿胶丁不断翻动，至鼓起呈圆球形，内无溏心为度，筛去蛤粉（每10kg阿胶，用蛤粉3~5kg）。蛤粉炒后降低了滋腻之性，入丸散便于粉碎，同时也矫正了不良气味。以养阴润肺，滋阴降火，化痰为主。

肺痿燥咳　常与杏仁、马兜铃、牛蒡子等同用，具有润肺宁嗽的作用。可用于肺痿阴虚火旺，虚劳燥咳，痰中带血，咽喉干痛，如阿胶散（《小儿药证直诀》）。亦可与天冬、川贝母、百合等同用，具有滋阴养血，润肺止咳的作用，如月华丸（《医学心悟》）。

3. **蒲黄炒阿胶**　将蒲黄置锅内炒至微变色时，投入阿胶丁不断翻动，至鼓起成圆球形，内无溏心时取出，筛去蒲黄（每10kg阿胶，用蒲黄2kg）。经蒲黄炒后，以止血安络为主。

（1）吐血、衄血、咯血　常与生地黄、蒲黄同用，具有补血止血的作用。可用于血虚燥动的各种出血证，如阿胶汤（《沈氏尊生书》）。亦可与灶心土、地黄、附片等同用，具有温阳健脾，养血止血的作用。可用于脾阳不足所致的大便下血，或吐血，血色暗淡，四肢不温，如黄土汤（《金匮要略》）。还可与牛蒡子、蜜炙马兜铃、杏仁等同用，具有养阴补肺，镇咳止血的作用。可用于肺虚火盛，咳喘，咽干痰少，或痰中带血，如补肺阿胶汤（《小儿药证直诀》）。

（2）痢疾日久　常与黄连、当归、干姜同用，具有滋阴清热，化湿止痢的作用。可用于久痢不愈，伤及阴血，下痢赤白黏冻，腹痛绵绵，如驻车丸（《备急千金要方》）。

（3）胎前产后下血　常与当归、艾叶、生地黄同用，具有补血安胎的作用。可用于妇人经水淋漓，胎前产后下血不止，以及妊娠腹痛，如胶艾汤（《金匮要略》）。

【处方配给】写阿胶，配给生品；阿胶珠，配给蛤粉炒品；其余随方配给。

【用法用量】3~9g。烊化兑服。

【使用注意】本品性质黏腻，有碍消化。故脾胃虚弱、不思饮食，或纳食不消，以及呕吐泄泻者均忌服。

【相关研究】

（1）古代文献研究　《本草述钩元》："调经丸药中用，宜入醋重汤炖化，和药。胃弱作呕者，弗烊化服"；《本草备要》："蛤粉炒去痰，蒲黄炒止血"；《得配本草》："止血蒲黄炒，止嗽蛤粉炒"；《本草害利》："其气浊臭而不清香……今方法用面炒成珠，化痰蛤粉炒，止血蒲黄炒或童便和化，以解其气。如真阿胶得趋下至静之性，凡血热则沸郁妄行，诸见血症，遇此即止，故用水溶化为佳，炒珠恐乱其性也"。

（2）化学成分研究　阿胶珠与阿胶丁的比较研究表明，相同条件处理的水解液，经用氨基酸自动分析仪测定其所含氨基酸，两者均含相同种类的氨基酸，但阿胶丁氨基酸总量为 63.55%，阿胶珠氨基酸总量为 73.13%。阿胶珠较阿胶丁含量高，是由于经烫珠后水分大大降低，同时烫珠温度可达 140℃，肽键易断裂，亦使氨基酸含量提高。而烫炒受热时间短，氨基酸种类并无变化。阿胶经蛤粉炒后，其含锌量是阿胶丁的 2 倍。以外观性状、体积、硬度、溶散度等为评价指标，阿胶 6 种炮制方法的优劣顺序是：蛤粉炒 > 真空法 > 烘制法 > 蒲黄烘 > 蒲黄炒 > 微波法。

（3）药理作用研究　阿胶内含钙盐，炒后钙离子易被人体吸收，钙能减少血管壁的渗透作用，故能增强止血的功效。

何首乌

本品为蓼科植物何首乌 *Polygonum multiflorum* Thunb. 的干燥块根。秋、冬二季叶枯萎时采挖，削去两端，洗净，个大的切成块，干燥。药材以体重、质坚实、粉性足者为佳。味苦、甘、涩，性微温；入肝、心、肾经。具有解毒，消痈，截疟，润肠通便之效。

【炮制应用】

1. 何首乌　取原药材，除去杂质，洗净，润透后，切厚片或切成方块干燥。生用苦泄兼发散，通络走窜力强，以解毒散结，润肠通便为主。

（1）津枯便秘　常与黑芝麻同用，具有润肠通便的作用。可用于血虚肠燥，大便秘结，亦治大肠风毒，下血不止，如治大肠风秘方（《中药临床常用手册》）。

（2）疮肿痒痛　常与防风、苦参、薄荷同用，具有解毒散风的作用。可用于湿热风毒，遍身疮肿痒痛，如何首乌散（《外科精要》）。

（3）颈项瘰疬　常与昆布、皂荚、麝香等同用，具有解毒散结的作用。可用于肝经郁火炽盛，壅阻颈项，瘰病结核，形体羸瘦或兼乍寒乍热，如何首乌丸（《太平圣惠方》）。

2. 制何首乌　取生何首乌块或片，用黑豆汁拌匀，润湿，置非铁质的容器内，蒸或炖至汁液吸尽，并呈棕褐色时取出干燥（每 10kg 何首乌片，用黑豆 1kg）。经黑豆汁拌蒸后，味转甘厚而性转温，功效由清变补，增强滋阴补肾，强筋骨，养肝益血，乌须发的作用，同时消除了生何首乌滑肠致泻的副作用。

（1）须发早白　常与枸杞子、菟丝子、补骨脂等同用，具有补肝肾，益精血的作用。可用于气血不足，肾虚无子，消渴，遗精崩带，如七宝美髯丹（《积善堂经验方》）。

（2）头目眩晕　常与女贞子、生地黄、沙苑子同用，具有补肝益肾的作用。可用于肾虚肝阳上亢，头晕目眩，耳鸣心跳，多梦失眠，腰膝酸软，腰体麻木，如首乌合剂（《临床常用中药手册》）。

（3）久疟不止　常与人参、陈皮、当归等同用，具有健脾截疟的作用。可用于脾虚久疟，缠绵不止，面色无华，形神不足，如何人饮（《景岳全书》）。

【处方配给】 写何首乌、首乌、制首乌，配给制首乌；生品随方配给。

【用法用量】 生品 3~6g；制品 6~12g。

【使用注意】 大便溏泻及湿痰较重者不宜服。

【相关研究】

（1）古代文献研究　《本草新编》："蒸熟能黑须发，但尤恶铁器"；《本草纲目拾遗》："今人以（黑豆）制何首乌，取以引入肾经也"；《本草害利》："以竹刀切，米治浸经宿，同黑豆九蒸九晒，木杵臼捣之……按此法乃用以补益肝肾者，治瘰疬乃有生嚼"；《本草便读》："大抵生用则流利，制用则固补"。

（2）化学成分研究　何首乌经蒸制后，总蒽醌、结合型蒽醌含量随着蒸制时间延长而减少，游离蒽醌含量增加，制何首乌中游离蒽醌的含量略高于生何首乌；二苯乙烯苷含量随蒸制时间延长而降低，生何首乌中二苯乙烯苷的含量亦高于制何首乌。说明炮制时间对游离蒽醌和二苯乙烯苷有明显影响。也有研究表明，总游离蒽醌含量先上升后下降；总蒽醌含量和结合蒽醌逐渐下降。鞣质含量随炮制时间的延长逐渐下降。炮制工艺对制何首乌饮片磷脂和总糖含量影响较大。清蒸品的总糖含量高于黑豆汁拌蒸品，黑豆汁拌蒸品的磷脂含量高于清蒸品。随蒸制时间的延长、蒸制温度的增加，制何首乌的总糖增加，磷脂减少。厚片生何首乌炮制后，其磷脂含量高于薄片。炮制后没食子酸含量明显增加，但随着炮制时间延长其含量变化不大；5- 羟基麦芽酚（DDMP）和 5- 羟甲基糠醛为炮制后新产生的成分，其含量随着炮制时间的延长而有所增加。

（3）药理作用研究　生何首乌具有泻下作用，经蒸制后，泻下作用随蒸制时间延长而逐渐减弱，当蒸至 50 小时以后即看不到泻下作用。制何首乌具有免疫增强和肝糖原积累作用，而生何首乌无此作用。由此说明何首乌经蒸制后，致泻作用减弱；磷脂类成分和糖的含量增加，使补益作用更加突出。制何首乌温水浸液能使切除肾上腺饥饿小鼠的肝糖原升高；何首乌所含有的卵磷脂具有抗衰老、升血糖、减轻动脉硬化等作用。现代药理研究进一步证实，制何首乌具有增强免疫、改善记忆障碍及抗衰老等作用，而生何首乌有一定的毒性，长时间服用可引起动物消瘦、倦怠、动作迟缓和死亡，蒸 20 小时以后的制品几乎无毒性。游离蒽醌衍生物具有补益作用，水溶性二苯乙烯苷具有降胆固醇和保肝作用。何首乌中具保肝作用的二苯乙烯苷为热不稳定成分，随炮制时间的延长和温度的升高而降低；生何首乌中二苯乙烯苷的含量略高于制何首乌。提示生何首乌和制何首乌均具有降低血清总胆固醇的作用。

南沙参

本品为桔梗科植物轮叶沙参 *Adenophora tetraphylla*（Thunb.）Fisch. 或沙参 *Adenophora stricta* Miq. 的干燥根。春、秋二季采挖，除去须根，洗后趁鲜刮去粗皮，洗净，干燥。药材以粗细均匀、肥壮、色白者为佳。味甘，性微寒；入肺、胃经。具有养阴清肺，益胃生津，化痰，益气之效。

【炮制应用】

1. 南沙参 取原药材，除去芦头，抢水洗净，润透，切厚片，干燥。生用以养阴清肺，益胃生津为主。

（1）肺热燥咳 常与天冬、知母、浙贝母等同用，具有清火润肺，止咳的作用。可用于燥邪化火，肺热噪咳，痰中带血等症。

（2）胃阴虚证 常与玉竹、麦冬、生地黄等同用，具有滋阴益胃生津的作用。可用于胃中虚火上炎，口干舌燥，口舌生疮，或火热上炎之牙痛，如益胃汤（《温病条辨》）。

2. 蜜南沙参 取炼蜜，加适量开水稀释，淋入南沙参片内拌匀，闷润，置炒制容器内，用文火加热，炒至不粘手时，取出晾凉。蜜炙后，其性偏润，以润肺化痰为主。

（1）阴虚燥咳 常与麦冬、浙贝母、瓜蒌仁等同用，具有滋阴润肺，化痰止咳的作用。可用于久咳伤肺阴而致的阴虚燥咳，干咳无痰等症，如沙参麦冬汤（《温病条辨》）。

（2）阴虚劳嗽 常与生地黄、川贝母、阿胶等同用，具有滋阴润肺，镇咳止血的作用，可用于肺房热盛，咳嗽气喘，咽喉干燥，痰中带血等症，如月华丸（《医学心悟》）。

3. 米炒南沙参 将大米置热锅内，用中火加热至冒烟时，投入南沙参片拌炒，至南沙参呈浅黄色时取出，筛去米，放凉（每10kg南沙参片，用米2kg）。米炒后增强润燥补脾的作用。

胃虚不纳 常与炒鸡内金、炒白术、炒麦芽等同用，具有润燥补脾的作用。可用于久病脾胃虚弱，饮食不纳，尤其适合老年人或小儿虚不受补者。

【处方配给】写南沙参、泡参，配给生品；其余随方配给。

【用法用量】9~15g。

【使用注意】不宜与藜芦同用。

【相关研究】古代文献研究 《炮制经验集成》："南沙参、润肺止咳。蜜制：增强润肺止咳，和脾胃"。

百 合

本品为百合科植物卷丹 *Lilium lancifolium* Thunb.、百合 *Lilium brownii* F. E. Brown var. *viridulum* Baker 或细叶百合 *Lilium pumilum* DC. 的干燥肉质鳞叶。秋季采挖，洗净，剥取鳞叶，置沸水中略烫，干燥。药材以鳞叶均匀、肉厚、质硬、筋少、色白、味苦者为佳。味甘，性寒；入肺、心经。具有养阴润肺，清心安神之效。

【炮制应用】

1. 百合 将原药材，拣净杂质和黑瓣，筛去灰屑。生用以清心安神为主。

（1）虚烦惊悸 常与知母或地黄同用，具有清心安神的作用。可用于热病后期，余热未清，心烦不安，神志恍惚，如百合知母汤（《金匮要略》），或百合地黄汤（《金匮要略》)。

（2）浮肿腹胀　常与茯苓、大腹皮、紫苏等同用，具有行水消肿的作用。可用于肺气壅滞，咳嗽喘闷，浮肿腹胀，痞满疼痛，小便淋涩，如百合汤（《证治准绳》）。

2. 蜜百合　取净百合加炼蜜拌匀，闷润，置锅内，用文火炒至黄色，不粘手为度（每10kg百合，用炼蜜0.5kg）。蜜炙后以润肺止咳为主。

（1）肺虚久咳　常与款冬花同用，具有润肺止咳的作用。可用于肺虚久咳，或阴虚火旺之咳嗽，反复不愈，口干声哑，如百花膏（《济生方》）。

（2）肺痨咳血　常与生地黄、熟地黄、贝母等同用，具有润肺止血的作用。可用于肺肾阴亏，虚火上炎，咽喉燥痛，咳嗽气喘，痰中带血，如百合固金汤（《医方集解》）。

【**处方配给**】写百合，配给生品；蜜炙品随方配给。

【**用法用量**】6~12g。

【**使用注意**】本品为寒润之品，所以风寒咳嗽或中寒便溏者忌服。

【**相关研究**】

（1）古代文献研究　《食疗本草》："主心急黄，蒸过和蜜，作粉食之尤佳"；《握灵本草》："肺热咳嗽，新百合四两，蜜和蒸软，时时含一片吞津"。

（2）化学成分研究　熏硫后百合的总磷脂、总多糖及总皂苷含量均明显降低。

（3）药理作用研究　用浓氨水喷雾法和二氧化硫刺激法对小鼠的止咳实验表明，百合蜜炙前后均有止咳作用，蜜炙后止咳效果更好。

麦　冬

本品为百合科植物麦冬 *Ophiopogon japonicus*（L. f）Ker-Gawl. 的干燥块根。夏季采挖，洗净，反复暴晒、堆置，至七八成干，除去须根，干燥。药材以肥大、淡黄白色、半透明、质柔、嚼之有黏性者为佳。味甘、微苦，性微寒；入肺、心、胃经。具有养阴生津，润肺清心之效。

【**炮制应用**】

1. 麦冬　将原药材，拣去杂质，干燥。生品以滋阴润肺，益胃生津为主。

（1）肺燥咳嗽　常与杏仁、石膏、阿胶等同用，具有滋阴润肺的作用。可用于热灼肺阴，肺痹潮热，咳嗽少痰，或干咳无痰，咽痛咳喘，如清燥救肺汤（《医门法律》）。

（2）阴液亏耗　常与天冬、生地黄、北沙参等同用，具有滋阴养液的作用。可用于热病后期，阴液耗损，口干咽燥，舌红苔黄，如益胃汤（《温病条辨》）。

（3）气短口干　常与人参、五味子同用，具有益气生津止渴的作用。可用于气阴两伤，胃火偏盛，气短口干，汗多体倦，如生脉散（《内外伤辨惑论》）。

（4）大便燥结　常与天冬、地黄、肉苁蓉等同用，具有润肠通便的作用。可用于热病愈后，肠胃津少，大肠虚燥，大便数日不解，如六成汤（《温疫论》）。

（5）小便淋涩　常与木通、滑石、冬葵子等同用，具有利尿通淋的作用。可用于心热气壅，溺涩成淋，面目四肢浮肿，脐下胀闷，如麦门冬散（《证治准绳》）。

2. 朱砂拌麦冬 取净麦冬，喷水湿润，加朱砂拌匀，至麦冬表面"挂衣"，取出晾干（每10kg麦冬，用朱砂0.3kg）。朱砂拌后以清心除烦为主。

心烦失眠 常与黄连、生地黄、玄参等同用，具有清心除烦，安神的作用。可用于温邪入营，心神被扰，心烦躁动不安，少眠或不眠，身热口渴，如清营汤（《温病条辨》）。

古时麦冬要求去心，免令人烦，现较少去心。

【处方配给】写麦冬、寸冬，配给生品；其余随方配给。

【用法用量】6~12g。

【使用注意】感冒风寒或有痰饮湿浊的咳嗽，以及脾胃虚寒泄泻者均忌服。

【相关研究】古代文献研究 《证类本草》："温水洗去心用，不令心烦，惟伤寒科带心用"；《汤液本草》："行经酒浸，汤浸，去心治经枯"；《本草发挥》："又治经枯，乳汁不行，汤润去心。用行经，须以酒浸"；《本草纲目》："滋补药以酒浸擂之"；《本草备要》："入滋补药，酒浸，制其寒"；《得配本草》："心能令人烦，去心，忌铁，入凉药生用，入补药酒浸"；《本草述钩元》："通脉不去心"；《本草害利》："晒干收之，抽去心用，不尔令人心烦，近时多连心用，恐滑肠者用米炒黄""宁心用辰砂少许拌入"；《本草便读》："炒同元米，寒苦堪除。去心用，亦有连心用者，以其心如人之脉络，一棵十余枚，个个贯通，取其能贯通经络之意，故生脉散用之者，以能复脉中之津液也""拌入辰砂，惊烦可定"。

玉 竹

本品为百合科植物玉竹 *Polygonatum odoratum*（Mill.）Druce 的干燥根茎。秋季采挖，除去须根，洗净，晒至柔软后，反复揉搓，晾晒至无硬心时，晒干；或蒸透后，揉搓至半透明，晒干。药材以条长、肉肥、黄白色、光泽柔润者为佳。味甘，性微寒；入肺、胃经。具有养阴润燥，生津止渴之效。

【炮制应用】

1. 玉竹 取原药材，拣尽杂质，洗净，润软，切片，干燥。生品以生津止渴为主。

（1）阴虚感冒 常与桔梗、白薇、淡豆豉等同用，具有养阴清热的作用。可用于素体阴虚，感冒风温、冬温，发热咳嗽，口渴咽痛，如加味葳蕤汤（《通俗伤寒论》）。

（2）燥热口渴 常与沙参、麦冬、甘草同用，具有生津止渴的作用。可用于燥邪伤津，口干舌燥；亦治胃火炽盛，烦渴善饥，如玉竹麦冬汤（《温病条辨》）。

2. 蒸玉竹 取净玉竹，置蒸笼内，蒸至外表呈黑色，内部棕黄色时，取出干燥。蒸后以滋阴益气为主。

（1）虚痹干咳 常与石膏、麻黄、杏仁等同用，具有润肺止咳的作用。常用于虚痹干咳，或冬温咳嗽，咽干痰结，如葳蕤汤（《备急千金要方》）。

（2）热病伤阴 常与麦冬、生地黄、北沙参等同用，具有滋阴养液的作用。可用于热病后期，阴液耗损，或热病中期，下后汗出，口干咽燥，舌红苔黄，如益胃汤（《温病条辨》）。

（3）虚痹发热 常与党参、黄芪、地骨皮等同用，具有滋阴益气的作用。可用于气阴两伤，时时发热、形体羸瘦、自汗或盗汗、神疲乏力等症。

【处方配给】写玉竹，配给生品；蒸品随方配给。

【处方配给】6~12g。

【使用注意】本品虽性质平和，但为滋阴润燥之品，故脾虚而有湿痰者不宜服。

【相关研究】

（1）古代文献研究 《得配本草》："止咳蜜水拌蒸，去风酒拌蒸"；《本草求真》："发散生用，补剂蜜水拌饭上蒸熟"。

（2）化学成分研究 炮制方法对于玉竹成分的影响是复杂的，玉竹炮制后清蒸可以增加多糖含量，加热炮制可以增加总皂苷含量。

黄 精

本品为百合科植物滇黄精 *Polygonatum kingianum* Coll. et Hemsl.、黄精 *Polygonatum sibiricum* Red. 或多花黄精 *Polygonatum cyrtonema* Hua 的干燥根茎。按形状不同，习称"大黄精""鸡头黄精""姜形黄精"。春、秋二季采挖，除去须根，洗净，置沸水中略烫或蒸至透心，干燥。药材以块大、肥润、色黄、断面透明者为佳。味甘，性平；入脾、肺、肾经。具有补气养阴，健脾，润肺，益肾之效。生品具麻味，戟人咽喉，一般不直接入药。

【炮制应用】

1.**蒸黄精** 取黄精洗净，反复蒸至内外呈滋润黑色，切厚片，干燥。蒸后可除去麻味，避免刺激咽喉，以补脾润肺，益肾为主，但有滋腻碍脾之虑。

（1）肺虚燥咳 常与北沙参、知母、贝母等同用，具有滋阴润肺的作用。可用于肺肾阴虚，干咳无痰，及久咳肺痿，虚火上炎，肺痨咳血，咽痛等症。

（2）脾胃虚弱 常与党参、茯苓、白术等同用，具有补脾益气的作用。可用于脾气不足，体倦无力，食欲不振，口干食少，大便干燥等症。

（3）肾虚精亏 常与枸杞子同用，具有益肾填精的作用。可用于肾虚精亏所致的腰酸，头晕，足软，如枸杞丸（《奇效良方》）。

（4）阴虚消渴 常与黄芪、山药、天花粉等同用，具有滋阴止渴的作用。可用于肾液亏耗，阴虚火旺，身热口渴，多饮多汗等症。

2.**酒黄精** 取黄精洗净，加黄酒拌匀置罐内或其他适宜的容器内，密闭，置水浴中，隔水炖，直至酒被吸尽，色泽黑润，口尝无麻味为度（每10kg黄精，用黄酒2kg）。酒蒸后能助其药势，使其滋而不腻，更好地发挥补益作用。

（1）气血两亏 常与当归同用，具有滋阴补血的作用。可用于气血虚弱，面黄肌瘦，腰腿无力，津液不足，饮食减少，精神倦怠，如九转黄精丹（《北京市中药成方选集》）。

（2）肾气虚寒　常与海马、鹿茸、锁阳等同用，具有滋肾助阳的作用。可用于房室伤肾，阳事痿弱，梦遗滑精，潮热劳嗽，腰膝酸软，目暗耳鸣，如海马保肾丸（《北京市中药成方选集》）。

【处方配给】写黄精，配给蒸黄精；其余随方配给。

【用法用量】9~15g。

【使用注意】本品因性质滋腻，易助湿邪，凡脾虚有湿、咳嗽痰多以及中寒便溏者不宜服。

【相关研究】

（1）古代文献研究　《食疗本草》："蒸之，若生则刺人咽喉，曝使干，不尔朽坏"；《证类本草》："以九蒸九曝为胜。单服九蒸九曝，入药生用"；《本草蒙筌》："入药疗病，生者亦宜"；《修事指南》："水煮可去苦味"。

（2）化学成分研究　黄精炮制后，水浸出物比生品增加 29.30%（冷浸法）和 24.62%（热浸法），醇浸物增加 32.54%，总糖略有减少，还原糖则增加 80% 以上，游离氨基酸由 4 个增加到 10 个。表明黄精炮制后，有利于成分的浸提。炮制过程中新产生的 2 种成分为 5- 羟甲基麦芽酚（DDMP）和 5- 羟甲基糠醛（5-HMF）。多花黄精中 DDMP 的量随着炮制时间的延长逐渐升高，至炮制 24 小时达到最高，随后开始逐渐降低；5-HMF 的量随着炮制时间的延长逐渐升高。3 种黄精中呋喃类成分含量差异显著，多花黄精～滇黄精＞黄精。炮制后各种黄精中 9 种呋喃类成分多有所增加，蒸制品＞炆制品。此外，黄精在经过酒蒸或炆制后，D- 蔗糖、棉子糖等寡糖的含量均呈下降趋势，而 D- 葡萄糖、D- 果糖等单糖含量却呈明显上升趋势。

（3）药理作用研究　黄精炮制后，刺激性消失。将生黄精及清蒸品、酒蒸品的水提醇沉液按 450g/kg（相当于原生药）的剂量给小鼠灌服，实验结果为生品组小鼠全部死亡，而炮制组小鼠均无死亡，且活动正常。

黄精炮制前后黄精多糖具有相同的药理作用，均有延长小鼠游泳时间和常压耐缺氧存活时间；提高血红蛋白水平和白细胞计数；增加胸腺、脾脏的重量和未成年雄性小鼠睾丸和前列腺贮精囊的重量；提高血清中免疫球蛋白 IgA、IgM、IgG 含量的作用。黄精水煎剂对结核分枝杆菌、志贺菌有抑制作用，对常见性皮肤真菌也有抑制作用。

女贞子

本品为木犀科植物女贞 Ligustrum lucidum Ait. 的干燥成熟果实。冬季果实成熟时采收，除去枝叶，稍蒸或置沸水中略烫后，干燥；或直接干燥。药材以粒大、饱满、色灰黑、质量坚实者为佳。味甘、苦，性凉；入肝、肾经。具有滋补肝肾，明目乌发的作用。

【炮制应用】

1. 女贞子　取原药材，除去梗叶及杂质，洗净，干燥，用时捣碎。生品性凉，以滋阴润燥为主。

阴虚便秘　常与火麻仁、郁李仁、生地黄等同用，具有润肠通便的作用。可用于营血不足，肠燥便秘。亦可与大黄同用，治温病肠燥，大便燥结。

2. 酒女贞子　取净女贞子，用黄酒拌匀，稍闷，置容器内蒸至酒被吸尽，色泽黑润时取出干燥（10kg 女贞子，用黄酒 2kg）。用时捣碎。酒蒸后性平，增强滋补肝肾作用。

（1）目赤目暗　常与菊花、生地黄、刺蒺藜等同用，具有滋肝明目的作用。可用于肝肾阴虚，目视不明，或目赤作痛，如治目视模糊方（《中国药学大辞典》）。

（2）肝肾阴虚　常与墨旱莲同用，具有补益肝肾的作用。可用于肝肾阴虚，须发早白，头目眩晕，口苦口干，失眠多梦，遗精体倦，如二至丸（《六科准绳》）。

（3）肾虚消渴　常与生地黄、龟甲、牛膝等同用，具有滋养阴液的作用。可用于邪热深入下焦，肾中真阴受伤，小便频多，口干咽燥，腰脚酸软，如女贞汤（《医醇賸义》）。

【处方配给】写女贞子、冬青子，配给蒸制品；生品随方配给。

【用法用量】6~12g。

【使用注意】本品虽补而不腻，但性质偏凉，如脾胃虚寒泄泻及阳虚者忌服。

【相关研究】

（1）古代文献研究　《本草品汇精要》："浸酒祛风补血"；《本草纲目》："凡使女贞实去梗叶，酒浸一日夜，布袋擦去皮，晒干为细末，待旱莲草出，多取数石捣汁，熬浓和丸桐子大，每夜酒送百丸，不旬日间膂力加倍，老者即不夜起。又能变白发为黑色，强腰膝，起阴气"。

（2）化学成分研究　实验表明，女贞子经过炮制后，表面析出的一层白色粉霜为齐墩果酸。酒制女贞子提高了齐墩果酸的溶出效率，以黄酒蒸制溶出率最大，其次是蒸制品和醋制品，蒸制与醋制差异无显著性，这与女贞子的传统用药方法酒制、蒸制、醋制相一致。炮制对女贞子中的微量元素有明显影响，用黄酒、醋等辅料制过的女贞子中的一些微量元素比生品中的微量元素含量高。女贞子炮制后水解氨基酸的总量均有不同程度增加，其中以黄酒制及醋制女贞子中水解氨基酸增加较多。女贞子蒸制后多糖含量逐渐降低、5-HMF 含量逐渐增加。另有研究表明，女贞子经不同方法炮制后，醇溶性浸出物、红景天苷和酪醇含量均有不同程度的升高，尤以红景天苷含量增加显著；水浸出物的含量，清蒸品和直接置笼屉上的酒蒸品均低于生品，而置容器内酒蒸和酒炖品均高于生品；齐墩果酸和熊果酸含量变化不大。

（3）药理作用研究　女贞子中所含的齐墩果酸有强心利尿作用。女贞子不同炮制品中，以酒蒸品齐墩果酸含量最高，降谷氨酸氨基转移酶的作用最强，抗炎、抑菌作用最显著。女贞子升高白细胞作用的有效成分亦是齐墩果酸，应用环磷酰胺所致白细胞下降模型测定，酒蒸品及清蒸品水提物不具有升高白细胞作用，但酒蒸品的醇提物具有升高白细胞作用，其作用较生品强。

传统经验认为，女贞子酒蒸后可增加补肝肾，强腰膝之功。对小鼠免疫功能的实验结果显示，女贞子酒蒸品水提物，在增加胸腺、脾脏重量、促进 PHA 诱导的淋巴细胞转化率、提高血清溶血素含量、抑制网状内皮系统活性等方面均较生品显著增加。女贞子酒蒸品、清蒸品大（小）剂量及生品大剂量均可显著提高小鼠常压耐缺氧能力，在相同剂量下，以酒蒸品作用最强。抗炎、抑菌作用也以酒蒸品为最佳。通过保肝作用的比较，女贞子炮制品以酒蒸品降低谷氨酸氨基转移酶的作用最强，并且与齐墩果酸含量成正相关。

黑芝麻

本品为脂麻科植物脂麻 *Sesamum indicum* L. 的干燥成熟种子。秋季果实成熟时采割植株，晒干，打下种子，除去杂质，再晒干。药材以个大、色黑、饱满、无杂质者为佳。味甘，性平。入肝、肾、大肠经。具有补肝肾，益精血，润肠燥之效。

【炮制应用】

1.黑芝麻　取原药材，除去杂质，洗净，干燥。用时捣碎。生品滑痰，凉血解毒为主，较少应用。

（1）产后乳汁不足　常与大米同煮为粥，服用，具有补肝肾，润五脏的作用。可用于产后乳汁不足以及老年体衰眩晕消瘦、便燥、须发早白等，如黑芝麻粥（《本草纲目》）。

（2）须发早白　常与制何首乌、熟地黄、酒牛膝等同用，具有补肝肾，强筋骨，乌须发的作用。可用于肝肾两虚，头晕目花，耳鸣，腰酸肢麻，须发早白，如首乌丸（《中国药典》）

2.炒黑芝麻　取净黑芝麻，置预热的炒制容器内，用文火加热，炒至有爆裂声，香气逸出时，取出，晾凉。用时捣碎。炒后香气浓，易于煎出有效成分，增强填精补血之效，长于补益肝肾，填精补血。

（1）腰膝不利　常与何首乌、熟地黄、牛膝等同用，具有补肝肾，生精血的作用。可用于肝、肾两亏，腰膝不利，头昏目眩，须发早白，如养血补肾丸（《国家中成药标准汇编　内科气血津液分册》）。

（2）身体虚弱　常与人参、鹿角胶、丹参等同用，具有滋阴助阳，补肾养血的作用。可用于气血两虚，周身酸软，神经衰弱等症，如二仙口服液（《卫生部药品标准中药成方制剂第十三册》）。

【处方配给】写黑芝麻、炒黑芝麻，配给炒黑芝麻；其余随方配给。

【用法用量】9~15g。

【使用注意】本品性滑润，肠滑便溏及精气不固者不宜应用。

【相关研究】

（1）古代文献研究　《神农本草经》："补五内，益气力，长肌肉，填髓脑。久服，轻身、不老"；《本草纲目》："杀五黄，下三焦热毒瓦斯。伤寒发黄，乌麻油和水，搅鸡子白服之""腰脚痛痹，炒末，日服至一年，永瘥"；《医心方》："黑胡麻捣末，酒渍，服七日后瘥验"；《名医别录》："坚筋骨，治金创，止痛，及伤寒温疟，大吐后虚热羸困。久服明耳目，耐饥，延年。以作油，微寒。利大肠，胞衣不落。生者摩疮肿，生秃发"；《肘后备急方》："生研胡麻酒和服之，治风毒脚弱痹满""胡麻熬令香，杵，筛，日服一小升，治腰脚疼痛"；《千金翼方》："炒胡麻以布袋盛枕头，治蚰蜒入耳；乌麻九蒸九曝捣末，枣膏和丸，生发黑发"；《蜀本草》："服食家当九蒸、九曝、熬、捣"。

（2）化学成分研究　黑芝麻中芝麻素的含量，随着蒸制次数的增加，呈现降低的趋势；在黑芝麻九蒸九晒品中精氨酸的含量显著升高，炒制品中苏氨酸含量明显升高，而2种炮制品中其余氨基酸的含量均有所下降。

（3）药理作用研究　黑芝麻蒸炒组对大鼠便秘模型的润肠通便指标、体质量及精神状态均明显优于生品组；黑芝麻炮制（蒸、炒）后在促进吸收排泄方面的功能优于生品；采用自由基清除能力测定的方法探究黑芝麻生品、炒制品、蒸晒品（九蒸九晒）的体外抗氧化活性，发现DPPH和羟自由基清除能力表现为蒸晒品＞炒制品＞生品，而超氧自由基O_2清除能力三者无显著差异。

龟　甲

本品为龟科动物乌龟 Chinemys reevesii（Gray）的背甲及腹甲。全年均可捕捉，以秋、冬二季为多，捕捉后杀死，或用沸水烫死，剥取背甲和腹甲，除去残肉，晒干。药材以血板、块大完整、洁净无腐肉者为佳。味甘、咸，性微寒；入肝、肾、心经。具有滋阴潜阳，益肾强骨，养心补血，固经止崩之效。

【炮制应用】

1. 龟甲　取原药材，用清水浸泡，至皮内筋膜与甲骨容易分离时取出，洗净，日晒夜露至无臭味。生品质地坚硬，并有腥气。以滋阴潜阳为主。

（1）头目眩晕　常与牛膝、代赭石、牡蛎等同用，具有滋阴潜阳的作用。可用于肝肾阴虚不能潜阳，浮阳走动，上扰神明，头晕目眩，心悸耳鸣。

（2）惊痫抽搐　常与白芍、牡蛎、鳖甲等同用，具有息风止痉的作用。可用于温病日久，灼伤真阴，手足瘛疭，如大定风珠（《温病条辨》）。

2. 制龟甲　先将砂置锅内，炒至滑利容易翻动时，再投入分档的净龟甲，翻炒至质酥，外表呈深黄色时，取出筛去砂，趁热投入醋液中稍浸，捞出干燥（每10kg龟甲，用醋2kg）。砂炒醋淬后质地酥脆，易于粉碎，利于煎出有效成分，同时能矫臭矫味。以补肾壮骨，滋阴潜阳为主。

（1）骨蒸盗汗　常与熟地黄、知母、黄柏等同用，具有滋阴降火的作用。可用于阴虚火旺，骨蒸劳热，耳聋耳鸣，咽痛口燥，如大补阴丸（《丹溪心法》）。

（2）腰脚痿软　常与牛膝、当归、熟地黄等同用，具有补肾健骨的作用。可用于肾阳不足，筋骨痿软，足不任地，腰痛骨痛，如虎潜丸（《丹溪心法》）。

（3）痔疮肿痛　常与蛇蜕、露蜂房、猪蹄甲等同用，具有滋阴止血的作用。可用于阴血不足，湿火阻滞，痔疮日久不愈，肿胀疼痛，时时出血，如龟甲散（《太平圣惠方》）。

（4）癥瘕痞块　常与荆三棱、鳖甲、大黄等同用，具有软坚散结的作用。可用于癥瘕或寒或热，羸瘦不欲饮食，或癥疟痞块，如鳖甲散（《普济方》）。

3. 龟甲胶　取净龟甲，置锅内，加水煎至液浓时取其液，再加水煎，直至胶汁提尽，去渣，合并煎液，加少许明矾，静置取澄明液，小火浓缩至稠膏状，倾入槽内冷凝后，切成小块阴干。制胶后以滋阴益精，补血止血为主。

（1）阳痿、遗精　常与鹿角胶、枸杞子、锁阳等同用，具有补肾益精的作用。可用于肾阴肾阳不足，阳痿遗精，精神衰弱，腰腿酸软，或两耳鸣响，目视不明，如龟鹿二仙膏（《摄生秘剖》）。

（2）崩中漏下　常与血余炭、当归炭同用，具有补血止血的作用。可用于阴虚血热的崩漏出血，及经期超前，内热烦渴，如水龟甲胶（《中国医学大辞典》）。

【**处方配给**】写龟甲、酥龟甲、炮龟甲、炙龟甲、败龟甲，配给醋淬品；生品、龟甲胶随方配给。

【**用法用量**】9~24g，先煎。

【**备注**】《中国药典》2020年版规定：龟甲置蒸锅内，沸水蒸45分钟，取出，放入热水中，立即用硬刷除净皮肉，洗净，晒干。但色泽不好，去皮肉不尽。

【**使用注意**】脾胃虚寒者忌服。有古籍记载，本品能软坚祛瘀治难产，故孕妇慎用。

【**相关研究**】

（1）古代文献研究　《证类本草》："米醋炙捣为末，米饮调下……疗产前后痢"；《握灵本草》："今惟取水中者自死肉败者力强。……补阴丸用龟下甲酒炙……难产催生……用龟板一个酥炙……（水煎服）"；《本草必用》："若煅末入丸散，恐中湿遂其变化之性，成癥瘕于腹中。故经言，中湿有毒，煎胶用良"。

（2）化学成分研究　龟甲经制后能提高其蛋白质的煎出率，生品为2.69%，炙品为37.71%。制龟甲（龟下甲）较生品的煎出率可提高4倍，说明砂炒醋淬龟甲有助于其成分的溶出。据研究表明，制龟甲的生品、砂炒品、砂炒醋淬品的煎出物含量分别是8.6274%、15.4481%、15.1665%；总氨基酸含量和总含氮量顺序为：醋淬品 > 砂炒品 > 生品。

龟背甲和龟腹甲的化学成分基本相同，仅含量上有些差异。例如微量元素锌和锰的含量，龟腹甲明显高于龟背甲；而砂炒醋淬品在煎出物含量上，龟腹甲是龟背甲的1.4倍。因此提出龟腹甲质量优于龟背甲，两者不能等重量替代使用。

（3）对药理作用的影响　龟上（下）甲砂烫醋淬品均能使甲状腺功能亢进阴虚模型大鼠整体耗氧量降低，心率减慢，痛阈延长，体重增加，肾上腺、甲状腺及胸腺的重量基本恢复正常，具有滋阴作用。二者作用无显著性差异。

鳖甲

本品为鳖科动物鳖 *Trionyx sinensis* Wiegmann 的背甲。全年均可捕捉，以秋、冬二季为多，捕捉后杀死，置沸水中烫至背甲上的硬皮能剥落时，取出，剥取背甲，除去残肉，晒干。药材以块大、残肉无腥臭味者为佳。味咸，性微寒；入肝、肾经。具有滋阴潜阳，退热除蒸，软坚散结之效。

【炮制应用】

1. **鳖甲**　取原药材，用清水浸泡，至皮内筋膜与甲骨容易分离时取出，洗净，日晒夜露至无臭味。生品以滋阴清热，潜阳息风为主。

（1）阴虚潮热　常与地骨皮、青蒿、知母等同用，具有滋阴清热的作用。可用于温病日久伤阴，津枯口干，午后潮热，面红颧赤，形体消瘦，如清骨散（《证治准绳》）。如治温病日久伤阴、午后潮热的鳖甲散（《杂病源流犀烛》）。又如治骨蒸潮热的秦艽鳖甲散（《卫生宝鉴》）。

（2）手足蠕动　常与牡蛎、生地黄、白芍等同用，具有滋阴息风的作用。可用于热灼真阴，肝风内动，手足瘛疭，舌干齿黑，如二甲复脉汤（《温病条辨》）。

2. **制鳖甲**　先将砂置锅内，炒至滑利容易翻动时，再投入分档的净鳖甲，翻炒至质酥，外表呈深黄色时，取出筛去砂，趁热投入醋液中稍浸，捞出干燥（每 10kg 鳖甲，用醋 2kg）。生品质地坚硬，有腥臭气。砂炒醋淬后质变酥脆，易于粉碎及煎出有效成分，并能矫臭矫味。醋制增强药物入肝消积的作用，以软坚散结为主。

（1）癥瘕、疟疾　常与草果仁、厚朴、黄芪等同用，具有软坚散结或截疟的作用。可用于心腹癥瘕，痞癖坚硬，或疟疾日久成为疟母，如鳖甲饮（《济生方》）。亦可与蟅螂、桃仁、厚朴等同用，具有行气活血，软骨消癥的作用。可用于妇女月水不得，瘀血结滞，腹中癥瘕，如鳖甲煎丸（《金匮要略》）。

（2）滞血不消　常与干漆、当归、柴胡等加小麦同煎，具有逐瘀通经的作用。可用于滞血不消，心下引胁俱痛，或月经闭塞，小腹疼痛，如麦煎散（《永类钤方》）。

3. **鳖甲胶**　取净鳖甲置锅内加水煎，至液浓时取其液，再加水煎，直至胶汁提尽，去渣，合并煎液，加少许明矾，静置取澄明液，小火浓缩至稠膏状，倾入槽内冷凝后，切成小块阴干。制胶后以滋阴退蒸，补血止血为主。

骨蒸劳热　常与柴胡、青蒿、生地黄等同用，具有滋阴退热的作用。可用于阴虚劳瘦，咳嗽咯血，虚烦盗汗，两颧潮红，如鳖甲散（《沈氏尊生书》）。

【处方配给】写鳖甲，配给醋淬鳖甲；生品、鳖甲胶随方配给。

【用法用量】9~24g，先煎。

【使用注意】脾胃虚寒，食少便溏及孕妇均忌服。

【相关研究】

（1）古代文献研究　《证类本草》：“治气破块、消癥、定心药中用之（醋煎炙干）。

又治劳，去热药中用，依前泥，用童子小便煮"；《本草蒙筌》："治劳热，渍童便；摩坚积，渍酽醋"；《本草备要》："治劳，童便炙，亦可熬膏"；《得配本草》："消积醋炙，治骨蒸劳热童便炙，治热邪酒炙"。

（2）化学成分研究　鳖甲炮制后蛋白质含量与炮制前基本相近，但炮制后煎出率明显提高。煎煮3小时后，制鳖甲蛋白质的煎出量是生品的11.6倍，且炮制后Zn、Fe、Se含量明显增加，Ca的含量也有所增加。醋鳖甲总肽含量明显高于生鳖甲总肽含量，醋制法可提高鳖甲有效成分溶出度。利用HPLC法发现鳖甲炮制后产生了一些新的有效成分。

第二十四章　收涩药

本类药物具有收敛固涩的作用。适用于体虚滑脱的证候，如自汗、盗汗、久泻、久痢、脱肛、遗尿、遗精早泄以及失血、带下等。

凡有外感实邪未解者，不宜早用，以免留邪。

炮制对收涩药的影响：本类矿物或动物类药多以煅法或炒法炮制，经炮制后，或去其结晶水，或使其质地酥脆，便于粉碎和煎出，以增强药物的收敛性；植物类药多以醋炙，因醋味酸，酸主收敛；果实类药煨制去除脂肪油或挥发油，均能增强药物的收敛固涩之性；酒炙能增强益肾固精，宣行药势之能。至于蒸法则在于保存药效或扩大药用范围。

五味子

本品为木兰科植物五味子 *Schisandra chinensis*（Turcz.）Baill. 或华中五味子 *Schisandra sphenanthera* Rehd. et Wils.的干燥成熟果实，前者习称"北五味子"，后者习称"南五味子"。秋季果实成熟时采摘，晒干或蒸后晒干，除去果梗和杂质。药材以粒大、果皮紫红、肉厚、柔润者为佳。味酸、甘，性温；入肺、肾、心经。具有收敛固涩，益气生津，补肾宁心之效。

【炮制应用】

1.**五味子**　取原药材，除去杂质，用时捣碎。生用敛肺止咳为主。

（1）气虚自汗　常与人参、麦冬同用，具有益气生津的作用。可用于热病气阴两伤，口干作渴，自汗或盗汗，心悸失眠，气短少言，神疲体倦，如生脉散（《内外伤辨惑论》）。

（2）肾水枯涸　常与麦冬、黄芪、人参等同用，具有滋肾水，止口渴的作用。可用于热病伤阴，口干舌燥作渴，汗出不止，如五味子汤（《证治准绳》）。

（3）肺寒咳嗽　常与细辛、干姜、甘草等同用，具有散寒，敛肺的作用。可用于肺气虚弱，寒邪乘虚而入，咳嗽气短，咯痰白沫，如五味细辛汤（《鸡峰普济方》）。

2.**酒五味子**　取净五味子，用黄酒拌匀，稍闷，置适宜容器内蒸至酒被吸尽，表面显紫黑色时取出干燥（每10kg五味子，用黄酒2kg）。酒炙后以益肾固精为主。

肾虚遗精　常与山茱萸、金樱子、芡实等同用，能增强益肾固精的作用。可用于肾虚骨弱，精关不固，梦遗滑精，耳鸣，腰膝酸软等症，如麦味地黄丸（《寿世保元》）。

3.**醋五味子**　取净五味子，用醋拌匀，稍闷，置适宜容器内蒸至醋被吸干，表面显紫黑色时取出干燥（每10kg五味子，用醋1.5kg）。醋炙后增强酸涩收敛之性。

（1）五更泄泻　常与补骨脂、肉豆蔻、吴茱萸同用，具有温肾止泻的作用。可用于脾肾虚寒，五更泄泻，不思饮食，食谷不化，或腹痛，腰酸，肢冷，乏力，如四神丸（《内科摘要》）。

（2）肺虚久咳　常与人参、麦冬、桑螵蛸等同用，具有敛肺止咳的作用。可用于肺虚有热，久咳不止，甚或气逆而至喘者，如都气丸（《医宗己任编》）。

有的地区还用蜜炙五味子，以补益肺肾为主，主要用于久咳虚喘。

【处方配给】写五味子、北五味，配给生品；其余随方配给。

【用法用量】2~6g。

【使用注意】本品酸涩收敛，凡表邪未解、内有实热、咳嗽初起、麻疹初发均不宜用。

【备注】《中国药典》2000年版将南、北五味子单独分开收载，五味子与南五味子的炮制、性味归经、功能主治、用法用量的记载均一致。故本书统将其收录于五味子项下。

【相关研究】

（1）古代文献研究　《本草述钩元》："入药不去核，必打碎核，方五味备"；《仁术便览》："入补药熟用，入嗽药生用"；《寿世保元》："风寒咳嗽用南，虚损劳伤用北"；《本草新编》："炒黑研末，敷疮疡、溃烂、皮肉欲脱者，可保全如故，不至全脱也"；《本草备要》："入滋补药，蜜浸蒸；入劳嗽药，生用。俱捶碎核。熬膏良"；《修事指南》："刘公石保寿堂治肾虚遗精，水浸去核用"；《得配本草》："滋补药用熟。治虚火用生。敛肺少用。滋阴多用，止泻捶碎。益肾勿碎。润肺滋水。蜜可拌蒸"。

（2）化学成分研究　关于五味子炮制前后化学成分的研究，多集中在具有降酶保肝作用的木脂素类成分，最早是研究炮制前后五味子种仁中总木脂素含量的变化，近年来有五味子醇甲、五味子醇乙、五味子甲素、五味子乙素、五味子丙素、戈米辛N以及五味子酯甲等，发现炒法、酒蒸法、醋蒸法均能提高总木脂素的含量。酒制能增加五味子中木脂素的含量，且增幅较其他方法更为明显。

（3）药理作用研究　炒五味子、酒蒸五味子、醋蒸五味子中具强壮作用的木脂素类成分煎出量均较生品提高，醋制品的抗脂质过氧化及提高免疫作用最为明显。说明古人认为五味子"入补药熟用"是具有一定道理的。醋制五味子中有机酸的煎出量均较生品显著增加，这与醋制增强其收敛作用的传统之说相符合。

乌　梅

本品为蔷薇科植物梅 *Prunus mume*（Sieb.）Sieb. et Zucc. 的干燥近成熟果实。夏季果实近成熟时采收，低温烘干后闷至色变黑。药材以个大、核小柔润、肉厚、不破裂、味极酸者为佳。味酸、涩，性平；入肝、肺、脾、大肠经。具有敛肺涩肠，生津，安蛔之效。

【炮制应用】

1.乌梅　取原药材，除去杂质，洗净，干燥，用时捣碎。生用以敛肺，涩肠，生津止渴，安蛔为主，乌梅肉的功效和适用范围与乌梅同，因去核用肉，故作用更强。醋乌梅功用亦相似，但收敛固涩作用更强，尤其适用于肺气耗散之久咳不止和蛔厥。

（1）口渴 常与麦冬、人参、天花粉等同用，能增强生津止渴的作用。可用于气阴不足，虚热内扰，时作口渴，如玉泉丸（《丹溪心法》）。

（2）久咳 常与罂粟壳、杏仁、半夏等同用，能增强敛肺止咳的作用。可用于肺中气阴不足，久咳不愈，甚则气促，如一眼散（《杂病源流犀烛》）。

（3）蛔厥 常与蜀椒、黄连、干姜等同用，具有安蛔止痛的作用。可用于蛔厥，腹痛时作，手足厥逆，烦闷呕吐，或吐蛔，如乌梅丸（《伤寒论》）。

2. 乌梅炭 取乌梅肉，置于锅内，用武火炒至外表发泡，呈焦黑色时取出。炒炭后以收涩止痢，止血为主。

（1）久泻、久痢 常与诃子、木香、人参等同用，具有涩肠止泻，止痢的作用。可用于脾虚肠滑，大便泄泻，反复不止，或痢疾日久不愈，如固肠丸《证治准绳》。

（2）便血、崩漏 常与侧柏炭、海螵蛸、茜草根等同用，具有收涩止血的作用。可用于大便下血，崩漏不止等症。或烧灰为末，乌梅汤调下，治妇人血崩（《妇人良方》）。用乌梅烧存性为末，醋打米糊为丸，可治大便下血不止（《济生方》）。

有的地区将乌梅蒸后去核，称乌梅肉，避免滑肠，其作用与乌梅同。

【处方配给】写乌梅、乌梅肉，配给生品；乌梅炭随方配给。

【用法用量】6~12g。大剂量可用至30g，外用适量，捣烂或炒炭研末外敷。

【使用注意】本品酸涩收敛，故外有表邪或内有实热积滞者均不宜用。

【相关研究】

（1）古代文献研究 《伤寒论》："以苦酒渍乌梅一宿，去核，蒸之五升米下，饭熟捣成泥，治蛔厥"；《肘后备急方》："乌梅肉，熬，治一切疟炙燥，治下痢不能食"；《刘涓子鬼遗方》："烧为炭，杵末，敷上，恶肉立尽，治一切疮肉出"；《外台秘要》："乌梅，醋浸剥取肉，治久下痢"；《圣济总录》："乌梅，去核取肉，酒浸，微炒，治肝疟久不瘥""乌梅，醋煮去核，治泻血"；《妇人良方》："乌梅，烧过存性，治血崩"；《类编朱氏集验医方》："乌梅，不去仁，用火炒令焦，治肠风下血"；《汤液本草》《握灵本草》："恶疮胬肉，用乌梅肉烧存性，研傅（敷）恶肉上，一夜立尽"；《普济方》："（乌梅）一个大者，去皮，用巴豆三粒去壳，入纸裹火煨，去巴豆用，吐痰"；《鲁府禁方》："烧存性为末，治赤白痢"；《本草备要》："性紧涩，不制多令人吐逆"。

（2）化学成分研究 乌梅经过水润或蒸制后，其有机酸、枸橼酸和鞣质的含量均较原品明显降低，蒸制法降低率较大。另有研究表明，随着乌梅炒制时间的增加，炭品的有机酸含量呈明显递减趋势，净乌梅中熊果酸和齐墩果酸含量分别为0.6132‰和0.2182‰，乌梅炭中熊果酸和齐墩果酸含量分别为0.3620‰和0.1113‰；柠檬酸和苹果酸在炒制过程中含量急剧下降，熊果酸和齐墩果酸含量下降相对缓慢；乌梅炭的有机酸含量大约为生品的34%~37%。随着制炭温度的升高，鞣质含量也逐渐降低，温度越高，降低率越大。

（3）药理作用研究 乌梅、乌梅炭、乌梅肉、苹果酸均能明显提高小鼠小肠炭末推进百分率；乌梅炭、乌梅肉、苹果酸、枸橼酸可使正常小鼠血糖降低；乌梅、乌梅炭、乌梅肉、苹果酸、枸橼酸对金黄色葡萄球菌、大肠埃希菌、铜绿假单胞菌、白色念珠菌有不同程度的抑制作用。乌梅生品无凝血作用，乌梅重炭凝血效果不佳，乌梅标准炭凝血效果最好。乌梅中鞣质与有机酸的含量高低与其凝血作用的强弱不成平行关系。

五倍子

本品为漆树科植物盐肤木 *Rhus chinensis* Mill.、青麸杨 *Rhus potaninii* Maxim. 或红麸杨 *Rhus punjabensis* Stew. var. *sinica*（Diels）Rehd. et Wils. 叶上的虫瘿，主要由五倍子蚜 *Melaphis chinensis*（Bell）Baker 寄生而形成。秋季采摘，置沸水中略煮或蒸至表面呈灰色，杀死蚜虫，取出干燥。按外形不同，分为"肚倍"和"角倍"。药材以个大、完整、壁厚、色灰褐者为佳。味酸、涩，性寒；入肺、大肠、肾经。具有敛肺降火，涩肠止泻，敛汗止血，收湿敛疮之效。

【炮制应用】

1.五倍子　取原药材，除尽杂质，生用或炒用。以敛肺涩肠，止血，敛疮为主。

（1）肺虚久咳　常与川贝母、五味子、罂粟壳等同用，具有较强的敛肺止咳的作用。可用于肺虚久咳。

（2）久泻久痢或遗精滑精　配伍白茯苓、龙骨、金樱子等同用，具有涩肠止泻，涩精止遗的作用。可用于虚劳遗精，久泻久痢等症，如玉锁丹（《太平惠民和剂局方》）。

（3）虚汗盗汗　《本草纲目》中用本品研末与荞麦面等分作饼，煨熟食之，具有收敛止汗，生津止渴的作用。可用于虚汗盗汗。

（4）崩漏便血　常与棕榈炭、血余炭、莲房炭等同用，有收敛止血的作用。可用于崩漏便血。

2.百药煎　取五倍子洗净，干燥，研末，过80目筛，加入酒曲末，混匀，再加茶叶水，揉匀，切成小块，置适宜容器内，上盖湿布，放温暖处发酵，待其表面全部长出白霜时，取出晒干。经发酵后味酸、咸、微甘，性平；入肺、肾经。具有润肺化痰，生津止渴的作用。

（1）劳嗽　常与诃子、荆芥穗共研细末，姜蜜为丸，噙化，具有敛肺止咳的作用。可用于劳嗽，如定嗽劫药（《丹溪心法》）。

（2）咽痛　常与甘草、硼砂同用，具有清咽止痛的作用。可用于咽喉肿痛，如百药煎散（《医学心悟》）。

【处方配给】写五倍子，配给生品；百药煎随方配给。

【用法用量】3~6g，用时捣碎；外用适量。

【使用注意】本品酸涩收敛，故外感咳嗽及湿热泻痢均忌用。

【相关研究】

（1）古代文献研究　《医学入门》："汤药生用，丸药略炒至烟起，以浓茶泼之，再炒至烟净用青布包，以脚踏石压干为末"；《握灵本草》："五倍子炒黄（外用），治鱼口便毒初起";《本草求真》："入药或生或炒用。五倍子性主收敛，加以甘、桔同制，则收中有发，缓中有散，凡上焦痰嗽热渴诸病，用此含化最宜。加以火煅则治下焦血脱、肿毒金疮、喉痹口疮等症，用之即效，以黑能入下焦故也"。

（2）化学成分研究　五倍子的收敛止泻、止血作用主要是由于它所含的鞣酸与细胞中的蛋白质结合成不溶于水的沉淀物，从而抑制了细胞分泌，促进水液的再吸收而发挥收敛作用。

罂粟壳

本品为罂粟科植物罂粟 *Papaver somniferum* L. 的干燥成熟果壳。秋季将成熟果实或已割取浆汁后的成熟果实摘下，破开，除去种子和枝梗，干燥。药材以色黄白、皮厚者为佳。味酸、涩，性平，有毒；入肺、大肠、肾经。具有敛肺，涩肠，止痛之效。

【炮制应用】

1. 罂粟壳　将罂粟壳，拣尽杂质，洗净，润透后去柄，切丝，干燥。生用以涩肠，止痛为主。

（1）久泻、久痢　常与木香、诃子、黄连等同用，具有涩肠止泻、止痢的作用。可用于大肠虚滑，泄泻，痢疾日久不愈，腹中疼痛，食欲减退，如木香散（《普济本事方》）。

（2）心腹疼痛　常与砂仁、炙甘草、延胡索等同用，具有缓急止痛的作用。可用于胃腹疼痛，但多用于虚证，对实证应慎用。

（3）筋骨疼痛　常与当归、白芍、桂枝等同用，具有舒筋骨，止疼痛的作用。可用于营血不足，风湿侵袭，筋骨疼痛反复不愈者。

2. 蜜罂粟壳　取炼蜜加冷开水稀释后，与罂粟壳丝拌匀，稍闷，入锅内文火炒至不粘手为度（每 10kg 罂粟壳，用炼蜜 2.5~3kg）。蜜炙后以敛肺止咳为主。

肺虚久咳　常与五味子、款冬花、川贝母等同用，能增强敛肺止咳的作用。可用于肺气虚弱，咳嗽不已，甚则气喘，自汗，如九仙散（《医学正传》）。若肺阴不足者，可与麦冬、玄参、阿胶等同用，具有滋养肺阴，收敛肺气的作用。

【处方配给】写罂粟壳、粟壳，配给生品；蜜炙品随方配给。

【用法用量】3~6g。

【使用注意】本品酸涩收敛，故咳嗽及泻痢初起忌服。本品有毒，不宜过量及持续服用。

【相关研究】古代文献研究　《普济本事方》："罂粟壳半两，生姜半两，碎，同炒，治诸痢"；《太平惠民和剂局方》："罂粟壳，去瓤、蒂，蜜炒，治腹胀泄泻"；《三因极一病证方论》："罂粟壳，醋浸，炙稍黄，治肠虚下痢赤白""罂粟壳，切，醋淹炒，治水泄下痢"；《活幼心书》："罂粟壳，剉碎，醋、蜜炒，治水泻下痢久不瘥"；《普济方》："罂粟壳，连盖分作四片，去瓤，用雄黄、猪胆涂炙，治血痢；罂粟壳，去顶瓤，用姜汁炒，治肺气不调，咳嗽喘急"；《本草正》："醋炒甚固大肠，久痢滑泻必用"；《本草备要》："性紧涩，不制多令人呕逆"；《本经逢原》："蜜炙止咳，醋炙止痢"；《本草从新》："罂粟壳酸收太紧，令人呕逆，醋制而与参术同行，可无妨食之害"；《本草便读》："其性或言温，或言寒，究竟酸涩属阴，当作微寒为是，故每蜜炙用之"。

诃 子

本品为使君子科植物诃子 *Terminalia chebula* Retz. 或绒毛诃子 *Terminalia chebula* Retz. var. *tomentella* Kurt. 的干燥成熟果实。秋、冬二季果实成熟时采收，除去杂质，晒干。药材以黄棕色、微皱、有光泽、坚实、身干者为佳。味苦、酸、涩，性平；入肺、大肠经。具有涩肠止泻，敛肺止咳，降火利咽之效。

【炮制应用】

1. 诃子肉 取原药材，拣净杂质，洗净，闷润至软，捶开去核，取肉干燥。生用以清金敛肺利咽为主。

（1）久咳 常与贝母、杏仁、瓜蒌仁等同用，能增强敛肺止咳的作用。可用于肺中气阴两伤，久咳不愈，甚则气急喘促，如诃黎勒丸（《沈氏尊生书》）。

（2）失音 常与桔梗、甘草同用，具有降火敛肺，开音的作用。可用于肺气耗散，阴虚火旺，累及咽喉，失音日久不愈，咽喉干燥，或兼咳嗽，如诃子汤（《宣明论方》）。又如治久咳语言不出的诃子饮（《济生方》）。

2. 煨诃子 ①面裹煨：取净诃子用面粉加水以泛丸法包裹 3~4 层，晒至半干，用砂烫法烫煨，翻埋至面皮焦黄色时取出，筛去砂子，剥去面皮，轧开去核取肉（每 10kg 诃子，用面粉 5kg）；②麦麸煨：取净诃子与麦麸同置锅内，用文火加热，缓缓翻煨至麦麸呈焦黄色、诃子呈深棕色时，取出，筛去麦麸，轧开去核取肉（每 10kg 诃子，用麦麸 3kg）。煨后增强涩敛之性，以固肠止泻为主。

（1）脾虚久泻 常与罂粟壳、干姜、陈皮同用，能增强涩肠止泻的作用。可用于中焦虚寒，大肠虚滑，大便泄泻，反复不愈，或兼脱肛，如诃子皮散（《兰室秘藏》）。

（2）湿热久痢 常与黄连、木香、甘草同用，具有涩肠止痢的作用。可用于肠胃受伤，痢下赤白，白多赤少，日久不愈，腹中疼痛，如诃子散（《素问病机气宜保命集》）。

（3）白带绵下 常与黄芪、蛇床子、杜仲等同用，具有补虚止带的作用。可用于脾肾两虚，带脉为病，白带绵下等症。

3. 炒诃子肉 取净诃子肉，用文火炒到深棕色时取出。炒后缓其酸涩之性，以消食化积为主。

食谷不化 常与人参、白术、槟榔等同用，具有消食化积的作用。可用于小儿宿食不化，脘腹胀满，不欲饮食，四肢消瘦，如诃黎勒散（《太平圣惠方》）。

【处方配给】写诃子、诃黎勒、煨诃子，配给煨制品；生品、炒品随方配给。

【处方配给】3~10g。

【使用注意】凡外有表邪、内有湿热积滞者忌服。

【相关研究】

（1）古代文献研究 《外台秘要》："炮，去核，疗胸胁闷痛，不能食，喘息"；《圣济总录》："诃黎勒（诃子），麸裹煨黄，去核，治脾劳泄泻。诃黎勒（诃子），去核，酥炒令黄，治产后痢不止"；《普济方》："诃黎勒（诃子），煅过存性，研为末，治诸癖肠结""醋浸一宿，去核，晒，治咽喉肿痛"；《本草通玄》："生用则能清金行气，煨熟则能温胃固肠"；《握灵本草》："诃子面裹煻火煨熟，去核（治气痢水泻）（蜜丸）"；《本草述钩元》："清痰生用，止泻煨用"；《本草从新》："核，止咳及痢"。

（2）化学成分研究 测定诃子不同炮制品鞣质的含量为：生诃子肉约含26%，带核生诃子约含17%，诃子核约含4%。另有报道，生诃子肉含鞣质40.6%，带核生诃子含鞣质15.7%，诃子核为4.2%，而诃子核占诃子总重量的40.2%。可见，诃子去核是除去质次部分，提高药效。实验结果表明，诃子不同炮制品之间鞣质含量并无明显差异，炒者略高，其成分均未有明显变化。

（3）药理作用研究 诃子对志贺菌有较强的抑制作用，对细菌性痢疾或肠炎所形成的黏膜溃疡有保护作用，并有抗流感病毒作用。诃子不同炮制品对离体肠管自发性活动和乙酰胆碱及氯化钡引起的肠肌收缩均有明显的抑制和拮抗作用，对小鼠腹泻有较好的止泻作用。炙诃子对乙酰胆碱诱发的气管平滑肌收缩有明显的抑制作用，而生品则无明显作用。

石榴皮

本品为石榴科植物石榴 *Punica granatum* L. 的干燥果皮。秋季果实成熟后收集果皮，晒干。以皮厚、色红棕者为佳。味酸、涩，性温；入大肠经。具有涩肠止泻，止血，驱虫之效。

【炮制应用】

1.**石榴皮** 取原药材，除去杂质，去净残留的瓤及种子，洗净，切块，干燥。生石榴皮长于驱虫，收敛。

（1）虫积腹痛 可用于多种寄生虫，如驱绦虫，配南瓜子、雷丸、槟榔；驱蛔虫，配苦楝根皮、使君子；驱蛲虫，配贯众、雷丸、槟榔（《中药临床应用》）。

（2）脱肛 本品与陈壁土、白矾少许，浓煎熏洗，再加五倍子炒研敷托（《医钞类编》）。

（3）癣疮 用石榴皮蘸极细的明矾粉搓患处（初搓时微痛），治银屑病（《山东中草药手册》）。

2.**石榴皮炭** 取净石榴皮块，置炒制容器内，用武火加热，炒至表面焦黑色，内部棕褐色，喷淋少许清水，灭尽火星，取出晾干、凉透。石榴皮炒炭后收涩力增强。

（1）久泄、久痢 本品与附子（炮，去皮脐）、干姜（炮）、诃子（煨，去核）、肉豆蔻（面裹煨）等同用，治脾胃虚寒，泄泻腹痛，不思饮食，具有温中散寒，涩肠止泻的作用，如大断下丸（《杨氏家藏方》）。方中石榴皮醋浸后炒炭或直接炒炭均可。若配伍钟乳粉、诃子、木香、巴豆炭等，用于小儿久痢不止及挟积作泻，疳疾腹胀，不思饮食，如钟乳益黄丸（《杨氏家藏方》）。单用本品研末，米汤调服，亦能治久痢不愈。

（2）崩漏　治崩漏下血可与阿胶、大黄炭、鸡冠花、地榆炭等同用。

【处方配给】写石榴皮配给生品；其余随方配给。

【用法用量】3~9g。

【使用注意】泻痢初起者忌服。

【相关研究】

（1）古代文献研究　《握灵本草》："涩肠止泻痢下血，燧末服"；《外科大成》"醋浸炒黄。"

（2）化学成分研究　石榴皮中的鞣质以可水解的鞣质为主，主要包括鞣花酸类衍生物和没食子酸类衍生物，单体成分主要包括：鞣花酸、没食子酸、安石榴苷、安石榴林等。加热炮制对石榴皮中鞣质类成分含量有显著影响，炒黄品中鞣质、鞣花酸和安石榴苷的总百分含量较炒炭品高。生石榴皮饮片和不同炮制时间石榴皮炭饮片中，没食子酸和鞣花酸在加热炮制的过程中，均呈现先升高后降低的含量变化趋势，在加热炮制20分钟时含量达到最高，而此时，石榴皮炭的外观与传统要求相符，达到了传统炮制的要求"表面黑黄色，内部棕褐色"。30分钟、35分钟时饮片已炭化及灰化，说明传统的外观性状对于炭类药材质量十分重要，对于炭药在炒制时应当格外注意炒炭存性。

（3）药理作用研究　石榴皮炒炭之后止血作用增强的原因之一是鞣花酸等鞣质单体类物质含量的增加。现代药理研究发现，大分子的鞣质并没有止血效果，而鞣花酸是良好的凝血剂，没食子酸也具有良好的收敛、止血的作用，同时水解后产物极性适中，更易于煎出。

肉豆蔻

本品为肉豆蔻科植物肉豆蔻 *Myristica fragrans* Houtt. 的干燥种仁。栽培后约7年开始结果。每年采收两次，另一次在4~6月，另一次在11~12月。采收成熟果实，将肉质果皮纵剖开，内有红色网状的假种皮包围着种子，将假种皮剥下（商品称为"肉豆蔻衣"或"肉豆蔻花"），再击破壳状种皮，取出种仁，浸于石灰水中1天（以防虫蛀），取出低温烘干，也有不浸石灰水而直接在60℃以下干燥。药材以个大、体重、坚实、表面光滑、油足、破开后香气强烈者为佳。味辛，性温；入脾、胃、大肠经。具有温中行气，涩肠止泻之效。

【炮制应用】

1. 肉豆蔻　生品含大量油脂，有滑肠之弊，且刺激性较强，故生品一般不直接入药。

2. 煨肉豆蔻　①麦麸煨：将麦麸和肉豆蔻同置锅内，用文火加热并适当翻动，至麦麸呈焦黄色、肉豆蔻呈深棕色时取出，筛去麦麸，放凉，用时捣碎（每10kg肉豆蔻，用麦麸4kg）；②滑石粉煨：将滑石粉置锅内，加热炒至灵活状态，投入肉豆蔻，翻炒至肉豆蔻呈深棕色并有香气飘逸时取出，筛去滑石粉，放凉，用时捣碎（每10kg肉豆蔻，用滑石粉5kg）；③面裹煨：取面粉加适量水做成团块，再压成薄片，将肉豆蔻逐个包裹；或将肉豆蔻表面用水湿润，如水泛丸法包裹面粉，再湿润包裹至3~4层，晒至半干，投入已炒热的滑石粉锅内，适当翻动，至面皮呈焦黄色时取出，筛去滑石粉，放凉，剥去面皮，用时捣碎（每10kg肉豆蔻，用面粉、滑石粉各5kg）。煨后降低了油脂，免于滑肠，刺激性减小，增强了固肠止泻的作用。

（1）久泻不止　常与白术、诃子、肉桂等同用，具有涩肠止泻的作用。可用于泻痢日久，脾肾虚寒，滑脱不禁，甚至脱肛，如养脏汤（《太平惠民和剂局方》）。

（2）脾肾阳虚　常与补骨脂、吴茱萸、五味子同用，具有温脾肾，止泄泻的作用。可用于脾肾虚寒，五更泄泻，不思饮食或食不消化，神疲乏力，如四神丸（《证治准绳》）。

（3）气滞腹痛　常与木香、半夏、生姜同用，具有温中行气的作用。可用于脾胃气滞所致的脘腹胀痛，食欲不振，呕吐反胃，肠鸣腹痛，如肉豆蔻散（《圣济总录》）。

【处方配给】写肉豆蔻、玉果、肉果，配给煨制品。

【用法用量】3~10g。

【使用注意】本品温中固涩，故湿热泻痢者忌服。肉豆蔻油有麻醉性能，用量不能过大。

【相关研究】

（1）古代文献研究　《太平圣惠方》："肉豆蔻，去皮，醋面裹煨，令面熟为度，治冷痢腹痛"；《圣济总录》："肉豆蔻去皮，炮，治霍乱下痢气胀"；《太平惠民和剂局方》："肉豆蔻，包湿纸裹，煨，治脾胃虚冷泄泻"；《景岳全书》："面包煨熟用，或到如豆大，以干面拌炒熟，去面用之尤妙，盖但欲去其油而用其熟耳"；《玉楸药解》："面包煨，研去油，汤冲肉豆蔻，辛香颇动恶心，服之欲吐，宜蜜小丸烘干汤送"；《本草辑要》："糯米粉煨熟用，得木香、附子治久泻不止，忌铁"；《本草便读》："煨熟又能实大肠，止泻痢"。

（2）化学成分研究　肉豆蔻含脂肪油25%~40%，挥发油8%~15%，内含有毒物质肉豆蔻醚约4%。肉豆蔻经炮制后挥发油成分发生了质和量的变化，有13个新成分增加，4个成分消失，止泻成分甲基丁香酚、甲基异丁香酚含量增加，毒性成分肉豆蔻醚、黄樟醚含量降低。另有报道，肉豆蔻炮制后挥发油和脂肪油组分没有变化，但其各组分的相对含量与生品有所不同，挥发油颜色加深，比重稍大，旋光度减少，说明炮制后理化性质发生了改变。

（3）药理作用研究　服用过量可致中毒，产生昏迷，瞳孔散大及惊厥现象；肉豆蔻不同炮制品中的挥发油均有明显的止泻作用。肉豆蔻生制品均有较好的抗炎作用，尤其对以蛋清致炎者最明显，生品作用最强，而生品镇痛作用不明显。另外，肉豆蔻及其炮制品均有很好的抗菌作用，尤其对肺炎杆菌、变形杆菌及金黄色葡萄球菌作用最强。

赤石脂

本品为硅酸盐类矿物多水高岭石族多水高岭石，主要成分为四水硅酸铝 $[Al_4(Si_4O_{10})(OH)_8 \cdot 4H_2O]$。全年均可采挖。采挖后，除去杂石。药材以色红、光滑细腻、易碎、用舌舔之黏性强者为佳。味甘、酸、涩，性温；入大肠、胃经。具有涩肠止血，生肌敛疮之效。

【炮制应用】

1. 赤石脂　取赤石脂，除去杂质，捣碎或研粉。生用以厚肠胃，除水湿为主。

（1）虚寒泄泻　常与干姜、粳米同用，具有涩肠止泻的作用。可用于虚寒泄泻，久泻脱肛，如桃花散（《伤寒论》）。

（2）胃寒呕吐　单味研末酒服，具有温胃止呕的作用。可用于冷饮过度，脾胃气虚，消化不良，或呕吐不停，如赤石脂散（《千金翼方》）。

（3）带下绵绵　常与白芷、白果、茯苓等同用，具有收涩止带的作用。可用于寒湿内阻，带脉为病，白带绵下，量多清稀等症。

2. 煅赤石脂　取净赤石脂，置耐火容器内，煅至红透时取出，捣成粗末。煅后除去了水分，增强了收涩之性，以涩肠止血，收湿生肌为主。

（1）便血、崩漏　常与侧柏炭、海螵蛸同用，具有温中止血的作用。可用于妇人冷积崩中，出血不止，腰腿疼痛，以及一切便血，如赤石脂散（《太平圣惠方》）。

（2）精滑不禁　常与代赭石、紫石英、五灵脂等同用，具有固精止遗的作用。可用于心肾不足，精滑梦遗，久泻久痢，如震灵丹（《太平惠民和剂局方》）。

（3）疮疡溃烂　可单味研粉外敷；亦可与炉甘石、海螵蛸等同研细末外敷，可增强收湿生肌的作用。可用于疮疡日久不愈者。

（4）外伤出血　常与五倍子、松香共研细末外敷，加压包扎，具有收敛止血，生肌收口的作用。可用于外伤皮肤破裂，出血不止者。

【处方配给】写赤石脂，配给生品；煅制品随方配给。

【用法用量】9~12g，先煎。外用适量，研末敷患处。

【使用注意】有湿热积滞者忌服。《名医别录》有治"难产胞衣不出"的记载，故孕妇慎用。不宜与官桂同用（十九畏）。

【相关研究】化学成分研究　本品煅至150~200℃时，失去2分子结晶水，增强收敛之性。研究表明，样品入汤剂的水溶出率，生样为0.34%，煅样为0.66%，这与煅制过程中高岭石与共存矿物颗粒间充分崩解增大了自由界面有关。Mg、Fe、Ca以及微量元素相对集中于酸溶，说明共存的碳酸盐褐铁矿较高岭石更富集有多种微量元素。这一点对生、煅样是一致的。此外，煅制方法不同，水溶性浸出物量不同。煅块醋淬品最高，其次为煅块非醋淬品，而煅条品最低，经统计学处理，从煎出物量这一因素看，以煅块醋淬为宜。赤石脂煅制后某些元素的含量发生了改变，其中就铝元素而言两种煅制法均能使之明显降低，而对锰元素也有影响。若采用煅条法则锰元素被破坏较大。且煅块品较煅条品止血作用增强。

禹余粮

本品为氢氧化物类矿物褐铁矿，主要成分为碱式氧化铁［FeO（OH）］。采挖后，除去杂石。药材以整齐不碎、赭褐色、断面显层纹无杂者为佳。味甘、涩，性微寒；入胃、大肠经。具有涩肠止泻，收敛止血之效。

【炮制应用】

1. 禹余粮　取禹粮石，除去杂质，洗净，干燥，砸碎。生品与煅制品作用基本相同，以涩肠止泻，止血，止带为主。

（1）久泻、久痢　常与赤石脂、干姜、木香同用，具有温中，涩肠，止泻，止痢的作用。可用于脾胃虚寒，泄泻，痢疾，反复不止，神疲乏力，如赤石脂禹粮石汤（《伤寒论》）。又如治冷劳、大肠转泄的神效太乙丹（《太平圣惠方》）。

（2）白带绵下　常与山药、白果、芡实等同用，具有固涩止带的作用。可用于脾肾虚寒，带脉失控，白带绵下，量多清稀等症。

2. 煅禹粮石　取净禹粮石置耐火容器内，煅至红透后，趁热投入醋中淬，如此反复，直至酥脆为度（每10kg禹粮石，用醋3kg）。煅淬后质地疏松，易于粉碎和煎出有效成分，增强收涩之性，以收敛止血为主。

（1）便血　常与海螵蛸、干姜、棕榈炭等同用，能增强收涩止血的作用。可用于胃络受伤，大便下血，色紫，或大便如柏油状等症。《胜金方》有治疗妇人带下不止，用醋煅淬禹余粮止血益血的记载。

（2）崩漏　常与牡蛎、鳖甲、侧柏炭等同用，能增强固经止血的作用。可用于冲任不固，崩中漏下；亦治月经过多，如禹余粮丸（《证治准绳》）。

【处方配给】禹余粮、禹粮石、煅禹粮石，配给煅制品；生品随方配给。

【用法用量】9~15g，先煎；或入丸散。

【使用注意】本品功专收涩，实证忌用。《本草纲目》记载有"催生"功效，故孕妇慎用。

【相关研究】

（1）古代文献研究　《本草品汇精要》："醋淬细研合干姜末等分……酒服治白带"；《握灵本草》："赤白带下，禹余粮火煅醋淬"。

（2）化学成分研究　研究表明，禹余粮主要组成矿物有褐铁矿（纤铁矿）、石英、高岭石等。煅后除上述矿物外，出现赤铁矿。褐铁矿吸热脱出胶体水，放热褐铁矿转化为赤铁矿。含水赤铁矿多的部位为红褐色、褐红色，含水纤铁矿多的呈黄色、黄褐色，纤铁矿为主处呈褐红色、红黑色。江苏产禹余粮主含针铁矿、方解石及赤铁矿，并含少量伊利石、高岭石及石英。煅制品主含赤铁矿及方解石，并含少量伊利石、高岭石及石英。

醋制品主含赤铁矿，并含中等量方解石、石英及少量伊利石、高岭石。热分析结果表明，禹余粮生品主含针铁矿、方解石及赤铁矿，并含少量石英，煅制品及醋制品均含赤铁矿及方解石。

山茱萸

本品为山茱萸科植物山茱萸 *Cornus officinalis* Sieb. et Zucc. 的干燥成熟果肉。秋末冬初果皮变红时采收果实，用文火烘或置沸水略烫后，及时除去果核，干燥。药材以肉厚、柔软、色紫红色为佳。味酸涩，性微温；入肝、肾经。具有补益肝肾，收敛固脱之效。

【炮制应用】

1. 山萸肉　取原药材，洗净，除去果核及杂质。其核能滑精，去核可免滑精之虑。生用以敛阴止汗，固精缩尿为主。

（1）盗汗、自汗　常与龙骨、牡蛎、人参等同用，具有养心敛汗的作用。可用于外感诸证，或大病瘥后，不能自复，阴虚盗汗，虚汗淋漓，如来复汤（《医学衷中参西录》）。

（2）肾虚遗精　常与熟地黄、牡丹皮、山药等同用，具有固精止遗的作用。可用于肾阴不足，精关不固，阳痿早泄，腰腿酸软，如六味地黄丸（《小儿药证直诀》）。

（3）尿频、尿急　常与益智仁、肉苁蓉、赤石脂等同用，具有补肾缩尿的作用。可用于肾气虚弱，膀胱失约，小便频多或失禁，或余沥不尽，如山茱萸散（《太平圣惠方》）。

（4）月经过多　常与海螵蛸、棕榈炭、茜草等同用，具有固经止血的作用。可用于肾气不足，冲任失调，月经量多，或崩中漏下，如固冲汤（《医学衷中参西录》）。

2. 酒萸肉　取山萸肉，用黄酒拌匀，置适宜容器内，密封，隔水加热炖至酒被吸尽（亦可用清蒸法），色变黑润时取出干燥（每 10kg 山萸肉，用黄酒 2kg）。酒蒸后借酒力温通，助药势，降低其酸性，以补肾涩精，固精缩尿为主。

（1）头目眩晕　常与补骨脂、当归、麝香同用，具有养肝定眩的作用。可用于肝经虚热生风，肝阳上亢，头目眩晕或昏迷，如草还丹（《扶寿精方》）。

（2）肾虚腰痛　常与杜仲、地黄、山药等同用，具有温肾壮腰的作用。可用于肾经虚寒，腰膝冷痛，精神疲惫，脚软无力；亦可用于风寒湿痹，如治腰痛方（《临床常用中药手册》）。

（3）肾虚耳聋　常与石菖蒲、菊花、五味子等同用，具有利窍启聋的作用。可用于肾虚耳聋，亦治鼻塞，如治耳聋方（《临床常用中药手册》）。

【处方配给】写山茱萸，配给蒸制品；生品随方配给。

【用法用量】6~12g。

【使用注意】本品温补收敛，故命门火炽、素有温热及小便不利者不宜用。

【相关研究】

（1）古代文献研究　《雷公炮炙论》："缓火熬之方用，能壮元气，秘精。核能滑精"；《寿世保元》："其核勿用为要，恐其滑精难治"；《本草通玄》："核能滑精，切勿误用"；《医宗说约》："一云核味涩，遗精者连核用"；《握灵本草》："酒浸（蜜丸）（补元气）"；《圣济总录》："山茱萸，洗，焙，治冷骨节风冷""酒浸取肉，焙，壮元气，益精髓"；《活幼心书》："山茱萸，酒浸润，蒸透，去核取皮为用，治肾气虚"；《普济方》："山茱萸，醋浸一宿，炒，治妊娠小便不禁"。

（2）化学成分研究　用HPLC法测定山茱萸炮制前后没食子酸的溶出及煎出量。结果表明，生品中没食子酸溶出量明显低于炮制品，炮制辅料对溶出及煎出量影响不大。认为炮制（蒸）与煎煮均可使山茱萸鞣质水解，各样品没食子酸测得量无明显差异。熊果酸含量测定结果表明，酒山萸熊果酸含量最低；清蒸山萸肉、酒蒸山萸肉、生山萸肉中熊果酸含量分别为0.215%、0.18%、0.234%。炮制品酒萸肉中没食子酸、5-HMF含量高于生品山萸肉，但莫诺苷、马钱苷、山茱萸新苷含量低于山萸肉。

（3）药理作用研究　山茱萸经酒制后可增加树脂类成分溶解度，使有效成分易于溶出，而发挥其疗效，从而达到滋补肝肾的作用。山茱萸炮制前后水煎液对小鼠免疫器官均有抑制作用，而炮制后作用更明显，在临床上可用于器官移植术后的排斥反应。山茱萸果核与果肉均含有没食子酸、苹果酸等，二者对金黄色葡萄球菌、志贺菌等均显示出相当的抑菌作用。

桑螵蛸

本品为螳螂科昆虫大刀螂 *Tenodera sinensis* Saussure、小刀螂 *Statilia maculata* (Thunberg）或巨斧螳螂 *Hierodula patellifera*（Serville）的干燥卵鞘。以上三种分别习称"团螵蛸""长螵蛸""黑螵蛸"。深秋至次春收集，除去杂质，蒸至虫卵死后，干燥。药材均以个完整、色黄、体轻而带韧性、卵未孵出、无树枝草梗等杂质者为佳。味甘、咸，性平；入肝、肾经。具有补肾助阳，固精缩尿之效。

【炮制应用】

1.桑螵蛸　取原药材，除去杂质，用清水洗净，置蒸制容器内用武火蒸至圆汽，取出晒干或烘干，用时剪碎。桑螵蛸生用能令人泄泻。蒸后杀死虫卵，利于贮存，消除致泻的副作用，以缩尿止带为主。

（1）虚损盗汗　常与龙骨、牡蛎、人参等同用，具有益气敛汗的作用。可用于肾虚精关不固，虚劳盗汗，神疲体乏，如治虚劳盗汗白浊方（《外台秘要》）。

（2）白浊、白带　常与芡实、枸杞子、白果等同用，能增强化浊止带的作用。可用于脾肾虚弱，白带清稀，久而不止，面色苍白，头目眩晕，腰酸如折，如首乌枸杞汤（《冰玉堂验方》）。

2.盐桑螵蛸　取净桑螵蛸，用盐水拌匀，稍闷，入锅内炒至微黄色时取出（每10kg桑螵蛸，用食盐0.2kg）。盐炙后能引药入肾，增强益肾固精的作用。

（1）梦遗滑精　常与附子、五味子、龙骨等同用，能增强益肾固精的作用。可用于肾衰阳痿，精关不固，梦遗滑精，如桑螵蛸散（《世医得效方》）。

（2）肾虚遗尿　常与人参、远志、石菖蒲等同用，具有益肾缩溺的作用。可用于心肾虚损所致的遗尿或小便频数，如桑螵蛸散（《本草衍义》）。

此外，有的地区习惯用清炒、酒炙桑螵蛸。

【处方配给】写桑螵蛸，配给蒸制品；盐炙品随方配给。

【用法用量】5~10g。

【使用注意】本品助阳固涩，故阴虚多火、膀胱有热而小便频数者忌服。

【相关研究】

（1）古代文献研究　《本草经集注》："当火炙，不尔令人泄"；《药性论》："桑螵蛸，火炮令熟，止小便利"；《千金翼方》："炙，治产后小便数兼渴""三月采，蒸之，火炙，不尔令人泄"；《圣济总录》："桑螵蛸烧灰存性，治肾虚遗精""桑螵蛸，切破，以麸炒令麸黑色为度，治胞痹、脐腹痛、小水不利""炙，治中风涎潮，精神恍惚""桑螵蛸，醋浸，炙令焦黄色，治心风癫邪"；《太平惠民和剂局方》："桑螵蛸，酒浸，炒，治肾虚，小便滑数"；《济生方》："桑螵蛸，酒炙，治小肠虚冷，小便频数"；《普济方》："蜜炙，治精散而成膏淋"；《本草蒙筌》："曝干复炙（当中破开炙之），免泄大肠"；《本草述钩元》："炮熟空心食之，可止小便不禁"；《医方集解》："桑螵蛸，盐水炒，治小便数而欠"。

（2）药理作用研究　桑螵蛸经炮制后补肾助阳作用增强，盐炒品＞蒸品＞生品。盐炒品的虫卵是桑螵蛸补肾助阳的主要药用部位，其药效是通过增强下丘脑－垂体－甲状腺轴、肾上腺轴、性腺轴的功能来实现的。

海螵蛸

本品为乌贼科动物无针乌贼 *Sepiella maindroni* de Rochebrune 或金乌贼 *Sepia esculenta* Hoyle 的干燥内壳。收集乌贼鱼的骨状内壳，洗净，干燥。药材均以色白、洁净者为佳。味咸、涩，性微温；入肝、肾经。具有收敛止血，涩精止带，制酸止痛，收湿敛疮之效。

【炮制应用】

1. **海螵蛸**　取原药材，除去杂质，洗净，干燥，砸成小块。生用以收敛止血，固精止带，制酸止痛为主。

（1）胃痛吞酸　常与贝母同用，具有制酸止痛的作用。可用于胃痛吞酸，或呕吐酸水，或兼胃中嘈杂，如乌贝散（《实用中药学》）。

（2）赤白带下　常与白芷、血余炭同用，具有燥湿和血，收涩止带的作用。可用于脾被湿困，湿邪停滞，赤白带下，如白芷散（《妇人良方》）。亦可与山药、龙骨、牡蛎等同用，具有健脾止带的作用。可用于脾虚带下赤白，量多清稀、连绵不断，腰酸体乏等症，如清带汤（《医学衷中参西录》）。

（3）梦遗滑精　常与菟丝子、芡实、金樱子等同用，具有益肾固精的作用。可用于肾虚精关不固，梦遗滑精；亦治肾虚小便余沥者。

2. **炒海螵蛸**　取净海螵蛸，用文火加热，炒至表面微黄色，取出，放凉。煅后增强收敛之性，以收敛止血，收湿敛疮为主。

（1）崩中漏下　常与龙骨、牡蛎、棕榈炭等同用，能增强收敛止血的作用。可用于冲任不固，崩漏下血，反复不止，如固冲汤（《医学衷中参西录》）。

（2）疮疡不合　可单味研细粉外敷；亦可与炉甘石、赤石脂、黄丹等研为细粉外敷，具有收湿敛疮的作用。

（3）湿疹瘙痒　常与黄柏、黄连、青黛等同用，研粉外敷，具有清热燥湿，止痒敛疮的作用。可用于湿疹瘙痒，反复不愈。亦可与蒲黄、滑石研细末外扑，可用于阴囊湿痒等症。

【处方配给】写乌贼骨、海螵蛸，配给生品；炒品、煅乌贼骨，配给煅制品。

【用法用量】5~10g。外用适量，研末敷患处。

【使用注意】本品性微温，能伤阴助热，故阴虚多热者不宜服。

【相关研究】

（1）古代文献研究　《雷公炮炙论》："用血卤作水浸，并煮一伏时了，漉出，于屋下掘一地坑，可盛得前件乌贼鱼骨多少，先烧坑子，去炭灰了，盛药一宿，至明取出用之，其效倍多"；《寿世保元》："剥去皮甲，微火炙过，研细"。

（2）化学成分研究　海螵蛸主含碳酸钙80%~85%，尚含壳角质、黏液质及少量氯化钠、磷酸钙、镁盐等。海螵蛸所含碳酸钙、磷酸钙能中和盐酸，故能制止胃酸过多。分别测定海螵蛸的坚壳质、全海螵蛸、去坚壳海螵蛸的制酸力度和钙溶出度，结果三者无明显差异。认为海螵蛸入药可不去坚壳质，适度粉碎即可。

芡　实

本品为睡莲科植物芡 *Euryale ferox* Salisb. 的干燥成熟种仁。秋末冬初采收成熟果实，除去果皮，取出种子，洗净，再除去外壳（外种皮），晒干。药材以断面色白、粉性足、无碎末者为佳。味甘、涩，性平；入脾、肾经。具有补脾止泻，祛湿止带，益肾固精之效。

【炮制应用】

1.芡实　将原药材拣尽杂质，筛去灰屑。生用性平，涩而不滞，补脾肾而兼能祛湿。

（1）肾虚遗精　常与山茱萸、龙骨、覆盆子等同用，能增强固肾涩精的作用。可用于色欲伤肾，精关不固，梦遗滑精或兼腰酸腿软，如芡实丸《沈氏尊生书》。亦可与沙苑子、牡蛎、莲须等同用，具有补肾涩精的作用，如治精滑不止的金锁固精丸（《医方集解》）。

（2）尿频、遗尿　常与莲子肉、秋石、茯苓等同用，具有益肾缩尿的作用。可用于肾气不足，膀胱失约，小便频数或失禁，或小便余沥，如四精丸（《永类钤方》）。

（3）白浊　常与茯苓同用，具有固肾益脾，分清泌浊的作用。可用于脾肾两虚，膀胱气化不足，小便混浊，白如泔浆，如分清饮（《女科切要》）。

（4）带下　常与山药、车前子、白果等同用，具有固肾益脾，利湿止带的作用。可用于脾肾虚弱，白带绵下。若偏湿热者，宜加黄柏同用，以增强清热利湿之功，如易黄散（《傅青主女科》）。亦可与金樱子同用，具有祛湿止带止遗的作用，如治疗遗精、带下的水陆二仙丹（《洪氏集验方》）。

2. 炒芡实　将麦麸炒至冒烟时，倾入净芡实，拌炒至微黄色时取出，筛去麦麸（每10kg芡实，用麦麸1kg）。亦有炒焦应用者。炒后性偏温，以补脾，固涩作用为主。清炒芡实和麸炒芡实功用相似，均以补脾肾和固涩力胜。但一般脾虚泄泻，可选用麸炒品，精关不固的滑精不止，可选用清炒品。

（1）脾虚泄泻　常与核桃、莲子肉、枣肉等同用，能增强补脾止泻的作用。可用于脾胃虚弱，饮食不思，神疲体倦，如蟠桃果（《临床常用中药手册》）。

（2）小儿疳积　常与白术、使君子、槟榔等同用，具有补脾益胃，杀虫消疳的作用。可用于脾胃不健，形体消瘦，腹反膨大，善食易饥等症。

【处方配给】写芡实，配给生品；炒品随方配给。

【用法用量】9~15g。

【使用注意】本品滋补涩敛，大小便不利者慎用。

【相关研究】古代文献研究　《医学入门》："舂粉益人"；《炮炙大法》："入涩精药，有连壳用者"。

刺猬皮

本品为刺猬科动物刺猬 *Erinaceus europaeus* L. 或短刺猬 *Hemichianus dauricus* Sundevoll. 的干燥外皮。全年均可捕捉，将皮剥下，用竹片撑开或钉于木板上，除尽肌肉，内面撒上适量石灰，干燥。以肉脂刮净、刺毛整洁者为佳。味苦，性平；入胃、大肠经。具有固精缩尿，收敛止血，化瘀止痛之效。

【炮制应用】

1. 刺猬皮　取原药材，用碱水浸泡，将污垢刷干净，再用清水洗净，润透，剁成小方块，干燥。

2. 滑石粉炒刺猬皮　取滑石粉置锅内，用中火炒热，加入净刺猬皮块，拌炒至黄色，鼓起，刺尖秃时取出，筛去滑石粉，放凉（每10kg刺猬皮，用滑石粉4kg）。刺猬皮腥气味大，很少生用。制后能矫臭矫味，质地松泡酥脆，便于粉碎和煎煮。临床多用炮制品。

（1）遗精、遗尿　常与益智仁、金樱子、沙苑子等同用，可增强固精缩尿的作用。

（2）鼻衄　单味药炒炭用，可增强止血作用，用于鼻衄出血或鼻中息肉等症（《太平圣惠方》）。

（3）五痔下血　常与槐花、艾叶、枯矾等同用，增强其止血的功效，如猬皮丸（《仁斋直指方》）。

（4）肠风下血　配伍木贼草同用，可治肠风下血，如猬皮散（《杨氏家藏方》）。

【处方配给】写刺猬皮、猬皮、炒刺猬皮，配给滑石粉炒刺猬皮；其余随方配给。

【用法用量】煎服，3~10g；研末服，1.5~3g。

【相关研究】

（1）古代文献研究　《证类本草》："可烧灰和酒服及炙黄煮汁饮之"；《本草纲目拾遗》"阴阳瓦合好泥封，煅存性"。

（2）药理作用研究　刺猬皮含蛋白质、钙盐等成分。经炒制后，由于高温作用，使钙盐生成氧化钙，收涩之性大增。内服后在胃酸的作用下形成可溶性钙盐，易于吸收，从而增加人体内钙的含量，促进血凝，增强收敛止血的作用。

椿　皮

本品为苦木科植物臭椿 *Ailanthus altissima*（Mill.）Swingle 的干燥根皮或干皮。全年均可剥取，晒干，或刮去粗皮晒干。药材以肉厚、无粗皮、色黄白、干燥者为佳。味苦、涩，性寒；入大肠、胃、肝经。具有清热燥湿，收涩止带、止泻、止血之效。

【炮制应用】

1.**椿皮**　取原药材，除去杂质，洗净，润透，切丝或段，干燥。生品有难闻之气，以外用为主。

（1）阴痒突出　常与荆芥穗、藿香同用，具有杀虫止痒的作用。可用于妇人阴痒突出，如椿根皮汤（《古今医统大全》）。

（2）腹中痞块　常可单用外敷，具有消痞结的作用。可用于腹中痞块，如椿皮膏（《卫生鸿宝》）。

（3）一切药毒　常与东柳枝、阿魏同用，具有催吐解毒的作用。可用于一切药毒，如椿皮饮（《圣济总录》）。

（4）臁疮　常与楝条、柳条、荆芥等同用，具有解毒消肿的作用。可用于臁疮，如黄蜡膏（《普济方》）。

2.**麸炒椿皮**　先将炒制容器用中火加热至撒入麦麸即刻起烟，均匀撒入麦麸，投入净椿皮丝，熏炒至表面呈深黄色时，取出，筛去麸皮，放凉（每10kg椿皮，用麸皮1kg）。生品苦寒、有难闻之气，麸炒后可缓和其苦寒之性，并能矫臭。以清热燥湿，收涩止带，止泻止血为主。

（1）崩漏带下　常与地榆、黄芪、黄柏等同用，具有固崩止带的作用。可用于崩漏带下，如固经汤（《嵩崖尊生全书》）。

（2）热痢滞下　常与白头翁、黄连、柏皮同用，具有解毒止泻的作用。可用于热痢滞下，下血连月不愈，如白头翁汤（《普济方》）。

【处方配给】写椿皮，配给生椿皮丝或段；其余随方配给。

【用法用量】6~9g；外用适量。

【使用注意】本品苦寒，脾胃虚寒者慎服。

【相关研究】

（1）古代文献研究　《本草通玄》："凡用刮去粗皮，生用则能通利，酸醋炙即能固涩"；《日华子本草》："温，五毒。止泻及肠风，能缩小便，入药蜜炙用"；《滇南本草》："用新瓦焙干，黄色为末，每服（一钱五分），热烧酒服"；《本草备要》："去粗皮，或醋炙、蜜炙用"；《得配本草》："去粗皮，醋炙或蜜炙，随症制之"；《雷公炮炙论》："凡修事，采出，拌生葱蒸半日，出生葱，细剉，用袋盛，挂屋南畔，阴干用"。

（2）化学成分研究　椿皮主要化学成分为苦木苦味素类、木脂素类化合物和挥发油成分（主要为酯类、脂肪酸、烯类等化合物）。邻苯二甲酸乙基己基酯有生殖内分泌毒性，在椿皮挥发油中的相对含量较高，加热炮制后可降低毒性，并可降低难闻之挥发性成分的含量而矫正臭味。

（3）药理作用研究　椿皮具有抗菌、抗病毒、抗肿瘤、抗疟疾、杀虫等药理作用。

鸡冠花

本品为苋科植物鸡冠花 *Celosia cristata* L. 的干燥花序。秋季花盛开时采收，晒干。味甘、涩，性凉；入肝、大肠经。具有收涩止血、止带、止痢的功效。

【炮制应用】

1. 鸡冠花　取原药材，除去杂质及残留的茎叶，切段。生品性凉，收涩之中兼有清热作用，多用于湿热带下，湿热痢疾，湿热便血和痔血等证。

（1）带下　常与白术、茯苓配伍应用，可治妇女脾虚赤白带下。

（2）崩漏　常与党参、血余炭配伍应用，可治崩漏日久不止。

（3）肠风下血　常与地榆、防风炭配伍应用，可治肠风下血。

（4）久泻久痢　常与黄芪、石榴皮配伍应用，可治久泻久痢。

（5）痔疮下血　常与地榆、炒槐米、防风炭配伍应用，可治痔疮下血。

2. 鸡冠花炭　取净鸡冠花段，置炒制容器内，用中火加热，炒至表面焦黑色，喷淋少许清水，灭净火星，取出晾干。炒炭后凉性减弱，收涩作用增强。常用于吐血、便血、崩漏反复不愈及带下，久痢不止。

（1）赤白下痢　本品煎酒服，可治赤白下痢。

（2）吐血不止　本品用醋煎煮，可治吐血不止。

（3）血淋　本品炒炭，米汤送服（《湖南药物志》）。

（4）白带、砂淋　本品与苦壶卢等分，炒炭，热酒送服（《摘元方》）。

【处方配给】写鸡冠花，配给生品；其余随方配给。

【用法用量】6~12g。

【相关研究】

（1）古代文献研究　宋代有"微炒和焙令香"（《太平圣惠方》）的方法；明代多沿用微炒的方法；清代有烧灰（《幼幼集成》）或烧灰存性（《串雅内编》）及炒法（《本草从新》）。

《太平圣惠方》:"焙令香,治小儿痔疾,下血不止";《太平惠民和剂局方》:"鸡冠花,到,微炒,治痔漏下血";《幼幼集成》:"鸡冠花,烧灰,治痔疾下血"。

(2)化学成分研究 鸡冠花炒炭后,黄酮类成分有一定程度的增加。生品中未检出糠酸,炮制后糠酸含量增加。鸡冠花炒炭前后无机元素的种类基本不变,炒炭后除钙元素含量明显升高,钠元素的含量明显降低之外,其余各无机元素含量变化不明显。

(3)药理作用研究 鸡冠花生品及乙酸乙酯和正丁醇部位具有凉血止血功效,鸡冠花炭品具有止血功效,鸡冠花和鸡冠花炭通过不同环节而发挥止血作用。鸡冠花生品、乙酸乙酯和正丁醇部位均能明显降低干酵母所致大鼠体温升高;鸡冠花炭品、鸡冠花乙酸乙酯及正丁醇部位能不同程度缩短模型大鼠凝血酶时间、凝血酶原时间、活化部分凝血酶时间;鸡冠花生品及乙酸乙酯部位组和炭品组均能明显升高大鼠血浆纤维蛋白原含量。鸡冠花生品组和炭品组均能降低模型大鼠低切变率下全血黏度,鸡冠花正丁醇部位能降低模型大鼠全血的高、中及低切黏度。

第二十五章 外用药及其他

本类药物多用于体表，以治疗外科病证为主。适用于外科疮疡，痈疽，疥癣，痔瘘以及妇人阴痒等；以涂敷、搽、洗等方法为其主要用药方式，也有煎汤内服者。

炮制对外用药的影响：本类药物多具毒性，常采用米炒、豆腐制，利用辅料对毒性物质的吸附作用；砂烫利用高温对毒性成分的破坏作用；制霜以除去部分毒性物质，均是以降低毒性为主要目的；水飞、酒炙除去杂质和毒性，便于粉碎和制剂；至于煅制则在于扩大药用范围。

大风子

本品为大风子科植物大风子 *Hydnocarpus anthelmintica* Pierre 的干燥成熟种子。夏、秋二季果实成熟时采收，取出种子，晒干。药材以个大、种子饱满、色白润、油性足、不破裂者为佳。味辛，性热，有毒；入肝、脾、肾经。具有祛风燥湿，攻毒杀虫之效。

【炮制应用】

1. **大风子** 取大风子，除去杂质。临用时去硬壳，打碎。生品毒性较强，作用峻烈，以祛风燥湿，杀虫止痒为主。

（1）癣痒诸疮　常与硫黄、雄黄、枯矾同研粉末，油调涂患处，具有攻毒杀虫，止痒的作用。可用于诸疮肿痛，顽癣瘙痒，如大风丹（《血证论》）。

（2）荨麻疹　常与大蒜共捣烂，加水煎5分钟左右，外搽患部，具有燥湿止痒的作用。可用于荨麻疹瘙痒难忍等症。

2. **大风子霜** 取大风子仁，捣碎，用数层草纸包裹，微烘或蒸热，压榨去油，碾细过筛；或用压油机榨至含油量为10%~20%。制霜后除去部分油质，降低了毒性，可供内服，以攻毒、祛风、杀虫为主。

麻风、梅毒　常与苦参、防风、全蝎等同用，具有祛风攻毒的作用。可用于麻风眉目遍身溃烂，以及杨梅疮毒，风癣疥癞等症，如大风丸（《解围元薮》）。

【处方配给】写大风子，配给大风子；写大风子霜，配给大风子霜，其余随方配给。

【用法用量】1.5~3g；外用适量。

【使用注意】本品毒烈，内服慎用，阴虚火热者忌服。又因内服本品，易致呕吐、恶心及胸腹疼痛等不良反应，甚则损伤肝、肾，故勿过量或持续服用。

【相关研究】

（1）古代文献研究　《本草纲目》："大风疮裂，大风子烧存性，和麻油、轻粉研涂。仍以壳煮汤洗之"；《景岳全书》："去油，取净霜，擦治杨梅疮毒溃烂"；《本草求真》："凡入丸药汤药，俱宜除油为炒"；《得配本草》："日久油黄勿用"。

（2）化学成分研究　大风子毒性成分为其脂肪油中的大风子油酸和次大风子油酸的衍生物，炮制后有所降低。

（3）药理作用研究　大风子对机体组织、肾脏、肝脏均有刺激性。经动物实验，肌内注射大风子油可产生严重的刺激性及疼痛，甚至发生坏死；口服对消化道黏膜有刺激性，引起呕吐；皮下注射及静脉注射大风子油酸钠，或其乙酯可出现溶血性贫血、血尿、蛋白尿、肝脏脂肪变性或消瘦。故炮制要求去油成霜，以降低其毒性。

硫　黄

本品为自然元素类矿物硫族自然硫，采挖后，加热熔化，除去杂质；或用含硫矿物经加工制得。全年可采。在矿石中呈泥状，经过土法加工，放入罐内，加热熔化，除去杂质，倒入模型内，冷却后，打成碎块。药材以色黄、光亮、质松脆者为佳。味酸，性温，有毒；入肾、大肠经。具有外用解毒杀虫疗疮，内服补火助阳通便之效。

【炮制应用】

1. 硫黄　取硫黄，拣去杂质，敲成小块。生品有毒，外用居多，以解毒杀虫，治癣为主。

（1）疥疮湿癞　常与核桃、生猪油、水银同捣成膏，搽患处，具有解毒，灭疥治癣的作用，可用于疥虫潜隐皮肤，刺痒难忍，或癞疾痒甚，湿疹，秃疮等症，如臭灵丹（《外科金鉴》）。又如治疥疮、妇女阴蚀疮、漆疮的一扫光（《串雅内编》）。

（2）干癣、湿癣　常与风化石灰、铅丹、腻粉同研细粉，生麻油调涂患处，具有杀虫治癣的作用。可用于一切干（湿）癣，阴囊或阴唇瘙痒，如如圣散（《圣济总录》）。

2. 制硫黄　取净硫黄块，与豆腐同煮至豆腐呈黑色或黑绿色为度，取出漂尽，晾干或阴干（每10kg硫黄，用豆腐20kg）。制后降低毒性，可供内服。以助阳益火为主。

（1）阳痿腰冷　常与水银、朱砂、黑锡同用，具有补火助阳的作用。可用于元气亏虚，真阳欲脱，四肢厥冷，或伤寒阴盛，自汗，脉沉，如养正丹（《太平惠民和剂局方》）。又如治肾阳不足，命门火衰所致的阳痿、遗精、尿频的金液丹（《太平惠民和剂局方》）。

（2）肾虚寒喘　常与附子、肉桂、黑锡等同用，具有助肾定喘的作用。可用于肾阳亏损，肾不纳气，上盛下虚，痰壅气喘，胸腹冷痛，如黑锡丹（《太平惠民和剂局方》）。

（3）虚冷便秘　常与半夏同用，具有温阳通便的作用。可用于老年人阳虚血燥，寒湿凝聚，脘腹结块，大便秘结，如半硫丸（《太平惠民和剂局方》）。

（4）胃寒冷痛　常与延胡索、五灵脂、白豆蔻等同用，具有温胃止痛的作用。可用于脾胃虚寒，冷痛喜温，大便清稀，如剪根丸（《经验广集》）。

【处方配给】写硫黄，配给制品；生品随方配给。

【用法用量】外用适量，研末油调涂敷患处。内服1.5~3g，炮制后入丸散服。

【使用注意】阴虚火旺及孕妇忌服。

【相关研究】

（1）古代文献研究　《药性论》："生用治疥癣及疗寒热咳逆，炼服主虚损泄精"；《外台秘要》："（治历节风）取醋磨硫黄傅（敷）之止"；《医学入门》："入痼冷药，以雀脑拌之则不臭"；《本草纲目》："凡硫黄入丸散，稻糠火煨熟，去其臭气，以紫背浮萍同煮过，消其火毒"；《医宗粹言》："用芭蕉捣汁煮之后，以甘草汤煮之大无毒"；《景岳全书》："火中溶化，即投水中去毒"；《本草正》："老人风秘，用宜炼服"；《炮炙大法》："研细如尘用以杀虫行血"；《医方集解》："以其大热有毒，故用猪肠烂煮以解之"；《本草新编》："寒水石头制硫黄，非制其热，制其毒也，去毒则硫黄性纯，但有功而无过，可用之而得宜也"。

（2）化学成分研究　对硫黄进行了炮制前后砷含量的测定，结果表明，生品的砷含量比炮制品大 8~15 倍，经炮制后可降低硫黄中 As_2O_3 的含量，以豆腐炮制品最为显著。证明豆腐煮制确能降低硫黄的毒性。

雄　黄

本品为硫化物类矿物雄黄族雄黄，主要成分为二硫化二砷（As_2S_2）。全年可采挖，除去杂质、石块、泥土。采挖后，除去杂质。药材以色红、块大、质松脆、有光泽者为佳。味辛、苦，性温，有毒；入肝、大肠经。具有解毒杀虫、燥湿祛痰、截疟之效。

【炮制应用】

1.雄黄　取原药材，拣尽杂质和碎石，碾成细粉。生品质坚，不易研成细粉，且有毒，多外用，以解毒，疗癣，敛疮为主。

（1）疥癣痒甚　常与硫黄、羊蹄根、荷叶等研膏，涂癣上，具有解毒疗癣的作用。可用于一切癣疾，瘙痒难忍，如雄黄膏（《圣济总录》）。

（2）痈疽溃烂　常与信石、巴豆、白矾同用，具有解毒敛伤的作用。可用于一切痈疽溃烂，狂犬、毒蛇等虫兽咬螫伤痛，如雄黄消毒饮（《卫生宝鉴》）。

2.水飞雄黄　方法同朱砂，水飞后使药粉达到极细和纯净，降低毒性，便于制剂，以避秽解毒，燥湿杀虫为主。

（1）疳积虫痛　常与干漆、巴豆霜同用，具有杀虫疗疳的作用。可用于小儿疳积，蛔虫腹痛，身体羸瘦，如安虫丸（《小儿药证直诀》）。

（2）缠喉风痹　常与郁金、巴豆同研细末，醋煮面糊为丸，具有祛痰开痹的作用。可用于喉痹极危之证，小儿惊热，痰涎壅塞，如雄黄解毒丸（《重楼玉钥》）。

（3）中恶心痛　常与珍珠、麝香、牛黄等同研末，炼蜜为丸，具有避恶止痛的作用。可用于小儿中恶心痛，肠瘀腹痛，如雄黄丸（《太平圣惠方》）。

（4）肝风惊痫　常与白芍、天麻等同用，具有平肝镇惊的作用。可用于肝风头痛，中风舌强语涩，小儿惊痫，如雄黄散（《证治准绳》）。

【处方配给】写雄黄，配给水飞雄黄；生品随方配给。

【用法用量】0.05~0.1g，入丸散用。外用适量，熏涂患处。

【使用注意】孕妇忌服。切忌火煅，煅烧后即分解氧化为三氧化二砷（As_2O_3），有剧毒。雄黄能从皮肤吸收，故局部外用亦不能大面积涂搽及长期持续使用。

【相关研究】

（1）古代文献研究　《备急千金要方》："油煮一日，内服，治毒痘相杂"；《圣济总录》："打如皂荚子大，绢袋子盛，以米醋煮三伏时，取出研细粉，治一切风"；《三因极一病证方论》："用桃叶煮水研飞，治小儿惊痫"；《本草纲目》："凡服食用武都雄黄，须油煎九日九夜，乃可入药；不尔有毒，慎勿生用"；《握灵本草》："雄黄，以米醋入萝卜汁煮干乃可入药，不尔有毒，水飞用"；《本经逢原》："入香油熬化，生则有毒伤人"。

（2）化学成分研究　雄黄主要含有硫化砷，有时含有砷的氧化物（如As_2O_3），服后易引起中毒，水飞法能降低雄黄中As_2O_3含量，而干研法则不能减少其中As_2O_3的含量。水飞时用水量愈多，As_2O_3去除得愈净，当用水量为药材的300倍时，去除效果较好。亦有报道，雄黄以10%醋飞制、醋牛奶水飞及3%NaOH碱洗法，均可有效除去As_2O_3，使毒性降低。研究还发现，雄黄在空气中受热，当温度上升到180℃以上至200~250℃时，As_2S_2大量转化生成As_2O_3，毒性增加，故雄黄不能在有氧情况下加热炮制，因雄黄遇热的分解产物为As_2O_3，有"雄黄见火毒如砒"之说。因此，水飞后所得雄黄细粉干燥时温度不宜过高，有报道80℃干燥32小时，可溶性砷盐含量可增高4倍，故水飞后宜低温干燥或晾干。另外，由于As_2S_2既不溶于水，也不溶于稀酸，而As_2O_3可溶于水，与稀盐酸作用生成$AsCl_3$，易于被水洗除，因此将雄黄3次酸洗，5次水洗，可将As_2O_3基本除净。

（3）药理作用研究　对雄黄药材以及炮制品进行急性毒性研究，实验结果表明：炮制品的毒性低于生品，受试样品中As_2O_3含量越高，引发的动物死亡率越高。存活动物的行为活动、脏器表征等与空白组相比，无明显差异。

白　矾

本品为硫酸盐类矿物明矾石族明矾石经加工提炼制成。主要成分为含水硫酸铝钾［$KAl(SO_4)_2 \cdot 12H_2O$］。全年均可采得，将采得的明矾石用水溶解，滤过，滤液加热浓缩，放冷后所得结晶即为白矾。药材以块大、无色透明、无杂质者为佳。味酸、涩，性寒；入肺、肝、脾、大肠经。具有外用解毒杀虫，燥湿止痒；内服止血止泻，祛除风痰之效。

【炮制应用】

1. 白矾　取原药材，除去杂质，捣碎。生白矾擅长解毒杀虫，清热消痰，燥湿止痒为主。

（1）风痰癫痫　常与郁金、皂角、生姜等同用，具有祛痰开窍的作用。可用于痰气郁结，或风痰痹阻，心窍被蒙，癫狂，或昏迷不省人事，如稀涎散（《传家秘宝》）。又如治风痰壅盛所致癫痫的白金丸（《普济本事方》）。

（2）湿热黄疸　常与硝石同用，具有燥湿退黄的作用。可用于湿热黄疸，或湿热痢疾及带浊等症，如硝石矾石散（《金匮要略》）。

（3）疮痈恶毒　常与黄蜡为丸含服，具有解毒疗疮的作用。可用于疮痈恶毒，或毒蛇虫犬所伤，如蜡矾丸（《医方集解》）。本品与黄丹同研细末，刺疮见血再外敷，可用于疔肿恶疮，如二仙散（《卫生宝鉴》）。

2. 枯矾　取净白矾置锅内，煅至水分完全蒸发，无气体放出，全部泡松呈白色蜂窝状固体时取出。煅后酸寒之性降低，涌吐作用减弱，增强了收涩敛疮，生肌，止血化腐作用。

（1）脾虚久泻　常与诃子同用，能增强涩肠，止泻的作用。可用于大肠虚滑，泄泻日久不愈，甚则大便失禁，如诃黎勒散（《太平圣惠方》）。

（2）便血、崩漏　常与侧柏炭、茜草根、海螵蛸等同用，具有收敛止血的作用。可用于便血日久，崩漏下血不止等症。

（3）聍耳浊汁　常与冰片、五倍子共研细末，吹药末于患处，具有燥湿，收敛的作用。可用于肝经湿热，耳流黄色脓水，耳窍疼痛，听力减退等症。

（4）湿疮、疥癣　常与硫黄、蛇床子同研末外用，具有杀虫灭疥的作用；亦可与地榆、煅石膏等同研末麻油调涂患处。可用于湿疹瘙痒，或水火烫伤，如治疥疮方（《临床常用中药手册》）。

（5）湿疹、湿疮　单味枯矾做成散剂，治疗糜烂性皮肤病，诸疮发痒。如治疮口不合的生肌散（《证治准绳》）。

【处方配给】写白矾、明矾，配给生品；枯矾，配给煅白矾。

【用法用量】0.6~1.5g。外用适量，研末敷或化水洗患处。

【使用注意】体虚胃弱及无湿热痰火者忌服。

【相关研究】

（1）古代文献研究　《金匮要略》："烧，治妇人下白物"；《刘涓子鬼遗方》："矾石，烧令汁出，治小儿头疮"；《博济方》："矾石，铫子内炼过，煎却矾汁，泣干为度，治小儿风热，咽肿，烧及八分许存性，治脾毒下血"；《三因极一病证方论》："银窝（锅）内用瓦盖煅令性尽，治痈肿，脓水淋漓"；《类编朱氏集验医方》："矾石，一两，入巴豆二十一粒，捶碎去壳，同煅矾枯，去巴豆，治喉痹"；《丹溪心法》："矾石，姜汁浸，晒干，治痰喘"；《医学入门》："化痰生用"；《炮炙大法》："生用解毒，煅用生肌"；《本草正》："烧枯用之，能止牙缝出血"；《握灵本草》："喉痛乳蛾，用矾三钱，铫内溶化，入巴豆劈开三粒，煎干，去豆，研矾用之，入喉立愈"；《本草述钩元》："研细入罐，火煅半日，色如轻粉者名枯矾，惟化痰生用"。

（2）化学成分研究　用铁锅煅制白矾时，因白矾是强酸弱碱盐，显微酸性，能与铁反应，产生红色的三氧化二铁，所以紧贴锅底的白矾是红褐色，产品铁盐含量会超出检查限度，因此不宜用铁器煅制白矾。白矾含水量为45.53%，由白矾制成枯矾，明煅法干燥失重约45%。

（3）药理作用研究　白矾内服至肠不吸收，适当抑制肠黏膜分泌而发挥止泻作用。枯矾内服后与黏膜蛋白络合，形成保护膜覆盖于溃疡面上，保护黏膜不再受腐蚀，有利于黏膜再生，并抑制黏膜分泌和吸附肠异物。白矾煅制为枯矾，增强止血止泻作用，外用能和蛋白质化合而成难溶于水的蛋白质而沉淀，减少疮面的渗出物而起生肌保护作用。

在180~260℃煅制的枯矾对家兔眼结膜的刺激作用减小，对变形杆菌、金黄色葡萄球菌、志贺菌、铜绿假单胞菌的抑制作用与生品之间有没有差异，300℃煅制品与生品之间有差异，500~900℃煅制品与生品之间有显著差异，比生品抑菌作用显著降低。按常规煅制的枯矾药液，对铜绿假单胞菌、金黄色葡萄球菌、溶血性链球菌、肺炎双球菌、大肠埃希菌、霉菌等均呈现高度的敏感性。临床用于治疗外科创伤化脓性溃疡久未愈合的伤口，枯矾为比较理想的一种外用药。

皂矾（绿矾）

本品为硫酸盐类矿物水绿矾族水绿矾的矿石。主要成分为含水硫酸亚铁[$FeSO_4 \cdot 7H_2O$]。采得后，除去杂质。味酸，性凉；入肝、脾经。具有解毒燥湿、杀虫补血之效。

【炮制应用】

1.皂矾　取原药材，除去杂质，打碎。生品一般不内服，多用作外用洗涂剂，长于燥湿止痒，杀虫。

（1）喉疮　常与雄黄、硼砂同用，研末吹口，具有燥湿敛疮的作用。可用于喉疮毒盛（《万氏家抄方》）。

（2）趾甲疮　常与雄黄、硫黄、乳香等同用，研末涂搽，可用于治疗趾甲内生疮（《医方摘要》）。

2.煅皂矾　取净皂矾，打碎，置耐火容器内，用武火加热，煅至汁尽，红透为度，取出放凉，研粉。煅后失水变枯，降低了致呕吐的副作用，增强了燥湿止痒作用。

（1）疥癣　常与花椒、冰片、樟脑等同用，具有燥湿止痒的作用。可用于疥疮，湿者干掺，干者菜油调涂（《良方汇集》）。

（2）黄肿胀痛　常与苍术、厚朴、陈皮等同用，具有运脾化湿的作用。可用于脾胃不健，气滞湿蓄，黄肿、胀满，如绛矾丸（《重订广温热论》）。

（3）缺铁性贫血　常与白术、山药、大枣等同用，具有补脾益血的作用。如绛枣丸（《中华血液学杂志》）。

（4）赤白痢　常与白矾、龙骨、赤石脂等同用，具有涩肠止泻的作用。可用于赤白痢，肠滑不止，如绿白散（《圣济总录》）。

【处方配给】写绿矾、皂矾，配给生皂矾；其余随方配给。

【用法用量】0.8~1.6g。外用适量。

【使用注意】孕妇慎用。

【贮藏】置阴凉干燥处。

【相关研究】

（1）古代文献研究　《太平圣惠方》："烧赤"；《增广验方新编》："烧至汁尽研末"；《证类本草》："用火煅通赤，取出，用酽醋淬过复煅，如此三度，细研"；《疮疡经验全书》："火煅通红，取出放地上，出火毒"；《医学入门》："局方多用米炒，恐胜矾力也"；《握灵本草》："此矾煅赤，能入血分，又能燥湿化涎"；《本草求真》："烧之则赤，以破血分之积垢，甚效甚速"。

（2）化学成分研究　皂矾主要成分为含水硫酸亚铁，尚含少量铜、钙、镁等。皂矾生品及炮制品中的铁基本是以 $FeSO_4$ 形式存在，同时含少量 Fe^{3+}，皂矾生品经酸性溶液浸泡后，其中部分 Fe^{3+} 形成了有机化合物，而且 Fe^{2+}/Fe^{3+} 比值及铁离子的离子性比绿矾生品均有显著提高。煅皂矾于 800℃煅制 30 分钟时，Fe_2O_3 含量最高，加醋煅淬法质地比加醋明煅法质地疏松且 Fe_2O_3 含量低，这是因为加醋煅淬是在煅皂矾的基础上进行制备的，趁热用醋煅透可使煅制生成的 Fe_2O_3，有一部分转化为 $Fe(CH_3COO)_3$。

蜂　房

本品为胡蜂科昆虫果马蜂 *Polistes olivaceous*（DeGeer）、日本长脚胡蜂 *Polistes japonicus* Saussure 或异腹胡蜂 *Parapolybia varia* Fabricius 的巢。秋、冬二季采收，晒干，或略蒸，除去死蜂死蛹，晒干。以单个、整齐、色灰白、大如莲房、体质轻软而有弹性、无幼卵及死蜂者为佳。味甘，性平；入胃经。具有攻毒杀虫，祛风止痛之效。

【炮制应用】

1.**蜂房**　取原药材，刷尽泥灰，除去杂质，切块，筛去灰屑。生品以攻毒杀虫为主，生品一般多外用。

（1）风疹瘙痒　常与蛇蜕、花椒、苦参等同煎水外洗，具有祛风止痒的作用。可用于风邪客于皮肤，瘙痒不已。

（2）乳痈、恶疮　常与蜈蚣、明矾共研细末，麻油调涂患处，或煎水外洗，具有解毒医疮的作用。可用于热毒壅盛，妇人乳痈，恶痛肿毒，或疮疡久不收口。

（3）风湿痹痛　常与独头蒜、百草霜同捣外敷。具有祛风除痹的作用。可用于风邪侵扰肌肤，手足风痹，肢体酸痛，游走不定。

2.**煅蜂房**　取净蜂房，置锅内，上扣一小锅，两锅结合处用盐泥封固，上压一重物，并贴一张白纸条或放大米数粒，用文武火加热，煅至白纸条或大米呈焦黄色时，停火，冷却后取出。用时掰碎或研细入药。煅后可降低毒性，增强疗效，利于粉碎和制剂。以通经止痛，解毒消肿为主。

（1）头生瘰疬　常与蛇蜕、玄参、黄芪等同用，具有解毒止痛的作用。可用于头生瘰疬，脓水不止，疼痛难忍，如蜂房膏（《太平圣惠方》）。

（2）痔瘘出血　常与地榆炭、槐角炭同研末掺之，具有收敛止血的作用。可用于湿热蕴结，痔瘘出血等症。

【处方配给】写蜂房、露蜂房，配给炒或煅制品；生品随方配给。

【用法用量】3~5g。外用适量，研末油调敷患处，或煎水漱，或洗患处。

【使用注意】气虚血弱及肾功能不全者慎服。

【相关研究】

（1）古代文献研究　《金匮要略》："炙，疗疟母"；《千金翼方》："烧灰，治淋病"；《太平圣惠方》："炙微黄，治风惊，手足颤抖""微炒，治疯狂，或欲狂走"；《圣济总录》："炙黑色，治丹石发动，痈疽发背"；《妇人良方》："露蜂房，洗过，蜜炙令焦，治风痒"；《普济方》："水洗，饭上蒸，日干，治瘰疬已破"；《本草纲目》："烧灰酒服主阴痿。入盐烧过研末擦之，治风虫牙痛"；《外科证治全生集》："入桶蒸死，连巢炙研，以醋调涂，痈疖即消。以蛇蜕同煅，治疗毒走黄。乳调服，疗小儿吐泻"。

（2）化学成分研究　蜂房含蜂蜡及树脂，并含蜂房油（挥发油），为一种有毒成分。炮制后，能使部分有毒成分散失，降低毒性。

（3）药理作用研究　药理实验表明，蜂房的醇、醚及丙酮浸出物，皆有促进血液凝固的作用，能增强心脏运动，使血压一过性下降，并有利尿作用。

蟾　酥

本品为蟾蜍科动物中华大蟾蜍 *Bufo bufo gargarizans* Cantor 或黑眶蟾蜍 *Bufo melanostictus* Schneider 的干燥分泌物。多于夏、秋二季捕捉蟾酥，洗净，挤取耳后腺及皮肤腺的白色浆液加工，干燥。药材以色红棕、断面角质状、半透明、有光泽者为佳。味辛，性温；有毒。入心经。具有开窍醒神，止痛，解毒之效。

【炮制应用】

1. 蟾酥粉　取蟾酥饼，蒸软，切薄片，烤脆后，研为细粉。生品作用峻烈，毒性较大，临床用量极小，多制成丸（散）剂内服或外用，生品质柔难碎，并对操作者有刺激性，以外用为主。

（1）痈疽疔疮　常与穿山甲、朱砂、麝香等研细末，外敷，具有解毒消肿的作用。可用于发背痈疽，无名肿毒，恶毒疔疮，如蟾酥丹（《济生方》）。

（2）瘰疬结核　常与白丁香、寒水石、巴豆等研末炼蜜为丸，纳入针窍中，脓尽为度，具有解毒消肿的作用。可用于瘰疬窦道流脓，如蟾酥膏（《医学正传》）。

（3）局部麻醉　常与生草乌、生半夏、生天南星等为末，烧酒调敷，具有麻醉止痛的作用。可用于牙龈分离、松动牙的拔除、鼻息肉摘除术等五官科手术的黏膜麻醉，亦可用于恶性肿瘤剧痛。

2. 酒蟾酥　取蟾酥，捣碎，加入定量白酒浸渍，时常搅动至呈稠膏状，干燥，粉碎（每10kg蟾酥，用酒20kg）酒浸渍后，便于制粉，并减少对操作者的刺激性，亦降低毒性。

（1）咽喉肿痛　常与牛黄、麝香、冰片等同用，具有解毒消肿止痛的作用。可用于烂喉丹麻、喉风、乳蛾及咽喉肿痛，如六神丸（《喉科心法》）。

（2）恶性肿瘤　常与天龙、龙葵、夏枯草等同用，具有解毒消痈的作用。可用于恶性肿瘤，肝癌，肠癌。

（3）痧胀吐泻、昏厥　常与麝香、丁香、雄黄等为丸，吹入鼻中，具有开窍醒神，辟秽止痛的作用。可用于夏伤暑湿秽浊之气所致的痧胀腹痛吐泻，如蟾酥丸（《集验简易良方》）。

（4）风火牙痛　常与雄黄、硼砂、甘草等同研极细粉，水泛制微丸，填牙痛处，具有清火止痛的作用。可用于风火牙痛及龋齿疼痛，如牙痛一粒丸（《中国药典》）。

（5）疔疮、毒疮　常与没药、寒水石、雄黄等共为细末，泛丸内服外敷，具有解毒消肿的作用。可用于恶毒疔疮，红肿热痛，如飞龙夺命丹（《景岳全书》）。

有的制剂中要求乳制蟾酥，现应用较少。

【处方配给】 写蟾酥，配给蟾酥粉；其余随方配给。

【用法用量】 0.015~0.03g，多入丸散用。外用适量。

【使用注意】 本品有毒，内服宜慎，切勿过量。本品能收缩子宫，故孕妇忌用。

【相关研究】

（1）古代文献研究　《本草蒙筌》："刺取之时，先防射目（沾之即瞎）。外科要药……去毒如神"；《本草原始》："色黄、体重、味辛，其汁不可入目，令人赤肿盲"。

（2）化学成分研究　蟾酥酒炙后，容易粉碎，其成分在酒炙前后无明显变化，但总强心苷含量酒炙后提高。以脂蟾毒配基为指标：生蟾酥＞酒制品＞乳制品；蟾毒内酯含量：生蟾酥＜酒制品＜牛乳制品＜滑石粉烫。

（3）药理作用研究　急性毒性试验表明，毒性依次为：滑石粉炮制品＞鲜奶炮制品＞60% 乙醇炮制品，酒浸品的毒性低于生品。

藤 黄

本品为藤黄科植物藤黄 *Garcinia hanburryi* Hook. f. 所分泌的干燥树脂。在花开之前，于离地面约 3m 处将茎干的皮部作螺纹状割伤，伤口内插一竹管，盛受流出的树脂，为管状或不规则的块状。将其加热蒸干，用刀刮下即得。药材以表面棕黄色或红黄色、质脆易碎、有光泽者为佳。味酸、涩，性寒，有大毒；入胃、大肠经。具有止血，消肿之效。

【炮制应用】

1.**藤黄**　取原药材，除去杂质，打成粗粒。生品有大毒，不能内服，多外用，以攻毒消肿为主。

（1）痈疽肿毒　常与雄黄、草乌、麝香等同研细末，和蟾酥为条，以醋磨汁，用新笔蘸药，涂肿毒四周，具有攻毒消肿的作用。可用于一切痈肿，无名肿毒，如一笔消（《祝穆试效方》）。

（2）顽癣瘙痒　常与大黄、硫黄、雄黄等同研细末，菜油调涂患处，具有杀虫治癣的作用。可用于一切顽癣，瘙痒难忍，如五黄散（《本草纲目拾遗》）。

2. 豆腐制藤黄　取大块豆腐，中间挖一长方形槽，放藤黄粗末于槽中，再用豆腐盖严，置锅内加水煮 1 小时，或置笼屉内蒸 3 小时，至藤黄全部溶化时，取出放凉至藤黄凝固，除去豆腐（每 10kg 藤黄，用豆腐 30kg）豆腐制后毒性降低，可供内服，有的地区亦用荷叶制、山羊血制，均以散瘀解毒，止血为主。

（1）跌伤肿痛　常与乳香、三七、血竭等同为丸，内服外敷，具有散瘀消肿的作用。可用于跌打损伤，瘀血肿痛，肿毒危重之症，如黎峒丸（《外科证治全生集》）。

（2）外伤出血　单味与麻油、白蜡熬为膏外敷，具有疗伤止血的作用。可用于外伤出血，如神效膏（《本草纲目拾遗》）。

【处方配给】写藤黄，配给豆腐制藤黄；生品随方配给。

【用法用量】制品 0.03~0.06g。制后入丸剂。外用适量，研末调敷、磨汁涂或熬膏涂患处。

【使用注意】生品有大毒，不能内服；制后可内服，但要严格控制剂量。

【相关研究】

（1）古代文献研究　《本草拾遗》：“取色嫩纯明者，用水蒸化，滤去渣，盛硅器内，隔水煮之，水少时再添，以三位香为度，以吊扎瓷器口，埋土中七日，取出，如此七次，晒干用”。

（2）化学成分研究　藤黄经清水制、豆腐制及高压蒸制炮制后，3 种炮制品的毒性均有所降低，且与生品组均具有极显著性差异。在成分变化方面，通过比对藤黄生品和各炮制品的总离子流图发现，清水制藤黄图谱的成分变化较为明显，出现 4 个新增成分；豆腐制藤黄及高压制藤黄的图谱变化相对较小，但也出现了 4 个新增成分，为藤黄烯酸、表藤黄烯酸、藤黄醇酸、表藤黄醇酸，与清水制藤黄的新增成分相符。藤黄炮制后的转化成分藤黄烯酸、表藤黄烯酸的毒性低于藤黄酸和新藤黄酸。与藤黄炮制后的毒性下降吻合，表明藤黄的毒性变化与成分变化确实具有一定的相关性。

（3）药理作用研究　藤黄具有抗微生物、抗肿瘤、泻下、消炎、抗惊厥等作用，并有毒性和刺激性。炮制对其毒性和药效会产生一定的影响。比较藤黄生品及其炮制品的急性毒性和抗炎作用，结果表明，藤黄经炮制后毒性降低，并且具有较强的抗炎作用，其中荷叶制品和高压蒸制品为较好的炮制品。以小鼠骨髓细胞中嗜多染红细胞微核和姐妹染色单体互换为指标，观察不同炮制方法对藤黄致突变作用的影响。结果表明，藤黄经炮制后可降低其致突变作用，各炮制品之间无显著性差异。

红娘子

本品为蝉科昆虫黑翅红娘子 *Huechys sanguinea* De Geer 的干燥虫体。夏季，早起露水末干时，带好手套及口罩，进行捕捉。捉后投入沸水中烫死，捞出，干燥。药材以个大、完整、颜色朱红色、无败油气味者为佳。味苦、辛，性平，有毒；入肝经。具有攻毒、通瘀破积之效。

【炮制应用】

1. **红娘子**　取原药材，除去头、足、翅及杂质。生品毒性较大，且具腥臭味，故多外用，以解毒蚀疮为主。

（1）瘰疬结核　常与乳香、硇砂、黄丹等为末，糯米粥和饼贴之，具有破瘀，攻毒的作用。可用于气血壅滞，瘰疬结核等症。

（2）疥癣恶疮　常研末醋调外敷，具有解毒蚀疮的作用。可用于疥癣，恶疮等症。

2. **米炒红娘子**　将米炒至冒烟时，投入红娘，拌炒至米呈焦黄色、红娘子微挂火色时，取出，筛去米（每10kg红娘子，用米2kg）。米炒后降低毒性，避免腥臭气味，以破瘀通经为主。

（1）月经闭塞　常与大黄、桃仁、水蛭等同用，具有破瘀通经的作用。可用于瘀血阻滞，经闭不通，癥瘕痞块等。

（2）狂犬咬伤　常与斑蝥、青娘子、乳香等同用，具有攻毒疗伤的作用。可用于狂犬咬伤，面色青紫，苦笑面容，阵发性痉挛，怕水怕风等症。

【处方配给】写红娘、红娘子，配给米炒品；生品随方配给。

【用法用量】1~3g，多入丸散。外用适量。

【使用注意】本品有毒，故内服慎用。体弱及孕妇忌服。按毒剧药管理。

【相关研究】古代文献研究　《仁术便览》："去头、足、翅，水略润，同糯米微火炒透熟，去米另研"；《普济方》："粳米同炒，粳米黄色，去粳米不用"。

硇　砂

本品为氯化物类硇砂族硇砂或紫色石盐的结晶。前者称白硇砂，主要成分为氯化铵（NH_4Cl）；后者称紫硇砂，主要成分为氯化钠（$NaCl$）。全年可采，挖出后除去杂质即得。白硇砂以块整、色白、断面有光泽、不含杂质者为佳；紫硇砂以质坚、色紫、断面明亮、有臭气、味咸者为佳。味咸、苦、辛，性温；入肝、胃、脾经。具有消积软坚，破瘀散结之效。

【炮制应用】

1. **硇砂**　取原药材，除去杂质，砸成小块。生品具有腐蚀性，多外用。

（1）息肉、耳痔、鸡眼　常与轻粉、雄黄、冰片为末，水调浓，蘸点痔上。具有破瘀软坚的作用。可用于耳痔，耳挺，鸡眼等，如硇砂散（《医宗金鉴》）。

（2）恶疮　常与血竭、儿茶、穿山甲片等同用。具有破瘀散结，解毒疗疮的作用。可用于痈疽发背，对口疔疮，痰核痞块，破烂恶疮，无名肿毒，如硇砂膏（《饲鹤亭集方》）。

（3）痈疽　常与石矿灰、白丁香、黄丹等同用。具有软坚散结的作用。可用于痈疽肿毒，并治瘰疬，点落疣痔等。

2.醋硇砂 取净硇砂块，置沸水中溶化，过滤后倒入搪瓷盆中，加入适量醋，将搪瓷盆放在水锅内，隔水加热蒸发，当液面出现结晶时随时捞起，直至无结晶析出为止，干燥。或将上法滤过获得的清液置锅中，加入适量醋，加热蒸发至干，取出。醋制后可使药物纯净，并能降低毒性。

（1）癥瘕积聚 常与三棱、大黄、巴豆霜等同用，具有行气通滞，消积软坚，破瘀散结的作用。可用于癥瘕积聚，如硇砂丸（《普济本事方》）。

（2）噎膈反胃 常与附子、木香、丁香为末。具有温中降逆的作用。可用于噎膈反胃，呕逆不止，心腹冷痛之症，如硇附饼子（《杨氏家藏方》）。

（3）目赤胬翳 常与珍珠、冰片、麝香等同用，具有明目消翳的作用。可用于目赤肿痛，胬肉攀睛，如八宝硇砂眼药粉（《全国中药成药处方集》）。

【处方配给】写硇砂、紫硇砂，配给醋制硇砂；生品随方配给。

【用法用量】0.3~0.6g，入丸散；外用适量，水飞点敷。

【使用注意】本品有毒，不宜多用。如用量过大，可致恶心和胃部不适，使人昏迷。肝肾功能不佳及孕妇忌服。

【相关研究】

（1）古代文献研究 《太平圣惠方》："于净生铁器内用酸浆水两碗旋旋添，以慢火熬尽浆水为度，治妇人月水不通，脐腹积聚，用狗胆内浸，治妇人腹中瘀血疼痛"；《博济方》："以温水飞过，熬成霜，治积年气块积滞。以好醋一盏浸一宿，去沙石，治癥瘕积聚，血结刺痛"；《本草衍义》："水飞过，入瓷器中，于重汤煮其器，使自干杀其毒"；《圣济总录》："水煎为霜用，补益元脏，治男子脾肾风劳"；《太平惠民和剂局方》："酒半盏化去石，治胃中冷逆呕吐，宿食不消"；《妇人良方》："纸隔沸汤淋，熬取霜，治久虚积冷，癥瘕"；《本草品汇精要》："以黄丹石作柜煅赤，用之无毒或水飞过入瓷器中，以重汤煮之，使其自干而杀其毒及去尘秒也"；《仁术便览》："醋和面包，慢火煨。面熟杀毒"；《寿世保元》："生用败肉，火煅可用"。

（2）化学成分研究 通过对紫硇砂生品、提净法中的直火醋制品、隔水醋制浮霜品和水煮品中硫和多硫化物进行测定，结果表明，直火醋制品中硫和多硫化物含量最低，从除毒效果看，以直火醋制炮制法为好。从临床考虑，炮制应有度，以隔水醋制浮霜法为好。

（3）药理作用研究 紫硇砂经炮制后，硫离子、铁离子、钙离子含量降低，毒性也稍降低，但紫硇砂生品对小鼠 S180 肉瘤抑制效果较好，其次是醋制品和水制品。而白硇砂没有抑制作用，且毒性较大，应区别用药。同时，若作抗癌药，以生品紫硇砂为好。

信 石（砒石）

本品为氧化物类矿物砷华（Arsenolite）或硫化物类矿物毒砂（Arsenopyrite）或雄黄（Realgar）经加工升华制成，主含三氧化二砷（As_2O_3）。全年均可采挖，采得后，除去泥沙、杂质。药材分白信石(白砒)和红信石(红砒)两种,两者 As_2O_3 的含量均在 96% 以上。但前者更纯,后者还含有少量硫化砷等红色矿物质。药用以红砒为主。白砒以块状、色白、有晶莹直纹、无杂者为佳;红砒以块状、色红润、有晶莹直纹、无杂者为佳。味辛,性大热,有大毒;入肺、脾、肝经。具有外用攻毒杀虫,蚀疮去腐;内服劫痰平喘,攻毒抑癌之效。

【炮制应用】

1. 信石(砒石) 取原药材,除去杂质,碾细。生品有大毒,内服具祛痰、截疟之功;外用有杀虫、蚀腐肉之效。

(1)寒痰哮喘 常与淡豆豉同用,共制成丸。可用于寒痰哮喘,日久不愈者,如紫金丹(《普济本事方》)。

(2)疟疾 常与白扁豆等同用,共研为散,具有祛痰截疟的作用,如不二散(《丹溪心法》)。

(3)银屑病 常与轻粉、雄黄、冰片等同用,制成软膏,可治银屑病,如复方红砒膏(《中医皮肤病学简编》)。

(4)瘰疬疔疮 常与白矾、雄黄、乳香等同用,具有祛腐、拔瘘的作用。可用于瘰疬疔疮,溃疡腐肉不脱,如三品一条枪(《外科正宗》)。

2. 制信石(砒霜) 取净信石,置煅锅内,上置一口径较小的锅,两锅接合处用盐泥封固,上压重物,盖锅底上贴一白纸条或几粒大米,用武火加热煅至白纸或大米成老黄色,离火待凉后,收集盖锅上的结晶。信石制霜后毒性更大,药性更纯。内服可祛痰截疟平喘,外用具有蚀疮祛腐杀虫之功。

(1)疟疾 常与硫黄、绿豆同用,具有截疟的作用。可用于恶性疟疾,如一剪金(《卫生宝鉴》)。

(2)哮喘 常与海螵蛸等同用,研末,水调作饼,慢火炙令黄,再研细,吞服,可治哮喘(《赤水玄珠》)。

(3)瘰疬恶疮 常与煅白矾、硇砂、胆矾等同用,具有散结祛腐,消肿止痛的作用。可用于热毒壅盛,气血郁滞所致的瘰疬、痔漏、恶疮,如紫霞锭子(《证治准绳》)。

(4)走马牙疳 常与冰片、大枣等同用,具有去腐消疳的作用。可用于牙疳出血,齿龈腐烂,牙齿动摇,腮硬腮穿,如砒枣散(《上海市药品标准》)。

(5)癣疮 常与硫黄、密陀僧同用,为细末,干者生油调涂,湿者药末渗之,如砒霜散(《证治准绳》)。

(6)痔疮 常与枯矾、乌梅、白灵药同用,共研为末,调涂痔上,可治痔疮,如枯痔散(《仙拈集》)。

【处方配给】 写信石、砒石,配给生信石;其余随方配给。

【用法用量】 外用适量,研末撒敷,宜作复方散剂或入膏药、药捻用。内服,一次 0.002~0.004g,入丸、散服。

【使用注意】 本品剧毒,内服宜慎;外用亦应注意,以防局部吸收中毒。体虚者及孕妇忌服。不可作酒剂服。不宜与水银同用。

【相关研究】

（1）古代文献研究 《普济本事方》："研飞如粉"；《婴童百问》："煅枯，研细"；《太平圣惠方》："醋熬五遍细研"；《仁术便览》："醋浸一宿，除毒，不可轻用"；《本草原始》："醋煮杀毒用"；《本草通玄》："已大热大毒，炼成霜其毒尤烈，人服至七八分即死，得酒顷刻杀人，惟宜生用者，不可经火"；《玉楸药解》："经火更毒，得酒愈烈，过脐则生吐泻，服一钱杀人"；《本草逢原》："醋煮，与芽茶或绿豆仁同研，以去毒"；《外科证治全生集》："经制无毒、不伤人畜"。

（2）化学成分研究 砒石以砷华（As_2O_3）为主。X射线衍射曲线分析表明，砒石除砷华之外混有绢云母、石英等矿物。热分析曲线特征：吸热335℃（小）、825℃（微）；放热740℃（小）、230℃开始到740℃前失重属砷华。砷华缓慢溶于热水，以舌试之有甜味，并现收敛性。白砒（砒霜）为（As_2O_3）的单斜晶系变体，微溶于碱性热水中。砷华（或白砷石）的天然样品含Ag、Pb、Co、Ni、Sb等混入成分；人工制品的混入成分取决于原料矿物。实验表明，砒石入散剂用，酸溶出物中As（与其他成分）的比值低于碱溶出物中。碱溶率大于酸溶率带表现在Si、Al上。至于Pb的量比与As正相关，恰说明Pb与As赋存于同一矿物组分。那么，如何减少Pb的溶出量就值得研究了。白砷石和砷华的密度（分别为$4g/cm^3$和$3.7g/cm^3$）均低于铅黄和铅丹的密度（分别为$8g/cm^3$以上和$4.6g/cm^3$）。故可用水飞分开这两类化合物。

炉甘石

本品为碳酸盐类矿物方解石族菱锌矿，主含碳酸锌$ZnCO_3$。全年可采挖。挖取后，洗净、晒干，除去杂石。药材以体轻、质松、色白者为佳。味甘，性平；入肝、脾经。具有解毒明目退翳，收湿止痒生肌之效。

【炮制应用】

1.**炉甘石** 取原药材，除去杂质，打碎。生品其质难化，一般不生用，须经煅淬入药。

2.**煅炉甘石** 取净炉甘石，置耐火容器内，用武火加热，煅至红透，取出，立即倒入水中浸淬，搅拌，倾取上层水中混悬液，残渣继续煅淬3~4次，至不能混悬为度，合并混悬液，静置，待澄清后倾去上层清水，干燥。

3.**制炉甘石** ①黄连汤制炉甘石：取黄连加水煎汤2~3次，过滤去渣，合并药汁浓缩，加入煅炉甘石细粉中拌匀，吸尽后，干燥（每100kg煅炉甘石细粉，用黄连12.5kg）；②三黄汤制炉甘石：取黄连、黄柏、黄芩加水煮汤2~3次，至苦味淡薄，过滤去渣，加入煅炉甘石细粉中拌匀，吸尽后，干燥（每100kg煅炉甘石，用黄连、黄柏、黄芩各12.5kg）。

经煅淬水飞后，质地纯洁细腻，适宜于眼科等外敷用，消除了由于颗粒较粗而造成的对敏感部位的刺激性。采用黄连及三黄汤煅淬或拌制，可增强清热明目，敛疮收湿的功效。以明目祛翳，收湿生肌为主。

（1）目赤翳障　常与冰片、硼砂、玄明粉共研极细粉点眼，具有明目祛翳的作用。可用于眼缘赤烂，翳膜胬肉，如白龙丹（《证治准绳》）。与珍珠粉、朱砂研极细粉外用，可用于目赤肿痛，多泪畏光，如玉华丹（《一草亭目科全书》）。又如治风眼目障的炉甘石散（《证治准绳》）。

（2）溃疡不敛　常与黄柏、煅石膏、青黛等研粉外敷，具有收敛生肌的作用。可用于疮疡脓水淋漓，久不收口，皮肤湿疹，或阴汗淋漓等症。

（3）聤耳流脓　常与枯矾、胭脂、麝香同研细末，掺于耳内，具有收湿提脓的作用。可用于耳内红肿焮痛，鼓膜溃破流脓，或黄水不止，如红棉散（《医方大成论》）。

【处方配给】写炉甘石、煅炉甘石，配给煅淬品。

【用法用量】外用适量。

【使用注意】本品专作外用，一般不作内服。误服过量易中毒。

【相关研究】

（1）古代文献研究　《本草通玄》："虚人糖拌炒，恐妨脾胃"；《良朋汇集》："火煅醋淬五次，治下疳阴疮"；《本草便读》："用三黄煎水而煅炼，善疗目疾"。

（2）化学成分研究　炉甘石含非碳酸盐矿物及毒副作用成分铅等，火煅、水飞后含量降低，生炉甘石铅在沉出物中含量 >3%，而煅、水飞后只占 0.4%。

（3）药理作用研究　炉甘石主要成分为碳酸锌，煅后分解生成氧化锌，氧化锌内服不吸收，外敷于黏膜疮疡面，有收敛吸湿消炎等作用；在眼内吸收还可参与维生素 A 还原酶的构成，因而可治疗暗适应能力下降等症。用黄连汤等药汁制可增加新的成分，并可形成络合物促进锌的吸收。

硼　砂

本品为天然矿物硼砂经精制而成的结晶。主要成分为含水四硼酸钠（ $Na_2B_4O_7 \cdot 10H_2O$ ）。一般 8~11 月采集。药材以无色透明洁净的结晶为佳。味甘、咸，性凉；入肺、胃经。具有外用清热解毒；内服清肺化痰之效。

【炮制应用】

1. 硼砂　取硼砂，除去杂质，打碎或研成极细粉末。生品外用清热解毒，内服清肺化痰。

（1）目赤肿痛　常与炉甘石、冰片、玄明粉配成点眼剂，具有去障明目的作用。可用于上焦风热，眼目翳障，胬肉瘀突，咽喉肿痛，如白龙丹（《证治准绳》）。

（2）痰热咳嗽　常与贝母、瓜蒌、百部等同用，具有清肺化痰的作用。可用于痰火壅滞，顽痰老痰，痰黄黏稠，咳吐不利。

（3）虫蛇咬伤　常与生葱共捣，贴患处，具有解毒疗伤的作用。可用于诸兽及虫蛇咬伤肿痛，如硼砂散（《普济方》）。

（4）顽癣疥疮　常与硇砂、兔屎同研末，甘草水送下，具有杀虫灭疥的作用。可用于顽癣疥疮，瘰癧有虫，如治瘰癧有虫方（《乾坤秘蕴》）。

2. 煅硼砂　取硼砂小块，置锅内，用文火加热，并时加搅拌，至色白发泡，体质酥松为度，碾成细末。煅后失去结晶水，增强燥湿收敛作用，对局部渗出物容易吸收，消除刺激性，多用于喉科散药，以消肿防腐为主。

（1）咽喉肿痛　常与冰片、玄明粉、朱砂同研细末，吹于患处，具有消肿防腐的作用。可用于肺胃郁火，口舌糜烂，咽喉肿痛，牙龈溃烂，如冰硼散（《外科正宗》）。又如治咽喉口齿新旧肿痛及久嗽痰火，咽哑作痛的冰麝散（《中医喉科学》）以及治喉痹的硼砂丹（《张氏医通》）。

（2）鹅口疮　常与雄黄、甘草、冰片同研末，蜜水调涂，具有解毒医疮的作用。可用于小儿胎热上攻，口中糜烂，舌面白屑密布，口舌疼痛，如四宝丹（《疡医大全》）。又如治口舌生疮的硼砂丸（《奇效良方》）。

【处方配给】写硼砂、月石、蓬砂，配给生品；煅制品随方配给。

【用法用量】外用适量，研极细末干撒或调敷患处；或化水含漱。内服多入丸、散用，1.5~3g。

【使用注意】本品以外用为主，内服宜慎。

【相关研究】

（1）化学成分研究　煅硼砂的质量很不稳定，$Na_2B_4O_7$ 的含量为 52.88%~91.57%。经研究，硼砂煅制时，当温度达 80℃时即失去 8 个结晶水，20℃时失去 9 个结晶水，340℃时失去全部结晶水，878℃时融熔。因此有人建议，硼砂煅制温度以 350℃为宜，用温控电炉煅制，产品质量以 $Na_2B_4O_7$ 含量 >80% 为限。

（2）药理作用研究　硼砂对许多细菌有弱的抑制作用，对皮肤和黏膜有收敛和保护作用，煅硼砂对皮肤羊毛样小孢子癣菌有较强的抑制作用，用作消毒防腐剂。

松 香

本品为松科植物马尾松 *Pinus massoniana* Lamb. 及其同属若干种植植物树干中提取的油树脂，经蒸馏除去挥发油后的遗留物。夏季采收，在松树干上用刀挖成"V"字形或螺旋纹槽，使边材部的油树脂自伤口流出，收集，加水蒸馏，使松节油馏出，残渣冷却凝固后即为松香。以块整齐、半透明、油性大、香气浓者为佳。味苦、甘，性温，入肝、脾经。具有燥湿祛风，外用生肌止痛，杀虫止痒之效。

【炮制应用】

1. 松香　取原药材，除去杂质，置锅内，用文火加热，熔化后倾入水中，晾凉，取出晾干，捣碎。松香多外用，入膏药或研末贴敷患处。

（1）一切肿毒　常与铜青、蓖麻仁同用，捣作膏，具有消肿止痛的作用。可用于一切肿毒，摊贴甚妙（《怪证奇方》）。

（2）神经性皮炎　单方用猪油煮成糊状，涂患处，对神经性皮炎有良好效果（《广西中草药新医疗处方集》）。

2. 制松香　取葱白煎汤加入松香粉，煮至松香完全溶化，趁热倒入冷水中，取出，阴干，即得（每100kg松香块，用葱白12~16kg。）。制松香可除去部分油质及杂质，使其品质纯洁，质地酥脆，便于制剂和粉碎，并可矫正其不良气味，减少刺激性。

（1）瘙痒疮疥　常与麻黄、莘荑、樟脑等同用，具有祛风止痒的作用。以猪油和研为丸，用于治疗恶疮，疥毒等（《刘涓子鬼遗方》）。

（2）小儿头疮　常与沥青、黄蜡、巴豆等同用，研膏外敷，用于一切风热疮，小儿头疮等，如软青膏（《卫生宝鉴》）。

【处方配给】写松香，配给松香；其余随方配给。

【用法用量】3~5g，煎汤，或入丸散用。外用适量，入膏药或研末贴敷患处。

【相关研究】

（1）古代文献研究　《太平惠民和剂局方》："凡使，并须别研，令极细，方可入药用"；《太平圣惠方》："以桑柴灰汁炼二十遍后，以淡浆水炼十遍，候干细研如粉"；《备急千金要方》："炼五十遍，酒煮十遍，不能五十遍，二十遍亦可"；《医宗粹言》："续医说有人制造不精，服之肠塞而死"；《医宗必读》："水煮百沸白滑方可去"；《医宗说约》："治疮用葱汁拌煮干，研用"；《得配本草》："炒黑，罨刀伤止血"。

（2）化学成分研究　化学成分研究　松香的有效成分为松香酸类成分，刺激性成分一般认为是松节油和树脂类成分。经过葱汤炮制后，可以除去部分油脂和杂质，使得松香纯净。

木鳖子

本品为葫芦科植物木鳖 *Momordica cochinchinensis*（Lour.）Spreng. 的干燥成熟种子。冬季采收成熟果实，剖开，晒至半干，除去果肉，取出种子，干燥。以子粒饱满、外壳无破裂、种仁黄白色、不泛油者为佳。味苦、微甘，性温；有毒。入肝、脾、胃经。具有散结消肿，攻毒疗疮，止痛的功能。

【炮制应用】

1. 木鳖子仁　取原药材，除去杂质，去壳取仁，捣碎。生木鳖子有毒，多供外用，内服宜慎。

（1）痈疮肿毒　单用本品醋磨调敷，治痈疮肿痛。有解毒，退肿，止痛的作用。亦可配草乌、小粉、半夏，炒焦，研细，以水调敷（留出疮顶），治一切诸毒，红肿不消，如乌龙音（《医宗金鉴》）。

（2）痔漏　配伍荆芥、朴硝，煎汤熏洗，治疗痔疮（《普济方》）。

（3）跌打损伤　用本品去壳，配伍桂（去粗皮）、芸台子（酒浸研）、丁香，研和均匀，用生姜汁煮米粥摊纸上，将药末掺入粥内，裹之，一日一换。用于跌打损伤。瘀滞疼痛，如木鳖裹方（《圣济总录》）。

（4）鼻渊　配伍黄柏、黄连、当归、大黄等药，做成外用膏，睡前贴于鼻上部（先用湿布拭净鼻上部），早上揭下。能清热解毒，活血，用于鼻渊，证见鼻塞流涕，头痛，记忆力减退（《临床方剂手册》）。

（5）癣病、秃疮　用本品去壳，醋磨取汁。睡前涂擦患处。每日或隔日 1 次（搽药前用盐水洗净患部），用于银屑病、干癣、秃疮等。

（6）牙痛　用本品去壳磨醋，用棉花湿敷，有止痛作用。

（7）咽喉肿痛　本品配山豆根、木香，共为细末，用于急性咽喉炎，扁桃体炎等，能消肿止痛，如木鳖散（《中药临床应用》）。

2.木鳖子霜　取净木鳖子仁，炒热，碾末，用吸油纸包裹，外加麻绳包紧，压榨去油，反复多次，至纸上不现油迹，色由黄变灰白色，呈松散粉末状时，研细。木鳖子制霜后毒性降低，可入丸散剂内服，其功用与木鳖子同。

（1）筋骨疼痛　可与川乌、白芍、乳香等同用，具有祛风活血，散寒止痛之效，可用于筋脉骨节、手足腰背诸般疼痛，挛缩不伸，如张走马家飞步丸（《朱氏集验方》）。

（2）脚气　可与草乌、威灵仙、白芍、北细辛、没药配伍，糊丸如梧桐子大，食后临卧服 7~10 丸，木瓜汤下。具有散寒除湿，止痛之效，可用于寒湿脚气，疼痛彻骨，不能行屦，如乌药丸（《朱氏集验方》）。

（3）瘰疬　用木鳖子三个，去油，研碎，以鸡子调和，蒸熟，每日食后服，有解毒散结作用，可用于瘰疬发歇无已，如木鳖膏（《仁斋直指方》）。

【处方配给】写生木鳖子，配生品；写木鳖子、木鳖子仁、木鳖子霜，配木鳖子霜；其余随方配给。

【用法用量】0.9~1.2g。外用适量，研末，用油或醋调涂患处。

【使用注意】孕妇慎用。

【相关研究】

（1）古代文献研究　《本草纲目》："木鳖子仁，每个作两边，麸炒过，切碎再炒，去油尽为度。"

（2）化学成分研究　木鳖子制霜后，除去大部分油质，从而使毒性降低，作用缓和。实验表明，依靠传统方法和标准，控制木鳖子霜含 18% ~ 20% 的脂肪油，是有一定道理的。木鳖子制霜后总皂苷含量有所升高，可能是因为制霜过程中加热炮制，促进了有效成分的溶出。

常　山

本品为虎耳草科植物常山 *Dichroa febrifuga* Lour. 的干燥根。秋季采挖，除去须根，洗净，晒干。药材以体重质坚、表面光滑、断面色淡黄者为佳。味苦、辛，性寒，有毒；

入肺、肝、心经。具有涌吐痰涎，截疟之效。

【炮制相关】

1.常山 取原药材，除去杂质，大小分档，浸泡至三四成透时，取出，润透，切薄片，晒干。生品以涌吐痰饮、解毒为主。

（1）痰饮头痛 常与云母粉同用，具有祛痰止痛的作用。可用于痰饮头痛，往来寒热，如恒山散（《千金翼方》）。

（2）风毒脚气 常与甘草同用，具有祛浊湿痰垢的作用。可用于风毒脚气，寒热日再三发，如常山甘草汤（《外台秘要》）。

（3）一切疟疾 常与知母、贝母、槟榔同用，具有截疟的作用。可用于一切疟疾，不问先热后寒，先寒后热，热多寒少，寒多热少，及久疟不愈者，如知母散（《朱氏集验方》）。

2.炒常山 取净常山片，置预热的炒制容器内，用文火加热，炒至色变深，取出，晾凉。炒后可减轻恶心呕吐的副作用，降低毒性，具有祛痰截疟的作用。

（1）瘅疟 常与大青、龙胆、大黄同用，具有清热化痰、截疟的作用。可用于积热痰盛，寒少热多，但热不寒，烦躁引饮，如大青饮（《圣济总录》）。

（2）久疟 常与苍术、草果、青皮同用，具有截疟的作用。可用于久疟，诸药不效者，如浸酒药（《活人心统》）。

（3）岭南瘴气 常与柴胡、青蒿子、槟榔等同用，具有祛痰除瘴的作用。可用于岭南瘴气，头疼体痛，寒热往来，胸满腹胀，烦渴呕逆，如露宿汤（《圣济总录》）。

3.酒常山 取净常山片，加定量黄酒拌匀，稍闷润，待酒被吸尽后，置预热的炒制容器内，用文火加热，炒干，取出，晾凉（每10kg常山片，用黄酒1kg）。酒炙后可减轻恶心呕吐的副作用，降低毒性，具有祛痰截疟的作用。

（1）痎疟 常与草果、槟榔、制苍术同用，具有温利积水，消化顽痰的作用。可用于痎疟因风寒而发，如除疟胜金丸（《重订通俗伤寒论》）。

（2）久疟、母疟 常与草果、槟榔、知母同用，具有截疟的作用。可用于久疟、母疟，邪气散漫，表里俱乱，如二十四味断疟饮（《古今医统大全》）。

【处方配给】写常山，配给生常山片；其余随方配给。

【用法用量】5~9g。治疗疟疾宜在寒热发作前半天或2小时服用。

【使用注意】有催吐副作用，用量不宜过大；孕妇慎用。

【相关研究】

（1）古代文献研究 《医学入门》："常山生用令人大吐，酒浸一日蒸熟或炒，或醋浸煮熟，则善化痞而不吐"；《本草纲目》："近时有酒浸蒸熟或瓦炒熟煮，亦不甚吐人""生用，则上行必吐，酒蒸，炒熟用，则气稍缓，少用亦不致也"；《得配本草》："生用则吐，熟用稍缓"；《本草述钩元》："蒸制得法，不惟不吐，疟更易愈"；《医宗说约》："常山有毒令人吐，吐痰生用"。

（2）化学成分研究 常山经过浸泡、炒制、酒炒等处理，生物碱含量有所降低，生品与炮制品之间相差 1.4~1.9 倍。

（3）药理作用研究　不同炮制品抗疟效价高低为：生常山>浸常山>酒常山>炒常山。毒性大小为：生常山>酒常山>浸常山>炒常山。常山炮制后毒性降低的同时，疗效和有效成分含量亦降低，生品的毒性比炮制品大 5~7 倍，而当用炮制品 1/7~1/5 剂量的生品时，疗效却显著高于炮制品。因而认为常山用于治疗疟疾时，以药材直接切片或打成粗末生用为宜。

参考文献

［1］王孝涛. 历代中药炮制法汇典［M］. 南昌：江西科学技术出版社，1989.

［2］胡昌江，石本琴. 中药炮制与临床应用［M］. 成都：四川科学技术出版，1992.

［3］张廷模，彭成. 中华临床中药学［M］. 第2版. 北京：人民卫生出版社，2015.

［4］原思通. 医用中药饮片学［M］. 北京：人民卫生出版社，2001.

［5］胡昌江. 临床中药炮制学［M］. 北京：人民卫生出版社，2008.

［6］叶定江，张世臣，吴皓. 中药炮制学［M］. 第2版. 北京：人民卫生出版社，2011.

［7］吴皓，胡昌江. 中药炮制学［M］. 北京：人民卫生出版社，2012.

［8］吴皓，李飞. 中药炮制学［M］. 第2版. 北京：人民卫生出版社，2016.

［9］龚千锋. 中药炮制学［M］. 第4版. 北京：中国中医药出版社，2016.

［10］陆兔林，胡昌江. 中药炮制学［M］. 北京：中国医药科技出版社，2014.

［11］贾天柱. 中药炮制学［M］. 第2版. 上海：上海科学技术出版社，2013.

［12］钟赣生. 中药学［M］. 第4版. 北京：中国中医药出版社，2016.

［13］周祯祥，唐德才. 临床中药学［M］. 北京：中国中医药出版社，2016.

［14］唐德才，吴庆光. 中药学［M］. 第3版. 北京：人民卫生出版社，2016.

［15］丁安伟. 中药炮制学［M］. 北京：高等教育出版社，2007.

［16］王正益，龚千锋. 中药炮制学［M］. 北京：中国医药科技出版社，2001.

［17］张炳鑫. 临床中药炮制学［M］. 北京：人民卫生出版社，1994.

［18］陆拯. 中药临床生用与制用［M］. 北京：人民卫生出版社，1983.

［19］邓中甲. 方剂学［M］. 北京：中国中医药出版社，2003.

［20］南京中医药大学. 中药大辞典［M］. 上海：上海科学技术出版社，2006.

［21］张廷模. 临床中药学［M］. 上海：上海科学技术出版社，2006.

［22］叶定江. 中药临床的生用与制用［M］. 南昌：江西科学技术出版社，1991.

药名索引

（按汉语拼音顺序排列）